신경과학으로 설명한

감정중심의
오른뇌 정신치료

Allan N. Schore 저 | 강철민 역

Right Brain Psychotherapy

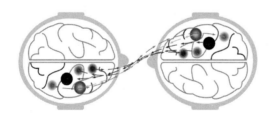

학 지사

중요한 것은 질문을 멈추지 않는 것이다. 호기심은 그 자체로 존재의 이유가 된다. 영원성, 삶, 현실의 놀라운 구조에 대한 수수께끼를 생각할 때면 경이로움을 느낄 수밖에 없다. 이러한 수수께끼를 매일 조금씩이라도 이해하려고 노력하는 것만으로 충분하다. 절대 호기심을 잃지 말라.

– 알베르트 아인슈타인(Albert Einstein)

❀ 역자 서문

　앨런 쇼어(Allan N. Schore)는 1994년에 출간한 그의 책『정동조절과 자기의 기원(Affect Regulation and the Origin of the Self)』에서 언어적인 왼뇌가 지배했던 지난 100년간의 시기 이후에, 영아기뿐만 아니라 인생 전체에 영향을 미치고 어린 시기에 발달하는 오른뇌의 상세한 특징과 사회적 · 감정적 및 생존 기능에 대해 설명하였으며, 인간의 무의식적인 마음의 발달에 대해 과학적으로 증명이 가능하고 임상적으로 연관이 되어 있는 모델을 제공하였다. 내가 이 책을 읽고 가장 먼저 한 생각은 요즘 흔히 하는 말로 '이 사람 뭐지? 진짜가 나타났다.'였다. 왜냐하면 자신의 이론을 밝히기 위해 2,500여 개에 달하는 믿을 수 없을 정도로 많은 문헌을 참고하였고, 신경생물학, 발달신경화학, 행동신경학, 진화생물학, 사회생물학, 발달심리학, 발달정신분석, 영아정신건강의학 등의 다양한 분야를 종합적으로 인용하고 있었기 때문이다. 책을 읽다 보면 너무 많은 정보를 제공하고 있다는 생각이 들 정도였다.

　앨런 쇼어는 이 책과 함께 출간된『무의식적인 마음의 발달(The Development of the Unconscious Mind)』에서 무의식적인 마음의 발달, 현대적인 애착이론, 남성이 왜 여성보다 더 질병에 취약한지, 영아들에 대한 초기 평가 및 중재의 중요성에 대해 자세히 설명하고 있다. 『신경과학으로 설명한 감정중심의 오른뇌 정신치료(Right Brain Psychotherapy)』에서는 임신 마지막 3개월에서 출생 후 2년까지의 시기에 이루어지는 영아와 양육자 관계의 조율과 붕괴 그리고 회복이 나머지 인생에 대한 기본적인 틀을 형성하기 때문에 이 시기가 매우 중요하다고 말한다. 또한 환자와 치료자가 상호퇴행된 상태에서 정신치료 또는 정신분석으로 오른뇌를 통한 교정감정경험을 이루면 퇴행 치료가 이루어질 수 있다고 주장하면서, 퇴행과 연관된 주제를 자세히 다루고 있다.

또한 그는 고전적 정신분석의 개념들을 대인관계신경생물학이라는 과학을 이용하여 수정되어야 할 부분과 지지되어야 할 부분에 대해서 자세하게 설명하고, 새로운 지형학적 모델과 구조적 모델, 지형학적 퇴행과 구조적 퇴행 그리고 현대적인 애착이론에 대해서도 과학적으로 설명하고 있다. 그는 기존의 정신치료 및 정신분석에서 강조했던 언어적인 왼뇌의 해석을 통한 무의식의 의식화보다는 비언어적이고 감정적인 오른뇌의 상호 조율과 공감이 왜 중요한지에 대해서도 수많은 과학적 자료를 통해 증명하고 있다.

앨런 쇼어의 글쓰기 방식이 광범위한 내용에 대해 인용들을 사용하는 것이라서 압축되고 요약된 것들이 많기에, 독자가 읽고 이해하기 편하도록 역자의 주석을 가능한 한 많이 달아 두었다. 도움이 되었으면 하는 바람이다. 또한 이 책에 나오는 의학용어들은 대한의사협회의 『의학용어집』(5판)에 나오는 용어를 기준으로 번역하였고, 가급적이면 어려운 용어는 피하고 쉽게 읽고 이해할 수 있는 용어를 사용하려고 노력하였다.

앨런 쇼어의 책들은 프로이트가 희망했던 심리학의 자연과학화에 큰 기여를 하였다는 생각이 든다. 프로이트가 고안했던 많은 개념이 이제 신경과학적으로 설명되고 있으니 말이다. 인간의 정신세계와 애매모호했던 현상들을 과학적으로 증명하고 설명해 주는 책을 읽는 것은 항상 즐거운 일이다. 독자분들도 인간심리에 대한 과학적인 탐구 여행을 즐길 수 있었으면 좋겠다.

이 책의 출판을 허락해 주신 학지사의 김진환 사장님과 책의 판권을 담당해 준 소민지 님, 편집 담당자인 이영봉 님에게 감사의 말씀을 전하고 싶다. 그리고 늘 나에게 창의성을 불러일으켜 주는 아내와 낯선 미국생활에 잘 적응해 준 준혁, 채림에게도 고맙다는 말을 전하고 싶다.

보스턴에서
강철민

❀ 차례

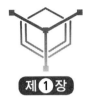

최근의 신경과학 발달이 정신치료의 대인관계신경생물학 이론에 미친 영향

『대인관계신경생물학 노턴 시리즈』의 모든 책은 '인간발달의 대인관계신경생물학은 우리로 하여금 마음과 뇌의 구조 및 기능이 경험, 특히 감정적인 관계와 연관된 경험에 의해 형성되는 것을 이해할 수 있게 해 준다'는 점을 설명하고 있다. 이것이 정동(affect)과 명백한 연관성이 있음에 주목하라. 나는 내가 편집자 역할을 했던 이 시리즈가 임상가들과 연구자들에게 정신치료에 있어서의 정동과 정동조절에 많은 관심을 가지게 했다고 주장한다. 또한 이 시리즈의 정의는 영아기를 포함하는 모든 발달시기의 감정적인 안녕의 중요성을 설명하고 있다. 감정적인 오른뇌의 적응적 기능에 대한 나의 작업은 마음과 뇌 안에 있는 정동 및 정동조절을 한 사람 심리학(one-person psychology: 역주-치료 상황에서 환자가 경험하는 것은 환자의 마음 상태에서 유발된 것이며 치료자는 어떠한 영향도 미치지 않는다는 관점의 심리학)을 통해서 설명하고 있을 뿐만 아니라 마음과 뇌 **사이**의 의사소통과 상호작용적인 조절을 두 사람 심리학(two-person psychology: 역주-치료적인 변화를 유발하는 것은 치료적인 관계에서 양쪽 방향으로 나타나는 감정적인 흐름이라는 관점의 심리학)의 관점에서도 설명하고 있다. 노턴의 조직화 원칙에 적용되어 있듯이 뇌들 **사이**의 사회적인 상호작용은 특히 뇌 회로들이 성숙하는 초기의 결정적 시기(critical periods: 역주-발달과정에서 새로운 구조나 행동을 습득할 가능성이 특별히 높은 시기)에 뇌 내부에 감정적인 회로들을 형성한다. 더 구체적으로, 나는 이 책 『신경과학으로 설명한 감정중심의 오른뇌 정신치료』 및 함께 출간된 책 『무의식적인 마음의 발달(The Development of the Unconscious Mind)』에서는 초기 발달과정에서 엄마가 영아의 초기에 발달하는 오른대뇌반구(right hemisphere)에 둘레-자율회로(limbic-autonomic circuits)를 형성하는 오른뇌 대 오른뇌의 정동적인 의사소통을 반영하는 감정적인 상호작용에 대한 증거를 제공하였다. 따라서 의사소통 및 상호작용을 하는 근본적인 오른뇌의 기능은 역동적인 대인관계적(interpersonal) 및 상호주관적(intersubjective: 역주-두 사람 사이의 상호작용을 통해 서로 영향을 주고받음)인 상황에서 표현되는 두 사람의 정신생물학적인 상호작용을 말하는 것이다.

그렇기는 하지만 나는 이 시리즈의 정의가 이 분야의 기본적인 초점—발달, 정신병리, 정신치료에서의 중심적 요소인 신경생물학적인 기전의 탐색—을 설명하기에는 불완전한 것이라고 제안한다. 이러한 대인관계적인 기전들은 뇌와 뇌 사이의 사회적인 상호작용에 표현되어 있기 때문에 **관계적인(relational)** 맥락, 특히 감정적으로 의사소통하는 두 개의 오른뇌가 나란히 동시에 작동할 때 활성화된다. 따라서 나는 대인관계신경생물학에는 두 가지의 기본적인 원칙이 있으며 이 시리즈의 설명은 새로 개정될 필요가 있다고 논의할 것이다. 두 가지 원칙은 인간발달의 대인관계신경생물학은 우리로 하여금 마음과 뇌의 구조와 기능이 경험, 특히 감정적 관계가 관여하는 경험에 의해 형성됨을 이해할 수 있게 해 준다는 것, 그리고 의사소통을 하는 뇌들이 자신들의 신경활동을 다른 뇌들과 협력하여 동시화시키는 관계적인 기전을 이해할 수 있게 해 준다는 것이다. 실제로 뇌 사이의 동시화(synchronization)에 대한 나중의 원칙이 더 기본적인 것이다. 이것은 바탕에 있는 상호적인 정신신경생물학적인 원칙으로 작용하며 이를 통해서 마음과 뇌는 다른 마음과 뇌에 의해 형성된다. 따라서 "발달하는 뇌의 자기조직화는 다른 뇌, 다른 자기와의 관계적인 맥락에서 발생한다." (Schore, 1996, p. 60) 정신치료적인 관계를 포함하는 감정적인 의사소통 및 인간결합에 중요한 매 순간의 사회적인 동시화는 한 사람 심리학으로는 설명될 수 없고 역동적인 두 사람 심리학에 의해서 설명될 수 있다.

나는 예전에 출간된 『정신치료라는 예술의 과학(The Science of the Art of psychotherapy)』의 도입 장인 '정신치료의 새로운 모형을 향해'(Schore, 2012)에서 현대의 신경과학 연구들을 통합하고 임상적인 자료들을 갱신하였다. 그때 이후로 모든 형태의 정신치료는 감정에 더 초점을 맞추게 되었고 보다 관계적으로 변하였다. 게다가 신경과학 자체가 큰 틀의 변화를 이루었다. 이러한 큰 틀의 변화는 뇌 연구의 발전으로 나타났는데 과거의 하나의 뇌에 대한 연구에서 현재는 실시간으로 서로 상호작용하는 두 개의 뇌를 동시에 측정하는 것이 가능해진 기술의 발전으로 나타났다. 나는 한 사람에서 두 사람의 이론적 관점으로 이루어지고 있는 현재의 변화는 두 개의 대뇌반구가 상호작용하는 관계 및 무의식적인 마음과 의식적인 마음이 상호작용하는 관계에 대한 통합된 모델을 만들어 낼 수 있다고 제안할 것이다. 이러한 현대적인 기법들의 발전은 감정적·사회적·암묵적(implicit, 무의식적) 기능에 대한 신경영상 연구들이 시작되고 현재의 신경과학의 바탕이 된 현대적인 발달적·심리적·정신건강의학적 모델이 모습을 드러낸 '뇌의 10년(the decade of the brain)'이 출현했던 1990년대만큼 중요하다.

실제로 지난 30년 동안 나의 1994년, 2003년, 2012년 책들은 대인관계신경생물학 영역과 발견적 학습, 임상적으로 연관이 있는 발달의 두 사람 모델, 정신병리, 정신치료의 발달과정을 설명해 놓았다. 나의 1994년 책『정동조절과 자기의 기원: 감정발달의 신경생물학(Affect Regulation and the Origin of the self: The Neurobiology of Emotional Development)』은 대인관계신경생물학 영역을 처음으로 설명하기 위해 지난 세기의 연구 및 임상적인 자료들을 정리하고 종합한 것이다. 이 책은 1990년대 중반『뇌의 10년』이 시작되기 직전에 출간되었으며 빨리 발달하는 오른뇌가 초기의 감정적인 경험에 의해 어떻게 형성되고, 이러한 동시화의 자발적인 대인관계적 기전이 어떻게 애착 및 정신치료적인 관계 모두에서 나타나는지에 대한 두 사람 심리학적인 설명을 제공하였다. 나는 그다음에 2003년에 출판한 책『정동조절과 자기의 회복(Affect Regulation and the Repair of the Self)』에서 부분적으로는 보다 발전한 신경영상기법, 특히 감정 문제를 탐색하는 기법에 의해 유발된 20세기 신경과학에서 21세기 신경과학으로의 이동을 소개하였다. 되돌아보면, 나는 21세기의 시작과 함께 발생한 이 분야의 발전에 대한 나의 생각을 제공했으며 기술들이 빠르게 변화해 가면서 이 분야가 가야 할 방향에 대해서 제안했었다. 나는 2003년에 발간한『정동조절과 자기의 회복』의 7장에서 처음 설명한 '고립된 뇌와 한 사람 심리학, 상호작용하는 뇌와 두 사람 심리학'의 문제에 대한 요점을 다음과 같이 제공하였다.

1997년에 신경과학자인 레슬리 브라더스(Leslie Brothers)는 "뇌는 뇌 밖에 있는 세상을 파악하는 목적을 가지고 있는 사회적으로 고립된 기관으로서, 세상에 대한 '인식자'로 암묵적으로 알려져 있었다."고 주장하였다. 아는 능력이나 행동을 말하는 인지에 거의 제한적인 초점을 맞춘 이러한 개념은 만약 전적으로 정동 현상만을 연구하는 실험적인 방식이 아니라면 주요한 개념으로서 자동적으로 적용되어 왔다. …… 이러한 '객관적인' '뇌 내부에 대한' 신경학적 측면이 거의 전적으로 '정신내적인' 측면만을 강조하는 정신분석적 모델들과 일치하는 것은 우연이 아닐 것이다. …… 따라서 '냉철한 인지'의 정신적 상태인 '의식'은 인간경험의 중요한 양상으로 간주되어 왔으며 자율성과 자기조절은 원하는 최종의 상태로 간주되었다. 강렬하고 부정적인 정동은 이러한 의식 상태를 방해하기 때문에 조절되고 통제되어야 하는 것이었다.

현재 인지신경과학에서 광범위하게 사용되고 있는 이러한 뇌 내적인 초점과 반대되는 것으로 정동신경과학, 특히 사회신경과학의 새로운 분야에서는 뇌 사이의 상호작용을 탐색하고 있다. …… 이러한 관점의 주된 초점은 주관적인 정동적 현상뿐만 아니라 정동적인 의사소통의 수용과 표현, 그리고 다른 사람들 뇌 사이의 '뜨거운 인지(hot cognition: 역주-감정 상태에 영향을 받는 인지)'에 있다……. 트레바튼(Trevarthen, 1993)의 초기 엄마-영아 관계의 두 사람 심리학에 대한 고전적인 연구에서는 "감정은 다른 사람에게 의사소통의 신호를 보내고 다른 사람에게서 오는 신호의 즉각적인 영향에 개방되어 있는 정신적 및 행동적 생동감을 나타내는 뇌의 내적인 상태를 구성한다."(p. 155)라고 주장하였다.

따라서 뇌 사이의 개념은 '두 사람 심리학'의 원칙하에 운영되는 현재의 '관계적' 모델을 지지한다. 따라서 관계정신분석모델(relational psychoanalytic models)은 두 개의 정동적으로 의사소통하는 마음 사이를 흐르면서 서로에게 영향을 주는 측면을 강조한다. 이러한 의사소통은 의식적인, 그리고 보다 중요하게는 무의식적인 수준 모두에서 발생한다. …… 뇌와 뇌의 상호작용에 대한 이 모델은 사회적 및 감정적인 정보의 처리과정에서의 오른대뇌반구의 중요한 역할에 대한 연구들과 엄마-영아 및 치료자-환자 모두의 인식 수준 아래 있는 오른뇌 대 오른뇌의 정동적인 의사소통의 역할을 강조하는 연구에 의해 강력한 지지를 받고 있다.

이러한 생각들은 다음 세대의 뇌 연구는 다른 정동이 관여하는 대인관계적인 상호작용을 하는 동안에 두 뇌가 다르게 활성화되는 양상을 동시에 측정하여야 한다는 제안을 유발하였다. 엄마-영아 및 치료자-환자의 스트레스를 유발하고 스트레스를 조절하는 상호작용은 이러한 연구에 대한 명백한 후보가 된다. 이러한 연구들은 우리에게 양쪽 뇌 모두에서 다른 양상의 정신생물학적 상태변화를 촉발하는 미세한 사회정동적인 신호들에 대한 보다 자세한 정보를 제공해 줄 수 있을 것이다. 이러한 변화는 오른뇌 상호작용모델과 자동조절모델 사이의 전환점을 나타낼 것이다. 궁극적으로 정신분석과 신경과학 모두에서 가장 강력한 이론적 및 임상적인 모델은 자율 조절하는 고립된 뇌의 한 사람 심리학적 측면과 상호작용을 통해 조절하는 뇌의 두 사람 심리학적 측면 모두를 통합할 수 있어야 한다(Schore, 2003, pp. 212-216).

그다음 10년이 시작되는 2012년에 나는 『정신치료라는 예술의 과학』을 발간하였고, 그 책에서 다시 대인관계신경생물학적 측면에서의 기본적인 이론과 실제의 변화를 설명하기 위해 과거와 미래를 살펴보았다. 나의 2003년 책을 돌아보면서 나는 다음과 같이 썼다.

관계지향적인 정신치료를 향한 모형변화의 측면에서 봤을 때 치료적 변화에 대한 임상적인 대인관계신경생물학 모델은 이제 왼뇌에서 오른뇌로, 마음에서 신체로, 중추신경계에서 자율신경계로 이동하고 있다. 이러한 정신치료의 관계모델로의 큰 틀의 변화는 사회적인 상호작용에서의 오른뇌의 필수적인 역할에 대한 사회신경과학 연구와 일치하고 있다. 실제로 이제는 "고전적인 하나의 뇌 신경과학에서 새로운 두 개의 신체에 대한 접근법을 향한 이동"(Dumas, 2011, p. 349)을 요청하고 있다(Schore, 2012, pp. 7-8).

나의 2012년 책이 발간된 이후에 기술들, 특히 두 개의 의사소통을 하는 뇌들 사이의 역동적이고 자발적인 사회적 상호작용을 실시간으로 평가할 수 있는 신경영상기술의 발달은 현재 어디까지 와 있을까? 뒤마(Dumas, 2011)가 제시한 큰 틀의 변화는 자율 조절하는 고립된 뇌의 한 사람 심리학에서 상호작용적으로 조절하는 뇌의 두 사람 심리학으로의 이론적 및 임상적 변화와 일치한다. 실제로 현재 동시 뇌파검사(simultaneous electroencephalography: EEG), 기능자기공명영상(functional magnetic resonance imaging: fMRI), 근적외분광법(near-infrared spectroscopy, NIRS: 역주-가시광선과 적외선의 중간에 있는 근적외선을 이용하여 검사대상의 흡수 정도를 통해 구성성분 및 특성을 분석하는 방법), 자기뇌파검사(magnetoencephalography: MEG)를 사용하는 방법들이 개발되었다. 뒤마와 동료들은 "두 사람이 지속적으로 활성화되어 있고 각각의 사람이 다른 사람의 지속적으로 변화하는 활동에 대해 자신의 활동을 변화시키는" 대인관계적인 의사소통을 하는 동안에 각각의 뇌활동을 동시에 측정하였음을 보고하였다(2010, p. 1).

이러한 저자들은 엄마와 영아의 비언어적인 의사소통과 조율에 대한 연구와 말을 배우기 이전의 영아의 자발적인 흉내 내기에 대한 연구에 영감을 받아 상호적인 의사소통과 번갈아 하기가 특징적으로 나타나는 자발적인 사회적 상호작용을 하는 동안의 뇌 사이의 동시화에 대한 이중 뇌파검사를 시행하였다. 이러한 관계를 맺는 상황에서 두 사람은 관심을 공유하고 자기와 다른 사람의 활동에 대한 단서를 비교하였다. 이들은 사회화와 의사소통의 중심에 있는 비언어적인 흉내 내기를 하는 동안에 두 뇌 모두에서 발생하는 특별한 변화들, 특히 상호작용하는 두 사람 모두에게서 0.001초 단위로 오른중심마루영역(right centroparietal region)에서 나타나는 뇌 사이의 동시화를 보고하였다. 게다가 이러한 연구자들은 한 사람의 오른관자마루겉질(right temporoparietal cortex)과 다른 사람의 오른관자마루겉질이 동시화되는 것 역시 보고하였다(Dumas et al., 2010). 이들은 오른관자마루이음부(right temporoparietal junction)가 사회적인 상호작용에서 활성화되며 집중하는 과정, 지각적 인식, 얼굴과 목소리의 처리, 공감적 이해와 매우 연관되어 있다는 점을 지적하였다. 오른관자마루이음부는 시각, 청각, 신체감각에서 오는 입력과 둘레영역(limbic area: 역주-대뇌겉질과 시상하부 사이에 위치한 일련의 구조물로 이루어져 있으며 정동, 동기부여, 자율신경기능 등을 담당한다)을 통합시키기 때문에 자기기능(self-function)을 위한 중요한 신경적 위치이다. 이렇게 오른쪽에 치우쳐 있는 체계는 또한 '다른 사람의 마음을 이해하게' 해 준다(Saxe & Wexler, 2005). [그림 1-1]은 서로 의사소통하는 사람들 각자의 오른대뇌반구에 치우쳐 있는 뇌 사이의 동시화를 보여 준다. 이 그림은 또한 내가 '오른뇌 대 오른뇌(right brain-to-right brain)'라고 불렀

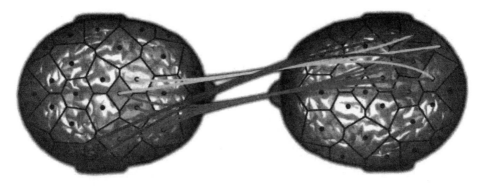

[그림 1-1] 자발적이고 비언어적인 의사소통에서 오른쪽에 치우쳐 있는 뇌 사이 동시화(interbrain synchronization)
출처: Dumas (2011). "Toward a Two-Body Neuroscience"에서 인용. Copyright 2011 by Landes Bioscience. 허락하에 인용. 책에 첨부되어 있는 컬러 그림 참조(p. 190).

던 서로에게 영향을 미치는 상호주관적인 영역(intersubjective field)을 만들어 내는 주관적인 자기와 주관적인 타인 사이의 상호작용을 보여 준다.

오른뇌 대 오른뇌의 동시화된 의사소통모델은 또한 스토크(Stolk)와 동료들(2014)이 한 영상연구에 의해 지지를 받았다. 이 저자들은 '두 사람이 서로가 각자에게 적응하는 것을 배웠던'(안전애착 의사소통의 기본적인 기전) 의사소통과정에 대해 동시에 시행한 fMRI 영상을 보고하였다. 이 저자들은 의사소통을 하는 사람들의 대뇌활동을 동시에 측정함으로써 **새로운 신호들**에 대해 서로가 이해를 하는 것은 두 사람 모두의 오른관자엽(right temporal lobe)에서의 대뇌역동이 동시에 발생함을 보고하였다. 중요한 점은 대인관계적인 **동시화가 공유된 의사소통이 있을 때만 발생한다는 점**이다. 이 저자들은 이러한 비언어적이고 상호주관적인 의사소통에서 새로운 것과 의미의 처리과정이 오른(왼쪽은 아님)대뇌반구에서 발생한다는 점을 발견하였다. 이 연구소에서 자기뇌파검사를 이용하여 시행한 이전의 연구는 두 사람이 **의사소통의 상호작용을 하는 동안에 새로운 공유된 상징들을 만들어 내고 이해할 때 오른관자엽과 오른배안쪽겉질**(right ventromedial cortex)(둘 다 둘레 구조물이다)에 나타나는 신경활성도를 보고하였다(Stolk et al., 2013). 이러한 연구들에서 나온 자료들은 진행 중인 치료적인 관계에서 오른뇌 대 오른뇌의 치료자-환자의 의사소통과 직접적으로 연관되어 있음을 주목하라.

또 다른 연구인 '인간 의사소통의 바탕에 있는 뇌 기전'에서 노르트제이(Noordzij)

와 동료들(2009)은 새로운 의사소통 행동(보내는 사람에 의한)과 똑같은 행동의 의사소통적인 의도에 대한 인식(받는 사람에 의한) 동안에 뇌에서 공간적으로 겹치는 부분, 구체적으로 오른뒤위관자고랑(right posterior superior temporal sulcus)에서 겹치는 부분을 증명하였다. 이 영역의 반응은 오른대뇌반구에 치우쳐 있었으며, 의사소통하는 행동의 의미에서의 애매모호함에 의해 조절되었다. 이러한 오른쪽에 치우쳐 있는 체계를 통해서 의사소통 신호를 보내는 사람은 받는 사람이 자신의 의도를 인식하는지를 예측하기 위해 자신의 의도인식체계를 사용하였다. 저자들은 이러한 자료들이 언어적인 측면을 처리하는 데 오른뒤위관자고랑이 중요한 역할을 하며(Jung-Beeman et al., 2004; Mashal et al., 2007), 의사소통을 할 때 대화 상대의 의도를 전달하는 데 오른대뇌반구가 우세하게 작용한다는 것을 확인시켜 주는 것이라는 결론을 내렸다(Sabbagh, 1999).

오른쪽에 치우쳐 있는 뇌 사이 동시화 모델을 지지하는 기능신경영상을 이용한 연구가 성인의 사회적인 상호작용에 있어서의 오른대뇌반구의 역할을 현재 탐색하고 있다(Semrud-Clikeman, Fine, & Zhu, 2011). 실제로 fMRI를 촬영하는 동안에 얼굴을 마주 보는 상호작용은 "오른관자마루이음부(right temporoparietal junction), 앞띠다발겉질(anterior cingulate cortex), 오른위관자고랑(right superior temporal sulcus), 배쪽줄무늬체(ventral striatum), 편도(amygdala)를 포함하는 사회적 인지 및 보상에 관여하는 뇌영역들에서의 큰 활성화"를 보여 주었다(Redcay et al., 2010, p. 1639). 다른 영상연구들은 의사소통을 하는 뇌들 사이에 정동적인 정보의 흐름이 있으며(Anders et al., 2011), 감정은 사람들 사이의 뇌활동을 동시화시킴으로써 사회적인 상호작용을 증진시킨다는 것을 증명하였다(Nummenmaa et al., 2012). 이러한 연구들은 얼굴을 마주 보는 정신치료에서 발생하는 사건들을 명확하게 설명해 주고 있다.

레이(Ray)와 동료들(2017)은 최근에 학술지 『심리학 선구자들(Frontiers in Psychology)』에 미래지향적인 논문 「가설과 이론, 집단정신건강의 신경적 기질: 기능신경영상에서 여러 뇌의 참조를 통해 얻은 통찰(Neural Substrate of Group Mental Health: Insights from Multi-brain Reference Frame in Functional Neuroimaging)」을 발표하였는데, 여기서 이들은 모든 정신장애가 **대인관계적인** 맥락에서 나타나며, 정신건강과 관련된 많은 정보가 대인관계적인 상호작용에 포함되어 있고, 이러한 것들은 개인적인 뇌의 표지를 찾으려는 우리의 연구로는 완전히 파악할 수 없다고 주장하였다. 이와는 대조적으로 이들은 뇌 내부의 공간에 포함된 신경정보에서 상호작용하는 여러 뇌 사이의 신경신호들의 일치성/불일치성 정도를 탐색하는 여러 뇌의 틀로 관심의 이동을 요구하는 최근의 기능영상적 접근법을 주장하였다.

이 저자들은 20세기 후반에서 현재까지 신경영상의 큰 틀이 변화되었음을 주장하였다. 신경영상 기법이 처음 나타났을 당시의 주된 연구전략은 특별한 뇌영역에서의 특수한 뇌기능을 밝히는 것이었으며, 이러한 연구들이 뇌 내부에 대해 초점을 맞춘 것은 감각, 운동 또는 인지적 과제를 수행하는 동안의 뇌 활성화였다([그림 1-2] A 참조). 지난 20년 동안 기준틀(reference frame)이 뇌영역에서 전체 뇌로 이동하였으며 기능적인 연결성의 분석을 사용하게 되었다([그림 1-2] B 참조). 현재 기능신경영상은 개인들 사이의 머리뼈 경계를 넘어서는 뇌 상호작용을 정량화하는 또 다른 큰 틀의 변화를 앞두고 있다. 따라서 뇌 활성도에 대한 보다 복합적인 이해를 위해서는 현재 기능신경영상에서의 뇌 사이의 연결성 분석이 가능해진 대인관계적인 맥락에서의 틀이 요구된다([그림 1-2] C 참조. 이 그림은 [그림 1-1]에 있는 뒤마의 오른쪽에 치우쳐 있는 뇌 사이 동시화 그림을 다시 제시한 것이다).

레이(Ray)와 동료들(2017)은 모든 형태의 뇌 사이에서 이루어지는 의사소통에서 감정의 의사소통이 정신건강에 가장 중요한 과정이라고 주장하였다. 이들은 이러한 새롭고 최신의 '여러 뇌' 기능신경영상 기법의 임상적인 적용에 대해 설명하였다. 이들은 정신병리적인 측면에서 뇌 사이의 기능적인 연결성의 대인관계적인 관점은 우울증, 자폐스펙트럼장애(autism spectrum disorser), 조현병(schizophrenia), 인격장애, 사회불안장애, 신체증상장애, 식사장애, 성기능장애, 자살의 관계적인 결핍에 대해 더 깊게 이해할 수 있도록 해 준다고 주장하였다. 가장 흥미로운 점은 이들이 이러한 뇌 사이 신경영상 틀의 변화를 치료동맹(therapeutic alliance: 역주-치료과정에서 치료자와 환자가 환자 문제의 해결이라는 공통의 목적을 위해 현실적으로 협력하고 함께 작업하는 것)에 직접적으로 적용하였다는 것이다. 치료동맹은 환자와 치료자 사이의 협력적인 결합으로 정의되며 현재는 '본질적인 통합에 필요한 변수'로 간주되고 있다(Wolfe & Goldfried, 1988). 게다가 이들은 환자와 치료자의 뇌 사이의 연결성, 특히 치료동맹 붕괴의 초기 발견과 회복의 필요성을 강조하였다.

지난 30년간 대인관계신경생물학에서의 나의 주된 관심은 치료동맹에 내재되어 있는 함께 만들어 낸 애착관계 내에서의 동시화된 오른쪽에 치우친 뇌 사이 의사소

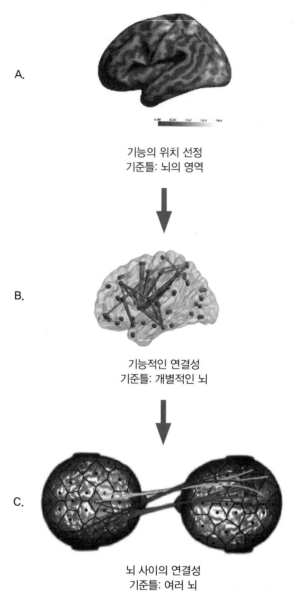

A.

기능의 위치 선정
기준틀: 뇌의 영역

B.

기능적인 연결성
기준틀: 개별적인 뇌

C.

뇌 사이의 연결성
기준틀: 여러 뇌

[그림 1-2] **기능신경영상: 기준틀의 진화.** (A) 초기에 기능신경영상 기법들(예: fMRI)의 유일한 초점은 특별한 영역의 뇌기능을 밝히는 것이었다. (B) 첫 번째 큰 틀의 변화는 개별적인 뇌영역들에 대한 기능적인 통합을 기능적인 연결성의 사용과 기준틀을 뇌 전체로 이동시킴으로써 발생시켰다(Hong et al., 2013, "Decreased Functional Brain Connectivity in Adolescents with Internet Addiction"에서 인용. Copyright 2013 by Hong et al. 저작물 사용 허가표시 확인 및 사용). (C) 뇌 사이의 기능적인 연결성을 평가하기 위해 새로 출현한 기법들은 하나의 뇌에서 여러 뇌로의 기준틀을 변화시키는 두 번째 큰 틀의 변화를 필요로 하였다. Copyright 2011 by Landes Bioscience. 허락하에 사용. Guillaume Dumas, *Communicative & Integrative Biology,* Vol 4:3, pp. 349-352(2011)에서 인용. 책 속에 삽입된 컬러 그림 참조(p. 191). ⓒ 2017 Ray D, Roy D, Sindhu B, Sharan P and Banerjee A 1 Front. Psychol. (2017. 9. 28.). https://doi.org/10.3389/fpsyg.2017.01627

통이었다. 나는 나의 첫 책에서 엄마의 오른대뇌반구와 영아의 오른대뇌반구 사이의 얼굴을 마주 보는 비언어적인 의사소통 및 치료동맹의 붕괴에서 발생하는 환자와 치료자 사이의 정신치료적인 전이−역전이 상호작용에서의 '오른대뇌반구 대 오른대뇌반구'의 정동적인 의사소통 모두에 대한 논의를 하였다(Schore, 1994). 나는 2001년에 런던에서 있었던 제7회 존 볼비(Jonh Bowlby) 기념 강의에서 내가 처음 발표했던 논문에서 나의 오른뇌 대 오른뇌 모델을 치료관계에서의 동시화된 감정적인 의사소통의 공동건설에 접목시켰다.

조율되고 직관적인 임상가는 처음 만날 때부터 환자 내적 상태의 비언어적인 매 순간의 리듬이 있는 구조를 배우며 그 구조와 **동시화하기** 위해 자신의 행동을 비교적 융통성 있고 부드럽게 수정하기 때문에 치료동맹의 조직화를 위한 분위기를 만들어 낸다(Schore, 2001).

이에 더해, 정신치료에 있어서 **동시화된 오른뇌 대 오른뇌의 특징적인 '상태공유'**의 공통성에 주목하라.

역동적으로 움직이는 매 순간의 상태공유는 0.001초 내에서 발생하는 조직화된 대화를 반영해 주며, 두 사람 모두가 상태를 조율하는 상호작용적인 기반으로서의 역할을 하며, 그 이후에는 각자의 사회적인 관심과 자극에 대해 동시에 적응을 하고, 상대방의 신호에 반응하여 각성을 증가시킨다(Schore, 2003).

상호적인 오른뇌 대 오른뇌의 정신치료적인 상태의 공유에 대한 이러한 설명과 "두 사람 모두가 지속적으로 활동하고, 각자는 상대방의 지속적으로 변화하는 행동에 반응하여 자신의 행동을 수정하는" 상호적이고 오른쪽에 치우쳐 있는 뇌 사이의 동시화에 대한 뒤마와 동료들의 설명에 유사성이 있음을 주목하라(2010, p. 1). 정신치료의 오른뇌 변화기전의 핵심에 있는 동시화된 오른뇌 대 오른뇌의 암묵적이고 감정적인 의사소통과 정동조절을 하는 것은 바로 이 두 사람이며 자기의 정신치료적인 회복에서는 이들의 기본적인 역할을 강조하고 있다(Schore, 1994, 2003, 2012). 이러한 대인관계신경생물학적 기전의 중요성은 치료동맹이 다양한 정신치료방법들의 치료적인 결과를 가장 잘 예측할 수 있게 해 준다는 많은 연구—지난 수십 년 간 점점 더 늘어나는—에 반영되어 있다(예: Castonguay, Constantno, & Holtforth, 2006; Horvath & Symonds, 1991; Martin, Garske, & Davis, 2000).

미어스(Meares)는 앞에서 설명했던 한 사람의 뇌 내에서 두 사람의 뇌 사이로의 신경영상연구의 이동을 상기시키면서 "의식의 한 형태로서의 자기(self)는 고립되어 존재할 수 없다. 자기는 뇌 상태에서 나온다. 하지만 세상으로부터 고립되어 있는 하나의 체계로 간주되는 뇌는 추상적인 것이다. 뇌는 항상 환경과 상호작용을 하며 자기에 대해서 말할 때 사회적인 환경은 가장 중요한 부분이다."(2017, p. 139)라고 말하였다. 실제로 그는 이제 최우선의 치료적인 목표는 오른대뇌반구의 통합이라고 설명하면서 내가 했던 말을 인용하여 '치료적인 대화'는 '두 개의 오른대뇌반구들 사이의 역동적인 상호작용'으로 간주될 수 있다고 제안하였다.

메넨티, 피커링과 게러드(Menenti, Pickering, & Garrod, 2012)는 연구논문 「대화에서의 상호작용적인 협력에 대한 신경적 기초를 향하여」에서 언어만으로는 적절한 대화를 하기에 충분하지 않으며 대화가 계속 진행되기 위해서는 비언어적인 과정의 협력과 번갈아 하는 과정이 필요하다는 것을 지적하였다. 이들은 "신체의 자세, 운율, 몸짓이 대화의 중요한 요소이며 말하는 사람이 의도하는 것을 전달하려고 할 때 별 어려움 없이 고려하게 된다."(p. 6)고 결론을 내렸다. 재스민(Jasmin)과 동료들(2016)에 따르면 대화에 참여하는 두 사람 모두는 비슷한 시기에 자세를 바꾸고 시선을 고정하는 경향이 있으며, 이러한 협력은 서로를 이해하는 데 도움이 된다고 하였다. 이러한 자료들은 치료동맹에 들어 있는 동시화된 오른뇌, 비언어적이고 신체에 기반을 둔 애착의사소통에 대한 나의 연구들과 일치하는 것이다.

이러한 소개의 내용을 염두에 두고 이 책의 이어지는 장들은 과학적 및 임상적 분야에서 한 사람 측면에서 두 사람 측면으로 진행 중인 큰 틀의 이동을 더 확장해서 설명할 것이다. 동시화된 오른뇌 대 오른뇌의 의사소통은 각 장들과 면담의 핵심으로 나타날 것이며, 이러한 장들과 면담에서 나는 치료적 관계적 정신역동, 상호적인 비언어성의 정동적인 의사소통, 환자-치료자 전이-역전이 상호작용, 감정적으로 활동적인 상호주관적 영역 내에서의 임상적인 공감적 동시화, 상호작용적인 정동 조절뿐만 아니라 동시화된 상호퇴행, 상호방어, 상호창의성을 동반하는 임상적인 작업의 바탕에 있는 임상적인 대인관계신경생물학적 기전들을 설명할 것이다. 정신치료적으로 동시화된, 그리고 상호작용적으로 조절된 오른쪽에 치우친 뇌 사이 의사소통은 환자의 조절체계에서 발생하는 오른쪽에 치우친 뇌 내 구조물들의 신경형성적(neuroplastic: 역주-뇌가 스스로 구조와 기능을 변화시키는 특성) 변화들을 촉진시키며, 그 이후에는 증상의 감소와 특히 성장을 촉진시키는 정신치료 모두에서 최적의 치료결과를 유발하게 될 것이다.

나는 다음 장 '정신치료에서는 오른뇌가 더 크게 작용한다'에서 감정정보의 암묵적·비언어적·직관적·전체적인 처리과정과 사회적인 상호작용에서 우세한 오른뇌에 대한 최근의 연구들이 어떻게 정신치료의 관계적인 기초의 바탕에 있는 신경생물학적 기전을 설명할 수 있는지에 대해서 논의할 것이다. 나는 관계이론의 대인관계신경생물학적 관점을 이용하여 초기의 애착과정, 치료동맹 내에서의 감정적인 의사소통, 내가 2001년에 소개한 개념인 초기 '관계외상(relational trauma)'의 상호적인 치료적 재연(re-enactment: 역주-환자가 자신에게 중요했던 과거의 상황을 현재 상황에 실제로 다시 나타내는 현상), 치료적 변화과정에서의 오른뇌 기능을 증명하는 증거들을 제시할 것이다. 이러한 작업은 두 사람의 관계적인 과정에 대해 현재 강조하는 것은 심리학과 신경과학에 의해 공유되고 있고, 실제로 변화를 유발하고 있으며, 정신치료적인 변화의 임상적인 심리적 모델에 대한 중요한 결과를 유발한다는 사실을 강조하고 있다.

나는 제3장과 제4장인 '심층정신치료에서 성장을 촉진시키는 상호퇴행의 역할, 1부와 2부'에서 왼대뇌반구와 오른대뇌반구 사이의 대뇌반구 우세, 무의식적인 마음과 의식적인 마음에서 동시화된 이동의 중요성과 한 사람 심리학과 두 사람 심리학 모두를 통합하는 이론적인 관점의 개발에 대해 설명할 것이다. 이 책에서 가장 중요한 이 장들에서 나는 심층정신치료에서 동시화된 일시적인 임상적인 퇴행(regression)―발달의 초기단계로 돌아가는 과정으로 정의되는―의 중요한 역할을 논의할 것이다. 환자가 치료시간에 오른뇌의 감정적인 상태를 경험하는 정동이 고조된 순간에 정신생물학적으로 조율된 치료자는 '오른대뇌반구에 대한 왼대뇌반구의 우세성을 가역적으로 변화시키는' 퇴행을 시작하게 될 것이다. 창의적인 치료자는 시간이 지나면서 환자가 보이는 심지어 아주 적은 수준의 정동 상태의 변화에도 민감해지며 환자에게서 나타나는 이러한 대뇌반구 우세성의 이동에 어떻게 부드럽게 동시화시킬 수 있는지를 배우게 된다. 이러한 오른쪽에 치우친 뇌 사이 동시화는 의식적 정동뿐만 아니라 무의식적 정동에 대한 의사소통과 조절이 가능하게 해 준다.

나는 이러한 조절이론에 대한 확장에서 환자와 치료자 모두의 성장을 촉진시키는 정신치료를 하는 동안 퇴행에 대한 작업을 할 때 해리(dissociation: 역주-의식과 동떨어진 상태에서 자기의 한 부분이 분열되는 것으로, 현실과 일정한 거리를 두고 경험하는 것)의 성격방어적인 역할과 퇴행을 구별하기 위해 신경정신분석적인 모델과 임상적인 증례를 제공할 것이다. 나는 이러한 목적을 달성하기 위해서 특히 자발적인 상호퇴행에서 나타나는 무의식적으로 해리된 정동 및 수의적인 상호퇴행에서 나타나는 무의식적인 억압된 정동과 연관된 임상적인 퇴행의 바탕에 있는 방어적인 대응전략에 대한 작업을 할 수 있는 임상적인 모델을 제공할 것이다. 나는 비록 퇴행의 역설적인 과정이 임상적인 퇴보를 반영할 수도 있지만, 이것은 또한 보다 나은 통합, 건강한 개별화, 놀이와 친근감의 적응적인 능력의 증가를 유발하는 잠재적인 재조직화를 촉발시킬 수 있는 기초와 기원으로 되돌아감을 나타내는 것일 수도 있다고 제안할 것이다.

이 장에서는 또한 치료적인 활동에서의 치료자와 환자의 창의성이 중요함을 설명할 것이며, 이 주제에 대해서는 나의 공저자인 테리 막스-탈로(Terry Marks-Tarlow)와 함께 쓴 제5장에서 사랑과 창의성의 초기 기원에 오른뇌가 미치는 영향을 더 자세히 설명할 것이다. 제6장은 미국심리학회 정신분석분과에 대한 나의 기조연설 '앞으로 나아가기: 오른뇌 및 오른뇌가 정신분석에 미치는 영향에 대한 새로운 발견'인데, 여기에서 나는 대인관계신경생물학적 관점을 이용하여 상담실 내와 상담실을 넘어선 영역의 미래에 대한 나의 생각들을 제공한다. 나는 제7장과 제8장에서 정신치료의 동시화된 오른뇌 대 오른뇌 의사소통모델의 기원과 영향을 설명하는, 보다 개인적인 면담들을 실었다. 마지막으로, 제9장에는 2014년 UCLA 학회에서 내가 했던 기조연설 '과거를 돌아보고 앞날을 생각하기: 우리의 직업적 및 개인적인 여행'을 실었다.

앞으로 독자들이 보게 되겠지만, 정신치료적인 관계에 대한 이어지는 각각의 장들은 이 분야의 공식적인 정의가 수정되어야 한다는 앞선 제안을 지지해 줄 것이다. 인간발달의 대인관계신경생물학은 우리로 하여금 마음과 뇌의 구조와 기능이 경험, 특히 감정적인 관계가 관여하는 경험에 의해 형성되며 의사소통을 하는 뇌들이 자신들의 신경활동을 다른 뇌들과 협력하여 동시화시키는 관계적인 기전을 이해할 수 있게 해 준다.

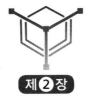

정신치료에서는 오른뇌가 더 크게 작용한다

2009년에 미국심리학회(American Psychological Association: APA)에서 나에게 총회연설을 부탁하였고 나는 '큰 틀의 변화: 오른뇌와 관계적인 무의식'을 발표하였다. 사실 미국심리학회에서 정신분석을 하는 분석가이지만 개인진료를 하는 회원에게 총회연설을 부탁한 것은 처음 있는 일이었다. 나는 15년간의 나의 여러 학문 분야가 관련된 연구를 인용하면서 큰 틀의 변화가 심리학 내에서뿐만 아니라 다양한 학문에 걸쳐서 발생하였으며 이제 심리학은 생물과학과 더 깊은 대화를 할 필요가 있음을 논의하였다. 나는 임상심리학 및 비정상심리학과 발달신경과학 및 정동신경과학(인지신경과학보다 더)의 연관성을 강조하였다. 그리고 치료자와 연구자들이 이제 관심을 왼뇌의 의식적인 인지에서 오른뇌의 무의식적인 감정적 및 관계적인 기능으로 옮기고 있음을 발표하였다(Schore, 2009a). 불과 몇 년 전에 미국심리학회는 정신치료의 관계적인 기반에 대해 새롭게 강조했는데, 여기서 근거중심진료에 관한 미국심리학회 회장직속 대책위원회(APA Presidential Task Force on Evidence-Based Practice, 2006)는 다음과 같이 말하였다.

임상적 전문가들에게 중심이 되는 것은 대인관계적인 기술이며, 이것은 치료적인 관계의 형성, 언어적 및 비언어적인 반응의 이해와 해석, 현실적이지만 긍정적인 예상을 하는 것, 환자의 내외적인 경험과 걱정에 공감적으로 반응하는 것으로 나타난다(p. 277).

물론 정신치료의 관계적인 경향은 페렌치(Ferenczi, 1926/1980), 페어베언(Fairbairn, 1952), 설리번(Sullivan, 1953), 코헛(Kohut, 1971), 미첼(Mitchell, 1988)과 가장 최근의 브롬버그(Bromberg, 2011)를 포함하는 정신분석 이론가들의 기여에 의해 발달한 것이었다.

이러한 시기에 정신치료에서와 마찬가지로 관계적인 경향이 발달심리학과 발달신경과학, 특히 최근에 생겨난 대인관계신경생물학의 초학문적인 분야 모두에서 발달하였다(Schore, 1994, 2003a, 2003b, 2012). 나는 초기 발달의 애착기전 및 관계적인 경험이 좋든 나쁘든 어떻게 정신적인 구조물의 초기 발달과 주관적인 자기의 출현에 영향을 미치는지의 문제에 대한 모델을 만들기 위해 이러한 관점들을 사용하였다. 이러한 발달적이고 관계적인 개념의 조직화 원칙은 "발달하는 뇌의 자기조직화는 다른 자기, 다른 뇌와의 관계적인 맥락에서 발생한다."(Schore, 1996, p. 60)는 것을 나타낸다. 나는 20년 동안 오른뇌에서의 암묵적인 자기의 발달, 정신병리의 발생, 치료에 대한 모델을 만들기 위해 조절이론을 다듬고 확장시켜 왔다. 따라서 나는 1994년과 2001년에 안전애착의 관계적인 기원에 대한 윤곽을 만들었으며(Schore, 1994, 2001a), 자기와 다른 사람의 감정적인 단절, 해리를 유발하는 '관계외상'이라는 개념을 만들어 내었다(Schore, 2001b). 나는 이전의 작업을 계속 진행시키면서 2003년에 치료동맹 내에서의 오른뇌 애착의사소통의 정신신경생물학적 모델에 조절이론을 적용하였다(Schore, 2003b). 나는 나의 가장 최근의 책인『정신치료라는 예술의 과학』(2012)에서 해석과 인지적 통찰보다 환자와 치료자 사이의 관계적-정동적인 과정이 변화기전의 핵심임을 주장하였다.

조절이론의 주요한 목적은 성장을 촉진시키는 정신치료의 발달을 포함하는 인간발달과 연관된 임상적인 개념 및 발견적이고 실험적인 연구 모두를 위한 보다 복합적인 이론적인 모델을 만들어 내는 것이었다. 치료동맹의 관계적인 개념, 치료자와 환자의 협력적인 결합과 연관된 대인관계신경생물학에 대한 나의 연구들은 치료자-환자의 관계적인 의사소통이 의식적인 인식 수준의 아래에서 빠르게 작동한다는 것을 알려 주며, 발달신경정신분석에 대한 나의 연구는 '관계적인 무의식'의 초기 발달 및 인간 무의식의 생물학적인 기질을 나타내는 오른쪽에 치우쳐 있는 '사회적인 뇌'에 대해 설명해 준다. 뇌의 쪽치우침(laterality)에 대한 많은 연구는 이제 "왼쪽은 의식적인 반응과 연관되어 있으며 오른쪽은 무의식적인 마음과 연관되어 있다."(Molt, 1998, p. 1006)는 원칙을 확인시켜 주었다. 따라서 조절이론은 현재 발달하고 있는 정신치료의 정신역동모델, 특히 초기에 형성되는 애착외상의 치료를 강력하게 지지하고 있다.

나는 다음에서 조절이론의 관계적인 측면을 간략하게 요약하고 초기 발달, 치료동맹, 치료적 변화과정에 대한 애착의 대인관계신경생물학 모델을 제공할 것이다. 이렇게 진행되고 있는 작업은 현재의 관계적인 과정에 대한 초학문적인 강조가 심리학 및 신경과학 모두에 의해 공유되고 있으며, 정신치료적인 변화에 대한 임상심리적인 모델의 중요한 결실과 함께 실제로 변화를 이루고 있음을 나타내는 것이다. (책 전반에서 '정신역동적'이라는 용어는 '정신분석적'이라는 용어와 같으며 '정신치료자'는 '분석가'와 같게 사용되었다.)

애착의 대인관계신경생물학: 오른뇌의 상호작용적인 조절과 성장

현재의 관계적인 경향에 가장 많은 영향을 미친 것은 초기의 사회감정적인 발달을 과학에 접목시킴으로써 현재 가장 영향력 있는 이론이 된 애착이론(attachment theory)의 발달이다. 나는 네 권의 책과 수많은 논문 및 장에서 영아와 일차양육자 사이에 발생하는 감정적인 의사소통을 통한 애착형성의 바탕에 있는 발달심리학적 · 생물학적 · 신경화학적인 과정들을 설명하고 통합하기 위해 초학문적인 관계적 측면을 사용해 왔다(Schore, 1994, 2003a, 2003b, 2012). 나는 나의 작업들을 통해서 초기 애착결합이 가지는 중요성이 인간발달의 나중 측면들, 특히 생존을 위해 필수적인 적응적인 사회감정적 기능의 바탕에 있음을 증명하는 많은 연구와 임상적 자료를 제공하였다. 심리학, 생물학, 정신분석을 통합한 존 볼비(John Bowlby, 1969)의 선구자적인 연구에 바탕을 두고 확장된 현대적인 애착이론은 대인관계신경생물학적 애착의 역동에 대한 대단히 중요한 이론적 모델을 제공하기 위해 발달신경과학과 정동신경과학에서의 발달을 통합했다(J. Schore & A. Schore, 2008). 이 모델의 핵심에 있는 것은 정동의 관계적·상호작용적인 조절인데, 이것은 빨리 발달하는 오른뇌의 성숙에 영향을 미친다. 반면에 초기의 상호작용적인 조절장애는 환자가 정신치료를 받게 만드는 정신병리의 핵심적인 근원을 반영해 준다. 모든 형태의 정신치료자들은 이제 모든 정신건강의학과적 장애의 오른뇌 관계적－감정적 기능장애의 치료에 개정된 애착모델을 사용하고 있으며, 이러한 주제는 이 장의 두 번째 단락에서 더 확장시켜 설명할 것이다. 나는 1994년에 처음 제안하였고 그 이후 20년 동안 확장되어 온 애착의 신경생물학에 대해 내가 해 왔던 작업의 요점들을 이제 설명할 것이다.

조절이론의 중심적인 원칙은 애착이 발달기전의 관계적인 전개를 통해 발생하고, 인간 영아기의 첫 2년 동안의 필수적인 발달과제는 영아와 일차양육자 사이에서 발생하는 감정적인 의사소통과 조절을 통한 애착결합의 공동생성이라는 점이다. 엄마와 태아 사이의 출생 전 의사소통에 바탕을 둔 출생 후기의 상호작용은 이 두 사람 사이에서 빠르게 전달되며, 두 사람은 점점 더 복합적이고 비언어적인 감각정동적 의사소통을 하게 된다. 엄마는 이러한 관계적－감정적인 기전을 촉발시키기 위해서 영아의 신체에 바탕을 둔 중추신경계와 자율신경계 각성의 내적인 각성에서의 역동적인 변화들을 조율한다. 비록 처음에는 이러한 의사소통이 후각, 미각, 촉각으로 표현되지만, 출생 후 2개월 즈음에는 서로를 바라보는 상호작용에서 보다 통합된 시각적 및 청각적인 통로의 의사소통을 하게 된다.

두 사람이 동시화된, 상호적인 애착작용을 하는 동안에 민감한 일차양육자는 무의식적으로 점점 더 강렬해지는 영아의 긍정적 및 부정적인 정동적 각성의 비언어적인 표현을 인식하고, 평가하고, 조절한다. 엄마는 이러한 의사소통을 통해서 영아의 출생 후에 발달하는 중추신경계와 자율신경계를 조절한다. 따라서 애착관계는 두 사람이 하는 신체에 바탕을 둔 감정적인 상태의 조절을 중재한다. 이렇게 진행되는 함께 하는 대화에서 '충분히 좋은' 엄마['good-enough' mother: 역주－위니컷(Winnicott)의 개념으로 대부분의 시간 동안 아기의 욕구를 마음속으로 받아 주고 충족시켜 주려고 노력하는 엄마]와 영아는 여러 번의 긍정적인 정동(예: 즐거움－들뜸, 관심－흥분)을 상향 조절하는 '정동 동시화(affect synchrony)'와 부정적인 정동(예: 두려움－

공포, 슬픔-우울, 수치심, 역겨움)을 하향 조절하는 '붕괴와 회복(rupture and repair)'의 순환을 함께 만들어 낸다. 이러한 상호주관적 및 주관내적인 조율/잘못된 조율/재조율(attunement/misattunement/re-attunement)의 순환은 영아에게 새롭게 출현하고 암묵적이며 형체를 가진 자기의 핵심을 형성하는 언어 이전의 정신생물학적이고 관계적인 기반을 나타낸다.

이제 감정이 처음에는 다른 사람에 의해 조절되지만 영아기 동안에 신경생리적인 발달 및 실제적인 삶의 경험의 결과로 점차 자기조절된다는 데 의견의 일치를 보고 있다. 이러한 적응능력은 다양한 역동적인 관계적 상황에서 긍정적 및 부정적인 정동과 연관된 정신생물학적인 상태들을 융통성 있게 조절하는 능력인 자기조절의 출현에 중심적인 부분이기 때문에 적응적이고 감정적-동기적인 다양한 상태가 일관되고 통합된 자기체계로 합쳐질 수 있도록 해 준다. 따라서 일차양육자와의 안전애착을 유발하는 적절한 애착경험은 두 가지 유형의 자기조절을 촉발시킨다. 그것은 서로 연결되어 있는 상황에서 다른 사람과 주관적으로 관여하는 감정에 대한 상호작용적인 조절(interactive regulation)과 자율적인 상황에서 다른 사람으로부터 주관적으로 멀어지는 동안 활성화된 감정의 자율조절(autoregulation)이다. 현대적인 애착이론은 감정적인 안녕을 관계적인 상황에 따라 이 두 가지의 방식(상호연결과 자율성) 사이를 의식적이지는 않지만 효율적이고 탄력적으로 이동하는 것으로 정의하고 있다. 애착의 내적 작동모델(internal working models: 역주-볼비의 개념으로 애착대상과 형성되는 애착유형에 따라서 환경과 타인에 대한 인식에 지속적으로 영향을 주는 인지양식이자 관계양식을 말한다)은 정동조절의 이러한 대응전략방식 모두를 나타낸다. 현대적인 애착이론은 가장 기본적인 수준에서 하나의 조절이론이다(J. Schore & A. Schore, 2008).

정동이 실린 동시화된 관계적 애착의 역동은 생물정신사회적인 기전을 나타내며, 우리는 이를 통해서 우리의 내적인 항상성 유지를 하는 정동상태를 함께 조절하기 위해 다른 사람들과 사회생리적으로 연결된다. 따라서 애착의 발달기전인 감정의 상호작용적인 조절은 유기체들 사이 및 유기체들 내에서의 생물학적인 동시화의 조절을 나타낸다(Bradshaw & Schore, 2007; Schore, 1994). 삶의 모든 시점에서 상호작용적인 정신생물학적인 조절은 오른쪽에 치우쳐진 인간의 암묵적인 자기체계의 생존기능을 지지한다(Schore, 2000, 2003a, 2003b). 이 원칙은 오브츠샤로프와 브라운(Ovtscharoff & Braun, 2001)이 보고한 뇌발달에 대한 연구에 다음과 같이 나타나 있다.

> 신생아와 엄마 사이의 상호작용은…… 발달 중인 개인의 내적인 항상성에 대한 조절자 역할을 한다. 신생아–엄마 상호작용의 조절기능은 정상적인 발달을 보장하고 기능적인 뇌 회로들이 형성하는 동안의 연접(synapse: 역주–한 신경세포가 다른 신경세포와 접촉하는 부분) 연결의 유지를 위한 필수적인 촉진자 역할을 한다(p. 33).

두 사람의 애착조절성 상호작용은 이러한 방식으로 정신구조물의 발달에 영향을 미친다. 즉, 이러한 상호작용은 뇌가 발달하게 만들어 준다(Schore, 1994).

나는 영아의 발달하는 오른뇌의 감정을 처리하는 둘레회로들의 성숙이 어떻게 일차양육자와의 애착관계에 들어 있는 암묵적이고 상호주관적인 정동적 상호작용에 의해 영향을 받는지에 대해 설명해 왔다(Schore, 1994, 2003b, 2009a, 2012, 2013). 점점 더 복잡해지는 오른쪽에 치우친 시각적–얼굴, 청각적–운율, 촉각적–몸짓의 비언어적이고 암묵적인 정동적 의사소통들이 영아와 일차양육자 사이의 감정적인 애착결합의 정신생물학적인 핵심에 자리를 잡게 된다. 영아기에 비언어적인 정동적 단서들에 대한 빠르고도 자동적인 조절의 바탕에 있는 암묵적인 처리과정은 "반복적이고 자동적이며 빠른 분류와 결정을 내리게 해 주며, 한 곳에 집중하는 것과 언어를 사용하는 경험의 영역 밖에서 작동된다."(Lyons-Ruth, 1999, p. 576) 영아의 신호에 대한 엄마 반응의 동시화는 엄마에게 내재되어 있는 민감성(pre-reflective sensitivity)의 핵심적인 측면이며, 아기의 감정적인 상태의 즉각적인 매 순간의 변화에 대한 즉각적인 반응으로 나타난다(Guedeney et al., 2011; Manini et al., 2013). 따라서 신경생물학적으로 이러한 애착의 의사소통을 비의식적으로(nonconscious) 함께 처리하는 것은 엄마의 오른뇌와 상호작용하는 영아의 오른뇌가 동시화된 작동의 결과이다. 애착경험의 내적 표상들(internal representations: 역주–마음속에 있는 대상이나 대상관계의 장면이나 생각)은 정동조절의 비의식적인 전략을 결정하는 내적 작동모델로서 오른쪽에 치우친 암묵–절차 기억(implicit-procedural memory: 역주–암묵기억은 의식하지 못하지만 현재의 행동이나 학습 등에 영향을 주는 기억이고, 절차기억은 어떤 행동을 하는 데 요구되는 지식이나 기능에 대한 기억이다)에 각인된다. 따라서 엄마–영아의 사회감정적인 상호작용의 조절성 기능은 영아기의 결정적 시기에 오른뇌 회로들의 형성에 영향을 준다(Ammaniti & Trentini, 2009; Cozolino, 2002; Henry, 1993; Schore, 1994, 2003a, 2012; Siegel, 1999).

신경과학자들은 이제 이 모델을 지지하면서 인간발달의 출생 전후 단계에서 오른대뇌반구가 왼대뇌반구보다 더 빨리 성숙하며(Gupta et al., 2005; Sun et al., 2005), 출생 후에 오른대뇌반구가 강력하고도 일관된 우세를 나타내고(Allman et al., 2005), 엄마의 오른대뇌반구가 왼대뇌반구보다 감정처리 및 양육에 더 관여한다는 것을 보여 주었다(Lenzi et al., 2009). 미니(Meaney)와 동료들은 출생 후 첫 1개월 동안의 신생아 뇌의 구조적인 연결성의 비대칭성을 연구하면서 다음과 같은 결론을 내렸다.

> 삶의 초기에 오른대뇌반구는 감정을…… 더 잘 처리할 수 있다(Schore, 2000; Wada & Davis, 1977). 이러한 생각은 둘레구조물들이…… 오른쪽으로 치우친 비대칭성을 가지고 있다는 우리의 발견들과 일치한다. 이러한 신경적 기질들은 감정처리 및 엄마와 아기의 상호작용을 위한 오른대뇌반구에 있는 중심지로서의 기능을 한다(Ratnarajah et al., 2013, p. 193).

트로닉(Tronick)은 6~12개월 영아가 스트레스를 유발하는 고정된 얼굴표정(still-face: 역주–트로닉의 실험으로, 엄마가 얼굴표정을 굳혔을 때 아이가 매달리다가 위축되는 모습을 보이고 다시 달래 주는 표정을 지었을 때 아기가 회복되는 것을 보여 주는 실험)에 대처하기 위해 오른대뇌반구에 의해 유발되는 왼쪽편의 몸동작을 사용한다는 것을 보여 주었다. 그는 이러한 자료들이 "영아–엄마가 상호작용을 하는 동안에 오른대뇌반구의 감정 및 감정의 조절이 활성화된다는 쇼어(Schore, 2005)의 가설 및 뇌의 왼쪽은 오른쪽보다 덜 발달되어 있다는 그의 논의와 일치한다."(Montirosso et al., 2012, p. 826)고 해석하였다. 미나가와–카와이(Minagawa-Kawai)와 동료들은 출생후 12개월에 영아와 엄마의 애착에 대한 근적외분광법을 이용한 연구에서 "우리의 연구 결과는 애착체계에 있어서 오른대뇌반구의 중요성을 설명한 쇼어(2000)의 의견과 일치한다."(2009, p. 289)는 것을 관찰하였다.

따라서 관계적인 애착의 상호작용은 오른쪽 겉질밑–겉질체계(subcortical-cortical

systems)의 경험 의존적인 성숙을 형성하며, 이러한 방식으로 나중의 인격발달에 영향을 미치는데, 특히 의식적인 인식 없이 매우 빠르게 작동하는 생존기능에 영향을 미친다. 인간의 모든 발달단계에서 비의식적인 관계적 애착의 기전은 오른뇌에 대한 주요한 조절역할을 한다. 발달신경정신분석에 대한 나의 작업은 발달과정에서 언어를 사용하기 이전 단계에서 발달하는 오른뇌의 암묵적인 자기체계가 프로이트의 역동적인 무의식(unconscious)에 대한 생물학적 기질을 나타낸다는 것을 한층 더 암시해 주는 것이다(Schore, 1997a, 2002a). 실제로 관계적인 애착기전은 엄마의 무의식과 영아의 무의식 사이의 비언어적인 의사소통을 나타낸다(Schore, 2012, 2013). 이러한 오른뇌 대 오른뇌의 기전은 세대들 사이의 무의식적인 구조물과 기능 전달을 중재한다.

이러한 제안과 일치하는 것으로 신경심리학자인 돈 터커(Don Tucker)는 "비언어적인 방식을 통한 감정적인 의사소통에 오른대뇌반구가 특수화되어 있는 것은 오른대뇌반구가 동기를 부여하는 정신분석적인 무의식에 가까운 마음의 영역이라는 것을 제안한다."(Tucker & Moller, 2007, p. 91)고 주장하였다. 실제로 수많은 연구에서 감정정보의 무의식적인 처리가 오른대뇌반구의 겉질밑 경로들에 의해 주로 이루어지며(Gainotti, 2012), 무의식적인 감정기억은 오른대뇌반구에 저장되고(Gainotti, 2006), 오른대뇌반구가 일관되고 지속적이며 하나로 통일된 자기감(sense of self)에 중심적으로 관여한다(Devinsky, 2000; McGilchrist, 2009)는 것을 증명하였다. 영아기 때부터 그 이후 삶의 모든 단계에서 이러한 오른쪽에 치우쳐 있는 체계의 빠르게 작동하는 감정적인 처리과정은 생존을 지지하는 기능의 조절과 중심적으로 연관되어 있으며, 유기체가 스트레스와 도전에 대처할 수 있게 해 주기 때문에 감정적인 회복과 안녕을 조절할 수 있게 해 준다. 실제로 수많은 연구가 이제 오른쪽(왼쪽은 아님)으로 치우쳐 있는 이마앞체계(prefrontal systems)가 뇌에서의 높은 수준의 정동 및 스트레스 조절을 담당하고 있음을 보고하고 있다(Cerqueira, Almeida, & Sousa, 2008; Perez-Cruz et al., 2009; Schore, 1994; Stevenson et al., 2008; Sullivan & Gratton, 2002; Wang et al., 2005).

치료동맹 내에서의 오른뇌 애착의사소통

조절이론의 중심적인 원리는 초기의 사회감정적인 경험이 뚜렷하게 조절되거나 조절되지 않아 안전하거나 불안전한 애착을 형성시킬 수 있다는 것이다. 발달신경과학은 이제 모든 아이가 '회복력이 있는 것'이 아니라 좋든 나쁘든 '적응력이 있다'는 것을 명확하게 증명하고 있다(Leckman & March, 2011). 앞에서 설명한 최적의 애착이 생기는 상황과는 극단적으로 다른 성장을 억제하는 학대나 무시의 초기 환경에서 자란 붕괴형−혼란형(disorganized-disoriented)의 불안전애착을 보이는 영아의 일차양육자는 아기에게 부정적인 정동을 견뎌야 하는 외상적인 상태를 유발한다 (Schore, 2001b, 2002b). 이러한 양육자는 너무 자주 감정적으로 다가갈 수 없고, 영아가 스트레스를 받았음을 알리는 정동표현에 일관되지 않고 부적절하게(지나치게 간섭하거나 지나치게 무시하는) 반응하기 때문에 관계에 의해 유발된 각성을 조절하는 다양한 과정에 최소한의 참여나 예측할 수 없는 개입을 보여 준다. 이러한 양육자는 조율을 해 주는 대신에 학대에서는 매우 높고 방치에서는 매우 낮은, 극단적일 정도의 스트레스가 되는 자극과 각성을 유발한다. 양육자가 너무 빈번하게 상호작용에서의 회복을 제공하지 않는다는 사실 때문에 영아의 강렬한 부정적인 정동상태는 오랜 시간 지속된다.

발달정신병리학 분야에서의 수많은 연구가 이제 모든 정신건강의학과적인 장애들의 정신신경병리 발생에 불안전애착이 핵심적인 역할을 한다는 것을 강조하고 있다(Schore, 1996, 1997b, 2003a, 2012, 2013). 와트(Watt)는 "만약 한 아이가 분리, 스트레스, 두려움, 분노로 점철된 경험을 하면서 성장한다면, 그 아이는 나쁜 병리적 발달의 경로를 겪게 될 것이다. 이 경로는 나쁜 심리적 경로일 뿐만 아니라 나쁜 신경학적 경로이기도 하다."(2003, p. 109)라고 말하였다. 보다 구체적으로 초기의 결정적 시기 동안에 흔히 조절되지 않고 회복되지 않은 붕괴형 불안전애착의 과거력은 영아의 초기에 발달하는 오른뇌를 '정동적으로 태워 버린다.'(Schore, 1994, 2003a). 학대와 무시의 '관계외상'(Schore, 2001b)을 포함하는 결코 최적의 상태가 아니었던 초기 경험들은 오른쪽 겉질−겉질밑 체계에 각인되며, 나중에 대인관계적인 감정적 스트레스가 발생할 때 비의식적으로 접근되는 붕괴형의 불안전한 내적 작동모델을 형성하게 된다. 외상적인 경험뿐만 아니라 압도하는 외상에 대한 방어로 나타나는 해리도 암묵-절차 기억에 저장된다.

조절이론은 이러한 오른쪽에 치우쳐 있는 불안전한 작동모델이 초기에 형성되는 자기병리들과 인격장애들을 위한 정동중심 정신치료의 주된 초점이라고 제안한다. 이러한 오른뇌의 관계적인 결핍은 파인버그와 키넌(Feinberg & Keenan, 2005)에 의해 다음과 같이 묘사되었다.

> 오른대뇌반구, 특히 오른이마영역(right frontal region)은 정상적인 상황에서 자기(self)와 세상 사이의 적절한 관계를 형성하는 데 중요한 역할을 한다. …… 기능장애는 자기와 세상 사이의 관계에 두 가지 방식으로 장애를 유발하는데, 이것은 자기와 세상 사이에서 적게 관계하는 장애와 지나치게 관계하는 장애 모두를 유발할 수 있다(p. 15).

이러한 오른뇌의 관계적인 처리과정에서의 결핍 및 그 결과로 나타나는 정동조절장애가 치료의 기본적인 대상이라는 점에 대해서 이제 의견의 일치가 모아지고 있다. 모든 형태의 정신치료적인 중재법은 감정적인 자기조절과정의 효율성을 증가시키는 공통된 목적을 공유하고 있다(Schore, 1994, 2003a, 2003b, 2012). 삶의 모든 단계에서 관계와 정동에 중심을 둔 영아, 아이, 청소년, 성인의 정신치료는 오른뇌가 가지고 있는 형성력을 촉진시킬 수 있다.

정신분석가였던 볼비(1988)는 애착의 비의식적인 내적 작동모델에 대한 재평가가 정신치료의 일차적인 목표라고 주장하였다. 초기의 애착경험을 나타내는 이러한 상호작용적인 표상들은 정동조절의 전략들을 형성하며 스트레스가 되는 환경적인 도전을 직면했을 때 기본적인 조절과 긍정적인 정동을 유지하기 위한 대응기전을 포함하고 있다. 의식적인 수준 아래에서 작용하는 이러한 내적 작동모델은 사회감정적인 정보를 인식하고, 평가하며, 조절하기 위해 사용되며 익숙하지 않은, 특히 새로운 대인관계적인 상황에서 하게 되는 행동을 안내해 준다. 볼비의 초학문적인 관점을 따르는 나의 작업은 '정동적인 순간이 고조되었을 때' 안전애착이든 불안전애착이든 환자의 무의식적인 애착의 내적 작동모델이 오른쪽에 치우쳐 있는 암묵-절차 기억에서 재활성화되며 정신치료적인 관계에서 재연된다는 점을 나타내고 있다.

초기 발달단계에서의 오른뇌 대 오른뇌의 애착의사소통은 환자와 치료자의 '오른쪽 마음들' 사이에 있는 치료동맹 내에서 표현된다(Ornstein, 1997). 신경과학자들은 오른대뇌반구가 무의식적인 감정적 내용들을 처리하는 반면, 왼대뇌반구는 감정적 자극에 대한 의식적인 처리와 연관되어 있다고 주장한다(Wexler et al., 1992). 따라서 나는 정신치료에 있어서 애착역동의 중심적인 역할에 대해 기술했던 나의 저서들에서 환자와 치료자 왼뇌의 의식적인 마음들 사이에서 표현되는 언어적인 이야기에 초점을 두지 않고 오른뇌의 무의식적인 마음들 사이에서 발생하는 매 순간의 비언어적인 대화에 초점을 두었다. 오른뇌의 상호주관적인 의사소통과 상호작용적인 조절을 최적화시키는 관계중심의 치료는 자기와 세상의 비효율적이고 비의식적인 불안전한 내적 작동모델을 탐색하고 변화시키려는 시도를 한다.

　　발달애착 연구들은 양육자-영아 관계와 치료자-환자 관계에 있는 비언어적·상호주관적·암묵적인 오른뇌 대 오른뇌 감정의 상호작용 및 조절기전의 공통성이라는 측면에서 치료과정과의 연관성에 초점을 두었다. 오른대뇌반구가 비언어적인 의사소통에 대해서 우세하기 때문에(Benowitz et al., 1983) 주관적인 감정경험(Wittling & Roschmann, 1993)과 암묵학습(implicit learning: 역주-의식적인 노력 없이 학습되는 것)(Hugdahl, 1995), 환자-치료자의 오른뇌들 사이의 정동상태에 대한 암묵적인 의사소통은 '상호주관성(intersubjectivity)'으로 가장 잘 설명될 수 있다. 치료자는 환자의 외적인 행동뿐만 아니라 환자의 내적인 주관적 상태에 대해서도 '참여적 관찰자(participant observer: 설리번의 개념으로 치료자는 완벽하게 객관적일 수 없고, 치료관계에서 불가피하게 영향을 주고받기 때문에 치료관계에 몰입하여 자신과 환자에게서 발생하는 변화들을 관찰해야 한다는 것)'(Sullivan, 1953)로 활동한다.

　　정신치료의 관계모델과 일치하는 것으로 치료동맹의 양쪽 모두에서 상호적으로 활성화되는 오른뇌의 처리과정이 정신치료적인 변화과정의 핵심에 있다. 이러한 암묵적인 임상적 대화는 왼뇌의 명확하고 언어적인 정보보다 훨씬 더 중요한 유기체의 정보를 전달한다. 오른뇌의 상호작용은 환자(그리고 치료자)의 내적인 세계에 대한 필수적이고 비의식적이며 신체에 바탕을 둔 정동적·관계적인 정보를 비언어적으로 의사소통하게 해 준다. '자기에게 본질적으로 사적인 정신상태는 사람들 사이에서 공유될 수 있다'는 데시티와 차미네이드(Decety & Chaminade, 2003)의 주장은 정신치료의 친밀한 관계를 명확하게 설명하고 있다. 치료동맹 각 구성원들의 오른쪽에 치우쳐 있는 '감정적인 뇌(오른쪽 마음)' 사이의 빠른 의사소통은 서로에게 영향을 주는 매 순간의 오른뇌 대 오른뇌의 '자기상태의 공유'를 함께 만들어 내고 조직화하며 역동적으로 변화하는 대화를 가능하게 해 준다. 브롬버그(Bromberg, 2011)는 다음과 같이 기술한다.

> 자기상태들(self-states)은 존재(being)에게 있어서 가장 개별화된 방식이기 때문에 각각은 인지, 믿음, 우세한 정동, 감정, 기억에 대한 접근, 기술, 행동, 가치, 활동, 조절성 생리의 조직화에 의해 형성된다(p. 73).

이러한 상호작용적이고 관계적인 기반에서 두 사람은 서로 다른 감정적-동기적인 자기상태들의 역동적인 색깔들을 조율하며, 동시화하고, 각자의 사회적 관심과 자극을 조절하며, 상대방의 신호에 반응하여 자신의 각성상태를 증가시키거나 감소시킨다.

조절이론은 임상 현장에서 만나는 사람이 말하는 내용이 무엇이든 그 바탕에 있는 상호적인 정신생물학적 기전을 더 깊게 이해할 수 있게 해 준다. "영아와 부모를 결합시켜 주는 비언어적이고 이성적이기 이전의 표현들은 평생 동안 지속되어 두 사람 사이에 직관적으로 느껴지는 정동적-관계적 의사소통의 일차적인 매개체가 된다."(Orlinksy & Howard, 1986, p. 343)는 것이 이제 받아들여지고 있다. 라이온스-루스(Lyons-Ruth, 2000)는 정동교환의 특징을 치료동맹 내에서의 암묵적이고 관계적인 지식의 교환이라고 설명했다. 그녀는 대부분의 관계적인 상호작용이 각각의 관계적인 의사소통에 대한 평가적인 가치나 방향성을 부여해 주는 정동적인 단서에 의존한다는 것을 발견하였다. 이러한 상호작용은 언어적인 상호작용과 의식적인 생각보다 훨씬 빨리 발생하는 암묵적인 수준의 단서와 반응으로 나타난다. 이제 신경과학은 이러한 얼굴을 마주 보는 의사소통에서 오른뇌의 기본적인 역할을 잘 설명하고 있다. 삶의 모든 단계에서 "현대적인 신경영상기법에 의해 밝혀진 목소리, 얼굴, 몸짓, 냄새, 페로몬(pheromone: 역주-몸에서 분비되어 같은 종의 다른 개체와 의사소통하는 데 사용하는 물질로 다른 개체에게 행동적 혹은 생리적인 특정한 반응을 유발시킨다) 지각에 대한 신경기질의 특징은 오른대뇌반구의 기능적인 비대칭성을 나타내는 일반적인 양상이다."(Brancucci et al., 2009, p. 895) 반 랑커 시드티스(van

Lancker Sidtis)는 "얼굴, 화음, 복합적인 음조, 시각적인 장면, 목소리와 같은 몇몇 유형의 자극양상을 인식하고 이해하는 것은 정상적인 오른대뇌반구에서 우세하다고 설명되어 왔다."(2006, p. 233)고 결론 내렸다.

스케어(Scaer, 2005)는 임상적인 문헌에서 치료자-환자 관계 내에 내재되어 있는 중요한 암묵적인 의사소통 양상을 다음과 같이 설명하였다.

사회적인 상호작용의 많은 양상은 비언어적이며 상호작용의 내용을 전달하는 얼굴표정의 미세한 변화들로 구성되어 있다. 치료자의 자세와 움직임 양상……또한 못마땅함, 지지, 농담, 두려움을 나타낸다. 목소리의 어조와 크기, 언어적인 의사소통의 양상과 속도, 눈 맞춤 역시 알지 못하는 사이에 영향을 미치는 의사소통의 요소들을 포함하고 있으며 안전하고 치유적인 환경의 무의식적인 형성에 기여한다(pp. 167-168).

이러한 암묵적이고 비의식적인 오른뇌/마음/신체의 비언어적인 의사소통은 양방향성이며 상호주관적이기 때문에 치료자에게 잠재적으로 가치가 있다. 미어스(Meares, 2005)는 다음과 같이 관찰하였다.

치료자와 환자는 모두 미세하고 어떤 경우에는 알지 못하는 사이에 영향을 미치는 신호들에 무의식적으로 영향을 받는다. 치료자의 자세, 시선, 목소리 어조, 심지어 호흡의 구체적인 양상까지도 기록되고 처리된다. 수준 높은 치료자는 이러한 과정을 도움이 되는 방식으로 말의 사용 없이 또는 말에 추가하여 환자의 상태를 변화시키는 데 사용할 것이다(p. 124).

이러한 오른뇌 대 오른뇌의 시각적-얼굴, 청각적-운율, 촉각적-몸짓의 의사소통은 의식적인 왼뇌의 말로 하는 표현보다 환자와 치료자 인격의 더 깊은 측면들을 더욱 드러내 준다[치료동맹 내에서 환자와 치료자의 관계적인 무의식적 체계들 사이의 암묵적인 의사소통의 기본적인 과정인 투사동일시(projective identification: 역주-방어기제이자 의사소통의 수단으로 내적 대상의 특정한 측면을 다른 사람에게 투사하여 상대방이 투사한 특성을 가진 사람인 것처럼 느끼거나 행동하게 만드는 것)의 오른뇌 대 오른뇌 모델에 대해서는 Schore, 2003b 참조].

정동적으로 조율된 임상가는 환자의 비언어적인 신체에 기반을 둔 애착의사소통을 확인하고 받아들이기 위해서 지엽적인 세부사항에 초점을 맞추는 제한된 왼대뇌반구의 관심에서 전체적인 세부사항에 초점을 맞추는 보다 확장된 오른대뇌반구의 관심으로 이동해야 하는데(Derryberry & Tucker, 1994), 이것은 프로이트(Freud, 1912/1957)가 임상가의 '고르게 떠 있는 주의(evenly suspended attention)'의 중요성을 설명했던 것과 일치하는 것이다. 공감적인 치료자는 치료시간 중에 환자의 조절장애를 나타내는 증상들을 객관적으로 진단하고 이성적으로 판단하기 위해서 환자가 하는 말에 의식적 및 외현적으로 집중한다. 그러나 치료자는 또한 인식의 수준 아래에서 매 순간의 애착의사소통과 사회감정적인 정보를 암묵적으로 처리하는 또 다른 수준의 이야기를 듣고 상호작용한다. 치료에 필수적인 관계적 요소는 말로 상징화되지 않지만 의사소통되고 있는 것을 우리가 어떻게 처리하는가이다. 우리는 비언어적인 의사소통을 받아들이고 표현하는 우리의 능력에 의존하지 않는 무의식적인 감정을 이해하고 관계한다. 부치(Bucci)는 '상징 이전 처리과정(presymbolic processing)'을 논의하면서 "우리는 다른 사람들의 감정상태 변화를 그들의 얼굴표정이나 자세의 미세한 변화에 대한 인식에 바탕을 두고 알아차리며, 우리 자신의 상태변화는 신체적 또는 운동감각적인 경험에 바탕을 두고 알아차리게 된다."(2002, p. 194)고 말하였다. 이러한 암묵적인 의사소통들은 의뢰인과 치료자의 오른뇌 체계들 사이의 치료동맹 내에서 표현된다.

츄즈드(Chused)는 치료적인 '비언어적이고 암묵적인 의사소통'에 대해서 기술하면서 "이러한 의사소통이 포함하고는 있지만 말로 표현될 수 없는 것은 정보가 아니다. 때때로 비언어적인 접근법만이 정보를 전달할 수 있는데, 특히 그 바탕에 있는 내용에 대한 의식적인 인식이 없을 때 그렇다."(2007, p. 879)라고 주장하였다. 이러한 생각은 허터러와 리스(Hutterer & Liss, 2006)의 공감을 받았는데, 이들은 말의 어조, 속도, 리듬, 음색, 운율, 크기 및 신체언어의 신호와 같은 비언어적인 변수들이 치료적인 기법의 필수적인 측면들로 다시 검토될 필요가 있다고 말하였다. 오른대뇌반구는 비언어적(Benowitz et al., 1983)·자발적(Blonder et al., 1995)·감정적(Blonder, Bowers, & Heilman, 1991)·운율적(George et al., 1996; Ross & Monnot, 2008) 의사소통뿐만 아니라 음악적 양상(Nicholson et al., 2003)과 음악을 듣는 감정적인 경험(Satoh et al., 2011)의 전반적인 처리에서도 우세하다. 따라서 오른대뇌반구는 '말의 배경에 있는 음악'의 처리에 중요하다.

실제로 신경생물학적인 자료들은 "왼대뇌반구가 대부분의 언어적인 행동을 중재하는 반면, 오른대뇌반구는 광범위한 측면의 의사소통에 중요하다."(van Lancker & Cummings, 1999, p. 95)고 제안한다. 게다가 치료동맹 내에 있는 상호적인 애착의사소통은 '일차적인 과정의 의사소통'에 대한 예이다. 도팻(Dorpat)에 따르면, "일차처리체계는 한 개인의 환경과의 관계를 분석하고, 조절하며, 의사소통한다."(2001, p. 449) 그는 "정동적 및 대상관계적인 정보는 주로 일차적인 과정의 의사소통에 의해 전달된다. 비언어적인 의사소통에는 신체동작(운동), 자세, 몸짓, 얼굴표정, 목소리와 말의 순서, 리듬, 음색이 포함된다."(2001, p. 451)는 것을 관찰하였다. 무의식적인 일차과정 의사소통의 조직화 원칙은 왼뇌는 자신의 상태를 의식적인 언어적 행동을 통해 다른 왼뇌에게 의사소통하고, 오른뇌는 자신의 무의식적인 상태를 이러한 의사소통을 받을 수 있도록 조율된 다른 오른뇌에 비언어적으로 의사소통한다. 브롬버그(2011)는 자신의 최근의 책에서 다음과 같이 결론을 내렸다.

앨런 쇼어는 정동적인 의사소통의 오른뇌 대 오른뇌 통로—그가 '역동적으로 변화하는 매 순간 상태의 공유'를 구성하고 있는 '조직화된 대화'로 간주한 통로—에 대해 말하였다. 나는 이것이 '정신분석적으로 잘 어울림'을 허락하는 상태공유의 과정이라고 믿고 있다(p. 169).

미어스(2012, p. 315)는 정신건강의학과 문헌에서 "이러한 접근법의 중요한 요소는 두 개의 오른대뇌반구들 사이의 역동적인 상호작용으로 간주될 수 있는 치료적인 대화의 한 형태이다."라고 제안하였다(오른뇌 대 오른뇌 추적의 최근 임상적인 예들에 대해서는 Bromberg, 2011; Chapman, 2014; Gant & Badenoch, 2013; Marks-Tarlow, 2012; Meares, 2012; Montgomery, 2013; Schore, 2012 참조).

따라서 조절이론은 어떻게 언어의 교환 밑에서 환자의 암묵적인 정동이 치료자의 둘레계통(limbic systems)에 의해 조절되고 의사소통되는지를 설명하고 있다. 상호주관적인 만남을 하는 첫 순간부터 정신생물학적으로 조율된 직관적인 치료자는 환자 내적 상태의 비언어적인 매 순간의 리듬 있는 구조들을 추적하며, 자신의 행동을 이러한 구조와 융통성 있게 조절함으로써 치료동맹의 조직화를 위해 성장을 촉진시키는 상황을 의뢰인과 함께 만들어 낸다. 치료자와 의뢰인 사이의 애착은 시간이 지나면서 형성되고 원래의 영아-엄마(그리고 나중의 아빠-유아)의 애착 과거력과 공명할 수 있는 무의식적인 사회감정적 경험의 표현이 될 수 있도록 해 준다. 그뒤에 이어지는 치료과정 동안의 의식적인 언어적 내용보다는 무의식적인 정신생물학적 과정에 대한 민감하고 공감적인 치료자의 관찰은 환자의 암묵적이며 정동적으로 각성된 자기상태들과 조화를 이루기 위해서 오른뇌의 집중을 요구한다. 직관적인 치료자는 또한 함께 만들어 낸 치료동맹 내에서 의뢰인의 자발적이고 암묵적인 개입 및 비개입 비언어적 표현에 공명한다.

정신치료에서 사용되는 언어적인 내용과 연관된 문제에 대해서는 모든 형태의 언어가 왼대뇌반구의 기능을 반영해 주는 것으로 정신치료 문헌들에서는 오랜 시간 동안 간주해 왔다. 현대의 신경과학은 이제 이것이 옳지 않다고 말한다. 실제로 로스와 모노트(Ross & Monnot)는 검토를 통해서 "따라서 언어가 왼대뇌반구에서 우세하고 편측화되어 있는 기능이라는 전통적인 개념은 이제 더 이상 유지될 수 없다."(2008, p. 51)고 결론 내렸다. 이들은 다음과 같이 보고하였다.

> 지난 30년간 오른대뇌반구가 정동적인 운율과 몸짓 행동을 조절하고, 함축적인(표준이 아닌) 단어의 의미를 해석하며, 주제에 대한 추론을 하고, 비유와 표현의 복합적인 언어적 관계 및 비문자적인(숙어적인) 유형을 처리하는 능력을 통해서 언어와 의사소통 능력 및 심리적인 안녕에 필수적이라는 깨달음이 점점 더 생기게 되었다(p. 51).

상호주관성은 하나의 의사소통 또는 명확한 언어적인 인지와의 조화 이상의 것이다. 조절되고 조절되지 않은 신체에 기반을 둔 정동은 두 사람에 의해 함께 만들어진 상호주관적인 영역, 두 개의 마음뿐만 아니라 두 개의 신체도 포함하는 에너지를 전달하는 영역 내에서 의사소통된다(Schore, 1994, 2003a, 2003b, 2012). 함께 만들어진 상호주관적인 영역의 정신생물학적인 핵심은 감정적인 의사소통과 상호작용적인 조절의 애착결합이다. 치료동맹 내에서의 암묵적이고 상호주관적인 의사소통은 정신생물학적으로 조절되지 않은, 조절된, 무의식적인, 신체에 기반을 둔 감정적인 자기상태들에서 표현되는 것이지 단지 의식적인 인지적 '정신적' 상태들에 의해서 표현되는 것이 아니다. 치료동맹의 정신생물학적인 핵심에 내재되어 있는 것을 포함하는 모든 인간의 상호작용 내 애착의사소통의 필수적인 생물학적 기능은 오른뇌/마음/신체상태의 조절이다. 상호주관적이고 관계적인 정동중심의 정신치료는 '대화치료'가 아니라 '정동을 의사소통하는 치료'이다.

상호재연 내에서의 전이-역전이 의사소통

치료과정에 대한 조절이론의 관계적인 측면은 언어와 명확한 인지의 교환 아래에 있는 치료동맹의 암묵적인 수준에서 작동하는 중요한 상호주관적인 뇌/마음/신체 기전에 대해 더 깊은 이해를 할 수 있게 해 준다. 이러한 필수적인 기전들 중의 하나는 전이-역전이 관계이다. 임상적인 작업에서 수많은 개별적인 이론적 측면이 존재함에도 불구하고, 전이(transference: 역주-아동기에 중요한 사람과의 관계에서 경험했던 느낌, 사고, 행동 유형이 현재 관계를 맺고 있는 다른 사람과의 관계에서 나타나는 것)와 역전이(countertransference: 역주-전이현상이 치료자에게서 나타나는 것)의 개념은 모든 형태의 정신치료에 이제 (재)통합되어 있다는 데 의견의 일치를 보고 있다. 전이-역전이의 정동적인 상호작용은 현재 모든 환자, 특히 심한 정신병리가 있는 환자들의 치료에서 필수적인 관계적 요소로 간주되고 있다.

이러한 경우에 암묵적인 오른뇌 대 오른뇌의 비언어적인 의사소통(얼굴표정, 목소리의 운율과 어조, 몸짓)은 무의식적인 전이-역전이의 정동적인 상호작용을 전달하며, 이것은 초기의 애착기억, 특히 심하게 조절되지 않았던 정동상태의 기억을 다시 살아나게 한다. 게이노티(Gainotti)는 "오른대뇌반구는 정신분석 치료를 하는 동안에 다시 활성화되고 다시 작업될 이러한 감정기억들과 중요하게 연관되어 있다." (2006, p. 167)고 관찰하였다. 맨시아(Mancia)는 오른대뇌반구의 역할을 '암묵기억의 자리'라고 논의하면서 "암묵기억의 발견은 무의식의 개념을 확장시켰으며, 일차적인 엄마-영아 관계의 감정적 및 정동적인—때때로 외상적인—상징 이전 및 언어 이전의 경험이 저장된 곳이 오른대뇌반구라는 가설을 지지한다."(2006, p. 83)고 말하였다. 오른쪽에 치우쳐 있는 암묵기억은 또한 관계외상을 재경험하는 것에 대항하여 해리성 방어를 유발한다(Schore, 2009b). 전이는 "환자가 가진 암묵기억의 표현"(Bornstein, 1999, p. 170)이라고 설명되어 왔다. 이러한 기억들은 '정동적인 순간이 고조될 때' 표현되는데, 이러한 순간들은 빠르게 작동하고, 자동적이며, 스트레스가 되었던 감정적인 각성이 조절되지 않았던 신체기반 상태의 전이적인 오른뇌 대 오른뇌의 비언어적인 의사소통이 나타나는 순간이다.

최근의 전이에 대한 정신역동모델에서는 "감정이 없이는 전이를 평가하지 못한다."(Pincus, Freeman, & Modell, 2007, p. 634)라고 주장한다. 임상적인 이론가들은 전이를 "때때로 현재의 상황에 의해 단서를 제공받지만 흔히 현재의 경험보다는 과거의 경험과 연관되어 있는 생각과 정동상태 모두를 불러오는 관계 및 감정적인 반응의 양상"(Maroda, 2005, p. 134)으로 설명한다. 이러한 개념은 슈렌과 그래프먼(Shuren & Grafman, 2002)이 다음과 같이 주장한 신경과학에 나타나 있다.

> 오른대뇌반구는 개인이 경험한 사건들과 연관된 감정상태의 표상들을 간직하고 있다. 한 개인이 익숙한 상황을 만났을 때, 과거의 감정적인 경험의 표상들은 오른대뇌반구에 의해 다시 재생되며 합리적인 처리과정에 통합된다(p. 918).

수많은 연구가 이제 오른대뇌반구가 기능적으로 감정적인 자극들의 무의식적인 처리과정(Molt, 1998)과 자서전적 기억(autobiographical memory: 역주–개인의 역사적 사실과 경험적 사건에 대한 기억)(Markowitsch et al., 2000)에 관여한다는 것을 증명하였다.

래커(Racker, 1968)의 고전적인 명언 "모든 전이 상황은 역전이 상황을 유발한다."를 상기해 보라. 이 말을 현대적인 신경정신분석적 용어로 설명하자면, 전이–역전이의 상호작용은 환자와 치료자 사이의 양방향성, 무의식적·비언어적 및 오른뇌/마음/신체의 스트레스적인 의사소통을 나타내는 것이다. 이러한 상호적인 정신신경생물학적인 교환은 중추신경계와 자율신경계 모두의 활성도를 반영해 준다. 행동적으로 환자의 전이적인 의사소통은 환자의 얼굴, 목소리, 신체에서 자발적이고 빠르게 표현되는 비언어적·시각적·청각적이고 정동적인 단서로 나타난다. 역전이도 치료자의 "비언어적인 메시지에 대해 무의식적인 수준으로 반응하는 자율적인 반응"(Jacobs, 1994, p. 749)으로 유사하게 정의될 수 있다. 나는 나의 첫 책에서 다음과 같이 말하였다.

> 역전이 과정은 현재 환자가 정신치료자에게 유발하는 장면의 정동적인 질과
> 감각(시각, 청각, 촉각, 후각, 운동적)을 사용하고 인식하는 능력에서 나타나는 것
> 으로 이해되고 있다. …… 역전이의 역동은 환자에 대한 치료자 자신의 내장반응
> (visceral reactions)을 관찰함으로써 평가된다(Schore, 1994, p. 451).

공감적인 치료자가 환자의 비언어적인 의사소통을 관찰할 때, 치료자의 정신
생물학적으로 조율된 오른뇌는 전의식적인(preconscious) 수준에서 환자의 정동
적인 상태의 흐름과 각성 리듬의 양상뿐만 아니라 환자 오른뇌의 암묵적인 얼굴,
운율, 몸짓의 전이적 의사소통에 대한 자신의 신체적 역전이적·내수용감각적
(interoceptive: 역주-신체 내부 상태에 대한 감각), 신체에 기반을 둔 정동적인 반응도
추적한다. 이론가들은 의견의 일치를 보이면서 이제 "전이는 양육자와의 감정적인
애착의 초기 양상에 의존한다."(Pincus et al., 2007, p. 636)고 주장하고 있으며, 임상
가들은 "정동의 조직화 양상을 의식화하는 것"(Mohaupt et al., 2006)의 임상적인 중
요성을 설명하고 있다. 신경과학자들은 이제 "간단하게 말해서 왼대뇌반구는 순서
를 분석하는 데 특수화되어 있는 반면, 오른대뇌반구는 양상을 처리하는 데 있어서
의 우세성에 대한 증거를 제공한다."(van Lancker & Cummings, 1999, p. 95)고 주장
한다.

이러한 오른뇌의 기전을 통해서 직관적이고 정신생물학적으로 조율된 치료자는
매 순간 비의식적으로 자신의 오른뇌의 역전이에 대한 광범위한 집중과정(Derry-
berry & Tucker, 1994)을 환자의 정동적인 자율신경적 각성의 조절 및 비조절 상태
가 증가하고 감소하는 리듬 있는 양상에 초점을 맞춘다. 따라서 프로이트(Freud,
1915/1957)의 "한 사람의 무의식이 의식을 통과하지 않고 다른 사람의 무의식에 반
응할 수 있다는 것은 매우 놀라운 일이다."(p.194)라는 격언은 신경정신분석적으로
한 사람의 관계적인 무의식에서 다른 사람의 무의식으로 가는 하나의 오른뇌 대 오
른뇌 의사소통으로 이해될 수 있다. 이러한 방식으로 "실제로 오른대뇌반구는 자신
의 뇌뿐만 아니라 다른 사람의 뇌(마음)의 정신적인 상태를 해석한다."(Keenan et al.,
2005, p. 702)

환자와 치료자의 내적 세계 사이의 오른뇌 대 오른뇌, 비언어적, 전이-역전이의 무의식적 의사소통은 무의식적인 부정적인 감정(Sato & Aoki, 2006; Yang et al., 2011)과 해리된 정동(Schore, 2012)의 치료적인 표현을 위해 필요한 관계적인 기반을 나타낸다. 이러한 정동적인 의사소통은 과거력상의 원래 애착대상에 의해 상호주관적으로 공유되거나 상호작용적으로 조절되지 않지만, 현재 환자가 회복적인 관계적 경험을 할 가능성은 가지고 있다. 보고그노와 비그나-태글리앤티(Borgogno & Vigna-Taglianti, 2008)는 다음과 같이 밝히고 있다.

> 정신적인 고통이 언어 이전의 외상에서…… 유래된 환자들의 경우에…… 전이는 환자뿐만 아니라 분석가에게도 무의식적인 방식으로 관여하는 보다 원초적인 수준의 표현에서 주로 발생한다. …… 이러한 보다 오래된 형태의 전이-역전이 문제(흔히 언어적인 내용 밖에 있는)는 실제적인 상호재연(mutual enactments)을 통해 분석상황에서 모습을 드러낸다(p. 314).

따라서 환자의 관계적인 무의식과 치료자의 정동적으로 민감한 관계적인 무의식 사이의 오른뇌의 신체기반 대화는 초기 관계외상이 재연되는 '정동이 고조된 순간'에 활성화되고 증가한다(임상적 재연에서 작용하는 광범위한 대인관계신경생물학 모델에 대해서는 Schore, 2012 참조). 지노트(Ginot, 2007)는 "재연은 점차적으로 상호주관적인 과정의 강력한 표현이자 비록 대부분의 무의식적인 자기상태들과의 관계적인 양상이기는 하지만 복합성의 불가피한 표현으로 이해되고 있다."(p. 317)고 말하였다.

상호재연의 관계적인 기전은 환자의 감정적인 취약성과 치료자의 감정적인 가용성(전이를 '받아들이는' 능력) 사이의 상호작용을 나타낸다. 이것은 애스플랜드(Aspland)와 동료들(2008)이 "동맹의 질을 부정적인 방향으로 이동하게 만드는 의뢰인과 치료자 사이의 감정적인 단절의 시점"(p. 699), "두 사람 모두를 부정적인 보상적 상호작용을 하게 만드는 명백한 또는 은밀한 행동"(p. 700)으로 표현한 치료동맹의 붕괴 동안에 가장 완전하게 작동한다. 비록 이러한 동맹의 붕괴가 치료에서 가장 스트레스가 되는 순간이기는 하지만, 이러한 치료자와 환자 주관성의 (방어적인) '충돌'은 또한 이들의 주관성들 사이의 잠재적인 '협력'의 상호주관적 상황을 나타내기 때문에 치료적인 변화의 기본적인 기전인 상호작용적인 회복의 상황이 될 수 있다.

치료동맹 내에서 이렇게 함께 만들어 낸 새로운 관계적 구조는 뇌의 의사소통뿐만 아니라 초기 관계외상과 연관된, 강력하게 조절되지 않았던 정동상태에 대한 오른 뇌의 상호작용적인 조절의 보다 효율적인 되먹임체계(feedback system)를 포함하고 있다.

치료동맹의 정신생물학적 핵심에 내재되어 있는 것을 포함해서 모든 인간의 상호작용에서 나타나는 정동적이고 신체에 기반을 둔 애착의사소통의 필수적인 생물학적 항상성(homeostasis: 역주-외부환경과 신체 내의 변화에 대응하여 순간순간 신체 내의 환경을 일정하게 유지하려는 현상으로 자율신경계와 내분비계[호르몬]의 상호협조로 이루어진다) 기능은 오른뇌/마음/신체상태의 조절과 연관되어 있다. 애런(Aron)은 다음과 같은 관찰을 하였다.

> 환자와 분석가는 각자 다른 사람의 피부 밑으로 들어가고, 각자 다른 사람의 창자에 도달하며, 각자 다른 사람에 의해 호흡되어 흡수되는 것과 같은 의식의 상태와 각자의 행동, 재연을 상호적으로 조절한다. …… 분석가는 비언어적이고 정동적인…… 자신의 신체적 반응을 조율할 필요가 있다(1988, p. 26).

이러한 상호주관적인 오른쪽 둘레-자율신경계 연결성의 중요성은 화이트헤드(Whitehead)에 의해 다음과 같이 강조되었다.

> 우리가 환자와 치료적인 접촉을 하는 매 순간에 우리는 우리 스스로와 환자의 필수적인 삶의 힘에 접촉하는 심오한 과정에 참여하고 있는 것이다. …… 두 사람이 상호주관적으로 공유되어 있을 때 감정은 정도가 깊어지며 오래 유지된다. 이것은 깊은 접촉을 하는 순간에 발생한다(2006, p. 624).

깊은 접촉을 하는 순간에 환자의 관계적인 무의식과 치료자의 관계적인 무의식 사이의 상호주관적인 정신생물학적 공명은 상호작용적으로 조절되어 증폭된 각성과 정동을 유발하기 때문에 무의식적인 정동은 강도가 깊어지고 오래 유지된다. 이렇게 증가된 두 사람의 감정적인 강도(활발한 각성)는 두 사람 모두에게 의식 밑의 수준에서 해리된 정동이 의식으로 드러날 수 있도록 해 준다(Schore, 2012).

따라서 치료의 '고조된 정동의 순간'은 애착과정의 핵심인 상호작용적인 정동조절의 기회를 제공해 준다. 신경과학자들은 이제 "감정을 조절하는 능력이 인간경험의 핵심이며, 감정적인 자기조절과정은 몇몇 현대적인 정신치료적 접근법들의 핵심을 이루고 있다."(Beauregard, Levesque, & Bourgouin, 2001, p. R165)고 주장한다. 오그덴(Ogden)과 동료들은 임상적인 문헌에서 이러한 원칙을 상기시키면서 다음과 같이 결론을 내렸다.

> 상호작용적인 정신생물학적 조절은…… 의뢰인이 내적인 경험을 안전하게 접촉하고, 설명하며, 결국 조절하게 해 주는 관계적인 상황을 제공해 준다. …… 이것은 변화를…… 도와주는 공감적인 치료자의 정신생물학적으로 조율된 상호작용적인 정동조절에 의해 제공되는 안전한 상황에서 환자가 권한을 부여받는 경험이다(2005, p. 22).

레슬리 그린버그(Leslie Greenberg)는 임상심리학 문헌에 있는 논문에서 한 개인이 "자신이 생각하는 방식을 의식적으로 변화시킴으로써 자신이 느끼는 방식을 바꾸게 만드는"(2007, p. 415) 높은 수준의 인지적인 집행기능과 연관된 감정조절의 '자기조절' 형태를 설명하였다. 그는 이러한 정동조절의 명확한 형태는 언어적인 왼대뇌반구에 의해 이루어지며, 무의식적이고 신체에 기반을 둔 감정은 대개는 연관되지 않는다고 제안하였다. 이러한 조절기전은 언어적─분석적 이해와 조절된 합리적인 과정의 핵심에 있으며 인지행동치료 모델에서 매우 강조된다. 그린버그는 이러한 의식적인 감정조절체계와는 대조되는, 오른대뇌반구에 의해 이루어지는 보다 기본적이고 암묵적인 두 번째의 정동조절과정에 대해 설명하였다. 이 체계는 관계적인 상황에서 얼굴표정, 목소리의 질, 시선 접촉을 빠르고 자동적으로 처리한다. 이러한 종류의 치료는 환자가 '과거에 회피했던 감정'을 포함하는 특별한 감정들을 통제하려고 하지 않고, 이러한 감정을 견디고 '적응적인 감정'으로 전환시킬 수 있도록 '특별한 감정을 받아들이거나 촉진시키는' 시도를 한다. 그는 나의 글을 인용하면서 "이것은 특히 매우 연약한 인격장애 의뢰인들을 위해 변화를 견디는 데 중요한 암묵적 또는 자동적인 감정조절능력을 만들어 나가는 것이다."(2007, p. 416)라고 주장하였다.

치료적인 변화와 연관된 오른뇌의 관계적인 기전

　초기의 애착을 통한 성숙이 실패한 경우, 특히 관계외상의 과거력이 있는 경우에 깊은 감정적인 접촉과 암묵적이고 상호작용적인 정동의 조절이 오른뇌 정신치료 변화과정의 중심적인 기전이다. 외상의 특징이 관계적인 삶에 대한 손상임을 상기해 보라(Herman, 1992). 따라서 관계외상의 회복과 해결은 치료적인 관계의 상황에서 반드시 발생해야 한다. 이러한 도전적인 작업에서 인지적인 이해보다는 관계적인 요소들이 변화기전의 핵심에 있다. 외상의 재연을 통해 변화를 최적화시키는 치료적인 상황에서는 환자와 치료자 모두의 깊은 개입과 치료자 쪽에서의 깊은 감정적인 참여가 포함된다(Tuttle, 2004). 이러한 경우에 힘든 과정이기는 하겠지만 치료자의 학습경험을 필요로 하는데, 왜냐하면 치료자가 숙련된 기술의 학습과 숙달된 경험을 제공해 주어야 하기 때문이다(Schore, 2012). 궁극적으로 초기에 발생하는 자기병리들(인격장애를 포함하는)에 대한 효과적인 정신치료는 평생 동안 애착기능에 우세한 오른뇌에서의 신경형성적인 변화를 촉발시킬 수 있다. 이러한 대인관계 신경생물학적인 기전은 붕괴된 애착을 '획득한 안전(earned secure: 역주—메인[Main]의 관찰에서 나온 개념으로 일부 성인은 긍정적인 삶의 경험을 통해 불안전한 애착유형에서 보다 안전한 애착유형으로 변화할 수 있다는 것)' 애착으로 전환시키는 최적의 장기적인 치료를 가능하게 해 준다.

　그렇기는 하지만 발달하는 오른뇌체계('오른쪽 마음')는 불안전하게 조직화된 애착과 안전한 애착을 포함하는 모든 애착의 과거력에 관계적으로 영향을 받는다. 치료적 작용의 기본적인 정신신경생물학적인 과정을 설명하는 조절이론의 초학문적인 임상적 관점은 불안전애착 및 안전애착을 가진 모든 환자에게 적용되고 모든 형태의 정신치료에 적용된다. 나는 1994년에 '정신치료에 의해 유발된 정신구조물 변화의 신경생물학적 특징', 특히 환자의 오른쪽에 치우쳐 있는 겉질—겉질밑 회로들에서의 변화에 대한 생각을 제공하였다(Schore, 1994). 2005년에 노벨상을 수상한 에릭 캔들(Eric Kandel)은 정신치료가 뇌에서 발견할 수 있는 변화를 유발할 수 있다는 점에는 더 이상 의심의 여지가 없다고 결론을 내렸다(Etkin et al., 2005). 2008년에 글래스(Glass)는 공통적으로 받아들여지고 있는 견해들을 이렇게 요약하였다. "뇌영상, 분자생물학, 신경유전학에서의 현대적인 연구들은 정신치료가 뇌의 기능과 구조를 변화시킨다는 것을 보여 주었다. 이러한 연구들은 정신치료가 지역적인 대뇌혈류, 신경전달물질의 대사, 유전자 발현, 연접형성력(synaptic plasticity)의 지속적인 수정에 영향을 미친다는 것을 보여 주었다."(2008, p. 1589)

나는 20년 동안 어떻게 정신치료가 환자의 뇌, 마음, 신체에 변화를 촉발시키는지를 보다 정확하게 설명할 수 있는 모델과 연관된 하나의 이론을 만들기 위해 빠르게 확장하는 신경생물학적인 연구들을 사용하였다(Schore, 1994, 2003b, 2012). 최근의 신경영상연구에서 차커(Tschacher), 쉴트(Schildt)와 샌더(Sander)는 "정신치료 연구는 이제 더 이상 효과에 대해서 염려하지 않고 있으며 그보다는 얼마나 효과적인 변화가 발생하는지에 관심을 두고 있다."(2010, p. 578)고 주장하였다. 정동중심의 관계에 기반을 둔 정신치료를 통해 중재되는 변화들은 감정적인 정보와 사회적인 상호작용의 비언어적이고 전반적인 처리과정에 우세한 오른뇌에 각인된다(Decety & Lamm, 2007; Schore, 2012; Samrud-Clikeman, Fine, & Zhu, 2011). 오른뇌는 "자기성찰(self-reflection)에서 나오는 것이 아닌 감정의 인지적 표상에 대한 자동적인 활성화에서 나타나는 개인적인 차이"(Quirin et al., 2009, p. 4012)로 정의되는 암묵적(대 외현적) 정동성에 중심적으로 관여하고 있다. 오른뇌는 또한 왼뇌보다 새로운 상황에 대처하는 것(Podell, Lovell, & Goldberg, 2001)과 새로운 환경과의 상호작용에 대한 새로운 프로그램을 형성하는 것(Ezhov & Krivoschekov, 2004)에 더 우세하다. 이러한 적응적인 기능들은 정신치료의 변화과정에서 활성화된다.

장기치료의 관계적인 상황은 보다 복합적인 정신적 구조물의 발달이 가능하게 해 주고, 이것은 보다 복합적인 오른뇌 기능들[예: 상호주관성, 공감, 정동허용(affect tolerance), 스트레스 조절]을 처리할 수 있게 해 준다. 보다 깊은 치료적인 탐색의 성장을 촉진하는 관계적인 환경은 오른뇌의 겉질과 겉질밑 체계 모두에서의 형성력을 유발한다. 이렇게 증가된 연결성은 그다음에 암묵적인 정동조절에 있어서 보다 효과적인 대응전략을 유발함으로써 암묵적인 자기의 회복력과 융통성을 확장시키는 환자의 무의식적인 내적 작동모델에서의 변화를 포함하는 인간 무의식의 오른쪽에 치우친 생물학적 기질의 보다 복합적인 발달을 유발한다(Joseph, 1992; Schore, 1994). 나는 이러한 대인관계신경생물학적 기전이 조던(Jordan)의 "사람들은 평생 동안 관계를 통해, 그리고 관계를 향해 성장한다."(2000, p. 1007)는 주장의 기저를 이루고 있다고 제안한다.

　조절이론의 본질적으로 관계적인 측면은 또한 치료과정의 반복적인 작업에서 유발되는 치료자 오른뇌에서의 상호적인 변화를 나타낸다(Schore, 2012). 미국심리학회에서 임상적인 전문가의 특징을 '대인관계적인 기술'이라고 설명하고 그것이 '언어적 및 비언어적 반응을 받아들이고 해석하는 것'과 '환자의 암묵적 및 외현적인 경험에 공감적으로 반응하는 것'에서 드러난다고 한 점을 상기해 보라. 모든 학파에서 임상적인 경험('1만 시간'으로 유명한)을 가진 정신치료자들은 치료적인 효율성을 증진시키는 비언어적인 상호주관적 과정과 '암묵적인 관계적 지식(implicit relational knowledge)'의 전문가가 될 수 있다. 치료자의 전문적인 성장은 정동적인 공감(Decety & Chaminade, 2003; Schore, 1994), 광범위한 범위의 부정적 및 긍정적인 정동적 자기상태들을 견디고 상호작용적으로 조절하는 능력(Schore, 2003b, 2012), 경험에 대한 암묵적인 개방성(DeYoung, Grazioplene, & Peterson, 2012), 임상적인 직관(Marks-Tarlow, 2012; Schore, 2012), 창의성(Asari et al., 2008; Mihov, Denzler, & Forster, 2010)을 포함하는 임상적인 기술의 기저를 이루는 오른뇌의 관계적인 과정에서의 발전을 반영해 준다. 게다가 쪽치우침에 대한 매우 최근의 연구에서 헤치트(Hecht, 2014)는 다음과 같이 말하였다.

　　점점 쌓여 가는 증거들은 오른대뇌반구가 왼대뇌반구보다 사회적 지능(social intelligence)—사회적 자극을 확인하고, 다른 사람의 의도를 이해하며, 사회적 관계에서의 역동을 인식하고, 사회적 상호작용을 성공적으로 다루는—을 중재하는 데 상대적인 장점을 가지고 있다고 제안한다(p. 1).

나는 임상적인 경험이 치료자 오른뇌의 '사회적 지능'을 증진시킨다고 주장한다.

　조절이론은 어떠한 효과적인 정신치료든 핵심적인 임상적인 기술은 신체에 기반을 둔 비언어적인 의사소통을 공감적으로 수용하고 표현하는 능력, 다른 사람의 표현과 감정에서의 매우 미세한 변화도 민감하게 알아차리는 능력, 자신의 주관성과 상호주관적인 경험을 즉각적으로 인지하는 능력, 자신 및 환자의 정동을 조절하는 능력을 포함하는 오른뇌의 암묵적인 능력이라고 제안한다. 모든 기법은 이러한 관계적인 기반 위에 존재한다. 발렌타인(Valentine)과 개버드(Gabbard)에 따르면, "일반적으로 기법은 보이지 않는 것이어야 한다. 치료자는 환자에 의해서 환자의 걱정에서 나오는 자연스러운 대화에 참여하고 있는 것으로 보여야만 하고, 부자연스럽고 틀에 맞춘 기법을 적용하고 있는 것으로 인지되어서는 안 된다."(2014, p. 60) 치료과정 동안에 일련의 감정이 실린 교환에서 공감적인 치료자는 자신의 경력 동안에 획득한 정동적인 경험의 창고에 융통성 있게 접근한다. 전문성 발달의 관계적인 관점은 지속적으로 발달하는 정신치료자의 경우 흔히 환자의 독특한 성격만이 아니라 치료과정에서 **자신들의** 의식적인, 그리고 특히 무의식적인 상호주관적 공동참여를 포함하는, 환자와 **함께 있는** 주관적인 경험에 대해 생각한다는 점을 보여 준다.

숙련된 치료자는 정신건강의학적 장애 및 인격장애 모두의 조절장애와 관계적인 결핍에 대한 치료가 효과적이게 하기 위해서 환자의 왼쪽으로 치우쳐 있는 의식적인 마음과 외현적인 자기뿐만 아니라 더 중요한 환자의 오른쪽에 치우쳐 있는 무의식적인 마음과 암묵적이고 신체에 기반을 둔 자기에 대해 어떻게 융통성 있게 접근할 수 있는지에 대해 배운다. 이러한 원칙은 평가와 치료 모두의 임상심리학적 모델에도 적용된다. 특히 외현적인 기능을 평가하는 언어적 질문지와는 대조적으로 로르샤흐 검사(Rorschach Test: 역주─아무 뜻도 없이 좌우 대칭인 잉크 반점이 어떻게 보이는가에 따라 성격을 평가하는 투사검사)와 주제통각검사(Thematic Apperception Test: 역주─그림을 보여 주고 이야기를 설명하게 하는 투사검사)와 같은 투사검사들은 오른뇌의 암묵적인 기능을 직접적으로 들여다볼 수 있게 해 준다(Asari et al., 2008; Hiraishi et al., 2012). 실제로 핀(Finn, 2012)은 현재 조절이론을 오른뇌 애착실패의 로르샤흐 평가에 적용하고 있다[핀(2011)에 의한 성인애착투사그림체계(Adult Attachment Projective Picture System)의 사용과 퀴린 등(Quirin et al., 2013)에 의한 조작동기검사(Operant Motive Test)의 사용도 참조].

게다가 심리학자가 **빠르게** 확장되고 있는 임상적으로 연관된 학문분야 사이의 연구들을 공부함으로써 얻을 수 있는 **명확한 지식**(explicit knowledge)은 전문가로서의 성장에 필수적인 것이다. 내가 진행하고 있는 연구들은 초기의 사회감정적인 발달, 애착, 관계외상, 무의식적인 과정, 발달하는 뇌기능에 대해 현재 폭발적으로 증가하고 있는 정보들이 정신치료적인 변화에 대한 임상적 모델과 직접적으로 연관되어 있음을 보여 준다. 생물학적 및 의학적 원칙들에 대한 확장하는 지식들은 다양한 심리학에 통합될 필요가 있으며 보다 효과적인 관계적 및 치료적 기술을 증진시킬 수 있는 전문적인 과정, 수련 및 훈련 과정에 포함될 필요가 있다.

정신치료의 실제는 단순히 환자에게 대처기술을 명확하게 가르치는 것이 아니다. 그보다 정신치료의 실제는 기본적으로 관계적인 것이다. 변화의 주요한 요소인 치료동맹은 (암묵적인) 자기탐색과 관계적인 치유를 위한 두 사람 체계에서 본질적인 것이다. 삶의 모든 시점에서 감정적인 안녕을 지지해 주는 이러한 자기의 감정적인 성장은 앞서 설명한 것처럼 관계적인 상황에서 촉진된다. '상황(context)'의 중요성은 현재 모든 과학적 및 임상적인 원칙에서 강조되고 있다. 지난 세기의 대부분 동안 과학은 상황을 유기체의 물리적인 환경과 똑같은 것으로 간주하였다. 그러나 상황은 이제 사회적 · 관계적인 환경으로 이동하였다. 치료자와 환자 사이뿐만 아니라 연구자와 실험대상 사이를 포함하는 모든 인간의 상호작용은 관계적인 상황에서 발생하며, 여기에서 비언어적인 의사소통은 의식적인 인식 밑의 수준에서 전달되기 때문에 상호주관적인 두 사람 모두의 기본적인 항상성 과정을 활성화시키거나 비활성화시키게 된다. 치료동맹을 맺고 있는 두 사람 모두의 관계적인 무의식들 사이의 상호적인 의사소통은 케이스먼트(Casement)에 의해 다음과 같이 설명되었다. "치료자가 스스로를 환자의 무의식을 이해하려고 노력하는 사람으로 보는 것이 유용하다. 항상 인식되지는 않는 것은 환자 또한 알게 모르게 치료자의 무의식을 읽는다는 것이다."(1985, p. 3) 치료동맹에서 언제든지 드러나는 관계적인 무의식은 정신치료의 정신역동적 · 대인관계적인 모델을 강력하게 지지하며 지그문트 프로이트(Sigmund Freud)가 일상생활에서의 무의식을 과학적으로 탐색할 필요성을 언급한 내용을 증폭시킨다.

나는 이 책의 시작 부분에서 큰 틀의 변화가 이제 다양한 학문분야에서 발생하고 있으며, 왼뇌의 의식적인 인지에서 오른뇌의 무의식적 · 관계적 · 감정적 기능으로 이동하고 있다고 제안하였다. '감정, 무의식적 과정과 오른대뇌반구'에 관한 신경정신분석적 문헌에서 게이노티(Gainotti, 2005)는 다음과 같이 결론 내렸다.

　　오른대뇌반구는 더 낮은 '도식적인(schematic)' 수준(감정이 자동적으로 만들어지고 '진짜 감정'으로 경험되는 것)에서 작동하며, 왼대뇌반구는 더 높은 '개념적인(conceptual)' 수준(감정이 의식적으로 분석되고 의도적인 통제를 하게 하는 것)에서 작동한다(p. 71).

뇌의 쪽치우침 연구에 대한 개관에서 이언 맥길크리스트(Iain McGilchrist, 2009)는 다음과 같이 주장하였다.

> 만약 누군가가 의식이 세상에 관심을 가지게 하고, 세상을 명확하게 이해하게 해 주며, 언어로 설명할 수 있게 하고, 자신의 인식을 알 수 있게 하는 마음의 한 부분을 의미한다고 말한다면, 의식적인 마음을 왼대뇌반구에서 발생하는 거의 모든 활동과 연결시키는 것이 합리적인 일일 것이다(p. 188).

반면,

> 이와는 대조적으로 오른대뇌반구는 살아온 세상 내에서의 개인적인, 변화하는, 발달하는, 상호 연결된, 암묵적인, 전형적인, 살아 있는 존재의 세상을 만들어 내겠지만, 세상일이 돌아가는 것이 보통 그렇듯이 세상을 결코 완전히 이해할 수 없으며 항상 불완전하게 알 수밖에 없다. 이러한 세상에서 오른대뇌반구는 돌봄의 관계(relationship of care)에서 존재한다(p. 174).

'돌봄의 관계'인 정신치료는 왼쪽에 치우쳐 있는 의식적인 마음보다 더 많은 것을 변화시킬 수 있다. 정신치료는 또한 무의식적인 '오른쪽 마음'의 성장과 발달에 영향을 미칠 수 있다. 양쪽 대뇌반구 모두가 효과적인 정신치료적 치료에 기여한다는 것은 의심할 여지가 없지만 '정동의 우선성'을 강조하는 현대의 관계적인 경향에서 볼 때 '사회적' '감정적' 뇌인 오른뇌가 모든 형태의 정신치료에서 더 크게 작용한다.

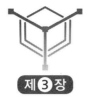

제**3**장

심층정신치료에서 성장을 촉진시키는
상호퇴행의 역할: 1부

내가 계속 진행 중인 임상 및 발달 연구 모두에서의 중심적인 주제는 인간의 뇌와 마음은 실제로 이중체계라는 것이다. 나는 이를 위해서 나의 모든 저술에서 의식적인 마음은 왼대뇌반구에 있는 반면, 의식 밑의 수준에서 작동하는 무의식적인 마음은 오른대뇌반구에 있다는 것을 보여 주는 지속적인 흐름의 임상적인 자료들과 실험적인 연구 결과들을 제공해 오고 있다(Schore, 1994, 2003a, 2003b, 2012). 이러한 계층적인 모델은 19세기의 뇌의 쪽치우침에 대한 기초적인 연구와 20세기 초의 정신분석의 기원까지 거슬러 올라간다. 이것은 대뇌반구들 사이의 기능적인 차이만 강조하는 것이 아니라 대뇌반구들 사이의 관계 및 의식적인 마음과 무의식적인 마음 사이의 관계에 대한 모델이기도 하다.

신경학자인 구이도 게이노티(Guido Gainotti)는 대뇌반구 우세에 대한 고전적인 하향식 및 상향식 개념을 상기시키면서 "오른대뇌반구는 더 낮은 '도식적인(schematic)' 수준(감정이 자동적으로 만들어지고 '진짜 감정'으로 경험되는 것)에서 작동하며, 왼대뇌반구는 더 높은 '개념적인(conceptual)' 수준(감정이 의식적으로 분석되고 의도적인 통제를 하게 하는 것)에서 작동한다."(p. 71)는 현대의 경험적인 자료를 제공하였다. 그러나 보다 최근의 모델은 '비우세(nondominant)' 오른대뇌반구의 상향식 및 하향식 역할을 강조한다. 신경학자인 이언 맥길크리스트(Iain McGilchrist)는 많은 연구를 인용하여 "오른대뇌반구는 우리의 세상에 대한 경험을 바닥에 기반을 두고 위쪽에서 이해하며" 오른대뇌반구는 정동 및 신체와 더 많은 접촉을 하고 있고, "신경학적 증거들은 정동 및 무의식이 의식적인 의지보다 우선한다는 것을 지지한다." (2015, p. 1591)고 말하였다.

나는 사회감정적인 발달에 대한 나의 작업에서 이러한 대뇌반구 우세의 계층적인 모델을 확장시켰는데, 감정의 무의식적인 발생에 있어서 빨리 발달하는 오른뇌의 중심적인 역할과 인간발달의 나중 단계에서 이러한 영향이 무의식적 및 의식적인 기능에서 지속된다는 점에 초점을 두었다. 감정적인 오른대뇌반구가 인간 영아에게서 우세하며, 감정적인 정보의 무의식적인 처리는 주로 오른대뇌반구 겉질밑 경로에 의해 이루어지고, 무의식적인 감정적 기억들이 오른대뇌반구에 저장된다는 것은 이제 잘 알려져 있다. 나는 30년 동안 오른대뇌반구가 인간의 무의식적인 마음의 정신생물학적인 기질임을 증명하는 연구 및 임상적인 증거들을 제공하였다. 나는 정신병리의 발생과 정신치료적인 변화의 모델에 쪽치우침 원칙을 적용함으로써 어떻게 오른대뇌반구가 발달의 초기단계에 발생했던 애착외상의 외현적−절차적 자서전적 기억을 저장하는지에 대해서 구체적으로 다듬어 왔다(Schore, 2013, 2017a, 2017b).

나는 2012년에 크리스틸(Krystal, 2002)의 '외상기억'에 대한 중요한 정신건강의학적 작업을 설명하였는데, 여기에서 그는 외상적인 상태의 등록은 언어 이전의 감각운동 수준에서 이루어지기 때문에 기억을 표현하는 데 언어를 사용하는 것이 불가능하다는 점을 지적하였다.

> 외상기억은 보통의 의미에서 억압된 것이 아니다. 뭔가 나쁜 일이 그들에게 발생하였다. 기억은 거절되었다. …… 일부 외상적인 지각은 자기의 생존과 함께 존재할 수 없으며, 의식적으로나 정상적인 수단에 의해 회복될 수 있는 형태로 결코 등록되어 있지 않다. 이러한 기억들은 기억되거나 잊히는 것이 아니다. 이것은 과거가 수동성, 복종, 항복을 강요했기 때문이 아니라 관계의 어떤 **영아적인 형태로의 감정적인 퇴행**(emotional regression)이 주된 외상의 기억 내에서 피막을 형성하고 분리되어 있었던 **영아기 및 아동기의 외상을 환기**(evocation)시키기 때문이다(Krystal, 2002, p. 217).

이것은 나중에 발달하는 의식적인 왼쪽의 마음에서 강력하고 심지어 압도적인 감정적 기억들을 저장하고 있는, 빨리 발달하는 오른쪽의 무의식적인 마음으로 우세성이 이동하는 퇴행의 임상적 문제를 유발한다. 따라서 외상기억은 기억해 내는 것이 아니라 다시 살아나고 재연된다. 나는 나의 책『정신치료라는 예술의 과학』에서 '치료적 재연: 오른뇌의 정동 허용범위에서 작업하기'라는 장을 제공하였고, 여기에서 크리스털의 영아기 및 아동기 외상의 '감정퇴행'과 '환기'가 환자와 치료자 사이의 객관적이고 언어적인 이야기 내에서 발생하는 것이 아니라 강렬하고 부정적인 정동의 상호주관적, 비언어적, 신체에 기반을 둔 의사소통과 치료동맹의 갑작스러운 붕괴에서 발생한다고 제안하였다(Schore, 2012). 바꿔 말하면, 감정퇴행이 초기 관계의 애착외상의 재연 및 조절장애를 다시 체험하는 상황에서 발생한다는 것이다. 그러나 나는 똑같은 책에서 초기에 발달하는 애착경험이 조절되어 재연되는 상호퇴행 내에서의 치료자의 대인관계적인 창의성이 교정감정경험[corrective emotional experience: 역주—알렉산더(Alexander)의 개념으로 이전에 부정적으로 느끼던 감정을 전혀 다르고 보다 긍정적인 감정으로 체험하는 것]을 증진시킬 수 있다는 것을 제안하기 위해서 적응적이고 창의적인 '자아도움하의 퇴행(regression in the service of the ego)'에 대한 레이크(Reik, 1948)와 크리스(Kris, 1952)의 고전적인 정신분석적 작업을 논의했다. 퇴행은 부적응적이거나 적응적인 것일 수도 있다는 점에 주목하라.

알로(Arlow)와 브레너(Brenner)는 고전 정신분석 문헌에서 "퇴행은 발달의 초기 동안에 개인의 정신적인 활동의 특징을 나타내는 정신기능의 방식이 재연되는 것이다. 퇴행은 정신적인 기관의 형태와 기능을 형성하는 발달과정과 성숙과정의 중요성을 강조한다."(1964, p. 71)고 주장하였다. 이 저자들은 퇴행의 필수적인 임상적 특징들을 다음과 같이 설명하였다.

① 퇴행은 정신기능의 보편적인 경향이다. 우리는 이것을 증명하기 위해 프로이트가 설명한 마음의 발달을 살펴보았다. "발달의 모든 초기단계는 그다음 단계들과 함께 지속되며…… 원초적인 단계들은 항상 다시 **복구될 수 있고**, 원초적인 마음은 그 단어의 깊은 의미를 살펴볼 때 사라지지 않는 것이다."(1915a/1957, p. 285). 실제로 퇴행은 정신구조의 정상적인 발달의 특징이며(A.

Freud, 1963), 새로운 수준의 정신기능을 향해 매번 발달을 할 때 동반되고, 이러한 방식으로 과거는 항상 정신적인 삶에서 잠재적으로 활동적인 요소이다.

② 퇴행에서 정신활동의 원초적인 형태는 지속되며 정신적인 삶에서 '중요한 위치'에 있고, '보다 우세하며' 보다 '성숙한' 나중의 정신적인 상태의 '배경'에 '나란히' 존재한다(이러한 설명이 두 개의 대뇌반구 사이의 관계에도 적용될 수 있음을 주목하라). 실제로 적절한 상황에서 이러한 퇴행은 백일몽(daydream, 그리고 꿈)에서 표현되며 정신기관을 지배할 수도 있다.

③ 대부분의 퇴행은 자아도움하의 적응적인 퇴행처럼 일시적이고 가역적이다. 자신의 기능으로 퇴행을 시작할 수 있는 이러한 능력은 자신의 관심 때문이다. 이것은 발전을 위해서 보다 원초적인 기능방식을 적용하는 능력인 융통성을 암시한다. 따라서 '통제된' 퇴행행동의 증거는 유머, 놀이, 성적인 관계, 상상, 일반적인 창작활동, "자아기능의 초기 단계를 다시 활성화시키는"(Arlow & Brenner, 1964, p. 78) 순간들을 포함하는 특정한 시기에 모든 사람에게서 관찰된다.

④ 퇴행은 전반적이고 전체적이라기보다는 구체적이고 독특하다. 퇴행은 대개 인격의 전체적인 부분보다는 특수한 측면에 영향을 미치며, 이들이 영향을 미치는 기능은 다른 정도로 영향을 받는다.

『옥스퍼드 영어사전』에서 **원초적인**(primitive)이라는 단어는 초기 시기나 단계와 연관되어 있는 것으로 정의된다.

21세기가 시작될 때 터트먼(Tuttman, 2002)은 퇴행을 '되돌아가는 행동; 원래의 장소로 돌아가는 것; 이전의 상태나 상황으로 돌아가는 것'으로 정의한 『옥스퍼드 영어사전』을 인용하였다.

이 정의가 가지고 있는 하나의 함축된 의미는 진행을 하지 않는 것을 포함하고 있으며 때때로 가능할 수도 있는 퇴보를 반영해 주는 것이기도 하다. 그러나 두 번째의 가능성이 있다. 그것은 더 나은 통합을 유발하는 잠재적인 재조직화를 촉진시킬 수 있는 기본 및 기원으로의 복귀이다. 우리가 가장 심각한 정신병리에서 흔히 중심요소라고 간주되는 과정을 다루고 있다는 점에서 역설적인 것으로 보일 수 있

지만, 많은 사람은 퇴행이 가장 강력한 치료적인 가능성을 가지고 있다는 점을 인
식하고 있다(p. 468).

　나는 터트먼의 개념을 확장시키면서 이러한 '되돌아가는 것'에는 초기의 사회감
정적인 발달에서 형성된 기능과 구조 및 오른뇌의 주관적 자기의 대인관계적인 기
원의 복귀가 포함된다고 제안한다. 더 최근에 나온 새로운『옥스퍼드 영어사전』에
서는 퇴행을 '되돌아가는 과정 또는 발달의 더 앞선 초기 단계로 되돌아가는 경향'으
로 정의하고 있다.

　게다가 지오바치니(Giovacchini)에 따르면, "퇴행은 정신기관 내에 포함된 다양한
수준과 층이 있다는 것을 암시한다. 퇴행적인 움직임은 더 높은 또는 더 나중의 정
신적 수준에서…… 보다 원초적인 수준으로 진행된다."(1990, p. 228) 신경과학의 오
래된 전통은 '더 높은' 수준에서 '더 낮은' 수준으로의 퇴행이 '더 높은 수준에서 떠나
는 것'과 '동시에 더 낮은 수준이 드러나거나 표현되게 하는 것'을 나타낸다고 하였
다. 나는 1994년에 이러한 '일시적인 퇴행' '아래쪽으로의 상태 이동'은 이전의 발달
단계들이 가지고 있는 오래된 기억저장소에 새롭게 접근할 수 있게 해 준다고 제안
하였다(Schore, 1994). 발달신경과학의 용어로 설명하자면, 이것은 구체적으로 나중에 성
숙하는 '더 높은' 수준의 왼뇌 기능 이전에 출산 전후의 초기 뇌발달 단계—애착형성의 결
정적 시기인 영아기-유아기—에서 처음 발달하는 '더 낮은' 오른뇌 구조물로의 퇴행과 출
현을 말한다. 이러한 발달 초기의 '오이디푸스 이전(preoedipal: 역주-아이가 반대 성의
부모를 좋아하게 되는 오이디푸스기 이전의 시기로 남아와 여아의 성애대상이 모두 어머니
인 시기)' 시기의 정신활동으로의 일시적인 퇴행은 임상적으로 애착 및 초기에 형성
되는 전이-역전이 역동의 재출현 순간에 나타난다.

　따라서 기능적인 퇴행은 두 개의 대뇌반구 사이 및 안에서 우세성이 신경생물학
적인 구조적 퇴행적 변화를 나타낸다.

- 퇴행은 일시적으로 의식적인 마음의 나중에 발달하는, 외현적인 왼대뇌반구
  의, 언어적·인지적 기능의 이차적 처리과정에서 무의식적인 마음의 초기에
  발달한다. 또한 암묵적인 오른대뇌반구의, 비언어적 감정적-상상적 기능의
  일차적인 처리과정으로 발생한다.

- 퇴행은 의식적인 인지에서 무의식적인 신체에 기반을 둔 정동으로, 나중에 형성되는 겉질체계에서 초기에 성숙하는 겉질밑체계로, 중추신경계에서 자율신경계로 발생한다.

- 퇴행은 왼뇌의 경도/중등도의 표면적 감정(예: 불안, 즐거움, 화)에서 오른뇌의 강하고 깊은 감정(예: 공포, 들뜸, 강렬한 사랑, 분노, 애도, 깊은 절망)으로 발생한다.

- 퇴행은 나중에 형성되는 왼뇌 대 왼뇌의 의식적인 언어적 의사소통에서 초기에 형성되는 오른뇌 대 오른뇌의 무의식적인 비언어적 감정적 의사소통으로 발생한다.

- 퇴행은 왼뇌의 의식적이고 분석적인 마음에서 오른뇌의 직관적이고 무의식적인 마음 및 신체에 기반을 둔 감정으로 발생하고, 오른대뇌반구의 반구우세성이 정신적 삶의 배경에서 전면으로 이동한다.

임상적인 적용에 대해 간단하게 설명하자면, 이러한 적응적인 일시적 퇴행은 정신생물학적으로 조율된 공감적인 정신치료자가 자신의 오른대뇌반구를 사용하여 환자의 언어적인 왼대뇌반구가 발달하기 전인 출생 후 첫 2년 동안의 모습을 드러내는 비언어적이고 신체에 기반을 둔 감정적인 의사소통(얼굴, 목소리 운율, 몸짓)을 직관적으로 들을 수 있게 해 준다. 나중에 완전히 발달된 대상관계의 은유적이고 상징적인 기능 및 억압된 무의식에 대해 작업을 하는 고전적인 정신역동적인 접근과는 반대로, 우리는 이제 인격발생 초기의 무의식적인 수준의 언어 이전 심리적 표현을 듣고 상호작용하는 형태로 접근법이 이동하는 것을 보고 있다. 초기에 발생하는 신체에 기반을 둔 무의식에 대한 이야기를 듣는 이러한 유형의 접근법은 치료자가 왼쪽 마음에서 오른쪽 마음으로 이동하는 퇴행을 필요로 한다. 임상가의 왼뇌 대 왼뇌의 언어적인 의사소통에서 오른뇌 대 오른뇌의 의사소통으로의 적응적인 퇴행은 분석적인 왼뇌에서 직관적인 오른뇌로의 이동이 어떻게 무의식의 정신병리를 듣고 반응할 수 있게 해 주는지에 대한 나의 치료적인 모델의 핵심이다.

게다가 합리적인 왼뇌에서 직관적인 인식을 하는 오른뇌로의 퇴행적인 이동은 치료자가 '말의 아래에서(beneath the words)' 의식적인 인식의 밖에 있는 것이 무엇인지를 지각적으로 받아들일 수 있도록 해 준다. 치료자는 이러한 마음상태에서 오른뇌의 직관과 상상을 가지고 환자 오른뇌의 의사소통을 직접적으로 듣게 된다. 이러한 퇴행은 환자가 하는 의사소통에 대한 요점과 임상적인 예감을 만들어 내기 위해 이러한 상태에 접근하는 치료자들에게는 익숙한 것이다. 해머(Hammer, 1990)는 치료적인 상호퇴행을 다음과 같이 설명하였다.

나의 정신적인 자세는 나의 신체적인 자세와 마찬가지로 단서를 찾기 위해 앞으로 기울이는 것이 아니라 기분과 분위기가 나에게 다가오도록 뒤쪽으로 기대는 것이다. 행간의 의미를 듣기 위해서, 말 뒤에 있는 음악을 듣기 위해서. 환자와의 치료시간에 스스로 정동적인 리듬에 휩싸이게 하면 그 분위기와 미세함을 느낄 수 있게 될 것이다. 환자에게 공명하기 위해 이러한 방식으로 더 개방적이게 될 때, 나는 나의 창의적인 영역에서 그림들이 그려지는 것을 발견한다. 이러한 그림이 확실해지면서 환자의 경험을 반영해 준다. 환자 경험의 일부 장면을 얻게 되는 순간, 나는 내가 환자의 지각을 받아들이는 것처럼 환자 역시 나의 지각을 받아들일 때가 되었다는 느낌을 받게 된다. 일종의 정동적인 '무선(wireless)'을 통해 환자의 상태나 감정이 나에게 전달되는 공감적인 통로가 형성된다. 이러한 통로는 그 이후에 환자가 **특별한 종류의 수용성을 가지고 개방되어 있게 되면서 나에 대한 그림들을 다시 환자에게 돌려준다**(pp. 99-100).

오른뇌의 활동은 정동, 분위기, 장면으로 표현되며, 치료자와 환자는 창의적인 능력과 연관된(Carson, Peterson, & Higgins, 2005; King, Walker, & Broyles, 1996; Miller & Tal, 2007; Wolfradt & Pretz, 2001) '경험에 대한 개방성'(McCare & Costa, 1997)의 암묵적이고 창의적인 상태의 의사소통을 공유하고 있음을 주목하라.

포드햄(Fordham, 1993)은 융 학파의 문헌에서 개방적인 수용적 상태의 특징을 치료자가 환자 주관성의 새로운 측면을 처리하기 위해, 그리고 자발적으로 임상적인 반응을 만들어 내기 위해 들어가게 되는 상태라고 하였다.

비록 당신은 그를 예전에 한 번도 본 적이 없기 때문에 그에 대한 어떠한 지식도 없지만 당신의 환자를 바라보고 이야기를 들어야 한다. 이러한 방식으로 당신은 그에게 개방적이게 될 것이고, 오늘 그의 마음상태를 경험할 수 있는 최상의 위치에 있게 될 것이다. 당신은 이야기를 들으면서 (환자의) 기분을 경험하기 시작하게 될 것이고 그다음에는 그에 대한 일부 생각이나 느낌 등을 경험하게 될 것이다. 하나의 중재가 이러한 과정에서 나온다(pp. 637-638).

푸앵카레(Poincaré, 1908)는 이러한 무의식적인 과정의 효율성을 강조하였다.

첫 번째 가설은 그 자체로 존재한다. 잠재의식적인 자기(subliminal self)는 결코 의식적인 자기보다 열등하지 않다. 그것은 순수하게 자동적이지 않고, 식별하는 능력이 있으며, 요령과 섬세함이 있고, 어떻게 선택하고 예측하는지를 알고 있다. …… 그것은 어떻게 예측해야 하는지에 대해서 의식적인 자기보다 더 잘 알고 있는데, 그것이 실패했던 곳에서 성공을 이루어 내었기 때문이다(Hadamard, 1948, p. 23).

칼 로저스(Carl Rogers, 1957)는 고전적인 저서에서 치료적인 변화는 치료자와 환자가 의식적인 인식 밖에서 서로에 대해 수용적인 특별한 상황에 있을 때, 두 사람 모두 '심리적인 접촉'을 하고 있을 때 발생한다고 제안하였다.

두 사람은 어느 정도의 접촉을 하고 있는데, 이러한 접촉은 각자의 경험영역에서 조금은 다르다는 점을 인식하게 해 준다. 만약 각자가 약간 '덜 인식된(subceived)' 차이점을 느끼더라도 충분할 것이다. 비록 그 사람은 이러한 영향을 의식적으로는 알지 못하더라도…… 일부 유기적인 수준에서 이러한 차이를 느끼고 있는 것이 거의 확실하다(p. 96).

이러한 퇴행된 잠재의식적·암묵적·개방적-수용적인 상태에서, 공감적인 치료자는 광범위하게 '고르게 떠 있는' 집중을 유지하면서 오른뇌에 접근한다(Schore, 2003b). 치료자는 이제 환자와 치료자의 오른뇌들 사이의 감정적인 의사소통을 받아들이고 보낼 수 있다. 중요한 점은 환자와 이러한 상호주관적인 체계를 함께 만들어 내기 위해서 치료자가 그들의 오른대뇌반구들을 암묵적으로 **동시화시켜야**(synchronize) 한다는 것이다. 곧 논의하겠지만 이러한 자발적이고 비언어적인 의사소통을 하는 오른쪽에 치우친 뇌 사이의 동시화는 상호퇴행의 필수적인 기전이다(한 사람의 오른관자마루겉질이 다른 사람의 오른관자마루겉질과 동시화되어 있음을 보여 주는 제1장의 [그림 1-1] 참조). 오른관자마루이음부(right temporoparietal junction)는 사회적인 상호작용과 자기기능을 할 때 활성화되며(Decety & Lamm, 2007) 집중과정, 지각적인 인식, 얼굴과 목소리의 처리, 공감에 중심적으로 관여하고 있다(Schore, 2003a, 2003b, 2012)고 알려져 있다. 이 부분은 또한 '다른 사람의 마음을 이해할 수 있게' 해 준다(Saxe & Wexler, 2005).

나는 마음에 대한 이러한 소개와 함께 이 장과 다음 장에서 환자뿐만 아니라 치료자 자신의 깊은 정신치료적 탐색을 하는 심층정신치료에서 성장을 촉진시키는 상호퇴행의 역할에 대한 대인관계신경생물학적 모델을 설명할 것이다. 이러한 일시적인 상호퇴행은 공감적인 치료자와 환자 사이의 오른쪽에 치우친 뇌 사이 동시화를 가능하게 해 주며, 따라서 치료적인 오른뇌 대 오른뇌의 암묵적 의사소통체계를 함께 만들 수 있게 해 준다. 시간이 지나면서 이러한 의식적이고 조절된 상태에서 재연되고, 무의식적이며 조절되지 않은 상태(병적 퇴행)로의 일시적인 상호퇴행은 잠재적으로 새로운 교정감정경험의 촉진 및 오른뇌의 주관적 자기의 회복을 촉진시킬 수 있는 자아도움하의 상호작용적으로 조절된 퇴행(적응적 퇴행)이 가능하도록 해 준다. 장기정신치료에서 환자의 오른뇌에서 발생하는 이러한 신경형성적인 변화는 환자의 무의식적인 애착 내적 작동모델의 구조적인 정신치료적 변형을 나타낸다.

거기에 더해서 나는 의식적인 이차과정에서 무의식적인 일차과정으로의 적응적인 퇴행의 주관성에 대한 정신분석적 설명을 제공할 것이며, 왼대뇌반구와 오른대뇌반구 사이의 우세성의 이동이 오른뇌 무의식의 보다 깊은 수준으로 이루어질 수 있도록 해 주는 신경정신분석적인 기전에 대해서도 설명할 것이다. 환자가 치료시간에 오른뇌의 감정상태를 경험할 때인 고조된 정동의 순간에 정신생물학적으로 조율된 치료자는 '오른대뇌반구에 대한 왼대뇌반구의 우세성을 가역적으로 변화시키는' 퇴행을 시작하고 '스스로를 분위기에 휩싸이게 내버려 둠으로써' 왼쪽에서 오른쪽으로의 퇴행에 대한 자신의 저항을 감소시킨다. 창의적인 치료자는 시간이 지나면서 환자의 정동상태 안팎으로 이루어지는 낮은 수준의 이동에도 민감해지며, 환자의 이러한 이동에 대해 대뇌반구의 우세성 이동을 어떻게 유동적으로 동시화시킬 수 있는지를 배우게 된다. 이것은 의식적인 정동뿐만 아니라 무의식적인 정동의 의사소통과 조절을 가능하게 해 준다.

조절이론 확장의 또 다른 주요한 목적(Hill, 2015; Rass, 2018; Schore, 1994, 2003a, 2003b, 2012)은 성장을 촉진하는 정신치료에서 퇴행과 함께 작업을 할 때 해리 및 억압(repression: 역주—고통스럽거나 위협적인 생각, 경험, 갈등, 감정 등을 의식으로부터 분리하여 무의식 속으로 밀어 넣는 방어기제의 하나)의 성격방어가 지니고 있는 분화된 역할을 설명하는 것이다. 나는 장기 심층정신치료의 오래된 전통에서 나온 수많은 예리한 임상적 관찰과 대인관계신경생물학 및 정신치료 연구들에서의 최근 발전을 통합시키면서, 특히 자발적인 상호퇴행에서 무의식적인 해리된 정동과 무의식적인 억압된 정동을 포함한 임상적인 퇴행 속에 들어 있는 방어적인 대응전략 관련 작업을 위한 근거기반 모델을 제공할 것이다. 나는 또한 이러한 퇴행에서 표현되는 무의식적인 신경정신분석적 과정들을 더 정교하게 다듬을 것이다. 나는 이러한 목적을 위해서 두 가지의 고전적인 정신분석적 문헌, 즉 대상관계이론과 자아심리학에서 퇴행의 중요한 역할에 초점을 맞출 것이다. 후자의 경우에 나는 특별한 사회적 상황에서 유용하고 독창적인 생각의 형성으로 정의되는 창의성(creativity)의 일차적 생산자인 자아도움하의 퇴행에 대한 자아심리학적 개념의 바탕에 있는 신경생물학적인 기전을 논의할 것이다(Schore, 2012, 2017c). 실제로 수많은 연구는 오른뇌의 처리과정이 창의성에 필수적이라는 것을 증명하였다(예: Aberg, Doell, & Schwartz, 2017; Asari et al., 2008; Chavez-Eakle et al., 2007; Mihov, Denzler, & Forster, 2010; Wan, Cruts, & Jensen, 2014).

지난 세기의 중반기에 길포드(Guilford, 1957)는 생각의 융통성이 독창성과 함께 결합될 때 창의적인 사람이 **지속적으로 변화하고 정기적으로 도전을 부여하는 환경에 효율적이고 효과적으로 반응할 수 있다는 점을 받아들였다. 조셉 보겐과 글렌다 보겐 (Joseph Bogen & Glenda Bogen)은 획기적인 신경심리학적인 분리 뇌(split-brain) 연구에서 오른뇌는 창의성이 발생하는 장소이며, 이러한 "창의성은 인간경험을 자연 속에서 독특한 것으로 만들 뿐만 아니라…… 인간경험에 대한 가치와 목적을 부여해 준다."(1969)고 결론 내렸다. 이것과 일치하는 것으로 같은 시기의 임상적인 문헌에서 칼 로저스는 창의성에 대해 "한편에서는 개인의 독특함에서 나오는 새로운 관계적인 행동의 산물이며, 다른 한편에서는 그의 삶에서 나오는 물질, 사건, 사람을 말한다."(1954, p. 251)고 정의하였다. 그는 그림 그리기, 교향곡 작곡하기, 과학적 이론 개발하기, 또는 '인간관계의 새로운 형태 발견하기'와 같은 예를 들었다. 물론 창의성의 이 세 가지 결과는 성장을 촉진시키는 정신치료의 주요한 목적이다.

　보다 최근에 호너(Horner)는 "가장 좋은 치료적인 상황에서 환자와 치료자의 창의적인 마음은 치료과정을 증진시킬 수 있다."(2006, p. 468)고 관찰하였다. 현대 정신치료의 두 사람, 관계적 경향과 함께 이것은 개념이 정신내적인 것에서 대인관계적인 '대인관계적 창의성'으로 이동하고 있음을 명확하게 알려 준다. **대인관계적 창의성**(interpersonal creativity)이라는 관계적인 개념은 동시화된 대인관계에서 창의성의 적응적인 사용을 말하는 것이기 때문에 비교적 효과적이고 감정적인 의사소통이자, 효율적이고 상호작용적인 정동조절임에 주목하라. 나는 지오바치니와 함께 "특히 작가 및 예술가들과 같은 많은 인격이 심한 정신병리로 인해 고통을 받은 것으로 알려져 왔지만, 이들의 인격이 창의적인 열정과 연관되어 있는 것 같지는 않다."(1991, p. 175)는 점에 동의하였다. 따라서 잘 통합된 인격은 대인관계적 창의성의 기본이 된다. 따라서 '대인관계적 창의성'은 감정적 및 사회적 발달의 구조적 및 기능적 복합성의 발달을 유발할 수 있는 성장을 촉진시키는 치료적 기전인 상호적으로 동시화된 퇴행에 대한 연구의 하위 주제가 될 것이다. 치료의 진행을 촉진시키는 이러한 퇴행은 치료의 궤적이 일직선이 아니라 흔히 '함께 갈팡질팡하는 것처럼' 느껴지는 비선형—앞과 뒤로 모두 움직일 수 있는—이라는 잘 확립되어 있는 임상적인 원칙의 바탕을 이루고 있다.

　내가 했던 모든 작업에서와 마찬가지로 나는 여기서 내가 제시하고 있는 것은 하나의 이론이며 과학의 일반적인 원칙에 대한 체계적인 설명이라는 점을 명확하게 나타내기 위해 '조절이론'이라는 용어를 계속 사용할 것이다. 이 이론의 힘, 일관성, 관점은 검증이 가능한 가설들을 만들어 내고 연구들을 유발하며, 임상적인 상황을 포함하여 인간기능의 다양한 측면과 수준에 적용할 수 있는, 설명 가능한 기전을 만들어 내는 이 이론의 능력에 표현되어 있다. 나는 나의 저술에서 오른뇌의 신경과학과 무의식적인 마음의 신경정신분석이 정신분석의 다른 영역들을 통합시키는 힘을 가지고 있다고 계속해서 제안한다. 이러한 목적을 위해서 오른쪽에 치우친 무의식적인 마음 및 왼쪽에 치우친 의식적인 마음의 관계에 대한 다음에 나오는 논의들은 신경생물학에 기반을 둔 정신역동적인 정신치료 모델과 신경정신분석의 정신역동적인 모델 모두를 제공해 줄 것이다. 나는 신체에 기반을 둔 정동적인 현상의 중심성을 증명하고 주관적인 감정적 영역을 설명하는 공통된 언어를 만들어 내기 위해서 마음을 연구하는 치료자들과 뇌를 연구하는 신경과학자들의 과거와 현재의 목소리를 담고 있는 말들을 그대로 인용해서 사용하고 있다. 그렇기는 하지만 여기에서 나의 의도는 환자와 치료자의 무의식적인 오른쪽 마음이 치료과정에서 변화하는 것을 구체적으로 설명하려는 것이다. 따라서 이 장은 일반적이고 통일된 프로이트의 정신분석이론인 '무의식적 마음의 과학'을 제공하려는 나의 계속적인 노력을 반영하고 있다.

적응적 퇴행과 병적 퇴행의 정신분석적인 개념화

크리스(1952)는 정신분석적인 자아심리학의 고전적인 연구에서 자아도움하의 퇴행은 예술적인 창의성과 치료적인 창의성뿐만 아니라 환상, 상상, 그리고 재치와 유머의 인식을 포함하는 다른 필수적인 적응적 인간기능을 보강해 준다고 제안하였다. 그는 창의적인 사람은 자아도움하의 퇴행, 이차과정(합리적, 순서적, 현실 기반의 목적의식적, 의식적) 사고에서 일차과정(자유연상, 순서가 없는, 몽상과 같은, 무의식적인) 사고로의 이동에 잘 적응한다고 가정하였다. 일차과정 인지와 생각의 원초적인 방식은 새로운 생각의 가능성을 증가시키고, 새로운 생각은 그 이후에 이차과정의 수준에서 더 다듬어진다. 크리스는 자아도움하의 퇴행을 '정신적인 기능의 수준을 부분적 · 일시적 · 통제적으로 낮추는 것'이라고 정의하였으며, 여기서 자아는 적응적인 과제를 달성하기 위해서 일차과정 사고가 비교적 자유롭게 놀 수 있도록 허락한다. 자아심리학의 또 다른 선구자인 하트만(Hartmann, 1958)은 이것을 '적응적 퇴행(adaptive regression)'이라고 불렀으며 크리스와 함께 퇴행을 **이보전진을 위한 일보후퇴**—이차과정 사고에서 일차과정 사고로의—라고 개념화하였다. 게다가 크리스는 이러한 퇴행을 두 개의 기(phases)로 나누었다. 무의식적이고 전의식적인 일차과정 사고가 집중과 목적지향적인 생각으로 들어오는 것이 최소한인 초기의 **영감기**(inspirational phase)와 그 이후에 이러한 영감의 과정이 철저한 검토를 받고 이차과정 사고로 바뀌는 **가공기**(elaborational phase)이다. 그는 이러한 퇴행의 정신치료적인 상황에서 무의식적인 과정과 전의식 또는 의식적인 과정을 분리시키는 장벽들이 느슨해진다고 제안하였다.

이와 일치하는 의견으로 현대적인 정신분석학 연구에서 레이크(1948)는 창의적인 치료자의 전의식적-무의식적인 일차과정의 기능을 강조하였다. 그의 책『제3의 귀로 듣기(Listening with the Third Ear)』(1953)는 분석가가 환자의 무의식적인 역동에 대한 단서를 발견하고 설명하는 무의식적인 과정(소위 말하는 '제3의 귀')을 인정하였다. 이러한 내용은 무의식적인 정신활동의 정동적인 상태를 표현하는 비언어적이고 음악과 같은 특징을 가지고 있다. 레이크는 이러한 일차과정을 "아직 분화되지 않은 소리, 순식간의 장면, 신체감각, 감정적인 흐름"(1956, p. 9)과 같은 정신활동의 수준으로 보았다. 그는 또한 창의적인 사람은 이차사고와 일차사고 사이를 더 잘 이동할 수 있거나, 새로운 생각과 원래의 생각을 더 잘 떠올리는 데 필요한 일차과정 인지로 더 잘 '퇴행'할 수 있다고 가정하였다. 비록 이차과정도 추상적이고 분석해야 하는 것이지만, 일차과정 인지는 꿈이나 몽상과 같은 상태뿐만 아니라 정신장애로 고통을 받고 있는 사람들에게서 관찰되는 비정상적인 상태일 수도 있다.

　그는 자신의 모델을 임상적으로 적용하면서 "만약 분석가가 묘한 통찰을 위한 접근에 필요한 퇴행을 허락한다면, 환자의 역동에 대한 의식적인 직관이 나타난다."(Reik, 1949, p. 329)고 제안하였다. 따라서 통찰이 무의식에서 나오기 때문에 통찰에 이르는 유일한 방법은 일차과정으로 어느 정도 퇴행하는 것이다. 그렇기는 하지만 레이크는 "합리적인 의식이 일차과정을 허락하게 되면, '땅'이 '사라져 버리는' 위협을 느끼는 것 같을 수 있다."(1956, p. 492)고 관찰하였다. 그러나 엄격한 합리적 의식이 비합리적인 예감을 억누르고 있기 때문에 일시적인 퇴행을 허용하는 것이 필수적이다. 레이크는 이것을 "당신은 달콤한 합리를 불신해야 하고, 무의식에서 나오는 설득과 제안에 빠져야 한다. 당신은 심지어 공상적이고 비합리적인 것들이 당신의 생각으로 들어오는 것을 내버려 두어야 할 것이다."(1956, p. 481)라고 말했다. 실제로 레이크는 치료를 할 때 창의적인 통찰이 기법적인 술책에 의해 대체될 수 있음을 경고하였다.

　따라서 크리스와 레이크 모두는 퇴행을 이차과정 인지에서 일차과정 인지로의 이동의 측면에서 정의하였다. 프로이트(Freud, 1900/1953)가『꿈의 해석(The Interpretation of Dreams)』에서 매우 시각적·촉각적·청각적인 일차과정 기능들은 '삶의 과정에서 서서히 형성되고, 일차[과정]를 억제하고 덮어 버리는' 이차과정이 생기기 전인 초기 단계에서 발생한다고 언급했던 것을 기억해 보라. 나는 나의 첫 번째 책에서 일차과정이 초기에 발달하는 오른대뇌반구의 기능들과 연관되어 있고, 이차과정은 나중에 발달하는 왼대뇌반구와 연관되어 있음을 보여 주는 정신분석적 연구들 및 분리 뇌 연구들을 인용하였다.

자아도움하 퇴행의 자아심리학적 개념을 현대적으로 재검토한 나포(Knafo, 2002)는 크리스의 '퇴행에 의해 압도당한 자아'와 '자아도움하의 퇴행' 사이의 대조를 인용하였다. 크리스에 따르면 후자의 형태는 일부 일차과정에 대한 조절과 통제를 하는 잘 통합된 자아의 보다 일반적인 능력의 특별한 경우일 뿐이다. 크리스는 자아도움하 퇴행의 순간에 퇴행하는 잘 통합된 사람은 일차과정의 일부를 창의적으로 조절하고 사용하는 능력을 가지고 있다고 말했다. 따라서 나포는 "병적 퇴행(pathological regression)과 건강한 또는 적응적 퇴행 사이에는 차이가 있다. …… 만약 되돌아가는 것이 문을 열어 줄 수 있다면, 왜 이것이 가치가 떨어지는 것으로 간주되어야 하는가? 그렇다. 이것은 위험할 수도 있다. 그러나 새롭고 근원적인 생각들은 위험 없이 발생하지 않는다."(2002, p. 40)고 결론 내렸다.

현재 외상 및 임상적인 재연의 개념과 연관해서 퇴행의 개념에 대한 큰 틀의 변화가 있다(Schore, 2012). 지난 세기 동안에 고전적인 정신분석은 퇴행을 '병적 퇴행'으로 보았다. 지난 세기의 중반기에 위니컷(Winnicott, 1958a)은 이 문제를 다음과 같이 다루었다.

> 정신분석을 하는 동안에 환자가 퇴행하는 것에는 약간의 위험이 따른다고 생각되어 왔다. 그 위험은 퇴행에 있는 것이 아니라 분석가가 퇴행을 충족시킬 준비가 덜 되어 있는 것에 있다. 분석가가 퇴행을 다루는 데 대한 자신감을 심어 주는 경험을 가지고 있을 때, 분석가가 더 빨리 퇴행을 받아들이고 충분히 충족시켜 줄수록 환자가 퇴행적인 성향의 질병으로 빠져 들어갈 필요성이 훨씬 덜해질 것이다(p. 261).

위니컷은 이러한 임상적인 과정에서 함께 퇴행하고 진행하는 힘에 대한 생각을 설명하면서 "처음에는 환경적인 실패에 의해 불가능하거나 어려웠던 발달의 새로운 기회를 제공하고 퇴행을 정당화시킬 수 있는 유리한 상황이 발생할 것이라는 예상을 할 수 있다."(1955, p. 18)고 관찰하였다.

마이클 발린트(Michael Balint)는 1968년에 자신의 책 『근본적 결함(The Basic

Fault)』(역주-근본적인 결함은 타고나는 것이나 갈등에 의해 유발되는 것이 아니라 어린 시절 양육자의 돌봄이 적절하지 못할 때 생긴다는 개념)에서 프로이트와 페렌치(Ferenczi)가 "분석치료 동안의 퇴행은 위험한 증상으로 간주되었고 퇴행의 가치는 치료적으로 완전히 또는 거의 완전히 무시되었다. …… 퇴행은 다루기 힘든 방어기전이며, 병리의 발생에 중요한 요소이고 엄청난 형태의 저항이다."(1968, p. 153)라는 점에 동의했음을 지적하였다. 발린트(1968)는 또한 '자아를 압도하는' 악성퇴행(malignant regression)의 위험에 대해 연구하면서 양성퇴행(benign regression)의 가치도 강조했는데, 환자가 '인식을 위해서' 그리고 '경험을 이해하고 공유하기 위해서' 퇴행하는 것이 충분히 안전하다고 느낄 수 있도록 받아들여지는 분위기를 치료자가 제공할 때 퇴행이 도움이 된다고 제안하였다. 이러한 퇴행작업에는 '근본적 결함' 또는 (해리성) '간격들(gaps: 역주-해리로 인해 기억을 못 하는 것)'을 노출시키는 원초적인 심리적 방어를 촉발시키는 감정적인 고통과 만나는 것을 포함한다. 따라서 거의 50년 전에 발린트는 놀라운 선견지명을 가지고 두 사람의 치료적 관계에서 발생하는 치료적인 퇴행과정에 대해 탐색했던 것이다. 그는 자신의 광범위한 임상적 작업에 기반을 두고 퇴행의 '양성적인' 형태를 '새로운 시작'이라는 치료적인 개념으로 설명하였다.

21세기의 초반에 터트먼은 다음과 같이 주장하였다.

성장을 위해 뭔가가 필요했던 외상적인 발달단계로의 퇴행을 능숙하게 수용하는 것과 놀이 및 실험과 같이 일시적이고, 반영해 주며, 독재적이지 않고, 종합적인 성질의 분석적인 관계를 통해 그 당시를 이해하고 그 시점에서 앞으로 발달할 수 있도록 촉진시키는 것은 개별화가 발생하는 치료에서 필요한 단계이다 (2002, pp. 460-470).

이러한 임상적인 개념이 비적응적인 '악성'퇴행과 적응적인 '양성'퇴행이 발달의 초기 단계에서 각각 비조절되고 조절되었던 감정적인 사건들을 반영해 준다는 조절이론의 내용과 일치함을 주목하라. 보다 새롭게 개정된 임상적인 모델에서 상호재연 내에서의 퇴행은 '외상의 반복'뿐만 아니라 '새로운 시작'을 나타내기 때문에 오른뇌의 새로운 것에 대한 창의적인 처리과정과 교정감정경험의 표현을 나타내는

것이다. 치료에 있어서 이러한 가장 어려운 순간들은 또한 치료적인 변화를 위한 중
요한 기회들을 나타낸다.

지형학적 퇴행 및 구조적 퇴행의 신경정신분석

나는 지금까지 마음과 뇌의 퇴행에 대해 언급하였다. 사실 퇴행에 대한 초기 생
각은 정신분석에서 나온 것이 아니라 신경학에서 나온 것이다. 1884년에 영국 신
경학의 아버지인 존 헐링스 잭슨(John Hughlings Jackson)은 신경계의 장애들은 처
음에 가장 최근에 발달한 기능에 영향을 미치고 오래된 기능은 가장 나중에 영향
을 미친다고 제안하였다. 이러한 계층적인 모델에서 발달한 높은 수준의 기능이
보다 자율적이고 보다 조직화된 낮은 수준의 기능을 대신하고 억제한다. 프로이
트(1900/1953)는 『꿈의 해석』에서 잭슨의 높은 수준의 기능이 낮은 수준의 기능을
억제한다는 계층적인 개념을 계층적인 의식, 전의식, 무의식 체계의 지형학적 모
델(topographical model)과 그의 나중 모델인 초자아, 자아, 원본능의 구조적 모델
(structural model; Freud, 1923/1953)에 통합시켰다. 이러한 모델들은 퇴행의 두 가지
다른 기전을 설명한다. 따라서 기능적인 심리적 퇴행의 임상적인 용어는 뇌 내에서
의 생물학적 퇴행에 대한 신경학의 개념에서 나온 것이다.

[그림 3-1]에 제시되어 있는 신경생물학적인 성장의 순서로 볼 때, 뇌는 꼬리 쪽
에서 입 쪽으로, 겉질밑 쪽에서 겉질 쪽으로 발달하며, 뇌줄기(brain stem)의 자율
및 각성 구조물들이 가장 먼저 성숙한 이후에 감정을 처리하는 둘레계통이, 그다음
으로 빨리 성숙하는 오른대뇌반구가, 그리고 가장 나중에 왼대뇌반구의 언어적 기
능이 발달한다. 이것은 가장 빨리 발달하는 깊은 무의식(deep unconscious), 그다
음에 무의식, 그다음에 전의식, 그리고 마지막으로 높은 수준의 의식적인 마음이
발달하는 것으로 해석할 수 있다. 나는 초기 작업에서 깊은 무의식은 겉질밑 편도
(subcortical amygdala)의 활동을 반영하고, 무의식은 앞띠다발안쪽이마체계(anterior
cingulate medial frontal system)를, 전의식은 오른눈확이마겉질둘레체계(right
orbitofrontal corticolimbic system)의 활동을 반영한다고 제안하였다(Schore, 2003b).

이중 뇌, 이중 마음체계는 퇴행이라는 기전을 통해서 의식적인 기능에서 무의식

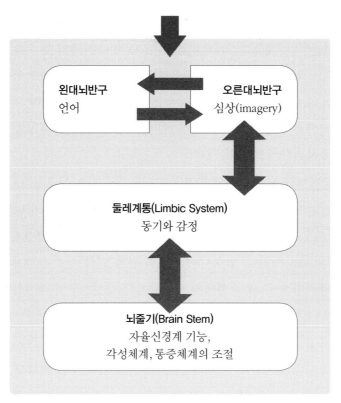

[그림 3-1] '낮은 수준의' 초기에 발달하는 오른뇌의 무의식적이고 암묵적인 처리과정과 '높은 수준'의 나중에
발달하는 왼뇌의 의식적이고 외현적인 체계와의 연결. 그림 오른쪽에 있는 오른뇌의 수직축에 주목하라.
출처: Schore (2012). *The Science of the Art of Psychotherapy*, p. 82.

적인 기능으로 이동한다. 프로이트의 초심리학적인 모델에 대한 현대적인 신경정
신분석학적 해석은 나중에 형성되는 의식적인 마음에서 초기에 발달하는 무의식적
인 오른쪽 마음으로의 두 개의 다른 퇴행기전을 설명한다. 이러한 계층적인 모델에
서 발달하는 높은 수준의 기능은 보다 자율기능적이고 보다 조직화되어 있는 낮은
수준의 기능을 대체하고 억제한다. [그림 3-1]에 제시되어 있는 순서를 반대로 진
행하는 '높은 수준'에서 '낮은 수준'으로의 기능적인 퇴행은 '높은 기능은 사라지는 것'
과 '동시에 낮은 기능이 나타나는 것'을 나타낸다.

나는 프로이트의 퇴행 개념을 다시 나타내기 위해서 두 가지 유형의 신경생물학
적인 퇴행을 제안한다. 그것은 대뇌반구 간의 **지형학적 퇴행**[topographical regression:
의식적인 왼이마앞겉질체계(left prefrontal cortical system)에서 오른이마앞겉질체계로의
수평적인 상태의 이동]과 대뇌반구내의 **구조적 퇴행**(structural regression; 높은 수준의

오른뇌에서 낮은 수준의 오른뇌로, 겉질에서 겉질밑으로, 전의식에서 오른뇌의 깊은 무의식 수준으로의 수직적인 계층적 상태의 이동이다([그림 3-1]의 수평 및 수직 화살표 참조). 따라서 지형학적 퇴행은 나중에 발달하는 의식적인 '왼쪽 마음'에서 초기에 발달하는 무의식적인 '오른쪽 마음'으로의 대뇌반구 간의 이동을 나타낸다. 이와는 대조적으로 구조적 퇴행은 '높은 수준의 오른쪽'에서 무의식적인 감정처리의 '낮은 수준의 오른쪽'으로의 이동을 나타낸다.

이러한 프로이트의 지형학적 및 구조적 모델을 통합하는 신경정신분석적인 개념화는 의식적·전의식적·무의식적인 마음의 계층적인 조직화를 나타낸다. 프로이트의 의식, 전의식, 잠재적인 무의식이라는 세 부분은 이제 과학적인 문헌들에 다시 나타나고 있다(Dehaene et al., 2006). 나는 나의 신경정신분석적 모델에서 왼쪽에 치우쳐 있는 의식적인 마음 및 지형학적 퇴행에서의 대뇌반구 우세성의 이동을 통해 접근할 수 있는 왼겉질의 표면적인 마음의 뒤에 있는 오른겉질의 전의식적인 마음에 대해 설명하고 있다. 그리고 의식적인 인식의 밑에 있는 또 다른 마음인 신체 기반의 무의식적 마음 및 깊은 무의식적인 마음은 구조적 퇴행을 통해서 접근할 수 있다. 케인(Kane, 2004)은 '수평적인' 지형학적 퇴행에 대해서 자아도움하 퇴행의 창의적인 순간에 발생하는 대뇌반구 우세성의 이동에는 '정상적인 대뇌반구 간의 의사소통을 갑자기 일시적으로 감소시키거나 상실하게 만들고 오른대뇌반구에 가해지는 억제를 제거하는' 뇌들보(corpus callosum: 역주-양쪽 대뇌반구의 겉질을 연결하는 신경섬유다발)의 탈억제가 관여한다고 주장하였다. 조셉 샌들러와 앤 메리 샌들러(Joseph Sandler & Anne-Marie Sandler, 1986)는 임상적인 문헌에서 퇴행을 '기능의 과거방식을 탈억제시키고 풀어 주는 과정'으로 정의하였다.

이러한 개정된 프로이트의 지형학적 및 구조적 모델의 통합은 또한 프로이트의 빙산의 비유에 대한 신경생물학적인 개정을 나타내는 것이기도 하다([그림 3-2] 참조). 이 모델은 이전에 논의했던 오른쪽에 치우친 무의식체계의 억압, 해리, 내적 작동모델, 암묵적인 기능들을 포함하고 있다.

왼뇌에서 오른뇌로의 대뇌반구 우세성이 뇌들보를 통해 이동하는 것이 왜 그렇게 필수적인 요소인 것일까? 게이노티(2005)의 오른대뇌반구의 '낮은' 수준은 자동적으로 경험적인 '진짜 감정'을 만들어 내는 반면, 왼대뇌반구의 '높은' 수준은 의식적으로 감정을 분석하고 **의도적인 통제**를 할 수 있도록 해 준다는 주장을 상기해 보

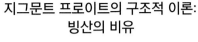

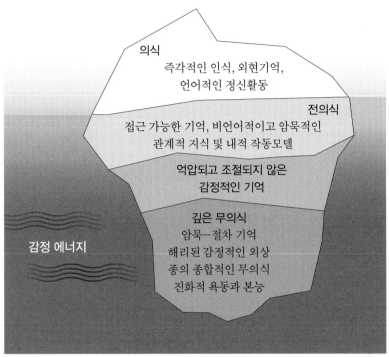

[그림 3-2] 개정된 프로이트의 빙산 비유

라. 레인(Lane, 2008)은 학술지 『정신신체의학(Psychosomatic Medicine)』에서 다음과 같은 결론을 내렸다.

일차감정 반응은 적응적인 것이기 때문에 계통발생(phylogenesis: 역주-생물 종족의 성립 또는 멸종에 이르기까지 거쳐 온 형태변화의 과정)을 통해 보존된다. 이들은 어떤 목적이나 욕구가 환경과의 상호작용에서 충족되는지에 대한 즉각적인 평가를 제공해 주고, 유기체가 행동적·생리적·인지적·경험적으로 변화하는 환경에 적응할 수 있도록 다시 맞추어 준다(p. 225).

하티카이넨(Hartikainen)과 동료들(2007)은 인간의 생존에 있어서 비의식적인 감정처리과정의 중요한 역할에 대해 다음과 같이 정리하였다.

예측할 수 없는 환경에서 감정은 행동의 **빠른** 조절을 제공해 준다. 진화적인 측면에서 볼 때, 감정은 생존과 생식을 촉진시키는 조절 통제체계를 제공한다. 감정적인 사건에 대한 반사와 같은 반응들은 그 사건에 대해 관심을 집중하기 전에 발생할 수 있다. …… 신경생리학적인 증거들은 인간에게 있어서 감정과 집중 과정이 오른대뇌반구에 치우쳐 있음을 지지해 준다(p. 1929).

감정에 초점을 맞춘 치료자는 이러한 적응적인 오른대뇌반구의 영역에 직접적으로 들어가기 위해서 의식적인 왼쪽 마음의 인식 밑의 수준에서 대뇌반구 우세성이 바뀌는 것을 시작할 수 있다.

실제로 이러한 대뇌반구의 왼쪽-오른쪽 이동은 치료자들에 의해 설명되어 왔다. 하인즈 코헛(Heinz Kohut)에 따르면, "분석가 정신세계의 깊은 층은 환자의 의사소통에서 나오는 자극들에 개방되어 있는 반면, 높은 수준의 인지의 지적인 활동은 일시적이지만 선택적으로 **중단된다**."(1971, p. 274) 칼 로저스(1989)는 다음과 같이 말하였다.

나는 치료자로서 나의 내적이고 직관적인 자기에 가장 가까이 있을 때, 나의 내면에 내가 알지 못하는 부분과 어느 정도 접촉을 하고 있을 때, 내가 관계에서 약간 변화된 의식상태에 있을 때, 내가 하는 것들이 의미가 있다는 것을 발견하게 된다. 그 이후에는 단순히 나의 **존재**(presence)가 나타나고 도움이 된다. 이러한 경험을 유발하기 위해 내가 할 수 있는 것은 없지만, 내가 이완할 수 있고 나의 초월적인 핵심에 가까이 있을 수 있게 되었을 때 나는…… 나의 생각과정과는 아무런 관련이 없는 논리적으로 설명할 수 없는 방식으로 행동하게 된다. 하지만 이러한 이상한 행동들은 조금은 이상한 방식으로 **옳다**고 판명된다. 이러한 순간에…… 우리의 관계는 관계 그 자체를 벗어나며 뭔가 더 큰 것이 된다(p. 137).

이러한 오른쪽으로의 이동은 공감적이고 직관적인 치료자가 자신의 퇴행을 환자의 퇴행과 동시화할 수 있도록 해 줌으로써 상호적인 지형학적 퇴행과 오른뇌 상태 공유의 체계를 형성하게 해 준다. 오른쪽에 치우친 뇌 사이 동시화의 결과로 인해 두 사람 모두는 이제 주관적 자기에서 다른 주관적 자기(상호주관성)로 얼굴을 마주 보는 무의식적인 감정적 의사소통(몸짓, 내재된 얼굴표정, 목소리)을 보내고 받을 수 있는 비언어적인 의사소통의 오른뇌 대 오른뇌 체계를 함께 만들어 낼 수 있다. 브롬버그(Bromberg)는 최근의 임상적인 저술에서 "앨런 쇼어는 '역동적으로 변화하는 매 순간의 상태공유'를 이루고 있는 하나의 '조직화된 대화'로서······ 정동적인 의사소통의 오른뇌 대 오른뇌 통로에 대해 이야기하고 있다. 나는 '좋은 분석적 조화'를 가능하게 해 주는 것이 이러한 상태공유의 과정이라고 믿고 있다."(2011, p. 169)고 주장하였다. 보다 최근에는 "우리 각자가 생각하고 있는 뇌-마음-신체가 만나는 곳에 대한 중심성을 연결시킬 때, 나의 생각과 그의 생각이 만나는 접점은 정신치료로서의 정신분석이 가장 순수하게 치료적이 되는 것을 가능하게 해 주는 핵심적인 상황을 제공해 줄 것이다."(2017, p. 7)라고 말하였다.

　비록 무의식적이기는 하지만 상호적인 지형학적 퇴행은 특히 관계 및 정동중심 정신치료를 포함한 거의 모든 정신치료에서 보편적인 것이다. 동시화된 왼쪽-오른쪽 이동에서 언어적인 왼쪽 마음은 전의식적인 마음의 비언어적인 정동과 심상으로 이동하게 된다. 의식적인 인식의 밖에서 발생하는 이러한 사건들은 치료자의 오른쪽 마음이 환자의 오른쪽 마음의 조절되지 않거나 조절된 주관적인 상태와 정동적으로 공감하고, 동시화하며, 상호주관적으로 공명하게 해 준다. 이러한 치료자 및 환자의 오른관자마루이음부(제1장의 [그림 1-1] 참조) 사이의 동시화는 한 개인에게 관찰되지 않는 정신적 사건들을 다른 사람들 및 자기 탓으로 돌리는 것을 가능하게 해 주는 마음의 정동이론과 연관되어 있을 뿐만 아니라(Saxe & Wexler, 2005) 정동적인 공감과도 연관되어 있다(Decety & Lamm, 2007). 이것은 치료자와 환자의 분석적인 왼쪽 마음들의 동시화를 나타내는, 환자 상태에 대한 지적인 이해인 인지적인 공감과는 대조되는 것이다. 이러한 유형의 작업에서 두 사람 모두는 합리적인 왼쪽 마음에 머무르게 되고 직관적인 오른쪽 마음으로의 퇴행은 존재하지 않는다.

　이와는 대조적으로 구조적 퇴행은 오른뇌의 높은 전의식에서 깊은 무의식 수준으로의 수직이동을 유발한다. 이러한 정신내적인 퇴행은 조절되거나 조절되지 않은, 적응적이거나 병적인 것일 수 있다. 그러나 공감적으로 공명해 주는 치료자가 환자와 정신생물학적으로 연결되어 있고 환자의 조절되지 않은 상태와 내적으로 동시화되어 있을 때, 동시화된 상호적인 구조적 퇴행은 강력한 무의식적으로 해리된 정동과 무의식적으로 억압된 정동을 발견하고 상호작용적으로 조절할 수 있는 무의식적인 의사소통체계를 함께 만들어 나가는 것을 촉진시킨다. 신경과학은 '오른대뇌반구가 무의식적인 부정적 정동'(Sato & Aoki, 2006)과 '주관적이고 무의식적인 위험에 대한 겉질의 반응'(Carretie et al., 2005)을 처리하는 데 우세하다는 것을 증명하였다. 이러한 무의식적으로 해리되어 있는 정동의 대인관계적으로 동시화된 상호퇴행은 애착외상의 치료적 재연에서 활성화된다.

정신치료적인 변화에 대한 현대의 관계적인 두 사람 모델과 일치하는 이러한 퇴행의 개념에 대한 프로이트 모델의 개정은 단독적인 정신내적 구조적 퇴행에서 환자와 치료자 모두가 동시화된 상호작용적으로 조절되는 퇴행을 경험함으로써 병적 퇴행을 적응적 퇴행으로 전환시키는 대인관계적인 상호퇴행으로 재개념화되었다. 상호적인 지형학적 퇴행은 수평적으로 오른쪽에 치우친 겉질-겉질밑 회로의 뇌 사이 동시화를 촉발시키는 반면, 상호적인 구조적 퇴행은 수직적으로 오른쪽에 치우친 겉질-겉질밑 둘레자율회로의 뇌 사이 동시화를 촉발시킨다. 지형학적 및 구조적 퇴행 모두는 한 사람의 관계적인 무의식과 다른 사람의 관계적인 무의식 사이의 자발적인 감정적 의사소통의 상호주관적인 상황에서 의식적인 인식수준 아래에서 0.001초 이내에 빠르게 동시화될 수 있다. 따라서 신경정신분석에서 이루어진 최근의 발전에 의해 무의식적인 처리과정의 과학은 관계적인 무의식이 다른 관계적인 무의식과 의사소통을 할 뿐만 아니라 동시화되고 확장되는 '두 사람 무의식'(Lyons-Ruth, 1999)을 설명해 준다.

동시화된 상호퇴행에 대한 이러한 실험적 · 이론적 · 임상적 연구들은 매일의 삶에서 보이지 않지만, 어디서나 존재하는 무의식에 대한 기전을 설명해 줌으로써 프로이트가 과학에 행한 지속적이고 기본적인 기여들의 가치를 인정하고 확장시켜 준다. '되돌아가는 행동, 원래 장소로의 복귀' '되돌아가는 과정 또는 발달의 초기단계로 돌아가려는 경향'인 퇴행은 개인내적인 혼자만의 퇴행뿐만 아니라 대인관계적인 상호퇴행을 포함하는 것으로 임상적인 문헌에 재통합될 필요가 있다. 나중에 성숙하는 왼대뇌반구에서 초기에 발달하는 오른대뇌반구의 '자기의 기원'으로의 환자와 치료자 대뇌반구 우세성의 동시화된 이동은 보다 나은 통합을 통해 '새로운 시작'을 만들어 내는 잠재적인 재조직화를 촉진시킬 수 있는 기본과 기원으로의 복귀를 가능하게 해 준다.

대뇌반구 우세성의 왼쪽에서 오른쪽으로의 이동에 대한 신경정신분석은 무의식적인 마음만 작동했던 발달의 초기단계로 돌아가는 것을 촉진시켜 주는 퇴행의 적응적인 역할을 설명해 준다. 발달학자인 엘런 디사나야크(Ellen Dissanayake, 2001)는 이러한 초기에 발달하는 무의식적인 마음이 나중의 발달단계 모두에서 지속되는 것에 대해 다음과 같이 설명하였다.

> 우리는 분석적 · 추상적 · 언어적 인지가 우세한 것이라고 간주하는 경향이 있다. 분명히 과학적 및 학문적 연구와 의사소통에서는 이것이 필수적이다. 그러나 우리는 우리의 생각과 의사소통이 얼마나 많이 유추적이고, 비언어적이며, 무의식적인 내용들로 가득 차 있는지를 잊어버린다. …… 영아기 이후 우리의 근원적인 유추적 · 비언어적 · 상호주관적인 마음은 지속되지만, 이것은 대개 의식적으로 '인지'와 언어(실제 세상과 필요에 의해 결합되는)에 의해 **무시되어** 우리는 대개 그것을 알지 못하게 된다(pp. 95-96).

퇴행은 오른대뇌반구의 무의식적인 마음에 대한 왼대뇌반구의 무시를 일시적으로 역전시켜 우리가 통제된 수의적인 활동에 의해서가 아니라 통제를 '풀어 줌으로써' 우리 자신의 상호주관적인 마음을 인식할 수 있도록 해 준다.

상호퇴행의 임상적인 적용: 초기 애착외상의 자발적인 재연에서 해리된 정동과 작업하기

크리스의 자아도움하의 퇴행과 적응적으로 조절된 오른뇌 체계에서 유발되는 발린트의 양성퇴행을 상기해 보라. 셰이퍼(Schafer, 1958)는 자아도움하의 퇴행이 과학적 및 예술적인 창의성에 적용될 뿐만 아니라 공감, 친근감, 의사소통과 같은 대인관계적인 관계에서도 적용될 수 있다고 제안하였다. 그러나 심지어 경도에서 중등도의 관계적인 스트레스에 대한 반응으로 병적 퇴행과 외상적 재연을 경험하는 환자는 빈번한 정동조절장애의 고통스러운 상태, 정신적 삶의 통합실패, 만성적인 대인관계에서의 어려움 때문에 치료를 찾게 된다. 이러한 치료적인 재연은 초기 애착외상의 과거력이 있는 심한 정신병리를 가진 사람들에게서 더 흔하다. 보고그노와 비그나-태글리앤티(Borgogno & Vigna-Taglianti, 2008)는 다음과 같이 관찰하였다.

> 정신적인 고통이…… 언어 이전의 외상에서 유래된 환자들의 경우에…… 전이는
> 환자뿐만 아니라 [치료자에게도]…… 무의식적인 방식으로 관여하는 보다 원초적
> 인 수준의 표현으로 거의 대부분 발생한다. …… 이러한 보다 원초적인 형태의 전
> 이-역전이 문제—흔히 언어적인 내용들과 별개의 것으로 나타나는—는 실제적
> 인 상호재연을 통해 [치료적인] 환경에서 발생한다(p. 314).

브롬버그(2011)는 치료자가 광범위한 인격장애에 대한 자신의 전문성을 사용하
게 해 주는 재연의 치료적인 처리과정은 흔히 분열(schizoid), 자기애성(narcissistic)
및 경계(borderline) 인격장애와 같이 '분석할 수 없는' 것으로 간주하게 만드는 임상
적인 원칙에 대해 설명하였다. 설리번(Sullivan, 1953)에 따르면 인격은 "인간의 삶을
특징지어 주는 반복적인 대인관계 상황들이 비교적 지속되는 양상"이기 때문에, 이
러한 환자들은 치료의 안팎에서 자신의 오른뇌 대인관계기능에서의 만성적인 결핍
을 나타낸다.

영아기와 유아기의 만성적인 관계외상의 결과로 인해서 이렇게 초기에 형성되
는 심한 인격장애들은 감정적인 의사소통이나 정동조절을 하는 효율적인 오른뇌
체계를 획득하지 못한다. 실제로 경계인격장애 환자들은 내적인 정동조절 기전—
감정적인 동요상태에서 자기를 위로하고 조절하는 기능을 하는 자기를 달래 주는
함입물들(introjects: 역주-다른 사람에 대한 내적 표상)—이 결핍되어 있다(Weinberg,
2000). 이들은 또한 자신 및 다른 사람들의 정신적인 상태를 고려하는 '성찰자기
(reflective self)'뿐만 아니라 감정발달 단계에서 필수적으로 획득해야 하는 성취물인
정동적인 공감의 발달에 실패한다. 임상적인 상황에서 이들은 의식적인 경험의 지
속성이 중단되고 무관심, 자기감시능력의 상실, 감정둔마와 연관된 마음상태인 해
리에 자주 빠진다(Weinberg, 2000). 따라서 이러한 성격들은 자기와 다른 사람의 복
합적인 상징적 표상을 만들어 낼 수 있는 정신적인 조직화를 발달과정에서 획득하
지 못한다.

최근까지 이러한 환자들은 자기조절 구조물들의 '원초적인' 조직화 때문에 인지
적인 통찰을 사용할 수 없다고 간주되어 왔고, 따라서 '대화치료'가 되지 않는다고

여겨졌다. 이들은 또한 '힘든 환자들'로 간주되어 왔는데 치료시간에 조절되지 않은 병적 퇴행을 자주 나타내기 때문이었다. 이러한 자발적인 치료적 퇴행은 환자의 심한 정신병리가 내부에서 발생해서 표현되는 것으로 간주되었다. 나는 나의 저서들에서 병적 퇴행의 원인과 발달적인 외상이 초기의 관계외상과 연관되어 있다는 것을 보여 주는 임상적 및 연구 결과들을 제공하였다. 이러한 초기의 성장을 억제하는 사회감정적인 환경은 심한 각성의 조절장애를 유발하며 애착붕괴에 대한 상호작용적인 회복이 거의 없게 만든다.

　나는 1997년에 관계외상의 개념을 치료적인 상황에 적용하였다. 치료를 하는 동안 정동이 고조된 순간에 전이-역전이 관계 내에서의 대인관계적인 스트레스는 환자와 치료자 사이의 애착결합을 붕괴시킨다. 이러한 갑작스러운 치료동맹의 단절은 암묵-절차 기억에 저장되어 있는 초기 외상경험과 연관된 혼란스러운 상태를 인식할 수 있도록 해 준다. 나는 "이러한 변증법적인 기전은 재연이 발생하는 동안에 생기는 치료동맹의 붕괴라는 스트레스 상황에서 특히 뚜렷해진다."(Schore, 1997, p. 48)고 결론 내렸다.

　감정적인 퇴행을 하는 동안에 발생하는 만성적인 애착외상의 정신치료적인 재연은 잘못된 조율을 해 줬던 다른 사람과 상호작용했던 비조절 자기의 무의식적·부정적 내적 표상 및 강렬하고 고통스러운 정동에 대한 방어로 부호화되어 있는 애착의 불안전한(특히 붕괴형) 작동모델의 표현이다. 이러한 것들은 초기의 관계외상을 의식적으로 재경험하는 것에 대한 마지막 방어인 해리를 포함하는 정동조절 전략에 내재화되어 있는 환자 오른뇌의 자서전적 암묵-절차 기억에 저장되어 있다 (Schore, 2003b). 칼셰드(Kalsched)는 외상경험을 하는 동안에 아이에 의해 사용되는 방어적인 해리적 과정의 작동에서 "신체에 있는 정동은 그에 상응하는 마음에 있는 장면들에서 나오기 때문에 견딜 수 없는 고통스러운 의미는 차단된다."(2005, p. 174)고 설명하였다. 레인과 동료들(1997)은 나중 단계에서의 해리의 방어적인 기능에 대해 설명하였다. 아동기의 외상적 스트레스는 관심을 내적 감정적 상태에서 다른 곳으로 돌림으로써 고통스러운 정동의 자기조절을 유발한다. 오른대뇌반구는 정동조절뿐만 아니라 자신의 신체에 대한 일관된 감각, 집중, 고통처리의 과정에도 우세하다. 따라서 해리를 사용하는 오른뇌의 전략은 감정적인 신체에 기반을 둔, 고통을 차단하기 위한 궁극적인 방어를 나타낸다(Schore, 2012).

그렇기는 하지만 방어적인 해리를 성격적으로 사용하는 것은 상당한 대가가 따른다. 해리는 정동, 감각, 지각, 개념, 행동적인 정보의 통합을 붕괴하는 복합적인 정신생물학적인 과정이며, 특징적으로 자신의 내적 상태와 외적 환경에 대한 인식이 없어지게 한다(Spiegel & Cardena, 1990). 헬턴(Helton), 도라히(Dorahy)와 러셀(Russell)은 해리를 자주 경험하는 사람들이 오른대뇌반구 내에서의 활동을 조절하는 데 어려움이 있으며, 이러한 결함은 오른대뇌반구가 "집중을 유지해야 하는 과제와 부정적인 감정적 자극들이 결합되었을 때 분명하게 나타나기 때문에 잦은 해리를 경험하는 사람들에게 손상되어 있을 수 있는 오른대뇌반구의 활성화에 의존하는 경험(예: 부정적인 감정, 경험과 연관된 자기감)의 통합은 해리성(통합되지 않은) 경험의 부호화를 유발하여 나중에 침습적인 해리현상을 나타낼 수 있다."(2011, p. 700)고 보고하였다. 스피처(Spitzer)와 동료들은 "해리는 오른대뇌반구에 대한 왼대뇌반구의 기능적인 우월성과 연관되어 있을 수 있거나 오른대뇌반구에서의 통합의 결핍과 연관되어 있을 수 있다. 이것은 오른대뇌반구가 개인적인 세계의 개인적인 측면들을 형성하고, 유지하며, 처리하는 데 있어서 뚜렷한 역할을 한다는 생각과 일치한다."(2004, p. 167)고 보고하였다. 해리시키는 환자의 오른대뇌반구가 예상된 감정적 고통으로부터 주의를 돌리고 분열시키는 동안 왼대뇌반구의 기능은 '분리된 상태'에서 계속 작동할 수 있음을 주목하라. 환자의 오른뇌가 감정적인 상태와 외적 환경으로부터 관심을 다른 곳으로 돌리는 순간에 왼쪽에 치우친 언어적인 기능은 분리된 상태(오른대뇌반구의 운율을 상실한)로 계속될 수 있다. 이것은 '말 이면의 뜻'을 읽는 것의 임상적인 중요성을 강조해 준다.

실제로 임상적인 부분과 연관된 쪽치우침에 대한 수많은 연구는 이제 해리에 초점을 맞추고 있다. 엔리쿠에즈와 베르나베우(Enriquez & Bernabeu)에 따르면, "해리는 특징적으로 감정적인 처리과정에 우세한 오른대뇌반구에서의 역기능적인 변화와 연관되어 있다."(2008, pp. 272-273) 이러한 연구자들은 비록 잦은 해리를 나타내는 사람들이 왼대뇌반구의 언어적인 자극을 처리하는 능력은 유지하고 있지만, 목소리의 감정적인 어조(운율)에 대한 오른대뇌반구의 지각에 결함이 있음을 증명하였다. 이것은 환자가 해리를 경험하는 동안에 치료자의 목소리 어조를 읽을 수 없기 때문에 편안하게 해 주는 목소리를 듣지 못한다는 것을 의미한다. 엘징가(Elzinga)와 동료들(2007, p. 235)은 기능자기공명영상(fMRI)을 사용하여 해리성 환자들이 특히 왼앞이마앞겉질(left anterior prefrontal cortex, 영역 10), 뒤가쪽이마앞겉질(dorsolateral prefrontal cortex: DLPFC, 영역 9, 46), 관자겉질(parietal cortex, 영역 40)에서 더 활성화되어 있음을 보여 주었다. 이들은 왼쪽 DLPFC가 복합적인 작업을 집행하는 데 필요한 정보를 일시적으로 유지하고 조작하는 제한된 능력체계인 언어작동기억(verbal working memory)과 연관되어 있다는 점을 지적하였다. 해리 시에 왼대뇌반구의 집행적인 조절을 하는 DLPFC의 활성도가 증가됨을 주목하라.

> 해리성 환자들은 외상과 관련된 기억의 처리를 억제하는 **강력한 집행조절능력**(strong executive control capacities)으로 특징지을 수 있다. …… 그러나 이것은 개인적인 주체성과 같은 집중이 요구되는 다른 기능들을 희생하여 발생하며, 해리상태의 점수가 증가된 것과 검사 장치를 떠날 때의 해리성 환자들에 대한 임상적 관찰에 의해 알게 되는 이인증(depersonalization: 역주-자신이 낯설게 느껴지거나 자신과 분리된 느낌을 경험하는 것)과 비현실감(derealization: 역주-외부세계가 비현실적이고 이상하며 더 이상 이전의 모습과 같지 않다는 느낌을 경험하는 것)을 유발한다[예를 들면, 일부 환자는 실험자를 인식하지 못하거나 자신들이 과제를 수행하지 않았다고 (잘못) 간주한다](Elzinga et al., 2007, p. 243).

언어적인 해석이 왼쪽 DLPFC에 직접적으로 영향을 미친다는 점을 고려해 볼 때, 이러한 자료는 인지적인 재평가를 하는 치료적인 중재법이 오른뇌의 기능보다 왼쪽에 치우쳐서 발생하는 해리를 더 증가시키는 것은 아닌지 의문을 일으킨다.

브롬버그(2011)는 병적 해리의 기능이 외상에 의한 **정동조절장애가 발생하기 전에** 가능성이 있는 정동조절장애를 미리 예상하는 '조기경고체계'로 작용한다고 주장하였다. 이렇게 과도하게 통제하지만 연약한 인격들은 정동조절의 예상된 병적 퇴행에 대항하여 정동을 차단하는 해리의 방어를 사용한다. 관계적인 위협을 수동적으로 회피하는 것과 대인관계적인 새로움을 처리하는 데 있어서의 내재된 결핍은 무의식적인 수준에서 발생한다. 이러한 환자들은 특징적으로 관계적인 스트레스에 대한 낮은 문턱값(threshold: 역주-자극을 인지하는 최소한의 자극)이 있는 상태에서 강력한 오른뇌의 스트레스 반응을 자동적으로 촉발시키는데, 흔히 강력한 부정적인 정동상태를 견디는 경험을 하고, 낮은 수준의 각성상태에서 위협이나 새로운 것에 대해 방어적으로 해리시키기 때문에 대인관계적인 창의성에 대한 접근을 방해한다. 이 연약한 방어적인 구조물은 스트레스 상황에서 너무 흔히 부서지기 때문에 '병적' '악성' 퇴행의 정동적 및 대인관계적인 결핍을 재경험하게 만든다. 이러한 만성적인 조절장애적 · 대인관계적 · 신경생물학적인 기전은 외상적인 '반복강박(repetition compulsion: 역주—과거의 외상적인 경험을 무의식적으로 반복하는 것)'으로 불렸던 현상의 바탕에 있다. 그 결과로 나타나는 붕괴는 개인의 정동적인 증상을 증가시키며, 환자가 정신치료를 받도록 이끈다. 치료적인 관계 내에서 병적 퇴행과 적응적 퇴행 모두는 애착외상의 조절된 임상적 재연 내에서 발생할 수 있다.

치료적인 재연 내에서의 동시화된 상호퇴행

초기 관계외상에 대한 정신치료는 두 가지 형태를 취하는데, 단기적인 증상 감소/완화, 성장을 촉진시키는 장기적인 심층정신치료이다. 후자의 형태만이 바탕에 있는 병적 퇴행의 대인관계적인 결핍 및 정동조절장애를 유발하는 오른뇌의 역동을 변화시킬 수 있고, 직접적으로 해리성 방어를 감소시킬 수 있다. 내가 여기에서 설명하고 있는 기본적인 원칙들은 두 가지 모두의 외상치료 형태에 대한 것이다(Schore, 2012, 제5장 참조). 이러한 작업에서 임상적인 초점은 영아 애착의 외상적인 상황에 대한 명확한 복구에 있는 것이 아니라 초기의 관계적인 외상이 '성격구조'에 미치는 영향과 적응적인 오른뇌 기능의 결핍에 있다. 브롬버그는 치료에서 "초기 외상에 접근하는 것은 개인적인 관계에 대한 것이다. 이것은 과거에 환자들에게 행해졌던 것으로부터 환자를 자유롭게 하는 것이 아니라, 자기 자신 및 다른 사람들이 과거에 했던 것과 함께 살아가기 위해 했어야만 했던 것으로부터 자유롭게 해 주는 것이다."(2017, p. 32)라고 지적하였다.

미어스(Meares, 2017)는 다양한 인격장애의 발달력에서 다음과 같은 것을 관찰하였다.

자기는 외상에 의해 손상을 받고, 왜곡되며, 성장에 방해를 받는다. 관계외상의 경우는 최소한 치료자의 일차적인 관심이 될 수밖에 없다. 이러한 외상은 전략, 기법, 해석 등을 통해 접근할 수 있는 것이 아니며, 특별한 이론의 계획에 따라 좌우되는 것이 아니다. 그보다 이러한 외상은 인공적으로 부여되거나 조작되는 것이 아니라, 대화를 통한 상호작용에서 나오는 특별한 형태의 관계형성을 통해서 접근이 가능해진다(p. 138).

그는 "두 개의 오른대뇌반구들 사이의 역동적인 상호작용으로 간주될 수 있는 치료적인 대화의 한 형태"(2012, p. 315)를 말하고 있다.

미어스의 '오른뇌 대화'는 구체적으로 외상재연의 상호퇴행에서 활성화된다. 자기인식에 대항하는 환자 자신의 해리성 방어를 포함하는 초기 관계외상의 (재)처리와 연관된 이러한 치료적 대화는 언어적으로가 아니라 비언어적으로 의사소통된다. 해리는 강력하고 고통스러운 오른뇌의 자서전적 기억의 재회상을 차단하기 위한 것이기 때문에, 이러한 정동을 억제시키는 방어는 흔히 왼뇌의 인지적인 객관성과 동반된다. 이것은 비언어적인 대화에 대한 치료자의 기여가 왼뇌에서 오른뇌의 우세성으로 일시적으로 이동함으로써 환자의 해리 밑에 있는 것을 받아들일 수 있는 능력의 이동을 촉진시키게 된다.

지난 세기 초기에 외상치료의 치료적 원칙을 형성한 프로이트의 첫 제자였던 산도르 페렌치(Sandor Ferenczi, 1932)는 상호퇴행 및 치료자 상태 이동의 중요성에 대해서 이렇게 설명하였다.

환자들은 (외상적인) 사건이 실제로 발생했다고 믿지 않거나 그 사건을 완전히 믿지 않기 때문에 실제로 그 사건이 혐오감, 불안, 공포, 복수심, 애도의 감정을 유발하고 즉각적인 도움을 요구하는 종류의 사건임에도 불구하고 만약 그 사건에 대한 유일한 목격자인 치료자가 냉정하면서 감정이 없는 자세를 유지하고 환자는 지적인 태도로 말하는 것을 좋아한다면…… 한 가지의 선택사항이 있다. 자비롭고 도움이 되는 관찰자의 역할을 실제로 진지하게 받아들이는 것이다. 즉, 실제로 자신과 환자를 과거의 시기로 이동시키는 것이며(허용되지 않는 것이라며 프로이트가 나를 비난했던 방법), 그 결과 우리 자신과 환자는 잠깐 동안이라도 과거에 있었던 일이라고 생각되지 않았던 그 사건의 현실성을 믿게 된다(Ferenczi, 1932, p. 24).

그는 환자의 주관적·정동조절적·관계적 결핍에서의 변화를 촉진시키기 위해서 "외상에 대한 속뚫림(abreaction: 역주-이야기를 함으로써 외상기억과 연관된 정동을 방출시키는 것)만으로는 충분하지 않다. 다른 더 나은 결과를 유발하는 상황은 실제적으로 외상을 유발하는 사건과는 다른 것임에 틀림없다."(Ferenczi, 1932, p. 108)는 결론을 내렸다.

맥윌리엄스(McWilliams, 2018)는 적절한 치료적 상황에서 활성화되어 무의식체계에서의 새로운 학습을 유발할 수 있는 대상관계적인 감정변화 기전의 환기적인 표현을 제공하였다.

비록 분석치료자는 궁극적으로 자신의 환자에 의해 '새로운 대상'—즉, 자신의 환자에게 손상을 입혔던 사람과는 매우 다른 내적인 목소리로서의—으로 동화되기를 희망하지만, 무의식적인 가정의 안전성과 집요함 때문에 자신이 결국은 오래된 대상으로 경험될 것이라는 사실을 인정한다. 치료자는 결과적으로 고통스러웠던 초기의 경험과 연관된 강력하고 부정적인 정동을 흡수하고, 의뢰인이 과거로 이동하여 무의식적인 수준에 있는 뭔가 새로운 것을 배울 수 있도록 하기 위해 이러한 반응을 이해할 수 있도록 도와준다(p. 98).

환자는 치료단계에서 공감적인 치료자와 함께 외부의 사회적인 세상에서 했던 감정적으로 가장 중요했던 대인관계적인 경험을 공유하기 시작하고, 이러한 경험에 대한 주관적이고 조절되지 않았던 감정적인 반응들을 공유하기 시작한다. 두 사람은 진행되는 자발적이고 정신생물학적인 오른뇌 대 오른뇌의 말 이면에 있는 비언어적인 감정적 의사소통을 통해서 치료동맹을 함께 형성한다. 이러한 감정적인 의사소통에서 정신치료적 작업의 핵심적인 기전인 치료자의 기능적인 오른뇌의 감정적인 공감은 환자와의 구조적인 오른쪽에 치우친 뇌 사이 동시화에 필요한 특징이다. 이것은 환자를 위한 임상가의 '감정적인 존재' '반응적인 청취' '심리적인 접촉'이 가능하게 해 준다.

치료동맹의 다른 한편에서 환자의 오른쪽에 치우친 뇌 사이의 동시화는 무의식적인 수준에서 자신이 치료자에 의해 인식되고 있으며 '느껴지고 있음'을 알게 해 준다. 환자와 치료자는 적절하고 충분히 구조화된 치료의 초기단계에서 상호 친숙함의 암묵적인 감각을 형성하기 시작하고, 치료동맹의 긍정적인 측면을 형성하며, 경도에서 중등도의 정동을 상호주관적으로 공유하기 시작하고, 애착역동의 핵심인 상호작용적인 조절체계를 함께 만듦으로써 치료적인 변화의 가능성을 증가시킨다. 그렇기는 하지만 이 단계는 보다 복합적인 정신적 구조물과 보다 효율적인 오른뇌를 가진(조직화된 불안전애착 및 안전애착의 과거력을 가진) 환자들보다 더 시간이 걸릴 수 있음을 명심하는 것이 중요하다.

　시간이 지나면서 발달하고 강화되는 함께 만들어 낸 오른뇌 대 오른뇌의 정동적인 의사소통과 조절체계 때문에 환자의 안전 및 신뢰감은 암묵적인 수준에서 증가하기 시작하고, 이렇게 발달하는 치료적인 기전은 오른뇌 해리의 정동을 차단하는 방어를 일시적으로 중단하고, 감소시키며, 변화시킬 수 있다. 따라서 환자는 이제 보다 강렬한 부정적인 정동을 적절하게 조절하고, 정동적으로 견딜 수 있을 정도로 이동시킬 수 있게 되며, 두 사람 사이에서 상호주관적으로 겪은 경험을 치료시간에 가져올 수 있게 된다. 이러한 작업에서 창의적인 치료자의 '깊은 청취'는 환자의 경험적인 상태에 대한 공감적인 이해를 가능하게 해 준다. 결과적으로 환자가 치료자와 '초기의 결합(archaic bond)'을 형성함으로써 자신의 심리적인 발달이 멈추었던 초기단계의 재연이 촉진된다.

　『옥스퍼드 영어사전』에서는 archaic를 "초기 또는 형성되는 시기나 이에 소속된 것"이라고 정의하고 있다. 따라서 치료적인 초기의 결합은 결정적 시기의 사회감정적인 통합과 성장을 차단했던 해리성 방어와 오른뇌 외상의 의사소통을 포함하는 "둘레계통들 사이의 자발적인 대화"인 정동적인 오른뇌의 겉질−겉질밑 애착결합으로의 상호퇴행을 말한다. 환자와 치료자 사이에 점점 확장되는 감정적인 결합은 개인의 내적 경험과 정동상태의 탐색을 촉진시킨다. 나는 시간이 지나면서 특히 조절된 붕괴−회복의 상호작용 이후의 상호작용적인 조절의 축적된 효과 때문에 증가된 신뢰와 안전성이 두 사람에 의해 공명적으로 증폭된 옥시토신(oxytocin: 역주−시상하부에서 형성되고 뇌하수체에서 분비되는 것으로 정서적인 유대감, 친밀감, 신뢰감을 촉진시킨다)의 분비로 발생한다고 제안한다. 이 시상하부의 신경펩티드(neuropeptide: 역주−신경전달물질로 작용하는 작은 폴리펩티드로, 주로 몇 개에서 수십 개의 아미노산으로 구성되어 있다)는 애착 스트레스, 불안, 사회적인 접근, 친화와 같은 복합적인 사회정동적인 반응에 대한 중요한 조절물질이다(Bartz & Hollander, 2006; Meyer-Lindenberg, 2008). 실제로 옥시토신은 광범위하게 대인관계적인 동시화를 촉진시킴으로써 사회적 결합의 친사회적인 효과에 기여한다(Gebauer et al., 2014). 이렇게 강화된 결합은 환자가 자기의 두렵거나 수치스러운 측면과 연관된 해리된 또는 억압된 내적 상태를 직면할 수 있도록 해 준다. 결과적으로 정동에 대한 해리성 방어가 일시적으로 감소되기 때문에 애착외상이 보다 쉽게 활성화되고, 환자 오른뇌의 외상기억에 내재되어 있는 '주관적이고 무의식적인 위험' 상태와 '무의식적으로 강렬하거나 심지어 압도적인 정동'을 포함하는 상호재연에서 의사소통될 수 있도록 해 준다.

함께 만들어 낸 재연에서 해리방어는 환자뿐만 아니라 치료자에게서도 발생하며, 이것은 애착외상과 연관된 환자의 무의식적이고 고통스러운 감정적 의사소통을 받아들이는(또는 차단하는) 치료자의 능력을 결정해 준다. 마로다(Maroda, 2010)에 따르면 재연에서 치료자와 의뢰인 모두는 힘든 사건이 발생하기 전까지는 무엇이 서로를 자극하고 있는지를 모를 필요가 있다. 이러한 힘든 사건은 흔히 스트레스가 되는 잘못된 조율, 전이-역전이 관계에서의 불화, 치료동맹의 붕괴이기 때문에 감정적인 퇴행이 발생한다. 샌즈(Sands, 1997)는 다음과 같이 관찰하였다.

> 대부분의 공감단절(분석가의 일부 뻔한 실수의 결과가 아닐 때와 심지어 때로는 그럴 때) 역시 일부 중요한 외상적인 실패의 전이를 재경험하는 것을 나타낼 수 있다. 이런 의미에서 공감단절은 뭔가가 '깨졌다는' 신호를 주는 것이라기보다는 실제로 치료적인 관계가 충분히 경험될 수 있는 외상적인 전이를 허락해 주는 새로운 형태의 안전함에 도달했다는 것을 알려 주는 것일 수 있다(p. 662).

이러한 새로운 수준의 안전함은 확장되고 보다 효율적인 치료동맹 내에서 조절성 발판(대인관계적인 '안전망')을 함께 만들어 가고 있음을 나타낸다. 환자에게서 안전한 느낌이 생기는 것은 암묵적으로 해리성 방어를 낮추는 위험을 감수하고 자발적으로 표현되는 것이다. 따라서 두 사람이 하는 재연은 환자와 치료자 모두가 동시화된 상호퇴행이 조절되지 않은 감정적 각성의 상태로 들어가는 순간에 발생한다. 환자와 치료자 모두는 잘못된 조율을 해 주는 대상과 상호작용을 하는 조절되지 못한 자기의 내적이고 상호작용적 표상인 외상적 병적 대상관계를 재연하고 있는 것이다. 이러한 전이적인 외상에 대한 예측은 감정적으로 가까웠던 다른 사람이 환자 내에서 조절되지 않은 정신내적인 병리적 퇴행인 '악성퇴행'(Balint, 1968)을 촉발할 것이라는 암묵적인 강렬한 두려움을 구체적으로 설명해 준다. 칸(Khan, 1972)은 굴복의 두려움을 '도리 없는 의존(resourceless dependence)'이라고 표현하였다.

위니컷(Winnicott, 1974)은 고전적인 발달정신분석 저서에서 이미 초기발달과정에서 발생했던 환자의 '단절의 두려움(fear of breakdown)'에 대한 작업을 논의하였다. 그러나 위니컷은 또한 퇴행이 적응적이고, 잠재적으로는 교정감정경험이 될 수 있는 것으로 간주하였다. 적응적 퇴행에서 되돌아가는 것은 위험할 수도 있지만 "새롭고 독창적인 생각은 위험 없이는 탄생되지 않는다."(2002, p. 40)고 한 나포의 경고를 상기해 보라. 환자는 이렇게 '충분히 안전한' 상황에서 애착외상의 자서전적 기억을 공감적인 치료자와 의사소통하고, 치료자는 환자의 고통스러운 정동에 대한 암묵적이고 상호작용적인 정동조절자로 활동하는 하나의 새로운 대상관계를 제공함으로써 잠재적으로 새로운 교정감정경험을 제공해 준다.

이러한 정동이 실린 외상적으로 압도하는 초기 기억들은 '기억되거나 잊히는 것이 아니라' '감정적인 퇴행을 통해서 특정한 유아적 형태의 관계로' 재연되는 것이라는 크리스털(2002)의 설명을 회상해 보라. 니젠후이스, 반더린덴과 스핀호벤(Nijenhuis, Vanderlinden, & Spinhoven, 1998)은 외상학 문헌에서 다음과 같이 말하였다.

> 영아에게서 나타나는 스트레스 반응은 미성숙한 뇌가 위협적인 자극을 처리하고 적절한 반응을 만들어 내는 과정에서 나타나는 것인 반면, 영아적인 반응을 나타내는 성인이 성숙한 뇌를 가지고 있다면 성인의 반응양상을 나타낼 수 있다. 그러나 성인의 뇌가 심한 스트레스를 직면했을 때 영아적인 상태로 퇴행할 수 있다는 증거가 있다(p. 253).

뢰발트(Loewald, 1960)는 초기 정신분석 저서에서 퇴행의 촉진과 사용에 의해 발생한 치료의 움직임을 주목했으며, 치료자는 환자의 퇴행 경험을 인정해 줌으로써 환자가 퇴행과 함께 혼자 남겨지지 않도록 해야 한다고 주장하였다. 이것은 상호퇴행에 대한 치료자의 공동참여를 명확하게 암시하는 것이었다. 레빈(Levine, 2010)은 보다 최근의 외상학 문헌에서 다음과 같이 경고하였다.

치료자가 의뢰인의 감각과 감정으로부터 스스로를 보호해야겠다는 것을 인지했을 때, 치료자는 의뢰인이 치료적으로 이러한 감각과 감정을 경험하는 것을 무의식적으로 차단한다. 의뢰인의 고통으로부터 스스로 거리를 둠으로써 우리는 의뢰인이 힘들어하고 있는 두려움으로부터 거리를 둔다. 자기를 보호하는 자세를 취하는 것은 우리의 의뢰인을 갑자기 버리는 것이다. 우리는 동시에 의뢰인이 이차적인 또는 간접적인 외상 및 정신적인 피로에 노출될 가능성을 증가시키게 된다(p. 41).

이러한 기법은 또한 치료자로 인한 환자의 해리성 방어를 강화시킨다. 실제로 이러한 역전이적 반응은 어린 시절의 무시(neglect)와 유사하다.

따라서 자발적으로 함께 만든 해리된 애착외상의 재연으로 인한 최상의 치료적인 결과는 분석적인 왼대뇌반구의 표면적인 마음에서 '강렬한 감정'에 특화된 오른대뇌반구의 보다 깊은 수준의 마음으로 이동하는 치료자의 창의적인 능력에 달려 있다. 치료자는 이러한 '정동이 고조된 순간'에 자신의 오른뇌로의 창의적인 적응적 퇴행을 시작할 수 있으며, 환자의 일차과정 의사소통을 지각적으로 수용하고, 환자의 강렬한 무의식적인 정동을 조절하기 위해 환자의 혼란스럽고 조절되지 않은 상태와 동시화할 수 있게 된다. 공유된 의사소통을 하는 치료적인 상황에서 두 사람은 오른뇌 대 오른뇌의 대인관계적인 뇌 사이 동시화를 할 수 있을까? 바꿔 말하면, 치료자가 '상태공유'의 체계를 암묵적으로 유지하고 정신생물학적으로 환자에게 연결되어 있으면서 공유 및 조절되지 않은 정동적인 상태를 상호작용적으로 조절할 수 있을까? 두 사람 모두 '오른쪽에 있는 상태를 유지할 수' 있을까? (임상적인 예는 나의 2012년 책의 176-177쪽에 있는 샌즈의 창의적인 무의식적 의사소통을 보라.)

가장 기본적인 수준에서 암묵적인 변화기전은 의식적 또는 무의식적인 정동경험이 공감적인 다른 사람에게 의사소통되는 것을 반드시 포함하고 있어야 한다. 지노트(Ginot, 2009)는 재연의 상호퇴행과 작업을 하는 필수적인 임상적 원칙을 제공하였다.

이러한 상호작용은 해리된 고통스럽고 분노하는 방어적인 자기상태들이 표현될 기회를 주기 때문에 재연에서의 공감적인 측면은 환자의 어려움에 대해 공감을 경험하는 (치료자의) 능력에 달려 있지 않다. 공감적인 요소는 말로 표현되지 않지만 무의식적으로 전달되는 것에 공명하는 (치료자의) 능력과 준비된 상태에서 발견된다(p. 300).

흔히 이 고통스러운 자기상태는 환자의 무의식적인 수치심(shame)을 나타낸다. 도라히와 동료들(2017)은 학술지『행동연구와 치료(Behaviour Research and Therapy)』에서 이러한 방어적인 상태의 문제에 대해 다음과 같이 결론을 내렸다.

> 가장 고통스럽고 사회적으로 약화시키며 무시되는 정동적인 경험은 사회적인 자기에게 위협의 신호를 보내는 수치심이다. 수치심은 무가치하고 열등하다는 생각을 동반하는 몹시 고통스러운 정신생리적인 정동 및 즉각적으로 숨고 싶은 욕구, 자기에게 미치는 영향을 줄이기 위해서 그 느낌을 숨기거나 변형시키는 것(예: 분노로)으로 나타나며…… 해리현상은 심리적인 거리를 만들어 냄으로써 고통스러운 느낌이 주는 감정적인 영향을 감소시키는 정동조절의 역할을 할 수 있다(p. 76).

수치심은 '숨겨질 수 있음'을 주목하라. 즉, 수치심은 존재해도 의식으로부터 방어적으로 차단될 수 있다. 그러나 수치심은 또한 잘 알려져 있는 '수치심-분노(shame-rage)'(자기애성 인격장애에서 뚜렷한) 상태인 분노(anger)로 변형될 수 있다. 실제로 수치심은 분노와 연관되어 있다고 오래전부터 알려져 있었다(Tangney et al., 1992). 그러나 어떤 신경생물학적 기전이 수동적인 개인내적 상태에서 능동적인 대인관계적 상태로 이동하게 만드는 것일까? 부교감신경계가 우세한 수치심체계에 영향을 미치는 주요한 신경생리학적 요소는 공격성 동기체계의 감정적인 출력(분노)을 포함하는 다른 교감신경계가 우세한 감정과 짝을 이루는 능력이다.

바꿔 말하면, 수치심의 자기상태에서 공격성은 안쪽으로 방향을 돌려 자기에게 향하거나(정신병리의 내재화[internalizing]) 또는 바깥쪽으로 방향을 돌려 '다른 사람을 공격하는' 수치심 방어로 나타날 수 있다(정신병리의 외부화[externalizing]). 도라히는 "과거에는 표현되었던 적이 없었고 결과적으로 자기에게로 향했던 수치심에 대한 공격적인 반응이 원래의 원인적인(수치심을 줬던) 인물을 향한 분노반응이 시작되었음을 나타내는 것일 수도 있다."(2017, p. 386)라는 것을 관찰하였다. 특히 관계에서의 굴욕감을 경험했던 과거력이 있는 경우에 무의식적인 비언어적 수치심의 역동과 무의식적인 언어적 '수치심-분노'의 역동 모두는 스트레스가 되는 치료적인 전이-역전이('나쁜 자기[bad self]') 역동에서 나타날 것이며, 잠재적으로는 치료자에게서 역전이적인 '다른 사람을 공격하는' 방어를 촉발시킬 수 있다(1994년 위니컷의 '역전이에서의 미움'). 따라서 (환자와 자신 모두에서) 무의식적인 수치심을 발견하고 압도적인 부정적 정동에 대한 환자의 의사소통을 해리시키지 않는 치료자의 능력이 핵심이다(수치심의 역동에 대해서는 Schore, 2012, pp. 97-93 참조).

이러한 외상적인 감정적 퇴행에서 창의적인 치료자는 환자의 조절장애와 공감적 공명 및 대인관계적인 오른뇌의 동시화를 유지할 수 있다. 이러한 순간에 감정적으로 연결되어 있는 치료자는 오른쪽(편도성) 둘레계통에 머무를 수 있으며, 방어적으로 왼쪽으로 이동하지 않는다. 스페자노(Spezzano, 1993)는 이러한 치료적인 상황을 다음과 같이 설명하였다.

> [치료자는]…… 환자의 무의식적인 정동적 의사소통을 저항(resistance: 역주-환자가 다양한 방식으로 변화를 유발하는 치료과정을 방해하고 거부하는 것)으로 해석하거나 무시나 재연을 통해 오랫동안 차단하기보다는 자신에게 유지하는 것—특히 환자가 투사하고 재연하게 되는 혼합된 힘든 정동을 유지하고 이러한 정동을 확인하고, 생각하며, 이러한 정동을 기반으로 뭔가 유용한 말을 해 줄 수 있게 될 때까지 충분히 유지한다—에만 자신의 능력을 사용한다(p. 212).

재연에서 나타나는 치료적인 상호퇴행의 두 가지 근원은 치료적인 관계 밖에서 나오는 조절되지 않은 강렬한 부정적인 감정경험을 유지하기 위해 환자와 치료자 모두의 해리성 방어에 대한 무의식적인 협력이다. 따라서 재연의 해결에는 각자가 정동을 차단하는 방어를 감소시킴과 동시에 두 사람 모두가 오른뇌의 취약성과 수치심을 노출시키는 것이 포함된다. 레이크가 "합리적인 의식이 일차과정에게 양보를 할 때, 이것은 '땅'이 '사라지는 것'과 같은 위협으로 느껴질 수 있다"고 관찰했음을 상기해 보라. 브롬버그(2017)는 스트레스가 많은 붕괴와 회복의 상호재연에서 자신의 왼대뇌반구의 방어 및 한계를 인식하게 되었을 때의 자신의 주관성을 설명했으며, 방어를 '포기하고' 이러한 자신의 상황을 환자와 공유하였다.

나는 머리가 빙빙 도는 것을 느꼈다. 나는 내 방어를 느낄 수 있었고 이러한 방어를 나 스스로에게 (그리고 환자에게) 숨기고 싶었기 때문에 마음속에 들어오는 모든 것을 버렸다. …… [자기의식적인 수치심]. 무엇을 해야 하는가! 내가 사용할 수 있는 자원이 다 떨어진 것이 분명했다. 더 좋게 '작동할' 그 어떤 것도 남아 있지 않았다. 문제는 나였지 나의 생각이 아니었다. 그래서 나는 찾는 것을 중단했다. 이상하게도 포기하는 것이 그렇게 나쁘다는 느낌이 들지 않았다. 그리고 심지어 더 이상하게도 그때는 예전에는 느끼지 못했던 선택사항을 느낄 수 있었다. 나의 마음속에서 일어났던 나의 경험을 나눌 수 있겠구나. 나는 그것이 어딘가로 우리를 이끌 수 있기 때문이 아니라 단지 환자가 그것을 알기를 원했기 때문에 공유할 수 있었다. 그리고 나는 그렇게 했다. 나는 내가 '정리한 것들'을 공유하였고, 또한 내가 정리한 것들—나의 개인적인 인식—에 대한 나의 느낌도 공유하였다(p. 30).

브롬버그는 '환자와 있을 수 있는 방법을 찾기' 위해 할 수 있는 생각들이 다 떨어졌기 때문에 찾는 것을 포기했다고 회상하였다.

신경생물학과 정신분석은 이러한 과정에 통찰을 제공해 줄 수 있다. 헤일먼(Heilman), 네이도(Nadeau), 비버스도프(Beversdorf)는 "예전에는 해결되지 않았던 문제를 해결할 수 있는 가능한 방법은 그 문제를 예전에 사용했던 것과 반대쪽의 대뇌반구에 의해 중재되는 '새로운 관점'으로 보고…… 다른 형태의 지식 및 다른 인지적인 전략을 사용하는 것이다."(2003, p. 374)라고 주장하였다. 바꿔 말하면, 이러한 결정적인 순간에 뭔가 새로운 것을 처리하기 위해서는 우세성의 이동 및 다른 대뇌반구에 대한 접근이 필요하다는 것이다. '진정한' 자기노출을 향한 치료자의 창의적인 왼뇌에서 오른뇌로의 지형학적인 이동은 리히텐베르크(Lichtenberg)에 의해 '잘 훈련된 자발적 개입(disciplined spontaneous engagement)'이라고 표현되었다. "'자발적'이란 말은 억압하지 않은 감정고조의 결과로 발생하는 (치료자의) 예상하지 못했던 말, 몸짓, 얼굴표정, 행동을 말한다. 이러한 의사소통은 계획되거나 편집된 것이라기보다는 순간적으로 나타나는 것으로 보인다. (치료자는) 환자만큼 놀랄 수도 있다."(2001, p. 445) 레이크(1948)는 무의식적인 내용이 의식화될 때 '놀라는 것'(퇴행에서 '아하!' 하고 영감적인 깨달음을 얻는 순간)으로 나타난다고 주장하였다. 브롬버그(2006)는 재연에서 '안전한 놀람(safe surprise)'의 중요한 역할을 강조하였다.

자발적으로 함께 조절되는 얼굴을 마주 보는 재연의 과정에서 치료자의 창의성은 환자의 수용적인 오른뇌에 의해 즉각적으로 인식되는 진정한 오른뇌 대 오른뇌의 새로운 대인관계적인 의사소통으로 표현되기 때문에 '안전한 환경'에 기여한다. 창의성과 개방성은 (감정과 마찬가지로) 왼쪽 얼굴에서 표현되기 때문에(Lindell, 2010) 환자는 치료자의 왼쪽 얼굴(그리고 치료자의 목소리 운율이 있는 음악적인 감정적 측면)에서 나타나는 진정성(하나의 '인간적인' 반응)을 암묵적으로 읽게 된다. 그 이후에는 환자의 즉각적인 오른뇌 상태가 암묵적인 위험에서 암묵적인 안전으로 이동하는 것 또한 환자의 왼쪽 얼굴에서 표현된다(오른뇌 사이의 동시화). 이러한 동시화는 치료동맹을 맺고 있는 두 사람 모두에게서 즉흥적으로 일어나는 일들의 기반이 된다. 원(Wan)과 동료들(2014)은 '기법'의 '기계적인' 표현에서 '보다 감정적으로 풍부한 방식'으로 이동하는 '순간적이고 창의적인 행동'인 즉흥적인 음악에서의 '자유로운' 방식을 관찰하였다.

칼 로저스(1958)는 고전적인 정신치료 저서에서 정신치료적인 변화에서의 주요한 치료적 요소로 치료자의 감정적인 일치의 중요성을 강조하였다.

개인적인 변화는 정신치료자가 자신이 있는 그대로 존재할 때, 의뢰인과의 관계에서 순수하고 허울이 없으며 자신의 안에서 흘러가고 있는 그 순간의 느낌과 태도에 개방적일 때 촉진된다는 것이 발견되었다. 우리는 이러한 상태를 설명하기 위해 '일치(congruence)'라는 용어를 만들었다. 이러한 일치를 통해서 치료자가 경험하고 있는 느낌을 의뢰인이 사용할 수 있으며, 인식할 수 있고, 이러한 느낌을 살려낼 수 있으며, 만약 적절하다면 의사소통을 할 수 있다. 치료자가 자신의 내부에서 발생하는 것들을 수용적으로 들을 수 있게 될수록 두려움 없이 자신의 느낌의 복합성과 더 높은 수준의 일치를 사용할 수 있게 된다(p. 61).

레벤슨(Levenson, 1974)은 이러한 공유된 치료적인 장면의 감정적 측면을 설명하였다.

진정한 치료는 혼란을 받아들이고, 계획대로 진행하며, 계획이 실패하고, 되먹임에 귀를 기울이며, 상호 간의 경험에서 나오는 상호작용의 양상을 설명하는 것을 통해 시작한다. 강렬한 개인적인 헌신을 나타내는 친근감은 가장 혼란스럽거나 불쾌한 순간에 나타날 수 있고, 치료자는 모든 실제적인 치료에서 자신의 주체성이 위태로워질 수 있다. 이것은 진정한 관계를 위한 충분한 기초가 된다 (pp. 368-369).

캔트로위츠(Kantrowitz)는 치료동맹을 맺고 있는 두 사람 모두가 참여에 대한 저항을 극복할 수 있을 때 강렬한 정동참여가 발생한다는 것을 관찰하였다. "환자와 [치료자가] 정동적으로 참여할 때, 환자가 분석가의 기본적인 자비로움을 믿게 되었을 때, 이러한 상황에서 환자가 방어를 약화시키기에 충분히 안전하다고 느낄 때, 정신내적인 조직화의 수정이 가능해진다."(1999, p. 69) 이러한 강렬한 감정적 참여는 해리성의 정동을 억제시키는 방어를 서로가 벗어나는 것이 동반된다. 화이트헤드(Whitehead, 2006)는 상호재연에서 무의식적인 정동을 함께 처리하는 과정에서의 필수적인 치료적 원칙을 강조하였다.

환자들과 치료적인 접촉을 할 때마다 우리는 우리 스스로와 의뢰인에게 있는 생명력을 이용하는 심오한 과정에 참여하고 있다. …… 두 사람이 상호주관적으로 공유를 할 때 감정은 그 강도가 깊어지고 지속시간이 길어진다. 이것은 깊은 접촉을 하는 순간에 발생한다(p. 624).

상호작용적으로 조절된 상호퇴행은 이러한 깊은 접촉을 함께 만들어 낸다. 이러한 방식으로 압도적인 사건들은 당사자가 일단 그 사건들을 표현하고 그 사건들에 대한 감정적인 반응들을 의사소통할 수 있게 되면 덜 외상적인 것이 된다.

창의적인 자발적 재연에서 상호퇴행의 상호주관적인 상황은 자기를 드러내는 오른뇌의 암묵적이고 정동적인 의사소통뿐만 아니라 애착역동의 핵심인 오른뇌의 조절되지 않은 강렬한 정동적 각성상태의 상호작용적 조절도 제공한다. 따라서 견딜 수 없었고 공유할 수 없었던 과거에 해리된 무의식적이고 압도적이었던 고통스러운 정동은 이제 두 사람 모두에 의해 의식적으로 경험되고 공유될 수 있으며, 상호작용적으로 조절되고 관계적으로 회복됨으로써 견딜 수 있는 것이 된다. 브롬버그

(2011)는 다음과 같이 설명하였다.

> 재연을 치료적으로 사용하는 것의 핵심은 정동상태를 조절하는 데 있어서의 능숙함을 증가시키는 것이다. 능숙함을 증가시키는 데에는 [치료적인] 관계—단순히 과거가 반복되는 것이 아니라 초기 외상의 고통스러운 외상을 다시 체험할 수 있도록 해 주는 관계—가 위험과 안전을 동시에 지지하는 장소가 될 필요가 있다…… [치료자는] 환자의 정동적인 상태에 대한 자신의 지속적인 관심 및 체험의 불가피하게 고통스러운 과정의 가치에 대해 자신이 전념하고 있음을 의사소통한다(pp. 16-17).

이러한 임상적인 모델은 내가 "자발적인 재연은 투사된 부정적인 상태를 치료자가 왜곡하고 상호작용에 의해 발생한 조절장애와 방어의 강화를 통해 병적인 대상관계를 맹목적으로 반복하는 것 또는 투사된 부정적인 상태에 대한 치료자의 자동조절 및 상호작용적인 회복에 함께 참여하는 것을 통해 새로운 관계적인 경험을 창의적으로 제공하는 것일 수 있다."(Schore, 2012)고 주장했던 나의 조절이론과 같은 것이다. 치료자가 유발한 조절되지 않는 병적 퇴행이나 조절된 적응적 퇴행에 대해 언급한 점에 주목하라.

적응적인 상호퇴행의 무의식적인 정신역동

초기 관계외상의 핵심적인 정신병리 기전은 발달적 애착관계에서의 고통스러운 붕괴의 빈도, 기간, 정도뿐만 아니라 양육자와의 관계적인 회복의 결핍이다. 작동모델에 내재되어 있는 것은 침습적인/방치하는 다른 사람이 새로 나타나는 자신을 조절해 주지 않고 잘못 조절해 줄 것이라는 암묵적인 예상이다. 만약 스트레스가 되고 서로가 조절을 해 주지 못하는 치료동맹의 붕괴는 퇴행적인 재연의 일차적인 요인이 되며, 환자와 치료자 사이의 오른뇌의 감정적인 결합의 상호적인 회복은 상호재연 및 치료의 진행에서 회복시켜 주는 중심적인 기전이 된다. 치료적인 관계에서 옥시토신의 증폭과 코르티솔(cortisol: 역주-스트레스에 반응해서 부신겉질에서 분비되는 호르몬으로 신체에 필요한 에너지를 공급해 주는 역할을 한다)의 감소를 유발하는 상호작용적으로 조절된 상호재연 내에서의 관계적인 붕괴와 회복기전은 방어를 변화시킬 수 있으며, 치료동맹을 맺고 있는 두 사람 모두에게 차단된 정동과 동기가 의식화될 수 있도록 해 주기 때문에, 두 사람은 스트레스가 되었던 관계의 상호회복을 새롭고 창의적인 방식으로 해낼 수 있게 된다. 재연에 내재되어 있는 상호퇴행의 회복은 인지적인 통찰이 아니라 정동이 실린 교정감정경험이며 상호주관적인 협상이다. 따라서 자발적인 상호재연 내에서의 창의적인 적응적 퇴행은 암묵적인 치료적 변화기전에 대한 최적의 상호주관적인 상황을 나타낸다.

재연 내에서의 상호주관적인 대화에 대해 중요한 기여를 했던 라이온스-루스(Lyons-Ruth, 1999)는 재연이 예전에는 인식되거나 말로 표현되지 않았던 환자의 무의식적인 동기와 의미에 대한 통로를 획득하는 중요한 기회를 나타낸다고 하였다. 이러한 치료적인 작업은 "항상 과거의 것을 재작업하는 동시에 새로운 것을 창조하는 것이 포함된다."(p. 608) 치료는 '서서히 증가하는 진행'뿐만 아니라 '암묵적인 절차적 무의식'의 재조직화를 포함하는 '새로운 형태의 조직화가 갑자기 나타나는 것' 모두를 포함한다. 그녀는 특이하게도 서서히 나타나는 진행을 다음과 같이 설명하였다.

상호주관적인 영역의 조직화와 복합성을 증가시키고…… 서서히 창의적이고 새로운 암묵적인 관계적 과정을 만들어 내는 환자와 분석가 사이의 오랜 기간 동안의 상호주관적인 만남은…… 경쟁하고 안정화되는 정신적·행동적 구조물을 만들어 낸다. 자기조직화 체계의 관점에서 봤을 때, 경쟁하는 조직화가 점차적으로 발생하면서 장애와 내적인 변화에 대한 창의적이고 주관적인 감각이 증가하는 것과 함께 오래된 (자기조절의) 조직화는 불안정화된다. 그러나 일단 이러한 불안정성과 변화가 달성되면 인지의 재조직화 역시 교정감정경험이라는 용어로 설명될 수 있는 분석가와의 감정적으로 중요한 상호작용을 통해서 또는 재연이 발생하는 동안에 분석가가 자신의 역할을 다소 벗어나게 되었을 때 두 사람 사이에 발생하는 강력한 상호작용을 통해서 발생할 수 있다(p. 609).

그녀는 새롭게 나타나는 이러한 암묵적이고 관계적인 과정은 단순히 무의식적인 동기나 암묵적인 과정을 말로 표현하는 것에 대한 것이 아니라 '다른 사람들과 함께 존재하는' 새로운 형태의 조직화에 대한 것이라고 언급하였다.

　나는 여기서 앞에서 설명한 임상적인 원칙들을 보여 주는 증례 하나를 제시하려고 한다. 다음에 있는 것은 조절되지 않은 공격성 및 외부화된 정신병리와 연관되어 있고, 해리된 자기상태의 상호적으로 과다 각성된 재연에 대한 극적인 증례이다. 나는 독자들에게 다른 상호퇴행은 초기의 우울역동 및 내재화된 정신병리에서처럼 초기의 강렬하고 고통스러운 관계상실의 상호적인 과다 각성된 재연과 연관되어 있는 다른 형태의 해리된 자기상태를 통해서 표현된다는 점을 다시 한번 말해 둔다(Schore, 2012). 그렇기는 하지만 애착외상의 모든 적응적인 재연에서 상호퇴행은 환자와 치료자 모두에서의 동시화된 방어적 억제의 해소에 의해 촉발되며, 강력하고도 조절되지 않은 해리된 정동을 의식화되도록 촉진시키고, '높은 차원이 없어지고' '동시에 낮은 차원의 표현 또는 풀어 줌'을 유발하는 잭슨의 상호적인 '해체(dissolution: 역주−새롭게 생긴 기능이 역할을 하지 못할 때 그 전 단계의 오래된 기능이 역할을 넘겨받는 것)'를 유발한다. 따라서 이러한 치료적인 작용의 필수적 기능은 환자 및 치료자 방어체계의 동시화된 신경형성력이다. 이러한 고조된 정동의 순간에 대해서 당신의 임상적인 마음으로 이야기를 듣고, 상호주관적인 상호작용을 시각화하며, 목소리의 감정적인 어조를 청취하고, 신체에 기반을 둔 정동을 느껴 보라.

　이 임상 증례는 융 학파 정신분석가인 도널드 칼셰드(Donald Kalsched, 2015, pp. 487-489)가 보고한 것이다. 대부분의 재연 및 라이언−루스의 모델과 마찬가지로 이 치료시간은 치료가 시작된 지 몇 년이 지난 후 친숙한 치료동맹이 형성된 이후에 이루어진 것이다. 키가 188cm이고 몸무게가 100kg인 이 남자 환자는 효과적인 치료에도 불구하고 운전 중에 분노가 치미는 증상(road rage)을 계속 보고하였다. 환자는 어린 시절의 외상으로 인한 굴욕감, 수치심, 무력감으로 인해 고통을 받고 있었기 때문에 어떠한 좌절도 자신의 견딜 수 없는 취약성을 숨기기 위한 방어로 폭군적인 분노를 촉발시켰다. 칼셰드(2015)는 '원초적으로 방어하는' 환자 치료의 힘든 위기상황에서 발생한 자발적인 상호퇴행과 감정퇴행에 대한 치료의 훈습(working through: 역주−환자가 자신의 증상이나 문제점을 자각하고 통찰하도록 만들기 위해 스스로 저항을 극복하고 이해하도록 반복적으로 체험시키는 과정)단계와 연관된 치료시간을 보고하였다.

마이크는 진료실에 들어와서 그가 실제로 자신보다 절반 정도의 크기인 사람에게 실제로 상처를 입혔던 또 다른 운전 중의 분노에 대해 거만하게(그리고 어색한 미소와 함께) 고백하였다. 그는 또다시 완전히 흥분했고, 나는 그에게서 후회하는 모습을 발견할 수 없었다. 그에게는 죄책감이나 후회가 없었고 이러한 중독적인 폭력으로 인한 과다각성 상태만 보였다. 그는 내가 불편해한다는 것을 느끼고 자신의 아내에 대한 조금은 '급한' 문제로 화제를 바꾸었다. 나는 속으로 화가 난 채로 앉아 있었고, 오래되고 익숙했던 참지 못하는 분노에 대한 그의 이야기를 들으려고 노력하고 있었다. 그가 정신병질자(psychopath)였다는 생각—그는 단순히 정신치료를 받기에는 너무 많이 손상되어 있다는 생각 등등—이 마음속에 떠올랐다. 나는 마음을 가다듬고 그는 우리가 이야기해야 할 가장 중요한 것을 피하고 있다고 제안하면서 느낌이 어땠는지 물어보았다. 그는 흥분하면서 "무엇에 대한 느낌이요?"라고 말했다. 그때 뭔가가 내 안에서 무너지면서 나는 내 마음—최소한 나의 분석적인 마음—을 잃어버렸다. 나는 내 마음속의 어떤 먼 곳에서 올라온 이야기를 하게 되었다(내가 표현한 말에 상처를 받을 수도 있는 여러분에게 사과한다). "이봐요, 당신은 당신의 일시적으로 높아지는 그 지랄 같은 분노 때문에 당신의 삶에서 당신이 만들어 놓은 모든 것—당신의 직업, 당신의 가족, 당신의 아내 및 아이들과의 관계, 나와의 관계, 당신 마음속에 있는 작은 소년과의 새로운 우정—을 위협하고 있어요. 당신은 받은 만큼 갚아 주거나 일종의 병적인 정의를 실행하고 있다고 생각하겠지만, 사실 당신은 단순히 두 살 아이처럼 행동하고 있어요. 당신은 감정을 조절하지 못해요! 그게 당신 문제예요. 당신은 참지를 못해요! 당신은 언제쯤 감정을 참는 법을 배울 건가요?"

[침묵]

그는 "빌어먹을!"이라고 말하면서 씩씩대며 고개를 돌렸다. "나 여기에서 나갈 거야!" 그는 의자에서 일어나 문을 쾅 닫고는 대기실 반대편에 있는 화장실로 들어가 문을 잠갔다. (다행히 대기실에는 다른 환자들이 없었다.) 나는 잠깐 동안 침묵하며 앉아 있다가 그를 따라가서 잠긴 화장실 문 앞에 서서 말했다. "마이크 씨, 정말 정말 죄송합니다. 제가 당신에게 감정을 폭발해서는 안 되는 거였어요. 그건 당신이 고속도로에서 그랬던 것보다 더 나을 게 없어요! 우리의 관계가 단절되지 않았으면 합니다. 제가 안으로 들어가서 이 문제를 함께 해결할 수 있도록 해 주세요. 우리는 해야 할 것들이 많아요. 중요한 문제들이 많이 남아 있어요."

나는 문의 잠금장치가 안쪽에서 열리는 소리를 들었다. 나는 안으로 들어갔다. 그는 화장실 변기 덮개 위에 앉아 있었고 손으로 머리를 감싸고 있었다. 나는 욕조에 앉아서 그의 어깨에 내 손을 얹었다. 몇 분이 지난 후에 우리 모두는 결국 몸을 일으킬 수 있었다. 그때 나는 마이크의 눈에서 눈물이 흐르는 것을 보게 되었다. 나는 그가 무슨 말을 하기를 기다렸지만 그는 아무 말도 하지 않았다. 나는 "지금 기분이 어떠세요?"라고 물어보았다. 그는 나를 쳐다보았고 내 눈에서도 눈물이 흐르고 있는 것을 보았다. 그는 "잘 모르겠어요. 내 생각에 내 아버지에 대해서…… 슬퍼하고 있는 것 같아요."라고 말했다. 그 후에 마이크는 실제로 흐느껴 울기 시작했다. "아무도 나를 돌봐 주지 않았어요! 나는 혼자서 스스로를 돌봐야 했어요. 내가 말썽을 피울 때 항상 도움을 요청했지만, 누구도 도와주지 않았어요. 내가 18세가 되기 전에 여섯 번의 범죄를 저질렀지만 나의 아버지는 단 한 번도 그것에 대해 이야기하지 않았어요! 그들이 했던 모든 것은 나를 나쁘게 만든 것이었어요. 당신은 나를 나쁜 사람으로 만들지 않아요."

"당신은 나를 나쁜 사람으로 만들지 않아요." 나는 갑자기 나의 가슴 안쪽에서 거대한 안도감과 감사하는 마음이 솟구쳐 오름을 느낄 수 있었다. 그것은 내가 실제로 나의 마음 속에서 '그를 나쁜 사람으로 만들었고' 그 부분에 대해서 끔찍함을 느끼고 있었기 때문에 느껴졌던 안도감이었다. 나는 잠깐 동안 그를 정말로 미워했고, 그것은 그를 파괴시키지 않았다. 그리고 그것은 우리를 파괴하지 않았다. 사랑과 미움, 좋음과 나쁨이 우리 각자에게 이 순간 함께 존재했지만 사랑이 더 강했기 때문에 우리의 관계는 유지되고 더 깊어졌다. 마이크는 내 손을 잡았고 우리는 아름다운 이 순간에 서로를 바라보았다. 그것은 마치 길레아드 발삼나무(Balm of Gilead: 역주—성경에 나오는 치유의 나무) 같았다. 치유와 화해가 우리 모두에게 쏟아졌다. 외상이 반복되었고 행동화(acting out: 역주—개인이 자신의 기억이나 갈등을 말보다는 행동을 통해 표현하는 것)되었지만 치료시간에 회복되었다. 그 어린 소년과 흉악한 보호자(우리 두 사람 모두의 내면에 있었던)가 함께 존재했고 서로를 알아 가게 되었다.

칼셰드의 창의적인 붕괴와 회복에 주목하라(동시화된 상호퇴행, 상태의 조화, 진정한 자기노출, 상호작용적인 조절). 재연 전에 그는 "폭발적인 분노는 그가 아동기에 경험했던 수치심과 굴욕감에 대한 방어였다는 점을 알고 있었기 때문에…… 나는 이러한 두 개의 해리된 자아상태가 합쳐질 수 있게 도와주려고 반복적으로 시도하였다."고 언급하였다. 그러나 이러한 접근법은 효과가 없었다. 이와는 대조적으로 상호퇴행 및 두 사람이 한 재연에서의 상호작용적인 회복을 통해서 의식적인 공격성의 바탕에 있었던 해리된 역동인 견딜 수 없고 무기력했던 '내가 아닌(not-me)' 상태가 의식의 표면으로 떠올랐고, 가치를 인정해 주는 다른 사람에게 의사소통되었다(높은 차원의 방어가 사라지고 낮은 차원의 방어가 드러나는).

칼셰드는 이 증례에서 환자에게 있어서 아버지와 공유되지 못했던 굴욕감, 수치심, 무기력감과 같은 감정의 관계외상은 기억하기에 너무나도 고통스러운 것이었기 때문에 치료적인 관계에서 반복되고 재연되었다고 제안하였다. 나는 양쪽 부모 모두와의 관계외상 측면에서 수치심의 근원이 출생 후 2~3년 이내에 모성적 수치심과 부성적 굴욕감에 의해 발생한다고 제안하지만, 무기력감의 근원은 더 빠른 출생 후 1년 이내에 무시하는 불안전하고 붕괴된 엄마에게 있다고 제안한다. 비록 칼셰드는 출생 첫해에 대한 과거력을 제공하지는 않았지만, 유아 시절 매우 조절되지 않은 상태에 있었을 때 엄마와 아빠가 고아원으로 운전해서 가면서 그를 버리겠다고 위협했던 환자의 기억을 설명하였다. 그러한 상황에서 그는 수치심을 느끼고 크게 상심하여 성냄(temper tantrum) 행동을 보였을 것이고, 숨을 쉴 수 없을 정도로 소리를 지른 후에 무서워하며 감각이 마비되었을 것이다(해리).

수치심의 재연이 있기 전의 상호해리에서 치료자는 환자에 대한 자신의 해리된 미움(무기력감)과 경멸을 의식적으로 견뎌 내지 못했으며, 이것은 퇴행의 창의적이고 자발적이면서도 진정한 자기노출로 나타났다. 칼셰드는 "다행스럽게도 나는 나의 미움을 오래 해리시키지 않았다. 일단 재연이 되고 나서 나는 그것을 소유할 수 있었고, 이것은 내가 사과할 수 있게 해 주었다. 그것은 다른 결과를 향한 협상의 시작이었다"고 관찰하였다. 환자의 해리된 오른대뇌반구의 무의식적인 무기력감과 수치심은 왼대뇌반구의 의식적인 약탈적(대 방어적) 공격성의 바탕에 있었음을 주목하라. 상호퇴행의 감정적인 성장은 이러한 무기력감, 수치심, 공격성의 해리된 자기상태들이 자신의 공격적인 운전 중의 분노에 대한 수치심과 후회의 의식적인 느낌으로 통합시킬 수 있도록 해 주었다. 칼셰드는 재연이 있은 지 얼마 후에 '함께 치료를 하는 데 있어서의 주요한 이동'과 환자의 정신세계에 중요한 통합이 발생했음을 관찰하였다. 상호퇴행에서 해결된 재연은 그들 관계에서의 양상을 가치 있는 사람과 '함께 존재하는' 새로운 방식으로 갑자기 변화시켰다. 동시화된 오른뇌 대 오른뇌 체계는 이제 보다 복합적이고 보다 친근해졌다.

칼셰드는 재연에 대해 설명하였다. "우리는 끌려서 들어가게 되었다. 우리는 그 과정의 바깥에 앉아 있으면서 통찰을 제공하거나 방어를 해석해 주는 대신에 우리들 스스로가 반복된 붕괴에 참여하고, 바라건대 환자 경험의 해리된 조각들이 연결되는 경험과 함께 우리의 연결이 회복되는 것을 발견하게 될 것이다. …… 의사소통은 직선적이고 합리적인 것(왼대뇌반구에 의해 중재되는)이 아니며 비언어적이고 경험적인 것(오른대뇌반구에 의해 중재되는)이다. 앨런 쇼어는 이것을 '오른뇌 대 오른뇌의 의사소통'(2015, pp. 485-286)이라고 불렀다." 실제로 그는 재연에 대한 나의 논문을 인용하였다. "치료자의 상처가 공격받았을 때 치료자는 자기 환자와의 연결을 충분히 잘 유지할 수 있을 정도로 자신의 신체에 기반을 둔 감정과 수치심 역동을 조절할 수 있을까? 치료자는 자신의 신체에서 발생하는 것이 환자의 공포, 분노, 생리적 과다각성을 반영해 줄 때 이러한 것들을 견딜 수 있을까? 바로 여기에 정동조절 정신치료가 있다(Schore, 2015, p. 132)."(Kalsched, 2015, p. 490)

앞에서 설명한 재연에서의 상호퇴행은 두 사람 모두에게서 공격성을 명확하게 재활성화시켰기 때문에 치료적인 직면이 되었다. 웰프턴(Welpton, 1973)은 고전적인 저서에서 치료적인 관계의 붕괴 내에서 자기성찰적인 치료자의 '공감적 직면(empathic confrontation)'에 대해 설명하였다.

'공감적 직면'은 "치료 중에 우리 사이에서 발생하는 생생하면서도 지금 여기에서 서로가 공유한 경험을 가지고 나 스스로와 환자를 바라보는 것에 기반을 두고 있다(p. 261). 나는 또한 나 스스로를 직면시킨다. 나는 스스로를 우리의 상호관계에서 위험한 상황에 노출시킨다. …… 나는 내가 환자에게 하도록 했던 것에 대해서 생각하고 느꼈던 것을 검토하고 있음에 틀림없다."(p. 262) 만약 이러한 직면이 성공적이라면, 나는 환자에 대한 나의 공감이 깊어지는 것과 어떻게 환자가 현재의 상태로 오게 되었는지를 발견하게 된다. 이것은 변화를 촉진시키는 환자와 함께 존재하는 새로운 방식에 대한 직접체험의 경험이다(p. 261).

나는 나의 2012년 책에서 치료적으로 조절된 재연에 내재되어 있는 상호퇴행에서의 고조된 정동의 순간이 환자가 자기 및 다른 사람과 함께 존재하는 새로운 방식을 만드는 데 미치는 영향을 자세히 설명해 놓았다. 이러한 비직선적인 오른뇌의 교정감정경험은 치료적 변화기전에서의 필수적인 과정을 나타낸다. 나는 이 장에서 정신치료에서의 빠르고 비직선적인 변화와 느리고 점차적인 직선적 변화의 구별에 대한 헤이스와 동료들(2007)의 글을 인용하였다.

> 비록 변화가 점진적이고 직선적인 방식으로 발생할 수도 있겠지만, 변화가 비연속적이고 비직선적인 방식으로도 발생할 수 있다는 증거들이 증가하고 있다. 후자의 방식으로 나타나는 변화는 흔히 오래된 방식의 느슨해짐 또는 취약성과 불안정성의 증가가 선행되어 나타나고, 그 이후에 체계적인 재조직화가 뒤따라 나타난다. 외상 후의 성장, 삶의 변화, 정신치료에서의 불안정성은 흔히 감정적인 각성상황에서 발생하며 이것은 감정적인 처리와 의미생성이 동반될 때 더 나은 결과에 기여하는 것으로 보인다(p. 721).

나는 그 이후에 비연속적이고 비직선적인 변화과정에 대한 헤이스의 설명은 애착외상 및 병적 해리의 과거력이 있는 환자에 대한 정신치료에서 발생하는 재연에 직접적으로 적용할 수 있다고 결론 내렸다.

정신치료적인 변화에 대한 이러한 기본적이고 비직선적인 기전에서 적응적인 정동이 실린 상호퇴행은 과거 양상의 불안정화 또는 느슨해짐을 나타내며, 그 이후에 체계의 재조직화가 뒤따라올 수 있다. 터트먼(2002)이 퇴행을 보다 나은 통합을 유발하고 잠재적인 재조직화를 촉진시킬 수 있는 기본 및 근원으로 돌아가는 것이라고 한 설명을 상기해 보라. 나는 이제 기본적인 성격에서의 어떠한 깊은 변화에도 방어를 '느슨하게 만드는 것'뿐만 아니라 해리와 억압의 무의식적인 성격방어의 기능과 구조를 적응적으로 변화시키는 것을 포함해야 한다고 제안한다. 이러한 적응적인 상호퇴행의 기능적/구조적 변화는 치료에서의 새로운 단계가 발생할 수 있도록 해 준다. 관계적인 기능에 보다 익숙한 복합적인 오른뇌는 두 사람의 관계를 탐색할 때 사용할 수 있다. 조절된 상호재연에서 나오는 환자의 정신적인 구조물의 이러한 중요한 성숙은 환자가 사용하는 방어적인 해리가 느슨해지는 것뿐만 아니라 보다 복합적인 인지적 기능이 발달했음을 나타내는 것인데, 즉 갈등을 견디는 적응적인 능력과 일치하지 않는 두 개의 자기상태를 동시에 접근하고 견뎌 낼 수 있는 적응적인 능력이 새로 나타남으로써 분리된 방어와 상호적으로 해리된 자기상태들을 극복할 수 있음을 나타낸다.

자발적인 재연의 적응적인 해결의 바탕에 있는 치료적인 변화의 핵심 기전은 환자의 오른뇌로의 퇴행에 빠르고도 암묵적이게 들어가서 동시화된 상태를 유지할 수 있고, 상호퇴행에 함께 참여할 수 있는 치료자의 창의적인 능력이다. 적응적인 상호퇴행을 설명한 앞선 브롬버그의 증례에서 치료자가 대뇌반구 우세성을 왼뇌에서 오른뇌로 바꾼 것과 방어를 감소시킨 것은 환자의 오른뇌 대 오른뇌로 비언어적으로 의사소통되고 해리된 정동상태를 공감적으로 수용할 수 있게 해 주었다. 이러한 퇴행에 '빠지도록 해 주고' '내버려 두는' 뇌들보 사이의 이동은 임상적인 재연의 상호퇴행에 참여하는 데 매우 중요하다. 관계적인 스트레스의 이러한 상호주관적인 상황에서 치료자는 자발적으로 왼대뇌반구의 통제에서 주관적으로 '땅이 사라져 버리는 위협'으로 경험되는 오른대뇌반구의 취약성과 불확실성으로의 지형학적 이동을 활성화시킨다. 에리히 프롬(Erich Fromm)에 따르면, "창의성은 확실성을 포기하는 용기가 필요하다."

종합적으로 볼 때, 상호퇴행에서의 관계외상 및 실제로 정동조절의 어떠한 장애와 작업을 하는 전반적인 대인관계신경생물학적 치료의 원칙은 정신생물학적으로 조율된 공감적인 치료자가 안전한 환경에서 환자가 압도적인 정동을 점차적으로 조절된, 견딜 수 있을 정도의 정동을 증가시키면서 재경험할 수 있도록 해 줌으로써 압도하는 외상적인 느낌들이 조절되고, 의식화되며, 적응적으로 환자의 감정적인 삶에 통합될 수 있도록 해 주는 것이다. 이러한 방식으로 적응적인, 상호작용적으로 조절된, 자발적인 상호퇴행은 동시화된 재연 내에서 "통합과 성장을 증진시킬 수 있는 대인관계적 및 내적인 과정을 유발시킨다."(Ginot, 2007, p. 317)

앤 울라노프(Ann Ulanov, 2001)는 '심층정신치료'에서 초기 애착외상의 상호퇴행에 대한 개요를 제공해 주었다.

우리는 상담을 통해 우리의 신체와 정신세계 사이에 있는 해리의 간격들, 우리 밑에 있는 땅이 사라지는 공포, 우리가 사람으로서의 독특함이 흔들림을 느낄 때의 비현실적인 순간을 볼 수 있는 안전한 지지의 경험을 할 수 있다. 이러한 간격들을 살펴볼 때, 우리는 조각났던 것들을 서서히 주의 깊게 접합시키기 시작한다. …… 우리는 우리의 조각난 부분들을 결합시키는 동안 우리를 붙들어 줄 수 있는 누군가에게 반드시 의지해야만 한다. 우리는 의존성이 충족되지 않았고 결합이 달성되지 않았던 것에서 유래된 초기의 고통을 치유하기 위해서 우리의 단절을 재기억하는 동안 누군가에게 의지해야만 한다. 이것은 위니컷의 말처럼 이미 발생했던 붕괴이며, 이제 우리는 이것에 대해 의식하고 우리 인격의 나머지 부분들과 결합시킬 수 있다. 그러나 우리가 분열되었던 곳으로 되돌아가는 여행인 퇴행을 하는 동안에 그 상황을 유지시켜 줄 수 있는 누군가가 함께 존재할 필요가 있다. 공허함으로 우리를 안내해 주고, 우리가 공허함의 바닥을 칠 수 있도록 해 주는 것은 의존이며, 우리가 의존할 수 있도록 해 주는 것은 이러한 공허함이다. 우리는 우리의 이름을 불러 줄 사람이 그곳에 없을까 봐, 우리가 헤쳐 나가는 것에 대해 혼자만 알게 될까 봐 두려워한다. 이러한 퇴행이 치료 중에 시도되려면 시간, 돈, 엄청난 에너지, 그리고 용기가 필요하다(p. 60).

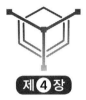

제4장

심층정신치료에서 성장을 촉진시키는
상호퇴행의 역할: 2부

정동방어: 해리 대 억압

나는 이전 장에서 자발적인 재연의 동시화된 상호퇴행에서 해리방어의 역할에 대해서 논의하였다. 하지만 나는 자발적인 상호퇴행에서의 억압된 정동에 대한 작업모델을 설명하기 전에 이 두 가지 방어체계의 독특한 기능적 및 구조적인 측면들에 대한 보다 종합적인 논의를 제공할 것이다. 비록 이제는 정동적인 신경생물학적 구조들과 감정적인 기능들이 잘 연구되어 있지만, 임상가들과 연구자들로부터 관심을 덜 받고 있는 하나의 영역인 무의식적인 정동방어체계가 계속적으로 흥미를 일으킨다. 1985년에 밀러(Miller)가 했던 예리한 관찰이 여전히 적용되고 있다. 비록 "우리가 경험하거나(우리 자신의 느낌) 다른 사람이 하는 말을 통해 경험하게 되는 느낌의 표면에는 매우 의사소통적인 느낌이 항상 남아 있다. 느낌에 대한 직접적인 경험은 만약 그 사람이 느낌 속에 숨겨져 있는 영역을 확인할 수 있는 심리적인 이론을 가지고 있지 않다면 그 느낌이 가지는 방어적인 측면을 완전히 몰라보게 만들 수도 있다."(1985, p. 8) 그렇기는 하지만 억압과 같은 무의식적인 방어의 개념은 임상적 및 연구적 문헌들 모두에서 논쟁의 소지가 있는 역사를 가지고 있다.

수많은 신경생물학적 연구는 이제 강렬한 정동이 오른대뇌반구에서 발생하지만 경도에서 중등도의 정동은 왼대뇌반구에서 발생한다는 것을 확인시켜 주었다(Schore, 2012 참조). 평생 동안 신체에 기반을 둔 강렬한 부정적인 정동에 대한 주관적인 경험은 고통스럽고, 혼란스러우며, 심지어 압도적이고, 견딜 수 없는 것일 수 있다. 이것은 삶의 이러한 고조된 정동의 순간에 왼대뇌반구에 있는 의식적인 마음이 강렬한 감정적인 각성과 강력한 정동적인 상태뿐만 아니라 이러한 강렬한 감정적인 상태와 연관되어 있는 의식적 및 특히 무의식적인 방어들에 노출되어 있다는 것을 의미한다. 의식적인 인식 밑의 수준에서 작동하는 해리의 수동적인 방어와 억압의 능동적인 방어는 정신치료적인 변화에 환자가 무의식적으로 저항하는 데 중요하게 기여할 수 있기 때문에 자신의 정신치료적인 회복의 바탕에 있는 과정에 중요한 정신내적인 영향을 미칠 수 있다.

조셉(Joseph, 1992)은 오른뇌와 무의식에 대한 고전적인 신경심리학 저서에서 다음과 같이 주장하였다.

> 우리가 의식적 및 무의식적인 마음을 가지고 있을 뿐만 아니라 오른뇌와 왼뇌를 가지고 있듯이, 우리는 또한 두 개의 자기상(self-image: 역주–자신의 존재, 능력 또는 역할 등 자기 자신에 대한 주관적인 평가와 견해)을 가지고 있다. 대부분의 사람에게는 의식적인 자기상이 뇌의 왼쪽 절반과 연관되어 있다. 그러나 이러한 자기상은 또한 무의식적인 영향도 받는다. 이와는 대조적으로, 무의식적인 자기상은 오른뇌의 정신체계 내에서 유지되고 있으며 현재와 과거의 경험에 의해 엄청난 영향을 받는다. …… 이러한 두 가지 자기상은…… 상호작용을 한다. 실제로 의식적인 자기상은 때때로 그 사람이 처리하기를 원하지 않는 무의식적인 느낌, 외상, 두려워하는 부족함에 반응하지만 그럼에도 불구하고 무의식적으로 유지된다(p. 181).

그는 또한 다음과 같이 제안하였다.

> 방어기전은 흔히 의식적인 마음과 왼뇌에 의해 사용되는 방어적인 전략이다. 방어기전은 의식적인 자기상에 어떠한 방식으로든 위협이 되는 정보에 대해 의

식적인 인식을 하지 못하도록 보호하는 역할을 한다. 그러나 의식적인 마음은 방
어를 위해서 무엇이 위협을 하고 있는지에 대해서 약간의 생각을 가지고 있어야
만 한다. 일부 형태의 정보는 다루거나 공개적으로 직면하기에 너무 압도적이고,
너무 위협적이며, 너무 힘든 것일 수 있다(p. 304).

　방어에 대한 나의 예전 작업(Schore, 1994, 2003b)에 대해 조금 더 자세히 설명하자
면, 억압의 중심적인 기전은 오른뇌의 겉질밑에서 발생하는 잠재적으로 조절할 수
없는 강력한 감정상태에 대처하기 위해 왼뇌의 의식적인 마음에 의해 사용되는 하
나의 전략으로서의 역할을 한다. 퇴행은 왼뇌의 경도/중등도의 표면적인 감정(불안,
즐거움, 짜증)에서 오른뇌의 강력하고 깊은 감정(공포, 들뜸, 분노, 강력한 사랑, 애도)으
로의 대뇌반구적인 상태의 이동을 포함하고 있음을 상기해 보라. 강력한 부정적인
감정과 외상적인 정동 및 공포를 조절하는 해리의 역할과는 대조적으로, 억압은 불
편한 오른뇌의 감정을 조절하는 대뇌반구들 사이의 활동 이외에 불안도 조절한다.
이러한 방어들에 대한 대뇌반구 기능의 이중성은 강력하고 심지어 외상적인 정동
대 불안을 조절하는 대뇌반구 구조물들의 이중성에서 관찰된다.
　엥겔스(Engels)와 동료들(2007)은 왼대뇌반구의 언어적인 불안한 걱정과 오른대
뇌반구의 심리적인 과다각성을 구별하는 기능자기공명영상 연구를 제공하였다. 연
구자들은 오른대뇌반구의 상태는 높은 **자율신경적인** 각성, 경계, 높은 스트레스와
연관되어 있음을 나타내는 증거들을 보여 주었다. (임상적인 측면에서 볼 때 이러한
오른뇌 주관성의 변화는 '이야기의 이면을 읽는' 공감적인 치료자에 의해 발견될 것이다.)
이와는 대조적으로, 왼쪽에 치우친 불안한 걱정은 일차적으로 염려, 언어적인 되새
김(verbal rumination), 불쾌한 생각과 연관되어 있었다. 염려 이외에 안절부절못함,
피로, 근육의 긴장을 포함하는 신체적인 증상들이 흔히 불안한 걱정과 동반되었다.
불안한 걱정에서 인식하는 위협의 기간은 먼 미래까지 포함된다. 왼대뇌반구의 불
안한 걱정은 자기에 대한 개인적 및 감정적인 위협, 신체적인 건강, 일에 대한 능력
또는 일반적인 세상 문제를 포함하는 지속적인 걱정으로 표현된다. 이러한 의식적
인 염려는 해결되지 않은 채로 정신적으로 계속 반복되며 사라지기가 어렵다. (임
상적인 측면에서 볼 때 이러한 불안은 환자의 언어적인 이야기 내에서 표현될 것이다.)
　따라서 뇌에 있는 두 개의 대뇌반구는 다른 정동조절 방어체계에 접근한다. 이

러한 먼저 및 나중에 성숙하는 방어체계의 발달은 먼저 발달하는 오른뇌 편도의 암묵-절차 기억과 무의식적인 정동조절 및 그 이후에 발생하는 왼뇌 해마의 외현-말뜻 기억(explicit-semantic memory: 역주-정보의 의미에 대한 기억)과 의식적인 정동조절의 발달과 일치한다. 실제로 수많은 임상적인 자료 및 연구는 모든 형태의 정신병리가 감정조절장애의 증상들을 동반하고 있으며 본질적으로 방어기전들은 견디기에 너무 어려운 정동을 회피, 축소 또는 전환시키기 위한 감정조절 전략들의 형태라는 점을 알려 준다(Schore, 2003b). 나는 억압이 왼대뇌반구의 의식적인 불안(불안한 걱정)을 조절하기 위한 왼쪽에 치우친 방어를 나타내는 반면, 해리는 초기에 나타나는 오른대뇌반구의 생리적인 교감신경계의 과다각성(그리고 부교감신경계의 과소각성)을 조절하기 위한 오른쪽에 치우친 방어를 나타낸다고 제안한다. 게다가 왼대뇌반구의 방어적인 신호인 불안의 정동은 다가오는 예상된 높은 정도의 오른대뇌반구의 교감신경적인 각성을 왼쪽에서 예상한다. 이러한 상태의 변화는 억제성 왼뒤가쪽이마앞겉질(left dorsolateral prefrontal cortex)의 과다활성화를 유발하여 왼대뇌반구의 억압을 증가시킨다. 부정적인 정동적 각성경험에 대항하는 오른뇌의 해리(중추신경계-자율신경계와 마음-신체의 단절)와 왼뇌의 억압(중추신경계의 의식적인 마음과 무의식적인 마음 사이 단절)의 조절성 방어는 각각 다른 행동기전을 가지고 있으며, 증상을 감소시키거나 성장을 증진시키는 정신치료들 모두에 내재된 보편적인 배경(그리고 때로는 전면에 있는)이 되며 모든 임상적인 중재법의 중심적인 양상에 기여한다.

연구들이 이제 '무의식적인 부정적 감정'과 '주관적으로 무의식적인 위험'의 신경생물학을 설명하고 있음을 상기해 보라. 해리성 및 억압성 방어 모두는 정동이 의식으로 들어오는 것을 차단하여 무의식적인 상태로 만드는 데 관여한다. 그렇기는 하지만 최근의 문헌에서 저자들은 해리의 방어를 억압의 방어와 구별하고 있다. 디세스(Diseth, 2005)는 다음과 같이 기술한다.

하나의 방어기전으로서 해리는 억압과는 매우 다른 현상으로 설명되어 왔다. 억압은 무의식적인 기전으로 간주되어 왔고 원하지 않는 느낌들을 수치심, 죄책감, 또는 두려움 때문에 의식적인 마음 밖으로 보낸다. 그러나 당신은 억압을 하기 위해서 어느 정도는 느낌들을 처리했음에 틀림이 없다. 해리는 입력된 정보들을 전혀 처리하지 않은 것을 말한다(p. 82).

도넬 스턴(Donnell Stern)은 해리를 우리가 알고 있는 것을 견디지 못하는 것을 마음에서 없애는, 정신적인 갈등을 부인하는 행동이 아니라 "우리가 만든 적이 없는 주관성, 우리가 해 보지 않았던 경험"(1997, p. 95)이라고 생각하였다. 이러한 해리되고 두려운 **내가 아닌**(not-me) 상태는 상징화되었던 적이 없으며, 비록 소멸공포(fear of annihilation)에서 유래되었지만 "애매하게 정의된 경험의 조직화, 원초적이고 전반적이며 비관념적인 정동상태"(1997, p.119)로 남아 있게 된다. 스피겔(Spiegel)과 카디나(Cardena)는 억압을 "생각을 접근할 수 없는 무의식의 깊숙한 곳으로 밀어 넣는 것"으로 간주하고, 해리는 "다양한 생각과 감정 사이의 연결을 단절시키는 것"(1991, p. 367)으로 간주하여 구별하였다. 니마이아(Nemiah)에 따르면, "자네(Janet)는 해리를 의식에서 간직하기에는 너무나도 약한 정신적인 내용들이 자아로부터 **수동적으로** 사라지기 때문에 발생하는 것으로 본 반면, 프로이트(Freud)는 억압을 '원하지 않고, 감정적으로 고통스러운 정신적 내용들을 의식적인 인식으로부터 사라지게 할 만큼 충분히 강한 자아에 의해 이러한 내용들이 **능동적으로 억압된 결과**'"(1989, p. 1528)로 나타나는 것으로 보았다.

비록 프로이트는 자신의 1891년 책『언어상실증에 관하여(On Aphasia)』에서 자네의 해리개념을 받아들였지만, 1900년까지『꿈의 해석』과 자신의 지형학적 이론을 다듬으면서 그 개념을 거부하고 전의식적인 억압을 정신분석적 방어개념의 핵심적인 것으로 대체하였다. 1915년에 프로이트는 잠복기(latency period)에 형성되는 억압이 성적 욕동의 표상에 대한 장벽으로 작용하기 때문에 특별한 **생각들**이 의식화되는 것을 막아 준다고 주장하였다(Freud, 1915b/ 1957). 그러나 같은 해에 프로이트는 또한 자신이 성적 욕동에 부착되어 있는 '정동의 전하(charge of affect)'라고 부른 것에 대한 억압을 설명하면서 다음과 같이 결론을 내렸다(Freud, 1915c/1957).

우리는 정신분석으로부터 억압과정의 본질이 본능을 나타내는 생각을 없애고 사라지게 하는 데 있는 것이 아니라 **의식화되는 것으로부터 막는 것**에 있다고 배웠다. 이런 일이 발생했을 때 우리는 그 생각이 '무의식' 상태에 있다고 말하며, 이러한 생각이 무의식에 있지만 영향을 줄 수 있고, 일부는 결국 의식에 도달할 수 있다

는 것을 보여 줄 수 있는 좋은 예들을 제공할 수 있다. 억압은 그 주체에 의해 억
압의 과정을 거친 내용들을 의식에서 능동적으로 제거하는 것과 연관되어 있다
(p. 166).

지난 세기의 중반에 위니컷(Winnicott)은 "비정상적인 경로를 따라 억압된 본능
은 **잠재의식**(subconscious) **속으로 깊게 떠밀릴** 가능성이 높으며, 거기에서 이물질
(foreign body)처럼 작용한다. 이러한 '이물질'은 평생 동안 잠재의식 속에 남아 있으
며 이러한 수상한 성향을 통제하지 못하는 사람의 삶을 완전히 통제하는데, 그 사
람은 그것이 존재하는지조차도 모르기 때문이다."(Rodman, 2003, p. 43)라고 주장했
다. 지난 세기가 끝날 즈음에 존스(Jones, 1993)는 역동적인 무의식의 특징인 진정한
억압에 대한 브레너(Brenner, 1957)의 고전적인 정의를 인용하면서 "의심할 여지 없
이 동시에 의식적으로 인식할 수 있고 언어적인 표현이 가능한 사건, 느낌, 또는 소망이 의
식이나 기억에서 제외되는 것이다. 프로이트가 지적했듯이 의식적인 회상으로부터의
이러한 기억의 차단은 문제의 사건, 느낌, 또는 소망에 의해 각성된 죄책감, 수치심,
또는 역겨움 때문에 나타난다."(1993, p. 88)고 주장하였다.

브롬버그(Bromberg, 2011)는 이러한 임상적인 생각 및 신경과학적인 연구들과 일
치하는 두 가지 방어 사이의 기본적인 구분을 제공하였다. "하나의 방어로서의 억
압은 불안―불쾌감을 유발하지만 견딜 수 있는 정신내적인 갈등과 연관된 정신적
인 내용이 의식으로 드러날 가능성이 있음에 대한 신호를 보내는 부정적이지만 조
절이 가능한 정동―에 대한 반응으로 나타난다. 하나의 방어로서의 해리는 외상―
마음을 장악하고 자기의 안정성 및 때때로 온전한 정신상태를 위협하는 조절할 수
없는 정동에 의한 혼란스럽고 급격한 정동의 범람―에 대한 반응으로 나타난다."
(p. 49) 나는 독자들에게 억압과 해리 사이의 차이에 대한 훌륭한 논의를 보려면 무
치(Mucci)의 책(출판 중)을 읽어 보기를 권한다. 나는 이러한 두 가지 방어체계를 구
별하는 나만의 발달신경정신분석적인 작업에서 빨리 나타나는 해리는 오른뇌의 겉
질밑에서 발생하는 공포, 분노, 무기력한 절망과 같은 외상적인 정동에 대한 출생
후 오이디푸스기 이전 단계에서의 방어기전으로 작동하는 반면, 억압은 발달적으
로 보다 발전한 왼뇌가 오른뇌의 겉질 수준에서 나타나는 정동에 대해 방어하는 것
이라고 제안하였다(Schore, 2003b).

　게다가 나는 압도적인 영아외상에 대한 오른뇌의 방어인 해리는 예전에 오이디푸스 이전 단계라고 불렸던 출생 전 및 출생 후의 시기 동안에 나타나는 반면, 억압은 예전에 오이디푸스 단계라고 불렸던 초기 아동기에 나타난다는 것을 보여 주는 연구를 제시해 왔다. 나중에 발달하는 억압 및 억압이 높은 이마엽 구조물들 사이의 겉질성 단절과 대뇌반구 사이 처리과정에서의 가쪽으로의 이동에 작용하는 역할과는 대조적으로, 해리의 생존전략은 대뇌겉질의 이마엽 영역의 말이집(myelination: 역주−전선의 플라스틱 피복처럼 신경세포를 둘러싸는 물질로 신경세포를 통해 전달되는 전기신호가 누출되거나 흩어지지 않게 보호한다) 형성 및 뇌들보를 통한 연결이 기능적으로 되기 전에 나타나는 오른대뇌반구 내에 있는 겉질 및 겉질밑 둘레−자율신경 영역 사이의 수직적인 연결의 상실을 나타낸다고 제안하였다(Bergman, Linley, & Fawcus, 2004; Schore, 2001). 실제로 해리는 저산소증을 보인 인간태아(Reed et al., 1999) 및 출산 직후(Bergman et al., 2004)에 관찰된다.

　나는 예전에 비록 오른대뇌반구의 급속성장(growth spurt)이 왼대뇌반구보다 빨리 일어나지만 출생 후 2년째의 중반기에서부터 2년째의 끝 시기 동안에 이러한 급속성장이 끝나고 왼대뇌반구의 결정적 시기의 급속성장이 시작된다는 것을 나타내는 발달신경생리학적 자료를 인용했다(Schore, 1994, 2003b). 대처(Thatcher, 1997)의 뇌파일관성 연구는 출생 후 2년째의 후반부에 시작하는 이러한 왼대뇌반구의 급속성장이 3년째까지 계속된다는 것을 보여 주었다. 레빈(Levin)은 초기의 신경정신분석적 이론에 대한 저술에서 왼대뇌반구과 오른대뇌반구 사이의 연결부를 통한 전달이 3.5년째에 명확하게 나타난다는 것을 보여 주는 연구 결과를 인용했는데, 이 시기는 프로이트에게 매우 관심이 있었던 시기이다. 레빈은 "발달에서 심리적 및 신경해부학적인 분수령인 오이디푸스기의 시작은 대뇌반구들이 자신들의 활동을 통합하는 능력(또는 무능력)의 시작과 일치한다."(1991, p. 21)는 것을 관찰하였다. 레빈은 억압에 대한 고전적인 발달정신분석적 개념을 광범위한 신경과학과 접목하여 인간 아동기의 이러한 시기에 "높은 수준의 대뇌반구 사이의 연결성(즉, 왼쪽에서 오른쪽으로 및 오른쪽에서 왼쪽으로)을 가진 두 개의 적절하게 기능을 하는 대뇌반구들 체계가 존재하게 된다. 두 개의 대뇌반구들의 통합으로 인해 발생하는 정동적−인지적인 처리과정이 통합되는 경향은 일관성 및 억압이라는 장벽의 초기 형성에 더 기여하게 된다."(1991, pp. 193-194)고 제안하였다.

레빈(1991)은 이러한 주제를 확장하여 다음과 같이 제안하였다.

> 오른대뇌반구와 둘레계통(서로가 밀접하게 연결되어 있는)의 체계가 점점 더 다
> 듬어지게 되면서, 정동이 더 잘 조절되고, 억압장벽이 더 성숙하게 된다. 프로이
> 트가 억압장벽이라고 불렀던 이러한 방어기능의 발달에서 남아 있는 부분은 뇌
> 가 성숙하는 동안에 발생하는 것으로 알려져 있는 오른대뇌반구에 대한 왼대뇌
> 반구의 증가하면서도 **거꾸로 바뀔 수도 있는** 우세성에 의해 완성된다. 즉, 왼대뇌반
> 구의 우세성은 우리에게 성적 및 공격적 충동들에 대한 향상된 통제를 제공해 준
> 다(p. 194).

레빈은 이 문제에 대해서 "억압은 삽화기억(episodic memory: 역주—개인이 경험한
사건에 대한 기억으로 시간, 장소에 대한 내용을 포함한다)에서 말뜻기억으로, 오른뇌에
서 왼뇌로 가는 통로가 차단된 것"(1983, p. 151)이라고 제안했던 배쉬(Basch)의 임
상적 연구를 인용하였다. 솜스(Solms)와 턴불(Turnbull)은 보다 최근의 신경정신분
석적 연구에서 의식에서 차단되는 것은 구체적으로 오른대뇌반구의 정동이라고 주
장하였다. "따라서 우리는 경험에 대해서 우리가 느끼고 있는 것은 '억압'되기 쉬운
것이라는 명확한 사실을 신경과학적인 관점에서 다시 발견하게 된 것 같다."(2002,
p. 162)

따라서 현재 증가하고 있는 수많은 신경정신분석 및 신경과학적인 지식은 억압
의 개념화에 두 가지의 주요한 변화가 있다고 제안하고 있다. 실제로 프로이트가
자신의 경력 초기에 '(무의식적인) 방어의 정신기전'으로 설명하고 나중에는 '역동적
인 무의식'과 같은 '지형학적—역동적 개념'으로 설명했던 억압은 여전히 정신분석
의 중심적인 개념인 '무의식적인 과정의 과학'으로 남아 있다. 프로이트는 고전적인
저서에서 "억압된 모든 것은 무의식에 남아 있어야 한다. 그러나 억압된 것들이 무
의식의 모든 것은 아니라고 말할 수 있다. 무의식의 범위는 매우 넓다. 억압된 것들
은 무의식의 일부일 뿐이다."(1915c/1957, p. 166)라고 강조하였다([그림 3-2] 참조).
나는 나의 초기 신경정신분석적 연구에서 이러한 '넓은 범위'에 대한 개정된 정보를
다음과 같이 제공하였다. 프로이트의 역동적이고 지속적으로 활동적인 무의식적인
마음에 대한 중요한 모델은 오른뇌에 있는 계층적이고 자기조직적이며 암묵—절차

조절체계의 매 순간의 작동을 설명하고 있다(Schore, 2003b). 맨시아(Mancia, 2006)는 이것을 지지하면서 오른대뇌반구에서 초기에 형성되는 '억압되지 않은 무의식'의 암묵적인 기능에 대해서 설명하였다.

나는 또 다른 초기의 신경정신분석적인 개정에서 두 번째의 개념적인 변화를 제공하였다.

> 역동적인 무의식에 대한 프로이트의 개념은 대개 불안과 성적 및 공격적 소망이 의식으로 들어오는 것을 막기 위해서 억압의 과정을 통해 작동되는 무의식적인 체계의 자기조절성 능력을 말하는 것으로 해석되어 왔다. 이러한 특징은 오른대뇌반구의 인지적–감정적인 표상들에 대해 왼대뇌반구가 수평적으로 억제하는 것을 설명하고 있다(Schore, 2003b).

신경생물학적으로 억압은 오른이마겉질(right frontal cortex)의 비언어적인 감정적 기능에 대한 왼이마겉질의 언어적 · 인지적 · 뇌들보적 억제를 나타낸다. 맥길크리스트(McGilchrist, 2015)는 왼쪽–오른쪽 대뇌반구들 사이의 뇌들보(corpus callosum)를 통한 활동은 서로 억제하는 것이지만, 오른대뇌반구가 왼대뇌반구를 억제하는 것 보다 왼대뇌반구가 오른대뇌반구를 더 잘 억제한다는 것을 보여 주는 수많은 연구를 인용하였다. 왼대뇌반구의 의식으로 들어오는 것을 차단하는 억압방어는 의식적인 억제(suppression)나 주의분산보다 더 효과적이다. 그럼에도 불구하고 이러한 왼대뇌반구의 뇌들보를 통한 억제는 한계가 있으며 때때로 '억압된 것이 되돌아가는' 현상을 유발한다. 카터(Carter)는 "감정에 대한 우리의 의식적인 통제력은 매우 약하고, 느낌들이 생각을 밀어내는 반면, 생각은 감정을 몰아내는 전투에서 패배한다. …… 감정체계에서 인지체계로의 연결은 다른 방식으로 작동하는 연결들보다 훨씬 더 강하다."(1999, p. 98)는 것을 관찰하였다.

나는 이러한 작업에서 관계적–감정적인 스트레스와 강렬한 감정적 각성에 대한 무의식적인 처리에 우세한 오른뇌에서 발생하는 잠재적인 감정적–활동적인 스트레스에 대처하기 위해 왼뇌의 의식적인 마음이 사용하는 하나의 전략으로 억압을 정의함으로써 신경정신분석적 모델을 확장시켰다. 왼뇌의 의식적인 감정조절 전략 [뒤가쪽이마앞겉질(dorsolateral prefrontal cortex)의 억제 및 인지적인 재평가; Anderson et al., 2004; Goldin et al., 2008]을 촉발하는 경도에서 중등도의 의식적인 스트레스와는 대조적으로, 방어적인 억압은 잠재적으로 강력한 수준의 오른뇌의 감정적인 에너지(매우 높거나 매우 낮은)가 의식적인 왼대뇌반구의 마음(심리적 각성의 '역U형 곡선' 그래프의 중간 범위에서 작동하는: 역주-로버트 여크스와 존 도드슨[Robert Yerkes & John Dodson]가 개발한 곡선으로 x축은 각성의 정도를, y축은 학습[성과]를 나타내었을 때 역U자 모양을 보인다)에 미치는 영향을 조절한다. 부클리나(Buklina, 2005)는 오른대뇌반구에서 왼대뇌반구로 가는 계층적인 '상향식' 관계를 다음과 같이 설명하였다.

> 오른대뇌반구는…… 자극들을 동시에 분석하며, 보다 '광범위한' 오른대뇌반구의 조직화는 심지어 언어적인 자극을 포함하는 어떠한 자극에도 더 빠르게, 따라서 더 일찍 반응하는 효과를 가지고 있다. 왼대뇌반구는 그다음에 활성화되며 더 느린 말뜻의 분석과 합성을 수행한다. 개별적인 정보는 처음에 오른대뇌반구에 도착하며 그 이후에 왼대뇌반구에 보다 '생리적으로' 도착한다(p. 479).

오른뇌에 깊숙이 있는 감정적인 각성의 근원이 오른대뇌반구에서 발생하여 왼대뇌반구로 이동함을 주목하라([그림 3-1]의 수직 화살표 참조).

오이디푸스 역동에 바탕을 두고 있는 프로이트의 억압개념은 지형학적 모델에 기반을 둔 치료적인 작용—억압을 취소(undoing)시켜 무의식을 의식화시키는 것—에 대한 그의 임상적인 모델의 기저를 이루고 있음을 강조하는 것이 중요하다. 나는 내 과거의 책(Schore, 2012)에서 정동방어와 작업을 하는 치료적인 활동에 대한 개정된 모델을 제공하였는데, 여기에서 치료자는 환자의 의식적 및 무의식적으로 (해리 또는 억압된) 조절되지 않은 정동에 공감적으로 공명하고 조절하기 위해 환자와 함께 오른쪽에 치우친 치료동맹을 만들어 낸다. 억압된 정동에 대한 관계적이고 치료적인 작업에는 환자와 치료자 왼뇌의 의식적인 마음에서 오른뇌의 무의식적인 마음으로의 동시화된 상호퇴행이 포함된다. 따라서 상호퇴행에서 해리되고 강렬한 무의식적인 정동 및 억압되고 중등도의 스트레스를 주는 무의식적인 정동 모두와 작업하는 중심적인 기전은 해석을 하는 말이나 인지적인 통찰이 아닌 조절에 있다.

게다가 우리는 억압(해리와 마찬가지로)의 개념을 정신내적인 억압의 한 사람 모델에서 상호억압 및 억압의 방출에 대한 두 사람 모델을 포함하는 것으로 확장시

킬 필요가 있다. 가장 기본적인 수준에서 상호작용적으로 조절된 상호퇴행은 정신
생물학적으로 조율된 치료자가 환자의 감정적인 각성의 정동적인 상태를 관찰하
고 들어가며 조절할 수 있도록 해 준다(Schore, 1994, 2003b, 2012). 정신치료의 정신
분석적 이론에 대한 전체적인 개요는 "[상호적인] 해석과 [인지적인] 통찰이 가지는 치
료적인 역할을 상대적으로 덜 강조하고 효과적인 치료적 방식으로서의 치료관계
의 중요성을 더 강조하는 것을 포함하는 변화가 있어 왔다."(Wolitsky & Eagle, 1999,
p. 86)고 결론 내릴 수 있다.

그렇기는 하지만 정신역동이론에서 해석의 개념은 왼뇌의 객관적·상호적·발
생적인 것, 저항에 대한 것에서 보다 환자의 주관적인 상태에 직접적으로 영향을 미
치는 오른뇌에 대한 해석으로 이동하였다. 후자의 형태는 권위적인 것이 아니라 탐
구적이고 호기심을 가지는 것이다. 블럼(Blum)은 해석에 대한 개정된 현대적인 모
델에 대해 저술을 하면서 "해석은 뭔가를 정의하는 설명이라기보다는 시험적인 제
안, 잠정적인 제시로 간주될 가능성이 더 높다."(2016, p. 43)고 주장하였다. 따라서
해석의 임상적인 가치는 설명을 해 주는 힘보다는 더 깊은 탐색을 격려해 주는 능력
에 있다(Clulow, 2017). 최근의 신경과학적인 연구는 불완전하게 구체화된 상황에서
결정이 필요할 때 활성화되는 부분은 왼이마앞영역(left prefrontal area)이 아니라 오
른이마앞영역(right prefrontal area)이라는 것을 명확하게 증명해 주었으며, 이러한
적응적인 역할은 "왼대뇌반구에 의한 너무 조급한 과잉해석을 가라앉히는 불확실
한 정신적 표상을 유지해 주는 것을 포함한다."(Goel et al., 2007, p. 2245)

이와 마찬가지로 해석에서의 언어의 역할에 대한 재구성이 현대적인 신경과학
에 의해 이루어지고 있는데, 신경과학은 왼대뇌반구에서 우세하고 쪽치우쳐져 있
는 기능으로서의 언어에 대한 전통적인 개념이 이제 더 이상 유지되지 못한다는 것
을 증명하였다(Ross & Monnot, 2008). 이러한 연구자들은 오른대뇌반구가 정동적인
운율과 자세적인 행동을 조절하고, 주제에 대한 추론을 하며, 복합적인 언어적 관계
와 은유를 처리하는 능력을 통해 의사소통의 능숙함과 심리적 안녕에 필수적이라
는 것을 증명하였다. 이러한 능력들 각각은 상호주관적인(객관적이라기보다는) 해석
과 연관되어 있다.

스티븐스(Stevens, 2005)는 이러한 발전들을 통합하여 기계적인 암기에 의한 그
리고 매 순간의 주관적인 경험과 연관되어 있지 않은 해석과는 대조되는 '활기찬

(vital)' 해석에 대해 설명하였다. 왼쪽에 치우친 해석의 문자적 또는 말뜻적인 의미와는 대조적으로 이러한 오른쪽에 치우친 해석은 언어의 은유적인 내용 및 환자에게서 오는 비언어적인 의사소통 모두와 연결되어 있다. 활기찬 해석의 기능에는 느낌들을 견디고, 이러한 느낌들을 인식하고 생각하는, 창의적인, 과거에는 무의식적이었던 것을 인식하는 환자의 능력이 확대되는 것이 포함된다. 따라서 활기찬 해석은 억압방어에 대한 작업을 하기 위해 상징적 및 은유적인 능력에 접근할 수 있는 대상관계가 완전히 발달한 환자들에게는 필수적인 기전이다. 안드레이드(Andrade)는 앞에서 논의했던 해리 대 억압과 연관된 임상적인 원칙을 주장하였다. "정신적인 변화의 주요한 요소로서의 해석은 명확한 기억들과 연관된 언어적인 단계에서 발생하는 병리에는 제한적인 효과를 나타내며, 암묵기억들이 발견되는 언어 이전 단계에서 발생하는 병리에는 효과가 없다."(2005, p. 677) 나는 다음 절에서 치료자자신의 정신역동적인 심층정신치료를 포함해서 보다 발달적으로 진행된 환자를 대상으로 하는 상호퇴행을 통한 작업에 대한 모델을 더 자세히 설명할 것이다.

상호퇴행의 임상적인 적용: 자발적인 상호퇴행에서 억압된 정동과 작업하기

최근까지 치료의 정신역동적인 모델은 나중에 발달하는 억압방어와 불안, 욕동, 성적 및 공격적인 공상뿐만 아니라 보다 근본적으로는 무의식적인 부정적 정동을 억제하는 데 있어서 억압의 중심적인 기능에 바탕을 두고 있었다. 앞에서 설명했듯이 지난 세기 대부분의 기간 동안에 치료적인 작용의 기전은 환자의 의식적인 인지적 통찰을 자극하는 치료자의 해석을 통해 억압을 취소시키고 무의식을 의식화시키는 것에 중심을 두고 있었다. 그러나 현대적인 외상이론의 발달과 초기 관계외상의 대인관계신경생물학적 모델이 임상적인 이론에 통합되면서, 이제는 외상으로 인한 강렬한 부정적인 정동에 대처하기 위한 하나의 전략이자 가장 초기에 발달하는 방어인 해리에 대한 치료적인 작업에 초점이 맞추어지고 있다. 나는 이전 절에서 관계적인 스트레스와 정신적인 삶에 대한 통합의 실패로 인한 초기 애착외상, 대인관계적인 결핍, 심한 정동조절장애를 나타내는 인격장애 환자들에 대한 나의 작업을 논의하였다.

심지어 약한 스트레스에도 해리를 보이는 심한 인격장애 환자들과는 대조적으로, 일반적으로 과거에 '신경증' 환자라고 불렸던 억압을 사용하는 사람들은 관계적인 붕괴를 보다 효율적으로 회복하는 애착의 과거력을 가지고 있다. 초기의 감정적인 발달을 고려해 볼 때, 치료동맹의 붕괴는 심하지 않으며 치료적으로 잘못된 조율은 극도로 강렬한 부정적인 정동 또는 해리성 이탈로 반응하지 않는다. 언어 이전의 외상에 대한 보다 원초적인 형태의 전이−역전이 상호재연이 해리와 연관되어 있는 것과는 대조적으로, 보다 발달적으로 성숙한 이들 환자는 무의식적인 고통스러운 정동이 의식화되는 것을 차단하기 위해 억압을 사용한다. 비록 나의 많은 작업은 해리의 정동을 조절하는 측면에 초점을 맞추고 있지만, 나는 이제 나의 작업을 확장하여 부정적인 정동에 대한 하나의 방어이자 나중에 형성되는 억압에 대한 보다 복합적이고 신경정신분석적인 개념화를 제공할 것이다.

외상이론과 해리에 대한 최근의 발달이 있기 이전에 울버그(Wolberg)는 "감정적으로 힘들게 하는 어떠한 것도 언어에 의해 유발된 불안을 다룰 수 있을 정도로 충분한 강인함이 형성되기 전까지는 환자에 의해 억제되거나 억압된다. …… 그러나 힘들게 하는 것은 사건이나 생각들이라기보다는 **이러한 것들과 연관된 감정이라는 점**을 기억하는 것이 중요하다."(1977, p. 610)라고 주장했다. 울버그(1977)는 추가로 다음과 같이 제안하였다.

> 정신적인 활동의 억압되고 거부된 측면들은 두려움과 공상…… 그리고 성성(sexuality)이다. 다른 사람들과 자신에게 향하는 적대적이고 파괴적인 충동들이 있다. 근친상간적인 욕구 및 다른 해결되지 않은 오이디푸스적인 요소들이 있다. 불완전하게 발달되거나 불안 때문에 포기한 사랑, 동료애, 인정, 자존감, 독립적인 자기실현에 대한 바람과 같은 정상적인 갈망들이 존재한다. 게다가 애정, 의존, 우월성, 우세, 야망, 힘, 분리에 대한 거절된 신경증적인 욕동들뿐만 아니라 이러한 욕동들을 유발시키는 갈등들도 존재한다(pp. 574-575).

울버그는 환경에 대한 조절을 통해 통제를 유지하려는 의식적인 노력인 '최전방 방어들'을 설명하였으며 이러한 방어들은 그 이후에 '억압적 방어'의 활성화에 의해 보충된다. 그러나 그는 "이렇게 억압을 강화시키는 쪽으로의 노력들은 흔히 억압된 내용들이 뚫고 나오고 풀려 나오는 것으로 인한 억압장벽의 지속적인 실패와 연관되어 있다."(1977, p. 413)는 점을 지적하였다. 실제로 프로이트는 억압된 내용들은 의식으로 뚫고 나오려는 추진력을 가지고 있다고 제안하였다.

　나는 이제 신경정신분석적인 관점을 사용하여 보다 안정적인 인격의 조직화 및 특히 정동, 인지, 행동에 대한 강력한 억제력을 가지고 있는 지나친 억압을 사용하는 사람들의 보다 복합적인 성격구조들과 작업하는 데 대한 임상적인 모델을 제공할 것이다. 억압은 경직되고 병적이거나 적응적이고 회복력이 있는 것일 수 있다. 수많은 연구에서는 습관적으로 부정적인 정동을 억압하는 지나치게 억압적인 인격 유형을 가진 사람들은 심리적·신체적인 장애에 걸릴 위험이 높다는 것이 증명되었다. 나는 다음에서 보다 적응적인 억압방어를 촉발시킬 수 있는 대인관계적으로 창의적인 치료적 상황을 설명할 것이다. 나는 출생 첫해에서 2년째 중반까지의 애착외상의 해리된 공포, 분노, 무기력한 절망감에 대한 자발적인 재연과는 대조되는 억압의 모델에서 출생 후 2년째의 후반부에서 3년째까지의 시기에 시작되어 나중에 발달하는 관계적 스트레스, 특히 회복되지 않았던 비조절 비언어적 수치심, 언어적인 성적 외상, 공격성, 언어적인 굴욕감에 초점을 맞출 것이다. 수치심의 오른뇌 기반 역동과는 대조적으로 굴욕감(humiliation)은 왼대뇌반구 기반 힘의 역동과 의도적이고 의식적인 행동이 언어적이고 의식적인 자기의 결핍이나 결함을 유발하는 것이다.

　보다 발달적으로 성숙된 초기의 과거력을 가지고 있는 이러한 환자들은 오른대뇌반구의 조절성, 상징적·상상적·자기성찰적 기능뿐만 아니라 왼대뇌반구의 의지 및 자발적인 행동, 언어적인 이차과정 인지, 상위인지(metacognition: 역주-자신이 어떤 것을 알고 어떤 것을 모르는지와 같은 지식과 사고에 대한 인지), 추상력, 그리고 보다 중요한 것으로 부정적인 정동에 대한 억압방어의 형성을 통한 정동 및 갈등에 접근할 수 있다. 이러한 복합적인 인지적 기능들은 억압방어에 의해 조절되는 스트레스가 되는 정동의 (재)경험을 하는 동안에 환자가 사용 가능하다. 다음에서 설명하는 성장을 촉진시키는 장기심층정신치료 모델은 또한 임상적인 효율성에 필수적인, 특히 강렬한 감정 및 이에 대한 무의식적인 방어와 작업을 하는 **치료자 자신의 치료적인 작업**에도 적용할 수 있을 것이다.

해리성 환자들과 더 대조되는 것은 이러한 사람들은 자아도움하의 퇴행 또는 보다 최신의 용어인 주관적인 자기도움하의 퇴행(regression in the service of the subjective self)이라는 정신적인 기전을 사용할 수 있다는 것이다. 질과 브렌먼(Gill & Brenman, 1959)은 고전적인 저술에서 이러한 적응적인 형태의 퇴행의 특징을 한 사람에 의해 자발적으로 추구하게 되는 것, 그 사람이 상황이 안전하다고 판단할 때만 들어가는 것, 병적 퇴행에 비해 상대적으로 수동적이라기보다 능동적인 것, 명확한 시작과 끝이 있는 것, 갑작스럽고 완전한 과거 자아의 조직화가 복귀될 수 있는 완료 가능한 가역적인 것이라고 설명하였다. 바흐(Bach)는 환자의 능동적인 역할을 강조하였다. "환자는 스스로 자발적으로 퇴행에 들어가는데, 퇴행이 가역적이라는 것에 대해 약간의 자신감을 가지고 있기 때문이다. 이러한 환자들에게 있어서 임상적으로 가장 중요한 것은 퇴행에 자발적으로 참여하며, 자신의 상황을 통제하는 것과 자신의 불안에 대해 논의하는 것을 편하게 느낀다는 점이다."(1985, p. 185) 이 모델에 대한 개정은 이러한 퇴행을 상호적응적인 퇴행으로 전환시켰으며, 환자와 치료자 모두에서 억압방어의 감소에 따르는 것의 중요성을 강조한다.

동시화된 대인관계적 상호퇴행의 개념은 환자가 퇴행하여 자아이질적인(ego-dystonic) 정동상태로 들어가고, 치료자는 왼대뇌반구에 남아 있으면서 인지적인 통찰은 증가시키고 억압은 감소시키기 위해 퇴행에 대해 해석을 해 주는 고전적인 정신내적인 퇴행과는 대조된다. 흔히 이것은 수치심을 느끼고 조절되지 않은 환자가 치료자에 의해 유발된 부정적인 치료적 반응이나 억압방어가 강화되는 저항에 대한 해석의 형태를 취하기도 한다. 밸리언트(Valiant)는 "치료자는 아무 생각 없이 부분적으로는 적응적이지만 미성숙한 방어들을 자극함으로써 환자에게 엄청난 불안과 우울 및 치료동맹의 붕괴를 유발할 수 있다."(1994, p. 49)는 것을 관찰하였다. 치료자가 환자가 투사한 힘든 정동을 담아낼 수 없을 때 하게 되는 치료자의 (왼대뇌반구의) 저항해석에 대한 스페자노(Spezzano)의 설명을 회상해 보라. 엡스타인 (Epstein, 1994)은 '전이를 받아들이는' 것에 대한 이러한 무능함이 미치는, 치료자가 원인이 되는 영향에 대해서 다음과 같이 설명하였다.

투사된 정동은 흔히 치료자에게 숨겨져 있는 수치심, 선망, 취약성, 불능의 느낌과 연관되어 있다. 숨겨져 있는 수치심은 빈정대기, 놀리기, 조롱하기와 같은

'다른 사람을 공격하는' 방어들을 치료자가 사용하고, 어떤 방식으로든 환자를 조절하려는 노력에서 나타난다. 나중에 환자가 수치스럽고, 착취되고, 배반당하고, 버림받고, 고립되었다고 느꼈을 때 비극적인 투사는 다시 치료자에게 돌아오게 된다(p. 100).

고전적인 잘못된 조율에서 치료적인 관계에 있는 두 사람은 다른 대뇌반구, 다른 마음을 가지게 된다. 특히 환자의 공격성이 연관된 상황에서 치료자의 왼뇌는 이제 환자의 퇴행된 행동이 아동기 동안에 환자가 사용하던 미성숙한 방어기전이 반복되어 전이에서 나타나는 것이라는 기원에 대한 해석을 제공함으로써 무심코 암묵적으로 환자에게 수치심을 주게 된다. 또는 감정적으로 거리를 두고 있는 치료자는 환자의 의존('충족을 바라는')을 아동기에 발생했던 환자의 어려움에 대한 최선의 해결책이라고 해석해 줄 수 있는데, 이것은 더 이상 도움이 되지 않고 암묵적으로 환자의 퇴행에 대해 수치심을 주는 것이 될 수 있다. 이러한 치료자에 의해 유발된 수치심은 의식적인 인식의 밑에 있는 치료자의 목소리 어조와 얼굴표정에 의해 강화된다.

뢰발트(Loewald, 1986)는 이러한 과정에 대한 임상적인 예를 제공하였으며, 이 방어적인 역전이적 전략이 만약 치료자에 의해 인식되지 않고 처리되지 않는다면 치료과정을 전반적으로 방해할 수 있다는 점을 지적하였다. 그는 다음과 같이 말했다.

극적이지는 않지만 보다 서서히 발생하고 더 많은 손상을 주는 것은 엄격한 침묵, 굽히지 않는 태도, 문제를 유발하는 충동에 대한 억압이나 고립, 공상, 또는 기억들과 같은 치료자의 역전이적 반응에 대한 내적인 방어의 결과로 나타나는 (치료자의) 행동이다(p. 282). …… (치료자가) 정신을 차리고 합리적으로 되려고 하는 노력은 흔히 전이-역전이 공명을 억압하고 자신과 환자에 가장 깊숙이 있으면서 가장 불안하게 만드는 것에 대한 이해를 제공해 줄 수 있는, 환자에 의해 유발되는 반응을 억압하기 쉽다(p. 283).

치료자가 사용하는 억압의 방어, 의식적인 억제, 주의분산 및 환자의 조절되지 않은 오른대뇌반구 정동에 의해 치료자의 합리적인 왼대뇌반구에 가해지는 역전이의 압박을 암시하는 설명에 주목하라.

실제로 러셀(Russell)은 환자뿐만 아니라 치료자 방어의 중요성을 지적하였는데, 이것은 상호방어의 두 사람 심리학을 명확하게 나타낸 것이었다. "치료과정에서 가장 중요한 저항의 근원은 환자가 느끼는 것에 대한 치료자의 저항이다."(1998, p. 19) 이러한 큰 틀의 변화에 있어서 정동방어의 관계적이고 상호주관적인 모델에서 필요한 것은 환자와 치료자의 방어가 어떻게 서로 상호작용하고, 의사소통하며, 동시화되거나 비동시화되는지를 설명하는 것이다. 상호적인 해리방어와 마찬가지로 환자와 치료자 모두의 상호적인 억압방어는 적응적이고 함께 만들어 내며 동시화된 정신치료적인 상호퇴행을 위해서 드러날 필요가 있다.

발린트(Balint, 1968)는 이러한 적응적인 '양성'퇴행의 치료적 사용에 대해 다음과 같이 설명하였다.

따라서 치료적 퇴행을 결정한 이해력 높은 분석가가 해야 할 첫 번째 일은 이러한 퇴행에 대한 저항의 해체를 격려해 주는 신뢰하는 치료적 관계의 촉진에 관여하는 것이다. 일단 이것이 달성되면, 치료의 기능은 환자가 수용과 인식을 경험할 수 있게 해 주는 것이다. 이러한 방식으로 치료는 환자의 초기 삶에서는 사용할 수 없었던 것들을 제공해 준다(p. 469).

해밀턴(Hamilton, 1996)은 자신의 책 『분석가의 전의식(The Analyst's Preconscious)』에서 적응적인 상호퇴행의 가치에 대한 메디슨(Matheson)의 임상적인 접근을 인용하였다.

나는 매우 유사한 위니컷과 발린트의 용어로 생각하는데…… 즉, 분석에서 근본적 결함과 치료적 퇴행의 측면에서 볼 때 환자는 발달의 매우 초기 단계, 아마도 외상적 또는 외상 이전의 상태로 돌아간다. 그리고 경험과 해석의 측면에서 이러한 상태들에 대한 작업을 한다. 흔히 매우 중요한 것은 해석이 아니라 분석상황에 대한 경험이다. 그리고 해석을 하지 않는 것이 매우 중요할 수 있는데 해석, 특히 전이해석은 환자를 퇴행상태에서 나오게 만들 수 있기 때문이다. 환자가 그 상태에 있는 것이 어떠하고 당신이 환자와 함께 퇴행한 상태에 있는 것이 어떠한지를 경험할 수 있도록 해 주는 것이 더 낫다. 당신은 발린트의 말대로 '불필요하게 관심을 끌지 않도록' 자기 스스로를 유지하기 위해 당신이 할 수 있는 것을 모두 해야 한다(p. 259).

상호퇴행의 관계적인 두 사람 모델을 초기의 외상적인 상태와 관련시켜 설명한 부분에 주목하라. 또한 동시화된 상태의 이동에서 왼대뇌반구의 언어가 아니라 공유된 오른대뇌반구의 감정적인 경험을 강조한 것에도 주목하라. 이러한 퇴행적인 움직임에서 치료자의 창의성은 매우 중요하다. 창의적인 과정에 대해 지오바치니(Giovacchini)는 "정신세계의 다양한 수준, 흔히 가장 초기 자기의 일차과정 부분까지 도달할 수 있는 수준들을 가로지르는 광범위한 기능을 하는 것이다. 그런 이후에 자아경계는 원래 단단하게 형성되고 잘 구조화되어 있다고 하더라도 매우 유동적이고 침투하기가 쉬워진다."(1991, p. 187)고 설명하였다.

억압의 정신역동: 왼쪽-오른쪽 이마겉질 상태변화의 신경정신분석

치료적인 관계의 시작에서 필수적인 과제는 적절한 순간에 환자와 치료자 모두가 오른대뇌반구의 정동에 대한 왼대뇌반구의 억압을 중단하는 것이다. 치료자에게는 치료의 초기단계에서 이러한 대뇌반구 우세성의 역전을 이끌며 전의식을 의식과 분리하는 장벽이 일시적으로 '느슨해졌을' 때 '달콤한 합리를 불신하고', 새로 출현하는 무의식에 스스로를 '내버려 두기' 위해 적응적인 퇴행에 대한 환자와 자신의 저항을 극복하는 창의적인 반응이 요구된다.

이러한 임상적인 설명을 신경생물학적인 용어로 설명하자면 환자의 의식적인, 그리고 무의식적이고 부정적인 정동상태에 공감적으로 조율하기 위해서, 특히 스트레스가 되는 치료적인 교착상태와 치료동맹의 붕괴 동안에, 창의적인 치료자는 의식적인 왼이마앞겉질에서 전의식적인 오른이마앞겉질 체계로의 수평적인 이동이자 합리적이고 의식적인 마음에서 직관적이고 전의식적인 마음으로 우세성이 왼대뇌반구에서 오른대뇌반구로 이동하는 정신내적인 지형학적 퇴행을 시작한다([그

림 3-1]의 수평 화살표 참조). 미호브(Mihov)와 동료들(2010)에 따르면 오른대뇌반구
의 기능인 창의성은 '고정관념을 깨는' 능력이다. 치료를 하는 동안의 상호방어적
인 교착상태에서 두 사람의 잘못된 조율에 대한 새로운 해결책을 만들어 내는 치료
자의 가장 성공적인 전략은 왼대뇌반구의 이차과정적이고 집중적인 생각에서 오른
대뇌반구의 일차과정적이고 분산적인 생각으로의 퇴행과 새로운 생각을 창조해 내
는 것이다. 합리적인 인지에서 직관적인 인지로 치료자가 상태를 이동시키는 것은
상호퇴행적인 방어의 치료적인 교착상태를 자신의 방식으로 생각하는 것이 아니라
느끼는 능력에서 나타난다. 메이어(Mayer)는 "우리는 새로운 것을 보기 위해서 익숙
한 것을 잃어버려야 한다. …… 새로운 어떤 것을 보기 위해서 합리적인 생각에 습
관적으로 의지하는 것을 아주 잠깐 동안이라도 포기해야 한다. 이것은 우리 모두에
게 결코 쉬운 일이 아니다."(2007, p. 138)라고 말했다.

 실제로 포퍼(Popper)는 뭔가 새로운 것을 처리하는 과정에서 합리적인 생각이 아
닌 직관이 가지고 있는 독특한 역할을 강조하였다. "새로운 생각을 하거나 이러한
과정에 대한 논리적인 재구성을 하는 논리적인 방법은 없다. 나의 견해는 모든 발
견이 '비합리적인 요소' 또는 '창의적인 직관'을 포함하고 있다고 말함으로써 표현될
수 있을 것이다."(1968, p. 32) 심층정신치료에서 뭔가 '새로운 것'은 환자의 자기가
시작되는 관계적인 상황에서 갑작스럽게 만나게 되는 것과 다른 사람과 새로운 방
식으로 **함께** 존재하는 것을 설명한다. 억압을 감소시키고 창의적인 직관을 풀어 주
는 치료자의 왼쪽-오른쪽 이마겉질의 이동은 환자의 자기발견을 촉진시킨다. 이러
한 지형학적인 이동은 치료자가 일차과정 인지와 일차과정 의사소통에 접근할 수
있도록 해 준다. 로저스(Rogers, 1954)의 '건설적인 창의성(constructive creativity)'의
개념은 적응적인 정신내적 퇴행을 통해 자기와 다른 사람에 대해 다양한 생각을 하
는 치료자의 전의식적이고 역전이적인 능력에 적용된다.

 경직성이 없는 것과 개방성과 연관되어 있는 것은…… 생각, 색깔, 모양, 관계를
 가지고 자발적으로 놀 수 있는—불가능한 위치로 요소들을 섞고, 터무니없는 가
 설을 세워 보고, 주어진 상황을 문제가 되게 만들고, 터무니없는 표현을 하고, 한
 가지를 다른 것으로 해석해 보고, 불가능한 등식으로 바꿔 보는—능력이다. 삶
 을 새롭고 중요한 방식으로 창의적으로 보는 것은 예감이 떠오르게 해 주는 이러

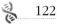

한 자발적인 놀이와 탐구이다(p. 255).

이러한 치료적인 예감의 오른쪽에 치우친 직관적인 발생은 또한 환자를 새로운 방식으로 볼 수 있게 해 줄 뿐만 아니라 치료자의 자발적인 진정한 자기노출을 촉진시켜 준다.

이러한 오른대뇌반구에 대한 왼대뇌반구 우세성의 가역적이고 뇌들보를 통한 탄력적인 변화는 치료자가 앞에서 말했던 통제에 우세한 왼대뇌반구에서 나오도록 수동적으로 '내버려 두는' 것에 의한 창의적인 퇴행으로 들어가고, 취약성과 창의성 모두에 우세한 오른대뇌반구로 들어가는 임상적인 설명의 바탕에 있는 것이다(Hecht, 2014). 맥길크리스트(2009)는 이러한 대뇌반구들 사이의 관계에 대해 "우리는 하나를 살게 하기 위해서는 다른 하나를 반드시 억제해야 한다."라고 설명하였는데, 이것은 탈억제된 오른이마앞겉질이 의식의 배경에서 전면으로 나오도록 하기 위해서 왼이마앞겉질은 억제되어야 한다는 것(작동되지 않는 것)을 명확하게 말해 주는 것이다. 더 구체적으로 이러한 우세성의 가역적인 이동은 두 개의 이마앞체계 사이에서 발생한다. 후앙(Huang)과 동료들(2013)이 실시한 최근의 신경영상연구는 왼이마엽이 창의성과 역상관관계가 있으며 오른대뇌반구가 창의적인 생각에 우세한 것은 정상적인 사람에서는 뇌의 왼쪽 부분에 의해 억제되고 있기 때문이며, 이러한 억제를 제거하는 것은 창의성의 출현을 촉진시킬 수 있다고 보고하였다.

나는 초기 저술에서 오른대뇌반구 및 왼대뇌반구 이마앞겉질의 집행기능은 각각 초기에 성숙하는 눈확이마[orbitofrontal, 그리고 배안쪽(ventromedial)] 및 나중에 성숙하는 등가쪽(dorsolateral)과 뒤안쪽(dorsomedial) 이마앞겉질에 의해 중재된다는 것을 보여 주는 증거들을 제공하였다(Schore, 1994). 이러한 체계들은 각각 다른 겉질의 기능들을 서로 억제한다. 이들의 뇌들보를 통한 연결은 대뇌반구들 사이의 관계에 중추적으로 영향을 준다. 따라서 공감적인 치료자의 지형학적인 왼쪽-오른쪽 이동은 왼해마기억체계(left hippocampal memory system)에 연결되어 있는 왼대뇌반구 등가쪽의 합리적인 체계가 일시적으로 중단되어 오른대뇌반구 눈확이마 감정체계 및 이 체계의 오른편도에 대한 직접적인 겉질둘레 연결이 탈억제됨으로써 시작된다. 카바다(Cavada)와 동료들에 따르면, "눈확이마영역의 축삭(axon: 역주-신경세포의 세포체에서 나오는 긴 돌기로 신경세포의 흥분을 전달한다)들을 포함하고 있

는 뇌들보의 앞쪽 부분은 대뇌반구들 사이의 통합에 광범위하게 참여한다."(2000, p. 229)

게다가 왼쪽에 치우친 이마앞과 오른쪽에 치우친 이마앞 집행기능들 사이의 이러한 이동은 좁은 주의에서 넓은 주의로의 이동뿐만 아니라 각각의 대뇌반구에 독특한 의식상태의 이동도 나타낸다. 에델먼(Edelman, 1989)은 **일차의식**(primary consciousness: 역주-에델먼이 만들어 낸 용어로 현재와 과거를 인식하기 위해 관찰된 사건과 기억을 통합시키는 능력)이 생물학적 자기와 연관되어 있는 내장적 및 감정적인 정보를 외부 현실과 연관시켜 저장하고 있는 정보를 연결하며, 일차의식은 오른뇌에 치우쳐 있다고 말했다. 이러한 오른둘레계통에 의해 유발되는 상태는 유사성과 정동적인 가치에 따라서 지각 및 기억을 자동적이고 무의식적으로 조직화하는 '경험에 가까운' 잭슨(Jackson, 1931)의 **주관의식**(subject consciousness)'과 같은 것이다. 잭슨은 이것을 보다 '경험과 먼' **객관의식**(object consciousness)'과 대조하였다. 연구는 이제 뒤가쪽이마앞체계가 기본적으로 **자기성찰의식**(self-reflective consciousness) 및 추상적인 사고에 관여한다는 것을 보여 주었다(Courtney et al., 1998; Dehaene & Naccache, 2001; Posner, 1994). 왼쪽 마음의 자기성찰 의식이 일시적으로 느슨해지는 것은 오른쪽 마음의 일차의식이 일시적으로 우세해지도록 한다는 것을 주목하라. 치료적인 관계에서 직관적인 '약간 변형된 의식의 상태'로 이동하는 것에 대해서 설명했던 로저스(1989)의 말을 회상해 보라. 이러한 개념은 자아도움하의 퇴행이 기본적으로 나중에 형성되는 왼대뇌반구의 집행기능에서 초기에 형성되는 오른대뇌반구의 집행기능으로 이동하는 데 관여한다는 것을 나타낸다.

또한 왼뒤가쪽체계(left dorsolateral system)는 상황에 대한 언어적인 의미를 재처리함으로써 감정적인 반응의 경로를 변화시키는 인지적-언어적 전략을 통해 감정을 유발시키는 사건들에 대한 해석을 변화시키는 인지적 재평가를 하는 동안에도 활성화된다(Schore, 2012). 포나기(Fonagy)와 동료들은 기능자기공명영상(fMRI)을 이용하여 다른 사람들의 정신적인 상태를 **해석하는** 능력인 정신이해(mentalization)가 구체적으로 왼대뇌반구의 활성화와 연관되어 있다는 것을 보여 주었다(Nelte et al., 2010). 지형학적인 왼쪽-오른쪽 이동이 발생하는 순간에 치료자의 인지적인 재평가와 정신이해 기능은 비활성화됨을 주목하라. 분석적인 왼뇌의 의미체계는 이제 감정적인 오른뇌의 신체기반 의미체계로 변화한다. 정신내적인 지형학적 이동에서 감정을 처리하는 오른눈확이마겉질(right orbitofrontal cortex)은 이제 언어적이고 인지적인 왼뒤가쪽이마앞겉질(left dorsolateral prefrontal cortex)보다 우세해진다.

따라서 자아도움하의 퇴행에 대한 크리스(Kris, 1952)의 정의는 '감정적인 뇌의 생각하는 부분'인 눈확이마 집행기능의 우세성을 풀어 주는 왼뒤가쪽겉질 집행체계의 정신적 기능의 수준을 부분적 · 일시적 및 통제하에 낮추는 것을 설명하고 있다(Goleman, 1995). 이러한 왼뒤가쪽이마앞에서 오른눈확이마 쪽으로의 이동은 퇴행의 필수적인 기전인 이차과정 기능에서 일차과정 기능으로의 이동을 나타낸다. 의식적인 인식 아래의 수준에서 작동하는 눈확이마체계는 "감정적—동기적인 중요성을 인지적인 판단에 부여하고 통합시키며, 생각과 감정을 연관시키고"(Joseph, 1996), '정동과 연관된 의미의 처리'에 관여한다(Teasdale et al., 1999). 이 영역의 활동성은 내부 및 외부 모두에서 오는 감각의 인식에 대한 낮은 문턱값과 연관되어 있기 때문에 '내적인 반영 및 조직화 기관'으로서의 기능을 한다(Kaplian-Solms & Solms, 1996).

안드리아센(Andreasen)과 동료들(1993)은 정신치료의 과정을 나타내는 눈확이마앞겉질의 독특한 기능을 설명하면서 **개인적인 경험을 회상하고 다른 것과 연관시키는** 삽화기억에 초점을 맞추는 동안 눈확이마영역에서 혈류가 증가한다는 것을 보고하였다. 오른이마영역의 활성화는 구체적으로 뇌가 이러한 개인적인 사건을 과거로부터 능동적으로 회상할 때 발생하였다. 더 흥미로운 점은 오른이마의 아래영역은 그 대상에게 마음이 '휴식'할 수 있도록 내버려 두라고 말했을 때 활성화되었다. 이들은 개인적인 생각을 검열하지 않고 표현하지 않는 이러한 조용한 상황에서 개인의 정신적인 활동은 과거에 대한 회상과 미래에 대한 계획이 느슨하게 연결되고 자유롭게 돌아다닐 수 있다는 점을 관찰하였다. 연구자들은 이러한 눈확이마영역의 활동은 일차과정으로 들어가는 '자유연상(free association: 역주—마음속에 떠오르는 생각, 감정, 기억들을 아무런 수정도 가하지 않고 이야기하도록 하는 정신분석의 기법)'을 나타낸다고 결론 내렸다.

나는 나의 초기 작업에서 둘레계통에서 제일 위에 있는 오른눈확이마겉질이 전의식적인 기능의 기본적인 역할, 특히 감정적인 자극을 역동적으로 여과하는 역할을 하며, 동기적인 요소들과 연관되어 있는 외적 및 내적 환경에 대한 전체적인 전망을 제공하고, 정동적인 결정을 한다는 것을 보여 주는 연구들을 인용하였다

(Schore, 2003b). 고전적인 정신분석적 개념화에 있어서 프로이트의 억압개념은 정동을 무의식적인 수준에서 인식하고 여과하는 뇌의 능력을 나타내는 것으로 이해되었다. 따라서 오른눈확이마의 전의식적이고 주관적인 자기체계는 주요한 결정요소로서의 역할을 하며, 이를 통해 다른 자기상태들을 지지하는 겉질밑의 정동들은 오른쪽의 주관의식에 도달할 수 있고 그다음에는 왼대뇌반구의 객관의식에 도달할 수 있게 된다.

고전적으로 전의식은 즉각적으로 의식에서 인식할 수 있는 수준 아래에 있는 마음의 부분으로 정의되어 왔으며, 전의식에 억압되어 있던 기억과 감정은 회상될 수 있다. 환자의 억압방어에 대한 지나친 의존은 오른눈확이마의 전의식에 있는 스트레스를 주는 부정적인 정동—강렬한 감정적인 각성으로, 잠재적으로 왼대뇌반구의 기능을 방해한다—이 의식 속으로 들어오는 것을 능동적으로 차단하는 데 사용된다. 따라서 허용범위가 각성의 중간범위('역U형 곡선')에서 최상인 왼대뇌반구의 의식적인 마음은 자신의 기능을 조절하지 못하게 만드는 강력한 (높거나 낮은) 부정적인 감정적 각성을 오른뇌의 전의식 속으로 능동적으로 '밀어내고' 억압할 수 있다. 이러한 방식으로 전의식적인 마음은 의식적인 인식에 도달할 수 있고, 도달하지 못하는 억압된 정동들을 간직하고 있다. 게다가 명확한 문화적 금기는 의식적인 마음에서 쫓겨나는 주요한 근원이 된다.

조셉은 프로이트의 억압에 대한 신경심리학적인 재개념화를 하면서 "전의식은 **의식의 표면 바로 아래에 존재하는 정보와 기억**을 간직하고 있는데, 이러한 측면에서 전의식은 무의식의 일부분이다. 일단 정보가 전의식에 도달하면 이 정보는 상대적으로 의식적인 마음에 접근할 수 있게 된다. 그러나 **전의식은 또한 의식에서 쫓겨난 정보도 간직하고 있다.**"(1992, p. 19)고 말하였다. 그러나 이렇게 억압된 무의식적인 정동들은 오른뇌 대 오른뇌의 의사소통에서 다른 전의식체계와 의사소통될 수 있다. 오른눈확이마 전의식체계로의 직관적이고 정신내적인 지형학적 퇴행은 치료자가 전의식적인 의사소통에 들어 있는 억압된 무의식적이고 부정적인 정동을 받아들이고 조절할 수 있도록 해 준다. 치료자의 오른대뇌반구로의 이러한 정신내적인 퇴행은 이제 오른뇌 대 오른뇌의 의사소통을 유발하는 환자의 오른대뇌반구와의 뇌 사이 동시화 및 조율과 상호퇴행에 대한 동시참여를 가능하게 해 준다. 캔트로위츠(Kantrowitz)는 "서로 섞여 있는 정신내적 및 대인관계적인 현상들이 명확해지는 것은 이러한 전의식적인 의사소통의 영역에서이다.”(1999, p. 72)라고 제안하였다. 따라서 이러한 대인관계신경생물학적인 기전은 환자의 주관적 자기와 치료자 모두에게 의사소통될 수 있는 하나의 뚜렷한 느낌이 의식으로 들어갈 수 있도록, 억압된 무의식적이고 부정적인 정동이 전의식의 영역으로 들어갈 수 있도록 변형시킬 수 있는 적응적이고 창의적인 지형학적 상호퇴행을 함께 만들어 내는 과정을 중재한다.

쿠비(Kubie, 1958)는 고전적인 저술에서 창의적인 활동이 인간의 자연적이고 보편적인 활동인 전의식적 과정들 사이의 자유로운 상호작용의 결과로 나타난다고 제안하였다. 이러한 과정들은 상징 이전의 것이며, 학습된 경험들을 섞어서 비슷한 성격들로 이루어진 새로운 집합체로 다시 만들어 낸다. 그러나 이러한 과정들은 의식적인 수준에서 상징적으로 접근할 수 있는데, 특히 자유연상 및 자아도움하의 적응적인 퇴행의 순간에 접근할 수 있다. 웰링(Welling)은 전의식의 기능을 설명하면서 직관은 “생각, 장면, 애매한 느낌들의 조각들이 만들어지는 공장이며, 여기에서는 원재료들이 절반은 형체가 없는 채로 떠다니는데 이러한 세상은 흔히 존재하지만 우리가 거의 가 보지 못한 곳이다. 그러나 이렇게 떠다니는 요소들 중의 일부는 눈에 띄고, 힘을 얻거나 반복적으로 드러난다. 이들이 구체적인 예로 드러날 때 보다 쉽게 인식될 수 있고 의식의 경계를 넘어갈 수 있다”(2005, p. 33)고 표현하였다. 레이크(Reik)가 일차과정이 ‘아직은 분화되지 않은 소리, 떠오르는 장면, 유기적인 감각, 감정적인 전류’를 포함하는 정신활동이라고 말했던 것을 회상해 보라. 엡스타인(Epstein)은 ‘전의식적인 수준의 인식’의 중요성을 설명했는데, 여기서 전의식적인 인지는 경험의 형성, 특히 ‘감정과 기분’의 형성에 있어서 필수적인 역할을 한다. 그는 또한 “프로이트는 무의식적인 동기가 인간행동의 가장 중요한 근원이라고 믿었다. 나는 전의식적인 수준의 기능이 가장 중요하다고 제안하는데, 암묵적인 신념과 가치들이 전의식에 있으며 이것이 우리의 매일의 경험과 행동을 자동적으로 조직화하고 안내해 주기 때문이다.”(1983, p. 235)라고 말했다.

이러한 임상적인 자료들은 전의식체계가 ‘암묵적인 관계적 지식’(Stern et al., 1998)을 저장하고 만들어 낸다는 것을 나타낸다. 나는 초기의 작업에서 오른눈확이마체계가 볼비(Bolby)의 애착에 대한 조절체계와 같다는 것을 지지하는 초학문적인 증거들을 제공하였다(Schore, 2001). 나는 이 모델을 더 다듬으면서 이제 프로이트의 전의식은 정동조절의 전략을 부호화하는 볼비의 무의식적인 내적 작동모델의

위치인 신경생물학적인 눈확이마영역을 나타낸다고 제안한다([그림 3-2] 참조). 정
신치료가 초기관계의 이러한 내재화된 표상들을 변화시킨다는 볼비의 제안을 회상
해 보라. 이러한 개념화는 **엄마의 오른대뇌반구가 출생 2~3년째에 나타나는 유아의 전
의식체계에 각인된다**는 것을 명확하게 나타낸다.

　의식적인 인식 아래의 수준에서 작동하는 상호적으로 동시화된 지형학적 퇴행은
모든 관계적 · 정신역동적 및 정동중심 정신치료들에서 보편적으로 발생한다(반면
에 인지행동치료자는 왼쪽에 머물러 있으며 왼이마앞겉질에 치우쳐 있는 인지적인 재평가
를 통해 작업을 한다). 이러한 동시화된 왼쪽-오른쪽 대뇌반구 사이의 이동에 있어
서 두 사람 모두는 의식적이고 언어적인 왼쪽 마음에서 나와 전의식적인 오른쪽 마
음의 비언어적인 정동과 감각적인 장면으로 이동한다. 이러한 사건은 치료자의 오
른쪽 마음이 환자의 오른쪽 마음의 억압되고 무의식적으로 조절되지 않은 상태와
직관적으로 공감하고 상호주관적으로 공명할 수 있도록 해 준다. 상호적인 구조적
퇴행 또한 두 사람이 겉질밑의 깊은 무의식과 작업하는 과정으로 들어갈 때 사용될
수 있다. 이러한 순간에 오른눈확이마겉질은 오른편도와 상호연결을 위한 재조직
화를 허락하기 위해 일시적으로 작동을 중단할 수 있다(그리고 그 이후에는 높은 수준
의 겉질둘레 오른이마체계가 다시 작동한다). 따라서 지형학적인 수평적 퇴행과는 대
조적으로 오른대뇌반구의 계층적인 구조적 퇴행은 해리된 정동의 '내가 아닌' 상태
들과의 작업이 가능해지도록 해 주는 오른쪽의 겉질-겉질밑 동시화를 나타낸다.

　실제로 상호적인 구조적 퇴행은 또한 상징적 및 언어적인 기능에 접근할 수 있
는 발달적으로 보다 발달한 환자들과의 재연에서도 활성화될 수 있다(출생 첫해 동
안의 학대 및 무시와 연관된 초기 관계외상과는 대조되는 출생 2년째에 발생하는 나중의
'발달외상[developmental trauma]', 특히 수치심외상에 대해서는 Bromberg, 2011 참조).
브롬버그에게 '발달외상'은 인격의 형성에 있어서 핵심적인 현상으로 모든 사람
의 초기 삶에서 대체적으로 피할 수 없는 부분이며 '인정받지 못한 외상(trauma of
nonrecognition)'으로 표현된다(p. 69). 이것은 출생 2년 이내에 발생하는 관계외상인
'발달외상'이 심지어 초기의 만성적인 애착외상을 경험하지 않았던 보다 조절이 잘
되는 환자들(조직화된 안전한 애착)과의 '심층'정신치료에서도 치료적 탐색에서 필수
적인 부분이라는 점을 명백하게 나타내고 있다. 브롬버그(2011)는 재연의 치료적인
연합처리과정은 소위 말하는 '좋은' 환자들과의 치료작업을 보다 효과적으로 만들

어 주는데, 이것은 보다 경험에 가까운 관점을 제공해 주며 '다루기 힘든 저항'과 '치료적 교착상태'를 중재하는 상호적인 환자−치료자 퇴행과 같이 해석에 영향을 받지 않는 임상적인 현상에 참여할 수 있도록 해 주기 때문이다. 이렇게 함께 만들어지고 매우 강하게 방어되는 무의식상태는 공동재연의 상호퇴행을 통해 치료동맹의 두 사람 모두의 의식으로 불러들여질 필요가 있다.

오른쪽의 전의식체계는 지형학적 퇴행과 구조적 퇴행 모두에서 활성화된다는 점에 주목하라. 실제로 오른눈확이마체계는 의식적인 왼대뇌반구로의 조절 및 비조절 정동상태의 전의식적인 수평적 전달뿐만 아니라, 강력한 부정적 및 긍정적인 정동을 발생시키는 낮은 수준의 오른뇌 무의식체계에 대한 전의식적인 계층적 조절에도 중심적으로 관여하고 있다. 수많은 연구는 이제 오른눈확이마의 전의식체계가 의식적인 인식 없이 감정을 유발하는 자극의 처리 및 의식적인 내용에 대해 집중을 분배하는 데 기본적인 역할을 할 뿐만 아니라 억압된(그리고 해리된) 무의식적인 정동상태의 기간, 빈도, 강도를 감시하고 조절함으로써 신체와 동기적인 상태의 항상성을 조절한다는 것을 보여 주고 있다(Schore, 2012). 노소프(Northoff)와 동료들(2007)은 눈확이마겉질이 보다 성숙된 인지적인 방어의 구성에 관여하며, 이러한 영역에서의 기능장애는 높은 수준의 방어기전이 불가능해지도록 한다고 주장하였다. 실제로 현대적인 신경정신분석적 연구에서 연구자들은 억압을 '자아가 받아들일 수 없는 생각들을 무의식 속으로 이동시키며, 무의식 속에서는 이러한 생각들에 쉽게 접근할 수 없는 것'이라고 설명하였다.

따라서 무의식적인 정동에 접근하기 위해서 상호퇴행을 유발하는 왼쪽−오른쪽 이마겉질의 이동을 사용하는 정동중심의 정신역동적인 정신치료는 억압된 정동을 의식적인 인식으로 불러올 수 있다. 이러한 작업에서 공감적인 치료자의 오른쪽에 치우친 전의식적인 창의성은 동시화된 상호퇴행 동안에 환자에게 주관적 및 정신생물학적으로 연결되어 있는 치료자의 능력에서 표현되며, 이를 통해서 치료자는 무의식적인 정동이 주관적인 인식으로 나타나도록 함께 조절하는 관계적인 상황을 촉진시킬 수 있다. 『옥스퍼드 영어사전』은 창의성을 "생기게 하는 것"이라고 정의하고 있다. 치료자의 대인관계적인 창의성은 환자 자신의 무의식적이고 발달되지 않은 억압된 측면들을 관계적으로 촉진시켜 드러나게 한다.

심층정신치료의 초기단계에서의 상호퇴행

상호퇴행의 대인관계신경생물학적 모델은 정신치료과정의 다른 단계에서 나타나는 무의식적인 정동들과 작업하는 데 적용될 수 있는데, 특히 치료자 자신의 장기 정신치료를 포함하는 '심층적인' 정신역동적 탐색에 적용될 수 있다. 치료과정 중에 치료동맹을 맺고 있는 두 사람은 과정과 내용 모두에서 변화를 만들어 낸다. 이 모델은 정동의 처리과정, 정동의 잘못된 조절, 정동조절의 우선성을 강조한다. 임상적인 정신역동모델의 오래되고 중요한 원칙은 치료가 환자의 발달수준과 맞아야 한다는 것이다. 처음 만나는 순간부터 치료적인 조사는 환자의 증상 및 역기능적인 행동의 정동적 및 관계적인 기반뿐만 아니라 환자의 과거력과 성격구조, 환자의 의식적 및 무의식적인 마음, 외부세계와 내적 세계에 초점을 둔다.

무의식적인 내적 대상관계라는 정신분석적 개념을 떠올려 보라. 그린버그와 미첼(Greenberg & Mitchell, 1983)은 "사람들은 실제적인 다른 사람들뿐만 아니라 개인의 정동상태와 명확한 행동반응 모두에 영향을 미칠 수 있는 한 사람의 정신적인 표상인 내적 대상에게도 반응하고 상호작용한다."(1983, p. 10)고 보았다. 컨버그(Kernberg, 1976)는 매우 초기의 발달단계에서 유래하는 다양한 정신병리적인 상황을 설명하는 하나의 기전으로서 다양한 사회적 환경에서 대상들과 정동적으로 상호작용하는 자기의 내재화된 표상개념의 중요성을 임상적으로 증명하였다. 나는 나의 정신분석작업에서 잘못 조절된 자기가 잘못 조율된 대상과의 정동적인 상호작용이자 상호퇴행에서 재활성화되는 병적인 대상관계에 대해 설명하였다. 따라서 정신분석적인 치료자는 치료적인 관계 내에서 무의식적이고 내적으로 감정을 상호교환하는 이러한 자기 및 다른 사람의 대상관계적인 상들 사이의 역동적인 상호작용을 탐색한다.

나는 이제 치료의 전체 단계에서 환자와 치료자 사이에 처리되는 의식적이고 언어적인 대화의 바탕에 있는 무의식적이고 비언어적인 정동적 의사소통에 대한 역동적인 개념화를 제공할 것이다. 정신역동적 정신치료에서 환자와 치료자의 무의식적인 기능의 치료적 발달에 대한 이러한 두 사람 정신분석적 심리학은 현재의 순간에서 몇 분의 1초에서 2~3초 이내에 발생하는 자기상태들 사이의 자발적인 이동, 동시화된 정동상태의 이동에 초점을 맞춘다. 이렇게 빠르고, 암묵적이고, 단기간에 동시화되는 **퇴행**(regression)은 오랜 시간, 특히 환자의 무의식적인 '오른쪽 마음'과 의식적인 왼쪽 마음의 **진행**(progression)에 중요한 영향을 미친다. 이러한 적응적이고 발달적인 발전은 신경생물학적으로 보다 융통성 있는 억압방어 및 대뇌반구들의 재균형에서 표현된다.

정신역동적 정신치료는 치료의 시작에서부터 인지행동치료와 다르다. 인지행동치료는 의식적으로 생각하는 방식을 바꿈으로써 느끼는 방식을 변화시키게 해 주는 높은 수준의 인지적인 집행기능과 연관된 감정조절에 대한 자기통제에 초점을 맞춘다. 명확한 형태의 정동조절은 언어적인 왼대뇌반구에 의해 이루어지며 **무의식적이고 신체에 기반을 둔 감정**은 흔히 다루어지지 않는다. 이러한 의식적인 감정조절체계와는 대조적으로 정신역동적 정신치료는 인간 무의식의 생물학적인 기질인 오른대뇌반구에 의해 이루어지는 보다 기본적이고 암묵적인 정동조절기능에 초점을 맞춘다. 이러한 오른쪽에 치우친 체계는 관계적인 상황에서 얼굴표정, 목소리의 질, 시선접촉, 신체적인 변화를 빠르고 자동적으로 처리한다. 따라서 정신역동치료는 환자가 특별한 감정을 통제하는 것이 아니라 허용하고 적응적인 감정으로 변화시킬 수 있도록 **방어적으로 회피된 억압된 감정**을 포함하는 특별한 감정들을 수용하거나 촉진시키려고 시도한다. 따라서 처음부터 환자의 집중적인 초점은 의식적인 인지에서 (회피되고 억압된) 무의식적인 정동으로, 인지적인 왼대뇌반구에서 감정적인 오른대뇌반구로 이동한다.

애커먼, 힐센로스와 놀즈(Ackerman, Hilsenroth, & Knowles, 2005)는 치료의 초기단계에 대해 다음과 같은 설명을 제공하였다.

치료자가 치료를 시작할 때 정신역동적-대인관계적인 활동을 사용하는 것 (예: 불편한 느낌들을 탐색하고 경험하도록 격려하는 것, 환자가 중요한 주제에 대한 논의를 시작할 수 있도록 해 주는 것, 치료자와 환자의 치료시간 내의 관계에 대한 주제에 초점을 맞출 수 있도록 해 주는 것)은 환자에게 예전에는 **회피했던 문제들**을 다룰 수 있도록 치료자가 기꺼이 도와줄 것(그리고 도와줄 수 있을 것)임을 알려 준다. 정동을 경험하고 탐색할 뿐만 아니라 논의를 시작하려는 환자의 의지는 환자에 대한 치료자의 지각을 보다 능동적으로 참여하고 **치료동맹의 발달**에 필요한 시간을 제공해 줄 것이라는 것으로 보다 확장시켜 준다(p. 229).

불편한 느낌들을 무의식적으로 회피하는 것은 억압과 같은 방어에 초점을 맞추고 있다는 것을 직접적으로 암시하고 있음에 주목하라. 또한 환자의 자율성 및 환자가 치료에서 능동적인 관계적-감정적인 역할을 하며, 단지 대화치료를 수동적으로 받는 사람이 아니라는 점을 강조하고 있는 것에 주목하라.

치료동맹이 시작되는 또 다른 측면으로 치료를 시작할 때 "치료의 첫 번째 목표는 그[환자]를 그것[치료의 과정]과 의사라는 사람에게 애착시키는 것이다."(Freud, 1913/1958, p. 139) 현대적인 용어로 설명하자면, 이렇게 함께 탐색을 시작할 때 공감적인 치료자는 특히 현재 나타나고 있는 증상에 기여한 환자의 의식적 및 무의식적으로 억압된 정동상태를 정신생물학적으로 조율하고, 동시화하며, 조절할 수 있는 자발적인 오른뇌 대 오른뇌의 애착의사소통체계인 치료동맹을 함께 만들어 낸다. 발달하는 치료관계의 감정적인 결합을 함께 만들어 내는 데 참여하기 위해서 치료자는 레슬리 그린버그(Leslie Greenberg, 2014)가 '치료적 존재(therapeutic presence)'라고 말한 수용적인 상태에 들어간다.

치료적 존재는 치료자가 다양한 수준에서 신체적·감정적·인지적·정신적·관계적으로 현재의 순간에 완전히 함께 존재하는 것을 포함한다. 치료적 존재의 경험에는 (a) 자신의 통합되고 건강한 자기와 접촉하는 것, (b) 그 순간의 고통스러운 것에 대해 개방적이고 수용적으로 대하며 그것에 몰입하는 것, (c) 인식과 지각의 넓음과 확장에 대한 보다 큰 감각을 가지는 것이 포함된다. 이러한 것에 기반을 두고 몰입하며 확장되는 인식은 치유과정을 제공하는 동안 의뢰인과 함께 존재하고 의뢰인을 위해 존재하려는 의도를 가질 때 발생한다(p. 353).

그린버그(2014, p. 351)는 나의 작업을 인용하면서 이러한 치료적인 자세는 감정에 대한 명확한 자기조절보다는 암묵적인 정동조절을 촉진시키는 것이라고 주장하였다. "좋은 치료적 관계에서 나오는 이러한 유형의 암묵적인 정동조절은 언어적으로 중재되는 것이 아니라 매우 관계적이며 감정적인 의사소통, 얼굴표정, 목소리의 질, 시선접촉과 같은 것들에 의해 가장 직접적으로 영향을 받는 오른대뇌반구의 과정에 의해 발생한다."(Schore, 2003) 이러한 임상모델은 '직관적인 **정동조절**(intuitive affect regulation)'이 방어적인 억압과는 달리 부정적인 정동에 대한 자동적인 경계를 방해하지 않고 자기에게 접근하기 쉽기 때문에 상황에 매우 민감하며 비억압적이라는 것을 보여 준 인격 및 사회심리학에 대한 연구에서 지지되었다(Koole & Jostmann, 2004).

이러한 오른뇌 기능에 접근하기 위해서 창의적인 치료자는 환자 오른뇌의 정동상태 양상에 맞추기 위해 지형학적인 왼쪽-오른쪽 대뇌반구의 이동을 직관적으로 시작한다. 이러한 상태이동은 치료자가 '퇴행적인 개방 및 수용'의 치료적인 자세를 적용할 수 있게 해 준다. 실제로 연구는 '경험에 대한 개방'이 정동, 공상, 백일몽과 같은 퇴행적인 경험에 대한 허용, 흔히 있는 일의 색다르거나 미묘한 차이에 대해 창의적인 상상 및 호기심을 가지는 것, 생각의 관습적인 범주 및 지속적인 노력을 덜 하는 것과 연관되어 있음을 증명하였다(Fitzgerald, 1966). 무의식적인 방어의 일시적인 감소에서 발생하는 이러한 '경험에 대한 개방' 상태는 환자에게 '비록 생각하기에 중요하지 않고, 연관성이 없거나 터무니없는 것이라도 머릿속에 떠오르는 모든 것'(Strachey, 1953)을 말해 달라고 환자에게 요구하는 '자유연상'이 가능하도록 해 준다. 쿠비에 따르면, "자유연상은 창의성에 필수적인 것인데, 그것이 의식 및 상징적인 범위에 부여되어 있는 경직성으로부터 민감하고 유동적이며 모양을 바꿀 수 있는 전의식체계를 자유롭게 해 주기 때문이다."(1958, p. 57) 환자는 치료를 시작할 때부터 부정적 및 긍정적 정동에 대한 방어를 감소시키는 것을 어떻게 허용하는지에 대해서, 그리고 자신 및 다른 사람의 정동상태에 어떻게 더 개방적이 될 수 있는지에 대해서 암묵적으로 배우게 된다. 로텐버그(Rotenberg, 1993)에 따르면 창의적인 오른대뇌반구는 외부세계와 차단된 논리적인 구조물을 형성하는 왼대뇌반구의 개방성과는 대조적으로 실제 삶에서 발생하는 것들에 '개방되어' 있다.

따라서 왼쪽에서 오른쪽으로의 퇴행적인 상태이동은 환자의 이야기를 어떻게 듣는지, 특히 자유롭게 떠다니는 집중 및 환자의 자유연상에서 '이야기의 바탕에 있는 내용'을 듣는 '제3의 귀'를 어떻게 사용할지에 대한 정신역동적인 공식화에 있어서 핵심적인 요소이다. 스피겔(1975)은 고전적인 정신분석 저술에서 치료자와 환자는 유사한 마음의 상태(각각 자유롭게 떠다니는 집중과 자유연상)에서 작동되며, 이것은 정신분석에서만 독특한 '대화'의 양상을 유발한다고 언급하였다. 볼터(Balter), 로

테인(Lothane)과 스펜서(Spencer)는 치료자 내의 '분석하는 도구'는 "환자의 일차과정의 산물인 단어, 생각, 장면들 사이의 연결을 더 잘 인식할 가능성이 높은데, 왜냐하면 하부체계 자체가 이차과정 사고, 현실검증력 등의 제약에서 떨어져 나와 자유로워지기 때문이다."(1980, pp. 490-491)라고 제안하였다. 10년 후에 보이어(Boyer, 1990)는 '환자와 치료자의 자유로운 퇴행'의 중요성에 대해 설명하였다.

　　분석가가 자유롭게 떠다니는 집중을 하는 동안에 발생하는 자신의 공상, 감정적인 상태, 신체적인 감각(그리고 때때로 그 이후에 나타나는 꿈)에 대한 인식은 치료자로 하여금 환자의 의사소통에 더 잘 조율할 수 있도록 해 주며, 이러한 인식은 특히 퇴행된 환자와 작업을 할 때 유용하다. 분석상황에서 발생하는 환자의 원초적인 퇴행을 분석가가 허용하는 것은 자신의 자아 관찰하는 기능을 유지하면서 환자와 함께 퇴행하는 그의 능력을 필요로 한다(pp. 209-210).

　현대적인 관계정신분석모델의 저자들은 이제 치료자 자신의 마음에서 일어나는 일들에 대한 인식뿐만 아니라 이러한 일차과정 감정, 감각, 공상을 환자와 공유하고 밝히는 구체적인 순간의 중요성 역시 강조하고 있다. 셸던 바흐(Sheldon Bach)는 상호적이고 개방적이며 비방어적이고 암묵적인 상호퇴행에 대해 설명하면서 다음과 같이 주장하였다.

　　나는 자유연상이나 공식을 만드는 과정에서 작동하고 있는 나의 마음을 환자가 볼 수 있도록 해 줌으로써 해석이 **상호적인** 노력에 의해 이루어지고 더 향상될 수 있도록 한다. 이것은 환자가 의심 및 애매모호함을 다루려고 노력하거나 마음속에 있는 두 가지 생각이나 역할을 동시에 유지하려고 노력하면서 분석가를 경험하는 환자들에게 특히 유용한데, 왜냐하면 이것은 두 사람 모두가 똑같은 일을 하고 있을 가능성을 열어 주기 때문이다. 가장 중요한 것은 내가 나의 환자들에게 진심으로 나를 믿으라고 암묵적으로 요구하기 때문에 진심으로 환자들을 믿을 수 있는 위치를 확보하려고 노력하고, 내가 환자들에게 숨기는 것이 아무것도 없다고 느끼게 하려고 노력한다는 것이다(Bach, 2003, pp. 403-404).

　　나는 나의 신경정신분석 연구에서 수용적인 치료자가 창의적인 상호퇴행에서 어떻게 '골고루 분산되어 있는 집중' 상태에 들어가는지를 설명한다. 또 맥길크리스트(2016)가 오른대뇌반구의 '능동적인 수동성' 상태라고 부른, 오른쪽에 치우친 무의식적이고 상호주관적인 마음의 내적 작동에서 나오는 것에 대해 반응할 준비가 되어 있는, 개방적이고 집중하는 자세에 어떻게 들어가는지도 설명한다. 이러한 '조용하고도 경계하는 상태'에서 치료자는 환자와 치료자 모두에게 있는 '상태의 변화를 알려 주는 거의 인식 불가한 단서들'에 주관적으로 집중할 수 있으며, 의식적인 인식 바로 아래에 있는 전의식적인 정동을 방출하거나 차단하는 환자의 오른뇌 의사소통의 갑작스러운 방어적인 변화를 포함하는 환자의 '비언어적인 행동과 정동의 이동'을 상호주관적으로 발견할 수 있게 된다. 이러한 오른뇌 상태의 공유는 치료자가 환자의 변화하는 느낌의 상태로 들어갈 수 있게 해 준다. 환자의 정신생물학적인 상태가 리듬 있게 증가하고 감소하는 것에 대해 공감적으로 공명하는 치료자의 동시화된 맞춤은 치료자가 느낀 감각을 환자가 느낀 감각과 정신생물학적으로 조율하는 것을 나타낸다. 이러한 매 순간의 상태에 맞추는 과정에서 두 사람은 모두 자신들의 참여 정도를 증가시킨다. 두 개의 조율된 오른대뇌반구들 사이에서 새롭게 나타나는 치료적인 대화는 환자와 치료자의 전의식체계들 사이에서 오른쪽에 치우쳐 있는 뇌 사이의 동시화가 시작되게 한다(제1장의 [그림 1-1] 참조).

　　나는 초기의 저서(Schore, 2001, 2003b)에서 대인관계적인 동시화로 인해 발생하는 확장된 인식에 대해 설명했다. 치료시간의 오른뇌 대 오른뇌 의사소통의 '고조된 정동의 순간' 동안에 신체에 기반을 둔 정동적인 경험과 자기 및 다른 사람의 전의식적인 모습들은 자동적이며 순식간에 나타난다. 그러나 이러한 '무의식적인 정동'의 동시화된 표현이 상호작용적으로 조절, 공명 및 증폭이 될 때, 그리고 느껴지고 인식될 정도로 충분히 작업기억(working memory: 역주-개인이 정보를 처리하는 동안에 일시적으로 유지되는 단기기억)에서 유지될 때, 이들은 인식에서 확장될 수 있고, 그 이후의 감정적인 자극의 의식적인 처리과정이 이루어지게 된다. 루 샌더(Lou Sander, 1992)는 환자와 치료자 사이의 '만남의 순간들'은 두 개의 체계가 공명하고 서로에게 조율할 때 발생한다고 말했다. 이러한 생각을 조금 더 다듬자면, 정신생물학적으로 조율된 두 사람이 감정적인 처리과정 내에서 공명하는 상황을 함께 만들어 낼 때 각자의 내적 상태에 대한 행동적인 표현은 다른 사람에 의해 관찰되며, 이것은 큰 되먹임을 형성하기 위해 한 사람의 출력고리와 다른 사람의 입력고리가 연결되는 결과를 유발한다. 이러한 큰 되먹임은 오른쪽에 치우친 뇌 사이 동시화를 통해서 새롭게 나타나는 기능이며, 주관적인 자기의 관계적인 무의식과 다른 주관적인 자기의 관계적인 무의식 사이의 의사소통을 가능하게 해 준다. 동시화되는 리듬의 양상이 대인관계적으로 공명될 때, 이러한 오른뇌 대 오른뇌의 '구체적으로 잘들어맞는 상호작용'은 증폭된 감정적인 각성의 처리과정을 유발하며, 이러한 상호작용적인 정동조절은 그 이후에 감정적인 에너지를 전달하는 상호주관적인 영역을 함께 만들어 내게 된다(Schore, 2012, pp. 92-100 참조).

공명하는 오른뇌 대 오른뇌의 상호적인 지형학적 퇴행에서 만들어지는 이러한 감정적인 에너지(각성)의 증폭은 치료자와 환자 모두에게 전의식에서 느껴지는 감각과 이제는 의식적인 정동이 된 느껴지는 감각의 증가를 촉진시킨다. 감정에 의해 유발된 행동에 대한 상호 동시화된 조율에서 두 사람은 '두 사람 모두를 상호적으로 확인하는 양성적으로 증폭시키는 회로'(Schore, 2003b)를 포함한 각성의 상호조절체계를 함께 만들어 낸다. 초기 발달상황에서 이러한 기전이 최초로 나타나는 것은 상호주관성에 대한 트레바텐(Trevarthen)의 연구 및 엄마와 영아 사이, 그리고 치료자와 환자 사이에서 발생하는 확장된 의식의 상태에 대한 트로닉(Tronick)의 연구에 설명되어 있다.

트로닉(1998)에 따르면, "이러한 의식상태의 관계적인 확장은 환자와 치료자 사이의 정동에 대한 상호조절에서 나온다. 이러한 두 사람의 상태가 달성되었을 때 환자의 의식상태는 확장하고 변화한다."(p. 298) 이렇게 서로가 함께 만들어 내는 순간에 환자에게 새롭게 나타나는 의식상태는 보다 일관되게 조직화되며 보다 복합적이 된다. 나는 예전 저술에서 트로닉은 에델먼(1989)이 생물학적인 자기와 연관되어 있는 내장적 및 감정적인 정보를 외부현실과 연관되어 있는 저장된 정보의 처리에 연결시키는 오른뇌의 일차의식(primary consciousness)이라고 불렀던 것을 확장해서 설명하고 있는 것이라고 제안했다. 게다가 트로닉은 "다른 사람과 이중의 의식상태를 만들어 내는 능력 및 이러한 상태들의 질은 부분적으로는 초기 발달에서 자신의 엄마(그리고 다른 사람들)와 이러한 상태를 만들었던 과거력에 달려 있다."(pp. 298-299)는 가설을 세웠다.

트로닉은 두 사람에 의해 확장된 의식상태가 "사회참여를 유발하는 무의식적인 힘"(1998, p. 296)을 나타낸다고 제안하였다. 조절이론의 측면에서 볼 때 상호적인 오른뇌 대 오른뇌 동시화의 대인관계신경생물학적인 기전은 정동적 의식상태의 관계적인 '확장'의 기반에 있는데, 특히 무의식적인 정동이 일차의식으로 들어오는 순간에 그렇다. 이러한 대인관계신경생물학적인 기전은 적절한 시간에 정동을 유지시키며, 무의식적인 정동은 상호주관적인 영역 내에서 정신생물학적으로 조율된 두 사람 모두의 의식적인 인지에 도달할 만큼 충분한 시간 동안 '유지'된다. 화이트헤드(Whitehead, 2006)는 "감정이 상호주관적으로 공유될 때 감정은 강도가 깊어지고 충분히 지속된다. 이것은 깊은 접촉의 순간에 발생한다."라고 주장하였다. 정동은 정동을 활성화시키는 것이 무엇이든 그것의 기간을 확장시키는 '아날로그 증폭기'로 작동한다는 원칙처럼 환자의 전의식적인 정동상태에 대한 치료자의 공명은 무의식적인 부정적(또는 긍정적) 정동에 대한 증폭이 가능하게 만들어 의식 속으로 들어오게 해 주며 환자와 치료자 모두에게 인식될 수 있도록 확대된다. 뢰발트(1986)는 정신분석 문헌에서 "환자의 무의식과 분석가의 무의식 사이의 공명"이라고 설명하였다. 환자와 치료자 사이의 공명이 자신과 환자에 대한 가장 깊고 가장 불안정한 이해를 제공해 준다는 그의 제안을 상기해 보라.

퀼, 쿼린과 쿨레(Kuhl, Quirin, & Koole, 2015)는 임상적인 연구에서 다음과 같이 보고하였다.

> 오랫동안 부정적인 감정에 대처하는 것은 아마도 그 사람이 오른대뇌반구의 처리과정을 통해 이러한 감정들을 스스로 직면했을 때만 가능할 것이다. 이와는 대조적으로, 단순히 불쾌한 환경들을 말로만 표현하고 동반되는 감정을 경험하지 않는 것은 **통합적인 대처보다 방어적이게 만든다**. …… 오른이마앞겉질에 의해 지지되는 감정조절의 유형은 방어적이기보다 통합적이며, 의식적이기보다 무의식적이라는 증거 역시 존재한다(p. 124).

치료자는 환자가 거부한 경험을 언어적으로 처리하기 전에 물리적으로 봉쇄(physical containment: 역주-환자가 거부한 경험이 다른 부분에 영향을 주지 않도록 보호하고, 자극하지 않도록 차단하는 것)할 필요가 있다는 잘 증명된 임상적 관찰을 고려해 볼 때, 환자의 상태에 대한 상호작용적인 조절은 환자가 정동적인 경험에 대해 언어적으로 설명하는 것을 시작할 수 있도록 해 준다. 이러한 '순수한 대화'의 정동적인 순간에 치료자는 환자가 내적인 세계를 성장시키고 특별한 순간에 말할 필요가 있었지만 아직 말을 하지 않았던 것을 말할 수 있는 능력을 증진시키는 상호주관적인 환경에서, '아직 말할 수 없는 것이나 아직 형성되지 않은 것을 수용할 수 있는' 태도를 가지고 차분하게 기다리는 '관심을 가지는 자세'를 취한다. 환자(치료자의 해석이 아닌)가 창의적인 순간을 형성하고 개인적인 의미를 (재)발견함으로써 새로운 자기상태를 만드는 주관적인 기관을 강화시키는 점에 주목하라.

　그러나 그에 더해서 환자는 내적인 정동상태에 대한 이러한 언어적인 설명이 공감적이고 감정적으로 존재하는 다른 사람에 의해 들리고 느껴지며 '목격된다'는 것을 경험해야만 한다. 오른대뇌반구가 감정적인 운율을 표현하는 것뿐만 아니라(Godfrey & Grimshaw, 2016) 숙어적인 표현, 주제와의 연관성, 새로운 은유의 처리, 언어적인 창의성과 같은 언어적 기능에 관여한다는 것은 이제 잘 알려져 있다(Ross & Monnot, 2008). 쿠친케(Kuchinke)와 동료들(2006)은 긍정적 및 부정적이고 감정적인 단어들 모두의 처리는 왼이마앞겉질이 아닌 오른이마앞겉질을 활성화시킨다는 것을 증명하였다. 애착의 단어들, 특히 긍정적인 대인관계와 연관된 단어들은 오른대뇌반구에서 보다 효율적으로 처리된다(Mohr, Rowe, & Crawford, 2007). 신경심리학적인 용어로 설명하자면, 오른쪽에 치우친 전의식 내에서의 이러한 변환 이후에 환자의 정동이 실려 있지만 이제 오른뇌에서 조절되는 경험은 보다 의식적인 처리를 위해서 왼뇌로 의사소통된다. 객관적인 왼대뇌반구는 이제 주관적인 오른뇌의 의사소통을 처리하며, 무의식적이고 비언어적인 표상과 의식적이고 언어적인 표상을 연결시킨다. 이것은 정동이 점차적으로 신체감각으로 경험되었던 초기의 형태에서 왼쪽 마음에 의해 언어로 표현되고 말뜻이 부여되는 주관적인 상태로의 발전을 촉진시킨다.

　퀼과 동료들(2015)은 오른대뇌반구의 통합된 자기에 대한 사회 및 인격심리학 문헌에서 다음과 같이 결론을 내렸다.

　　언어를 통해 감정적인 내용을 표현하는 것은 심리적인 체계들 사이의 의사소통이 촉진되는 한 방법일 수 있다. …… 이러한 언어화는 오른대뇌반구의 암묵적인 정보를 분석적인 왼대뇌반구에 전달하는 것을 촉진시킨다. 이러한 전달은 통

합하는 능력을 향상시키는 데 중요한데, 특히 언어화가 감정적 및 자기와 연관된
느낌과 동반될 때 중요하다(p. 124).

감정적인 각성이 높은 상태일 때 스스로를 말로 표현하는 능력이 자기조절에서
중요한 성과물이라는 점은 치료자와 연구자들 모두가 동의하고 있다. 흔히 거절되
고 억압된(또는 해리된) 정동의 관계적인 처리와 조절 이후에 두 사람은 방금 펼쳐졌
던 주관적이고 감정적인 역동에 대한 보다 객관적·추상적·인지적인 이해를 위해
'왼쪽 위'로 이동하게 된다(동시화된 위쪽으로의 상태 이동). 이러한 동시화된 왼뇌 대
왼뇌의 대화는 주로 치료시간의 후반부에 두 사람의 정신이해와 인지적인 재평가
를 위한 보다 공정하고 추상적인 왼뒤가쪽 기전(left dorsolateral mechanism)을 유발
한다. 이러한 방식으로 "정신역동적인 작업은 앞뒤로 반복적으로 이동하면서 환자
주관성의 내면으로 들어가려고 시도하고 그 이후에는 밖으로 나오며 이러한 몰입
을 성찰해 보게 된다."(McWilliams, 2018, p. 94) 동시화된 아래쪽으로의 이동과 그 이
후의 위쪽으로의 이동, 그리고 퇴행에서 진행으로 이동하는 왼쪽-오른쪽-왼쪽으
로의 이동순서에 주목하라.

이러한 대인관계신경생물학적인 사건들은 치료적 관계의 초기단계에서 정동적
인 상호교환의 횟수를 반복적으로 증가시키며, 암묵적인 비언어적 및 외현적인 언
어적 치료동맹 모두를 형성하고 강화시킨다. 함께 만들어 낸 치료동맹은 심한 인격
장애가 있는 환자들보다 높은 수준의 오른뇌의 자기성찰, 상징, 상상 기능에 접근할
수 있을 뿐만 아니라 왼뇌의 자유의지, 초인지, 이차과정 인지, 정신이해, 추상에 접
근할 수 있는 환자들에게서 더 빨리 진행된다. 충분히 관계적으로 구조화되고 조절
된 초기 치료단계의 후반기에 환자와 치료자는 상호 친숙함과 신뢰에 대한 암묵적
인 감각을 형성하게 되고, 작업동맹의 긍정적인 측면들을 형성하며, 경도에서 중등
도의 정동을 피하지 않고 계속적으로 공유하고, 애착역동의 핵심인 상호작용적인
조절체계를 함께 형성하게 된다. 이러한 치료적인 애착기전은 단기정신역동치료에
서 나타나는 흔한 결과인 환자의 정동조절장애의 감정적인 증상들이 감소하는 이
유를 설명해 준다. 시간이 지나면서 치료적인 의사소통체계가 점차적으로 강화되
기 때문에 이제 환자와 치료자 모두는 보다 효율적인 오른쪽에 치우친 겉질-겉질
밑 뇌 사이 동시화에 암묵적 및 외현적으로 접근을 할 수 있게 되며, 보다 복합적인

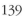

상호퇴행를 함께 만들어 낼 수 있게 되고 두 사람 모두에게서 억압방어를 더 감소시킬 수 있게 된다.

심층정신치료의 후기단계에서의 상호퇴행

치료동맹에서 새로 출현한 이러한 기능은 두 사람이 장기치료에서 가장 긴 '중간' 단계인 '훈습'(Freud, 1914/1958) 과정으로 이동하게 해 주는데, 훈습과정은 융(Jung, 1961)이 "무의식에서 위쪽으로 올라오는 내용들을 의식적으로 알게 되는 것"이라고 부른 상호탐색의 기간을 말한다. 상호탐색의 훈습단계에서의 중심적인 주제는 조셉(1992)의 책 『오른뇌와 무의식: 마음속에 있는 낯선 사람 발견하기(The Right Brain and the Unconscious: Discovering the Stranger Within)』에 표현되어 있다. 이러한 오른뇌의 무의식에 대한 자기발견에는 억압된(그리고 해리된) 무의식적인 정동에 대한 인식을 차단하는 방어에 대해 지속적인 작업을 하는 것이 포함된다. 나는 잘 알려져 있는 다양한 자기상태에 대한 개념을 고려하여 이렇게 치료과정에서 만나게 되는 것들은 자기가 무의식적인 억압과 해리방어의 뒤에 숨어 있는 자기상태들인 내적인 세계에 있는 수많은 '낯선 사람'과 친숙해지는 것이라고 제안한다. 이러한 무의식적인 방어들은 치료동맹 형성의 발달속도를 결정한다(이것은 또한 환자가 갑자기 치료를 중단하는 것과 임상적인 연구에서 연구대상들이 그만두는 비율이 높은 것에 대한 중요한 원인적인 역할을 한다). 실제로 건트립(Guntrip)은 "치료자가 환자의 방어 뒤에 있는 사람을 발견할 때만, 그리고 아마도 환자가 치료자의 방어 뒤에 있는 사람을 발견할 때만 진정한 정신치료가 발생한다."(1969, p. 352)고 하였다.

심층정신치료에서 정동방어의 상호적인 감소는 두 사람의 두 가지 형태의 상호퇴행하는 능력이 모두 확장되었음을 나타낸다. 초기단계에서 환자가 정동조절장애를 명확하게 또는 암묵적으로 나타낼 때 공명하는 치료자는 왼쪽에서 나와 오른쪽으로 가는 지형학적 퇴행으로 반응함으로써 환자의 감정적인 각성과 정동적인 자기상태에 조율하고, 동시화하며, 그 이후에 상호작용적으로 조절할 수 있게 된다. 창의적인 치료자는 억압된 무의식적인 정동을 만났을 때, 심지어 매우 낮은 수준의 환자의 방어적인 이동에도 민감하며 환자의 이러한 대뇌반구 우세성의 변화에 어

떻게 동시화시킬 것인지에 대해 학습함으로써 적응적인 상호퇴행을 함께 만들어
나가게 된다.

새로 출현해서 강화된 치료동맹의 결과로 나타난 '훈습'에서 환자는 안전한 느낌
을 더 많이 받을 뿐만 아니라 새로운 사회감정적 및 신체적인 환경에 대한 자기의
탐색을 강화시켜 줄 **긍정적인 호기심, 놀라움, 경이로움**을 증가시키게 된다. 맥윌리엄
스(McWilliams)는 "한 개인의 무의식적인 생각, 느낌, 장면, 욕구가 어떻게 함께 작용
하는지에 대한 호기심은 치료자가 전념할 수 있게 해 주는 원동력이며, 점차적으로
자기를 검토하고 노출할 수 있게 해 주는 환자에 대한 보호막이 된다."(2018, p. 90)
고 관찰하였다.

이 단계의 마지막 즈음에 환자는 스스로 지형학적 · 구조적 퇴행을 시작할 수 있
게 되고, 오른뇌의 신체기반 감정적 무의식에 대해 자발적으로 더 깊은 탐색을 하기
위해 왼뇌의 통제중추를 중단시킬 수 있게 된다. 이러한 보다 유동적인 대뇌반구 우
세성의 전환은 왼뇌의 수렴하는 인지에서 오른뇌의 새로운 것에 대한 창의적인 처
리와 연관되어 있는 분산하는 인지로 이동하는 탄력적인 능력을 나타낸다. 흔히 이
러한 왼쪽-오른쪽 상태의 이동은 이제 자발적으로 환자의 마음에 '불쑥' 들어오는
생각이나 의문(창의적인 자유연상)으로 주관적으로 경험된다. 오른뇌 활동의 더 큰
발전은 또한 보다 쉽게 치료자의 오른뇌가 보내는 신호를 읽고 치료자의 퇴행과 동
시화하는 환자의 능력에서 나타나는데, 이를 통해 보다 효율적이고 친숙한 오른뇌
대 오른뇌의 의사소통체계가 형성된다.

이러한 대인관계신경생물학적인 발전은 볼라스(Bollas, 1987)가 '생각하지 않고
아는 것(unthought known)'이라고 부른 것과 작업하기 위해 더 깊이 들어가려고 치
료자와 연합하는 환자의 능력을 강화시킨다.

·

> 이 개념은 환자에게 어떤 방식으로든 알려져 있지만 아직은 생각해 보지 않은
> 경험을 말한다. 즉, 환자에게 어떠한 방식으로든 [직관적 · 암묵적으로] 알려져 있
> 지만 [합리적 · 의식적 · 외현적으로] 발견되기를 기다리는 경험이다. 바꿔 말하면,
> 생각하지 않고 아는 것은 **전의식적으로** 한 개인의 삶에 대한 예상을 결정하는 초
> 기의 도식(또는 객관적인 세상을 해석하기 위한 틀)을 말한다(p. 60).

애착의 오른뇌 내적 작동모델에서 만들어지는 '생각하지 않고 아는 것'의 영역은 조절된 상호퇴행을 통해 접근할 수 있다. 이러한 무의식적인 암묵적-절차적인 자기지식에서 의식적이고 외현적인 자기지식으로의 전의식적인 전환은 원초적인 상징 이전의 감각운동적인 수준의 경험에서 환자의 증가된 감정조절 구조물들의 융통성에 의해 중재되는 기능적인 발전인 성숙하고 상징적이고 표상적인 수준으로의 감정적인 상승과 일치한다. 그렇기는 하지만 정동적이고 상상적인 오른대뇌반구는 왼대뇌반구보다 암묵적이고 다양한 의미를 가진 상징들의 의미를 더 잘 이해한다는 점이 중요하다(McGilchrist, 2015). 상징 이전 수준에서 상징적인 수준으로의 감정의 '발달'은 오른쪽의 전의식적인 마음에서 발생한다. 따라서 겉질의 지형학적 및 겉질-겉질밑 구조적 퇴행 모두에서 나타나는 치료적이고 창의적인 상호퇴행은 상징, 은유, 공상, 상상, 놀이에 대한 환자의 오른뇌 능력의 발달을 증진시킨다(Schore & Marks-Tarlow, 2018). 이러한 고차원의 오른쪽 기능은 치료단계를 거치면서 더 복합적으로 발달한다.

볼라스(2013)는 보다 최근의 작업에서 환자와 치료자 사이의 치료적인 관계가 깊어지는 과정에 대해 설명하였다(시간이 지나면서 오른쪽에 치우친 대인관계적인 동시화가 증가됨을 주목하라).

> 만약 [치료자가] 환자와 1년 이상 작업을 했다면, 두 사람은 각자의 성격을 내재화하기 시작했을 것이다. 이것을 정의하기는 힘들지만 일정 시간 이상 동안 어떤 특정한 작곡가의 음악을 들은 이후에 어떻게 우리는 우리 내부에서 그 사람의 음악적인 인격의 모양을 느끼기 시작할 수 있는지에 대해 생각해 보라. 우리의 무의식은 그 양상을 받아들이고 조직화하며 인식하고, 이러한 양상은 어떠한 내용도 받아들일 수 있는 하나의 형태를 구성하게 된다(p. 20).

볼라스는 치료자가 환자의 '존재하는 방식 및 치료자에게 영향을 미치기 위해 관계를 맺는 방식'을 허용하는 '쉽게 영향을 받는' 훈련을 받는다고 설명하였다.

> 치료자는 이것에 가능한 한 개방적이 될 필요가 있고, 심지어 치료자는 더 빨리 양상들을 알아차리기 시작할 수도 있다. 치료자는 환자 성격의 형태에 지속적으

로 개방되기 위해서 초기의 판단들을 보류해야 한다. 이러한 방식으로 성격의 의사소통에 **개방되어서** [치료자의] 무의식이 환자의 무의식에 의사소통을 할 때, 환자는 존재하고 관계를 맺는 개인적인 방식에 대해 보다 표현적이게 되고, 어렵지만 보다 구체적으로 표현하게 될 것이다. 시간이 지나면서 [치료자는] 자신의 내부에 있는 환자의 형태를 느끼기 시작할 것이다. …… 우리는 환자에 의해 만들어진 많은 인상을 느끼게 됨을 알게 된다(pp. 20-21).

전체적인 치료단계에서의 오른뇌 대 오른뇌 동시화의 상호확장과 억압방어의 감소는 환자의 전의식체계의 낮은 수준에서 나오는 상호주관적인 의사소통을 가능하게 해 주며, 깊은 무의식과의 직접적인 연결도 가능하게 해 준다([그림 3-2] 참조). 상호적인 구조적 퇴행 내에 있는 이러한 깊은 의사소통의 임상적인 예는 쇼어(Schore, 2012, pp. 176-177)의 책에 있는 수잔 샌즈(Susan Sands)의 임상증례를 참고하라.

나는 상호퇴행 내에서 경험에 대한 환자의 주관적인 개방성이 이렇게 변화하는 것은 '높은 수준의 방어를 중단시키고' '동시에 낮은 수준의 방어를 내버려 두거나 표현하는' 환자 방어체계의 탈억제를 나타낸다고 제안한다. 이것은 환자의 초기관계의 과거력(출생 후 3~4년째에 대뇌반구의 초기 균형이 형성되는 결정적 시기 동안)에서 왼쪽 마음의 의식으로부터 쫓겨난 억압되고 부정적인 정동적 인지(공상)를 가지고 있는 환자의 더 깊은 전의식체계에 더 침투할 수 있는 역동을 유발한다. 확장하는 치료동맹에서 새로 나타나는 기능인 이러한 변화기전은 억압을 해소하는 보다 직접적인 작업을 가능하게 해 준다. 즉, 오른이마 의식으로의 보다 유동적이고 갑작스러운 접근인 직관적이고 감정적인(인지적인 것과 대조되는) 통찰의 '아하!' 순간이 발생할 수 있도록 해 준다(Rosen & Reiner, 2016; Schore, 2012). 이러한 고조된 정동의 순간은 무의식적이고 억압된 정동이 의식으로 들어올 수 있는 '생각하지 않고 아는 것'의 창의적인 변환을 나타낸다.

정신치료 중반기의 '훈습'과정 동안에 치료자는 이제 전의식의 표면 아래에 있는 것뿐만 아니라 환자의 전의식적인 마음속에 깊이 자리 잡고 있는 억압된 정동에 대해서도 느낄 수 있게 된다. 이러한 억압된 정동들은 환자가 오른쪽에 치우친 삽화적-자서전적 기억에 있는 매우 갈등적인 과거의 경험, 감정적으로 힘들고 스트레스가 되며, 고통스러운 과거의 경험을 다시 경험하거나 말할 때 활성화될 수 있다.

억압된 내용(무의식적인 삽화기억에 저장되어 있는 부정적인 정동이 실린 인지)이 출현하여 겪는 고통을 견딜 수 있는 능력은 성장을 촉진시키는 정신역동적인 치료에서 매우 중요하다. 억압된 자아이질적인 불쾌한 감정적인 스트레스가 의식으로 나올 수 있도록 촉진시키는 방어에 대한 정신치료적인 노출, 직면, 밝혀내는 것은 증가된 코르티코스테로이드(corticosteroid: 역주—스트레스에 대한 반응으로 부신에서 분비되는 스테로이드 호르몬 전체를 말한다) 농도와 직접적으로 연관되어 있다는 것이 밝혀져 있다(Sachar et al., 1968).

비록 공격성, 두려움, 우울, 역겨움, 즐거움, 성성(sexuality) 등과 같은 다양한 정동이 실린 자기상태들이 억압될 수 있지만, 회복 없이 빈번하게 발생했던 강렬한 초기의 수치심은 특히 억압방어와 연관되어 있다. 출생 후 2년 이내의 비언어적인 수치심(shame)을 유발하는 발달외상에 더해서 나중에 발생하는 외상적으로 고통스러운 언어적인 굴욕감(humiliation)의 기억은 억압된 정동의 근원이 될 수 있다. 도라히(Dorahy)는 수치심에서 다른 사람에게 결코 표현되지 않았던 분노반응과 공격성은 그 이후에 자기에게로 방향을 돌린다고 제안하였다. 따라서 "분노는 다른 사람들에게 알려지지 않거나 아주 희미하게 알려진다."(2017, p. 386)(내재화된 '수치심—분노').

수치심은 주관적인 자기의 갑작스럽고 빠르며 고통스러운 내적인 폭발이며 이것은 의식적인 통제를 벗어난다(Schore, 1991, 1994, 2003b, 2012). 이러한 부정적인 정동은 어떠한 특별한 감정의 표현도 억제하며(Tomkins, 1987), 실제로 감정 그 자체의 표현을 억제하고(Kaufman, 1992), 지속적으로 높은 수준을 유지하면서 정동을 제한한다. 데이비스(Davis, 1987)는 구체적으로 수치심을 인용하면서, 특히 자기가 부정적인 평가에 노출되는 고조된 자기의식의 경험에 의해 억압이 동기를 얻게 된다고 결론을 내렸다. 따라서 인정받지 못하고 받아들여지지 않은(억압된) 수치심은 감정적인 발달에 있어서 성장을 억제하는 요소가 되는데, 왜냐하면 수치심이 '스스로 만들어 내는' 성숙의 욕동을 마비시키기 때문이다. 따라서 수치심은 자기의 성장과 확장을 촉발시키려고 시도하는 정신치료적인 중재법에서 직면되고 의식적으로 인식되며 이해되어야 한다. 조절되지 않은 수치심은 해리뿐만 아니라 억압에 대한 강력한 동기를 제공한다고 제안되어 왔다. 수치심의 인식을 회피하는 것은 "의식적인 자아 내에서 무의식적인 내용들의 통합 및 억압의 해소를 직접적으로 방해한다."

(Ward, 1972) 의식적이지 않고 억압되어 있는 무의식적인 수치심은 의식으로 통합되는 것을 차단한다는 점에 주목하라.

무의식적이고 조절되지 않은 수치심은 정신병리 발생의 핵심적인 기전이다. 이것은 동시화된 상호퇴행을 통해 접근할 수 있다. 지난 세기의 끝에 울리츠키와 이글(Wolitzky & Eagle, 1999)은 다음과 같이 주장하였다.

> 위니컷(1958b)과 건트립(1969) 모두는 환자의 심리적인 발달이 비뚤어졌던 초기의 시점과 발달이 '가짜자기(false self)'에게로 방향을 돌렸던 시점으로 돌아가는 것의 중요성을 언급하였다. 이러한 다양한 공식의 기저에 있는 기본적인 생각은 외상의 영향 아래에서 환자병리의 핵심인 특정한 방어적·결함적인 구조물들[예: 밑에 있는 자아의 약함을 숨기기 위한 가짜자기, 거짓-어른자기(pseudo-adult self)]이 발달하는 것과 같다는 것이다. 이러한 관점에서 볼 때, 치료에서 이루어져야 하는 것은 이러한 구조물들이 발달했던 시점으로의 퇴행과 **새롭고 더 나은** 경로를 따르는 발달적인 성장의 재개이다(pp. 60-61).

이 글이 나온 이후 지난 20년 동안 우리는 이제 초기에 발달하는 '진짜자기(true self)'에 대한 초기의 관계외상이론과 나중에 성장하는 '가짜자기'의 정신병리 발생뿐만 아니라 초기 감정발달 및 정신치료적인 변화 아래에 있는 기전에 대한 대인관계신경생물학적인 모델에도 접근하였다. 위니컷(1960)은 고전적인 발달정신분석적 저술에서 '진짜자기'와 진짜자기를 보호하기 위해 고안된 '가짜자기' 또는 '돌봄자기(caretaker self)'를 구별하였다. 이러한 돌봄자기는 흔히 의식적인 마음과 동일시되어 진짜자기가 신체에 머물도록 내버려 두어 잠재적으로 정신신체질환을 유발한다. 현대적인 신경정신분석적 용어로 설명하자면, 초기의 발달외상은 왼뇌의 거짓-어른 '가짜자기'에 의해 가려진 신체에 기반을 둔 오른뇌의 '진짜자기'를 약화시킨다. 비언어적인 오른대뇌반구가 출생 2년째에 급속성장을 시작하는 언어적인 왼대뇌반구보다 먼저 성숙한다는 점을 고려해 볼 때, 이것은 진짜자기가 가짜자기보다 먼저 발달한다는 것을 명확하게 암시하는데, 이는 초기 아동기에 우세성이 오른대뇌반구에서 왼대뇌반구로 이동하는 것과 연관되어 있다.

게다가 출생 2년째는 일차애착대상이 양육자에서 사회화를 도와주는 사람으로 이동하는 시기이기 때문에 수치심의 역동이 시작되는 시기이기도 하다(Schore, 1991). 이러한 아동의 본능적인(오른뇌) 행동의 사회화는 수치심의 정동과 밀접하게 연관되어 있다. 긍정적인 정동을 약화시키는 수치심이 강렬할 때, 그리고 수치심에 대한 잘못된 조율의 회복이 없거나 아주 조금 있을 때 지속적인 관계적 수치심의 역동에 대한 감정적인 반응은 고통스러운 것이다[Schore, 1994, pp. 485-487의 '수치심' 과 '나쁜 자기(Bad Self)'의 출현 및 친근감을 차단하는 '나쁜 다른 사람(bad other)'에 대한 반응인 역겨움을 보라]. 나는 출생 후 2~3년에 발생하는 한 명 또는 두 명의 양육자 모두와의 관계에서 발생하는 고통스럽고 상호주관적이며 비언어적 및 언어적인 수치심과 굴욕감의 내재화는 존(John)이 억압에 대해서 한번은 의식적인 인식을 하고 언어적인 표상에 접근할 수 있었지만 의식이나 기억에서 제외된 사건, 느낌, 또는 소망으로 설명했던 것의 대상관계적인 근원이라고 제안한다. 실제로 생후 18개월 의 아이는 자기를 상징적인 '좋은' 및 '나쁜' 자기표상의 관점으로 개념화할 수 있게 된다(Sander, 1975). 중요한 점은 분리된 뇌연구에서 오른대뇌반구가 '아니(no)' '좋은(good)' '나쁜(bad)'과 같은 단어의 생성을 담당한다는 것을 보여 준 것이다(Sperry, Zaidel, & Zaidel, 1979).

비록 편도(amygdala), 앞띠다발(anterior cingulate: 역주-뇌들보 윗부분에 해당하는 영역으로 둘레계통의 한 부분이며, 감정, 학습, 기억에 관여하여 행동에 대한 동기를 부여해 준다), 뇌섬엽(insula: 역주-이마엽, 관자엽, 마루엽이 만나는 곳 아래에 깊숙이 위치한 영역으로 무의식에 관여하며, 감정 및 신체의 항상성 조절과 연관되어 있다), 눈확이마겉질(orbitofrontal cortex)과 같은 초기에 형성되는 오른쪽에 치우친 '배쪽(ventral)'의 자율적이고 암묵적인 조절체계가 이 시기에 작동하지만, 출생 후 2~3년에 왼쪽에 치우친 급속성장이 시작될 때 해마(hippocampus)와 등가쪽겉질(dorsolateral cortex)에 있는 둘레계통이 아닌 '등쪽(dorsal)' 체계(감정적인 자극의 언어적인 요소들을 명확하게 처리하는 데 관여하는)가 성숙한다. 편도는 해마보다 먼저 성숙하며, 발달적으로 암묵적인 편도기억체계가 의식으로 접근하는 외현적인 기억체계에 의해 대체된다는 것은 잘 증명이 되어 있다. 따라서 고통스러운 정동을 처리하는 편도의 역할에 대해 새롭게 출현한 해마의 계층적인 억제는 의식적인 수치심의 억압을 설명해 줄 수 있다. 출생 후 2~3년에 오른대뇌반구의 수치심으로 나타나는 정동적인 의식은 4세 (오른대뇌반구에 대한 뇌들보를 통한 왼대뇌반구의 억제가 성숙되는 중요한 시기)가 되면 오른대뇌반구의 수치심에 의한 긍정적인 정동의 하향조절에 균형을 잡아 주는 왼대뇌반구의 이상화되고 긍정적인 가치가 부여된 가짜자기에 의해 대체되고 차단된다(부모에 의한 공격적인 언어적 또는 신체적 공격과 오이디푸스 시기의 기억 및 성적 소망을 포함).

이러한 대뇌반구들 사이의 역동은 초기에 강력하고 회복되지 않았던 수치심을 경험했던 사람들에게 지나치게 나타나기 때문에 자기애성 인격장애의 정신병리 발생에서 드러난다(Schore, 1994 참조). 조셉(1992)이 말한 왼대뇌반구의 표면적이고 긍정적이며 의식적인 자기상과 분리된 오른대뇌반구의 깊고 부정적이며 무의식적인 자기상 사이의 불일치에 주목하라. 조셉은 또한 "오른대뇌반구에서 발생하는 초기의 감정적인 학습은 왼대뇌반구가 모르는 사이에 발생한다. 학습 및 연관된 감정적인 반응은 나중에 뇌의 언어중추에 완전히 접근할 수 없게 될 수 있다."(1982, p. 243)고 관찰하였다. 이것은 특히 매우 억압된 인격에서 뚜렷하게 나타난다.

그럼에도 불구하고 수치심에 기반을 둔 자기는 암묵−절차 기억 속에 조절되지 않은 자기와 잘못 조율해 주는 대상 사이에서 내적으로 상호작용하는 무의식적인 수치심, 역겨움, 죄책감으로 남아 있게 되며, 흔히 취약한 자기를 공격하는 비판적·박해적이고 수치심을 주고 언어적으로 공격적인 내적 대상 또는 무치(출판 중)가 '가해자−희생자'라고 부른 내재화된 대상관계의 형태를 취하게 된다. 정신적으로 분리된, 관계가 소원한, 경험하는 자기와 이러한 자기를 멀리서 관찰하는 객관적인 자기 사이의 이러한 분리는 휴식하고 있는 마음속에서 무심하고 지나치게 자기비판적인 내적 목소리의 형태를 취하게 하며, 왼대뇌반구의 언어적인 공격성이 취약하고, 약하며, 수치심을 가지고 있는 오른뇌로 향하게 만들고, 주관적인 신체에 기반을 둔 자기에게 내적인 공격을 하게 한다. '민감한(thin-skinned)'(Resenfeld, 1987), '은밀한(covert)'(Copper, 1998), '취약한(vulnerable)' 자기애(narcissism)에서 공격성은 희생양이 된 무의식적인 자기에게 내적으로 향하게 되며, 주관적인 마음과 정신신체적인 육체(내재화시키는 정신병리) 모두를 공격한다. '은밀한' '민감한' '과대한(grandiose)' 자기애에서 이러한 무의식적인 대상관계는 외적 대상에게로 투사된다(외부화시키는 정신병리).

이러한 내적 대상관계의 기전은 또한 내가 앞에서 설명했던 위니컷의 억압에 대한 개념에도 적용된다(비정상적인 경로를 통해 억압된 본능은 잠재의식 깊숙이 묻힐 가능성이 높으며 그곳에서 '이물질'로 작용하는데, 이것은 평생 동안 잠재의식에 머물면서 이것이 자신의 내부에 존재하는지도 모르기 때문에 이러한 성향을 통제하지 못하는 사람의 삶을 완전히 통제한다). 치료적인 상호퇴행에서 이러한 무의식적인 내적 대상관계를 인식할 수 있도록 해 주는 것은 정신역동적인 정신치료의 핵심적인 기전이다 (Schore, 1994, pp. 445-448, '발달장애의 정신치료적 치료에서의 초점이 되는 무의식적인 대상관계' 참조).

오그덴(Ogden, 1994)에 따르면 위니컷[그리고 페어베언(Fairbairn)]의 이론은 내적 대상관계이론의 발달단계를 나타내는데, 여기에서 한 사람의 무의식적인 측면들은 각각이 연결된 양상에 따라 의미를 만들어 내는 능력을 가지고 있으며, 다른 사람과의 내적 관계(다른 정동적인 자기상태들 사이의 대화)에 참여한다.

> 도널드 위니컷이 내적 대상관계이론의 발달에 대해서 한 주요한 기여는 인격 체계 내에서 다른 사람과의 관계에서 하는 다양한 자기조직화의 기능에 대해 그의 이론을 구축한 것이다. 위니컷은 영아는 충분히 좋은 엄마(the good ehough mother)에 의해 제공되는 반응적인 보듬어 주는 환경(holding environment)에서 발달할 수 있는 인격의 독특한 개별성(진짜자기의 인격조직화라고 부르는)에 대한 잠재력을 가지고 태어난다고 생각하였다. 그러나 엄마의 뭔가가 영아의 자발적인 행동 때문에 대체되었을 때(예: 영아가 호기심을 가지고 탐색을 하기 위해 분리되는 것에 대한 엄마 자신의 불안), 영아는 자신의 발달하는 자기감이 외상적으로 붕괴됨을 경험한다. 이러한 '부딪힘들(impingements)'이 초기 엄마-아이 관계의 중심적인 양상일 때, 영아는 두 번째(반응적인) 인격조직화를 발달시킴으로써 스스로를 방어하려고 시도한다(가짜자기의 조직화). 이러한 가짜자기는 엄마의 의식적 및 무의식적인 요구를 계속 감시하고 적응하려고 하며 그렇게 함으로써 보호적인 장벽을 제공하는데, 이러한 장벽 뒤에서 진짜자기는 자신의 온전함을 유지하는 데 필요한 개인적인 공간을 가지게 된다(p. 231).

이에 더해서,

> 돌봄자기인 가짜자기는 열심히 삶을 '다룸으로써' 내적 자기가 다른 사람(엄

마)의 내적인 논리에 따라 발달하라고 하는 과도한 압력으로부터 나오는 소멸의 위협을 경험하지 않도록 해 준다. 소멸의 두려움은 진짜자기도 경험하게 되어 가자짜기의 인격조직화에 의존하는 느낌을 유발한다. 이것은 이러한 기능에 의존하는 것에 의해 유발되는 공허감을 인식함에도 불구하고 이러한 가짜자기 방식의 기능에 의존하는 것의 감소를 극도로 어렵게 만든다. 이러한 방식으로 기능하는 것은 흔히 학문적·직업적·사회적 성공을 이끌지만 그 사람은 점점 스스로를 지루하고, '움직임을 통해서 극복하며,' 무심하고, 기계적이며, 자연스러움이 결핍되어 있는 것으로 경험하게 된다(p. 231).

이러한 상태는 흔히 환자가 심층적인 정신역동적 정신치료를 받으러 오게 되는 주요한 동기적인 요소가 된다.

페어베언은 대상관계이론에 기여한 그의 논문 「억압과 나쁜 대상의 복귀(The Repression and Return of Bad Objects)(특별히 '전쟁신경증'에 대한 언급도 함)」에서 "나는 이제 일차적으로 억압된 것이 견딜 수 없는 죄책감의 충동이나 불쾌한 기억이 아니라 견딜 수 없는 내재화된 나쁜 대상이라는 관점을 형성하려고 시도하고 있다. 만약 기억이 억압되었다면, 그것은 이러한 기억과 연관된 대상들이 내재화된 나쁜 대상들과 동일시된 것이기 때문이다."(1943, p. 62)라고 말하였다. 페어베언은 아이는 부모에게 상처를 주는 충동을 억압하는 것이 아니라 부모에게 있는 '나쁨'에 대한 인식을 억압하는 것이라고 하였다. 포먼(Foreman)은 '병적 동일시'에 대한 최근의 정신분석적 연구에서 "아이들은 자신들의 상처, 분노, 무시의 느낌을 포함하는 여러 가지의 실제적인 위협들로부터 부모를 보호하기 위해 부모가 (현실에서) 실제로 했던 상처 주는 것들에 대한 인식을 억압한다."(2018, p. 27)고 주장하였다. 건트립(1969)은 어떻게 순수한 아이가 심각한 부모환경, 무시하거나 학대하는 환경에서 성장한 이후에 분리(splitting)가 발생하여 '자기의 상실된 핵심'이 무의식으로 사라져서 내적 파괴자(internal saboteur)에 의해 고통을 받게 되기 전까지 자신의 미성숙함을 미워하게 되고 '나쁜'(수치심을 주는) 부모와 동일시하는지에 대해서 설명하였다.

데이비스는 이러한 치료적인 작업에서 상호퇴행의 중요성을 지적하였다. "이러한 '나쁜 대상관계'가 전이-역전이 경험에서 재연될 수밖에 없으며 실제로 이렇게 재연된 공격성, 분노, 선망은 관계적인 측면 내에서 정신분석적인 변화에 고유한 것인 것 같다."(2004, p. 714) 또 다른 숙련된 치료자인 알바레즈(Alvarez)는 "환자는 자신의 감정적인 응어리에서 나쁜 대상들을 우리에게 가져오고 우리와 함께 이들을 탐색하고 경험할 권리가 있다."(2006, p. 214)는 임상적인 원칙에 대해 설명하였다. 멘델손(Mendelsohn, 2002)은 "이러한 [치료자의] '나쁨'이 나타나는 것은 정직한 것으로 간주되고 창의적으로 사용된다면 기대할 만한 것이며, 분석적인 연관성의 측면에서 볼 때 심지어 치료적으로 필수적인 것이기도 하다."(p. 331)라고 말하였다.

보다 구체적으로 상호퇴행에 내재되어 있는 붕괴와 회복의 재연에서 잘못된 조율을 하거나 조절되지 않은 치료자는 환자의 시각에서 봤을 때 '나쁜 대상'으로서의 역할을 하며, 그 이후에 회복시켜 주는 '새로운 대상'과 조절된 감정경험을 하게 되는 것을 나타낸다. 이러한 성장을 촉진시키는 상호주관적인 상황에서 창의적인 치료자는 이제 감정적인 의사소통에서 상호작용적으로 조절된 애착결합의 새로운 재형성에 진정으로 함께 참여하게 된다. 이러한 두 가지 형태의 대상관계가 나타나는 순서에 주목하라. 따라서 이러한 퇴행−진행의 사건은 자발적으로 역전이적인 '나쁜 대상'을 재연하여 환자에게 상호작용적인 조절의 실패를 유발한다. 오른뇌 대 오른뇌 의사소통체계의 붕괴와 회복의 중요한 역할은 연구 및 임상적인 문헌들 모두에서 잘 증명되어 있다(Schore, 2012 참조). 따라서 치료적인 재연은, 만약 치료자가 새롭고 좋은 대상으로 받아들여지지 않는다면 치료는 결코 시작될 수 없지만, 만약 치료자가 또한 오래된 나쁜 대상으로 경험되지 않는다면 결코 끝나지 않을 것이라는 그린버그(1986)의 관찰에서 나타난 중심적인 기전이 될 것이다.

그렇기는 하지만 이러한 사건들은 정신치료자에게 감정적으로 가장 스트레스가 되는 것들이다. 고니(Gorney, 1979)에 의해 인용된 부정적인 치료적 상호작용에 대한 임상적인 연구들은 치료자의 기법적인 능숙함이 환자가 치료자를 '나쁜' 사람으로 전환시키려고 노력할 때 특히 저하되는데, 이것은 환자의 수치심에 대한 무의식적인 투사동일시를 수용하는 것과 명확하게 연관되어 있다. 드영(DeYoung)은 억압된 수치심과 해리된 수치심의 차이에 대해 설명하면서 "어둡고 정신적으로 숨겨졌던 장소에서 밝은 곳으로 나올 수 있는 **나쁜 나 수치심**(bad-me shame)과 해리되고 알 수 없는 것으로 남겨져 있는 **내가 아닌 수치심**(not-me shame)을 구별하였다."(2015, p. 154; 해리된 만성적인 수치심에 대한 작업은 드영의 책 참조). 그녀는 또한 비록 '내가 아닌' 상태가 상징화된 적은 없지만, '나쁜 나의' 상태는 상징화되었던 것이라고 지적하였다(따라서 관계에 중점을 둔 억압의 정신역동에 정동적으로 접근할 수가 있다).

서로에게 스트레스가 되는 이러한 전이-역전이 상호작용에서 상호작용적으로 조절하는 치료적인 관계는 감정적으로 존재하는 다른 사람의 눈에 노출되고 공유되어 방어를 낮추어 줌으로써 무의식적인 '나쁜 나의' 수치심 상태가 숨어 있던 장소에서 나올 수 있게 지지해 준다(Schore, 2012, p. 97 참조). 이 순간에 '개방된' 치료자는 전이적인 '나쁜 자기' 수치심의 의사소통을 '받아들인다'(앞에서 논의했던 치료적인 관계 내에서의 내재화된 수치심과 외부화된 수치심 분노의 무의식적인 의사소통을 보라). 이러한 정동이 고조된 순간에 핵심적인 부분은 저항에 대한 해석을 제공하는 것이 아니라 '다른 사람을 공격하는' 방어적인 공격성 아래에 있는 수치심이나 두려움에 공명해 주는 것이다.

이러한 '정동이 고조된 순간'에 관계적인 수치심의 조절장애 과거력이 있는 환자는 흔히 자기나 다른 사람들의 긍정적인 측면과 부정적인 측면 모두를 하나의 결합된 전체로 통합하지 못하는 무의식적인 과정인 '분리방어(splitting defense)'를 사용하며 자기와 다른 사람의 정신적 표상을 두 개의 반대되는 실체(예: '좋은 엄마'와 '나쁜 엄마')로 분리한다. 분리는 전형적으로 엄청난 스트레스와 불안정성, 혼란스러운 관계를 유발한다. 전이-역전이 관계 내에서 이러한 방어는 치료자를 한때는 지나치게 이상화하고 다른 한때는 평가절하하는 것으로 나타나며, 이러한 양립 불가한 두 가지의 시각 사이를 반복적으로 이동한다. 치료적인 관계에서 이것은 긍정적인 전이를 없애고 부정적인 전이를 강화한다. 이러한 경우에 애착결합 붕괴에 대한 회복에는 치료자가 오른대뇌반구에 머무르면서 "정보 그 자체가 복합적이고 내적으로 모순되며 기본적으로 명확한 상황에서는 감소되지 않을 때" 적응적인 창의적 전략의 생각을 사용한다(Rotenberg, 1994, p. 489). 창의성은 자기에 대한 개념에서 명확하게 반대되거나 갈등을 유발하는 성향을 수용하는 데 핵심적인 요소이다(Barron & Harrington, 1981). 실제로 창의성은 다양해 보이는 것들에서 일관성을 발견하는 것이다(Bronowski, 1972).

관계적으로 스트레스가 되는 이러한 공동작업에 대해서 라이크로프트(Rycroft, 1985)는 다음과 같은 임상적인 관찰을 제공하였다.

정신분석치료는 무의식을 의식화하거나 자아를 확장시키고 강화시키는 것이
라기보다는 치유가 발생하고 과거에 억압되고 분리되었으며 상실 되었던 자기의
측면들이 다시 재형성될 수 있는 상황을 제공하는 것이다. 이러한 상황을 제공하
는 분석가의 능력은 '올바른' 해석을 해 주는 기술뿐만 아니라 환자와의 관계 및
환자에게 지속적인 관심을 유지하는 능력에 달려 있다(p. 268).

정신역동적인 정신치료는 이렇게 억압되고 무의식적인 내적 대상관계적인 대화
를 인식할 수 있도록 해 주는 데 초점을 맞추고 있으며, 특히 계속 발달하는 치료적
인 관계의 오른뇌 대 오른뇌의 전이－역전이 측면들이 상호퇴행에서 정동적으로 펼
쳐지고 있을 때 이러한 부분에 초점을 맞춘다. 이러한 과정에서 투사동일시는 내적
대상관계가 외부화되는 것의 보편적인 양상이다(Schore, 2003b, 3장 '투사동일시의 정
신생물학적 모델의 임상적인 영향' 참조).

환자의 억압된 정동의 상호주관적인 오른뇌 의사소통은 처음에 치료자의 전의식
에 나타나지만 핵심적인 의문은 어떻게 무의식적인 정동이 환자의 오른쪽에 치우
친 전의식적인 마음에서 의식적인 인식 속으로 들어갈 수 있는가이다. 치료자는 무
의식을 의식화시키기 위한 외현적인 왼뇌의 상호작용적인 해석을 제공함으로써가
아니라, 왼대뇌반구가 정지되는 위험을 감수할 수 있을 정도로 발달한 치료적인 관
계 속에서 환자가 충분히 암묵적인 안전과 신뢰를 느끼기 시작하는 오른뇌의 상황
을 함께 만들어 나감으로써 환자의 주관적인 의식의 변화를 촉진시킨다. 이러한 퇴
행은 잠재적으로 치료자와 공유된 억압된 무의식적인 정동을 포함하는 오른대뇌반
구의 정동이 환자의 의식적인 인식으로 들어올 수 있도록 해 준다. '안전하지만 너
무 안전한 것은 아닌'이라는 임상적인 격언은 익숙한 것을 처리하는 왼쪽 마음과 새
롭고 예상하지 못한 것을 처리하는 오른쪽 마음에 너무 확고하게 고착되지 않는 것
을 의미한다. 브롬버그(2006)는 '안전한 놀람'의 중요한 역할을 설명했는데, 이것은
치료적인 활동이 발생하는 상호적인 과정의 새로움과 놀라움을 통해서 구체화된다
고 말했다. 이때 환자와 치료자는 동시적으로 방어를 낮추고 위험을 더 감수할 필요
가 있다.

이러한 임상적인 원칙은 또한 두 사람 모두에게서 예상하지 못했던 놀람의 순간
이 발생하는 상호퇴행에서 치료자가 창의적이고 감정적으로 관여하는 것에도 적용

된다. 브루너(Bruner, 1962)는 창의적인 경험의 가장 큰 표식은 '효과적인 놀람'과 '인식의 충격'을 유발하는 창의적인 경험의 능력 및 비록 새롭기는 하지만 완전히 적절한 것에 대한 반응의 산물이라고 말하였다. 『옥스퍼드 영어사전』은 놀람을 "뭔가 예상하지 못했던 것에 의해 유발되는 감정"이라고 정의하고 있다. 레이크(1948)는 무의식적인 것들이 의식화될 때 '놀라는 것'으로 나타난다는 것을 관찰하였다. 방어적으로 무의식적이었던 것이 의식화될 때 나타나는 감정적인 순간인 오른뇌의 '아하!' 하는 자기인식의 순간을 주목하라. 공유된 창의적인 '아하!' 경험에서 이러한 무의식적인 정동들은 환자와 공감적인 치료자 **사이에** 의사소통되고 관계적으로 공유될 뿐만 아니라 환자 **내부에** 있는 오른쪽 및 왼쪽의 암묵적–무의식적 및 외현적–의식적 자기체계에도 정신내적으로 전달된다.

크리스는 "창의적인 노력을 통해 의식으로 들어오는 것은 오랫동안 인식되지 않았던 형성의 과정을 예상할 수 있게 해 준다. 그것은 전의식에 있었던 것들이 통합되고 의사소통되는 과정이다."(1952, p. 344)라고 말했다. 크리스는 이러한 전환이 창의성의 '갑작스럽고 영감적인 단계'에서 표현된다고 말하였다. 그는 또한 창의적인 퇴행은 자아가 충분히 강한 상태 동안에 적응을 촉진시키며, 영감적인 내용은 억압을 촉발할 정도의 많은 불안을 유발하지 않는다는 것을 관찰하였다. 이러한 수동적으로 '내버려 두는' 순간의 창의적인 과정에서 억압에 의한 차단이 해제된다는 점을 주목하라.

샌즈(1997)는 자발적인 상호퇴행에서의 '억압된 것들의 복귀'에 대한 임상적인 예를 제공하였다. 억압된 공격성이 훈습되는 이러한 과정에서 감정이 원초적이고 상징 이전의 감각운동적인 수준에서 성숙되며 상징적이고 표상적인 수준으로 상승한다는 것에 주목하라.

나는 3년 동안 진행된 치료의 거의 처음부터 이 특별한 환자를 위해 내가 '충분히 해 주지' 못했다는 느낌을 계속 받아 왔다. 나는 이것이 왜 그런지 명확하게 알지 못했는데, 왜냐하면 이 환자는 매우 총명하고, 언어적이며, 나에게 잘 반응하고 관심을 가지고 있었으며, 치료를 잘 이용하고 있었기 때문이다.

그러나 내가 점점 더 그에 대한 나의 경험에 초점을 맞추었을 때 나는 뭔가가 나의 가슴 한복판을 잡아당기는 것처럼 '당겨짐'을 알 수 있게 되었다. 이러한 신체적인 경험을 점점 더 의식하게 되면서 나는 내가 그를 처음 만났던 순간부터 이러한 당겨지는 느낌을 받았음을 깨닫게 되었다. 나는 또한 스스로 이러한 당겨짐에 저항하고 완강하게 버티려고 하는 미세한 움직임에 대해 알게 되었다. 하루는 그 환자가 (흔히 그가 해 왔듯이) "저는 오늘 제가 무엇을 하기를 원하는지에 대한 확신이 없어요."라고 말을 시작했다. 우리 두 사람은 잠깐 동안 침묵했고 서로를 바라보았으며 당겨지는 나의 느낌은 점점 더 커져 갔다. 나는 스스로 자극을 받고 저항하기 시작한다는 것을 느꼈다. 나는 그에게 "저는 뭔가를 해야 한다는 강하게 당겨지는 느낌을 받고 있어요. 하지만 무엇을 해야 할지에 대한 확신이 없어요."라고 말했다. 그는 이 관계에 대해 모든 책임을 져야 한다는 것에 분노를 느낀다고 즉각적으로 반응하였다.

그는 내가 해답을 주지 않는다고 느끼고 있었고, 자신이 원하는 것을 내가 '요구하기' 아니 '명령하기'를 원하고 있었다. 그는 눈물을 흘리면서 말했다. "언제 내 차례가 될까요?" 이 순간에 우리 모두는 치료에 있어서 큰 변화를 느꼈다. 우리는 계속 진행되고 있었지만 의식화되지 않았던 뭔가를 밝혀낸 것이었다.

갑자기 우리 두 사람 모두에게 그의 아동기와 연결시키는 일이 매우 쉬워졌다. 우울하고 스스로를 의심했던 그의 엄마는 그가 스스로를 인도할 뿐만 아니라 그녀도 인도하고 자신이 좋은 엄마라고 안심시켜 주도록 그에게 의존하였다. 그는 평생 동안 이러한 불가능한 당겨짐뿐만 아니라 그것에 대한 자신의 저항도 느껴 왔다.

우리가 새롭고 보다 기본적인 수준의 이해에 도달하게 되었다는 가장 놀라운 증거는 이러한 일련의 상호교환이 있은 이후에 치료를 시작한 후 처음으로 나의 '당겨지는' 감각이 완전히 사라진 것이었다(pp. 652-653).

훈습의 과정 동안에 '보다 힘든' 오른대뇌반구의 정동에 대한 왼대뇌반구의 방어적인 억압의 해제와 억압된 내용들이 의식으로 들어올 수 있도록 해 주는 동시화된 상호퇴행은 치료적인 관계의 발전에 중심적인 기전으로 작용한다. 따라서 창의적이고 상호적인 지형학적 퇴행은 대인관계신경생물학적인 기전을 나타내는데, 이를 통해서 억압된 내용들이 근본적인 통찰을 만들어 내며(Reik, 1948), 창의적인 노력이 의식으로 들어오는 것은 전의식의 활동에 의해 형성된다(Kris, 1953). 다우니

(Downey)에 따르면, "치료적인 변화는 발달적인 변화와 유사한데, 이 둘 모두는 에너지를 방출시키기 위해 다른 사람이 존재할 필요가 있다. 치료적인 변화에서 발달적인 역동의 범위를 넘어서 억압되었던 것들은 이러한 에너지들이다."(2001, p. 56)

이러한 초심리학적인 원칙은 이제 신경생물학적인 관점으로 이해될 수 있다. 지형학적 퇴행과 '가역적인 우세성'이라는 치료적인 변화의 기전은 환자의 에너지를 소비하는 왼대뇌반구가 오른대뇌반구에 대한 능동적인 억제를 감소시킬 수 있게 해 주며, 창의성에 사용될 수 있는 오른쪽에 치우친 감정적인 에너지를 증가시킨다. 따라서 신경과학은 억압이 창의성을 억제시킨다는 공통된 직관적인 개념을 반영해 준다. 실제로 억압에서는 오른뇌에서 왼뇌로 가는 경로가 차단되는 반면(Basch, 1982), 창의성이 시작되는 단계는 "오른쪽에서 왼쪽으로 가는 정보의 흐름이 갑자기, 일시적으로 정상적인 수준 이상으로 증가하는 것"(Kane, 2004, p. 52)을 나타낸다. 이러한 임상적 및 연구적 자료들은 자아도움하의 대인관계적으로 조절된 자발적인 상호퇴행이 억압의 역동을 변화시킬 수 있다는 임상적인 제안도 지지해 준다.

정신치료적인 퇴행과 대뇌반구들의 창의적인 재균형

동시화되고 상호작용적으로 조절된 상호퇴행에서 두 사람은 높은 수준의 인식 및 오른뇌의 무의식적인 자기체계와 왼뇌의 의식적인 자기체계가 통합된 상태로 관계적이고 감정적인 주제에 반복적으로 재방문하게 된다. 퇴행은 '잠재적인 통합을 유발하는 재조직화'(Tuttman, 2002)가 발생하게 해 준다는 점을 회상해 보라. 이러한 적응적이고 창의적인 상호퇴행은 지나친 왼대뇌반구의 억압과 오른대뇌반구 기능에 대한 억제에서 보다 균형 잡힌 대뇌반구 사이의 억제를 포함하는 대뇌반구들 사이의 관계에 대한 구조적인 변화를 촉진시킨다. 맥길크리스트(2015)는 주관적인 내적 세계에 대한 지나친 억압으로 인해 발생하는 대가를 다음과 같이 설명하였다.

세상과의 상호작용에는 가능성에 대해 폭넓고 개방적인 오른대뇌반구의 광범위한 주의와 우리가 경험하는 것을 구체적이게 만드는 왼대뇌반구의 좁은 주의가 통합되는 것이 필요하다. 그러나 만약 왼대뇌반구가 세상을 너무 빨리 구체적인 것으로 분해시키면 이미 익숙한 것을 초월하는 지식의 가능성을 배제하게 된다(p. 1583).

억압과 성급한 해석이 유발하는 좋지 않은 영향 사이의 관계에 주목하라. 매우 억압된 체계는 오른대뇌반구(왼대뇌반구가 아닌) 활동의 산물인 감정적인 문제에 대한 새로운 통찰을 방해한다. 오른뇌가 암묵적이고 감정적인 조절기능을 가지고 사회적인 문제를 해결하지 못하는 것은 흔히 왼뇌의 명확하고 분석적인 추론에 지나치게 의존하게 만든다. 이러한 대뇌반구 전략의 한계점에 대해서 키넌(Keenan)과 동료들은 다음과 같이 설명하였다. "왼대뇌반구는 흔히 알지 못하는 정보를 채워 넣는다. …… 그러나 왼대뇌반구가 정보를 채워 넣는 데는 통찰, 자기인식 또는 고차원의 상태가 필요하지 않다. 왼대뇌반구는 이러한 일들을 맹목적인 방식으로 하는 것처럼 보인다."(2005, p. 702) 실제로 연구는 언어적인 활동이 통찰을 방해한다는 것을 증명하였다(Schooler, Ohlsson, & Brooks, 1993). 로텐버그(Rotenberg)는 왼대뇌반구의 생각하는 전략은 "실질적으로 편리하지만 현실을 단순화시킨다."(1994, p. 489)고 주장하였다.

억압은 암묵적인 오른눈확이마−배안쪽(implicit right orbitofrontal-ventromedial)의 정동조절에 대해 외현적인 왼뒤가쪽(explicit left dorsolaterla)이 하는 통제에 성격적으로 지나치게 의존하는 것을 나타낸다. 따라서 치료의 초점은 오른대뇌반구의 결함과 왼대뇌반구의 '보상'에 두게 된다. 지나친 왼뒤가쪽의 활성화는 해리에서도 관찰된다는 점을 회상해 보라. 치료의 전체 과정을 통해서 환자가 일상생활에서 우세성을 적응적인 오른쪽에 치우친 관계적이고 주관적인 기능으로 이동시키는 지형학적 퇴행을 더 많이 사용하게 될수록 감정적으로 중요한 다른 사람과의 '깊은 접촉'을 하는 순간에 옥시토신 및 아편유사제(opioid: 역주−뇌에서 분비되는 아편과 유사한 작용을 하는 펩티드로 동기, 감정, 애착행동에 중요한 역할을 한다) 회로를 활성화시키기 위해 동시화된 상호적인 구조적 퇴행에 더 접근하게 되며, 성격적으로 '매우 억압된' 정동차단의 방어가 더 감소하게 된다. 정신치료의 '느리게 성장하는' 과정에서 보다 융통성이 있는 대뇌반구적인 방어로의 이러한 이동은 치료적 관계에 있는 두 사람 내에 증가된 주관적인 안전과 신뢰로 표현된다. 따라서 상호퇴행은 해리성 방어와 억압방어의 감소를 모두 유발한다.

치료가 진행되면서 환자는 외부의 사회적인 세상에서 했던 다양한 정동적인 교환과 새로운 관계적인 경험들을 상호적이면서 상징적인 반향을 위해 치료적인 관계 속으로 가지고 온다. 치료적이고 상호작용적으로 조절된 상호퇴행은 환자가 치료자의 적응적인 퇴행기능을 어떻게 '내재화하는지'뿐만 아니라 어떻게 무의식적 및 감정적으로 가치가 있는 다른 사람의 대뇌반구적인 이동에 조율하고 동시화시키는지에 대해서 암묵적으로 배울 수 있도록 해 준다. 이러한 변화는 강렬한 부정적인 정동뿐만 아니라 강렬한 긍정적인 정동에 대한 동시화된 퇴행을 포함하며, 따라서 환자의 상호작용하는 능력을 촉진시켜 준다. 이러한 긍정적인 각성이 공유된 경험은 치료의 후반기에 증가하게 된다. "정신치료는 환자의 놀이영역과 치료자의 놀이영역이 겹쳐지면서 이루어진다. 놀이가 왜 그렇게 필수적인 것인지에 대한 이유는 환자가 놀이를 통해서 창의적으로 될 수 있기 때문이다."(1971, p. 54)라는 위니컷의 격언을 상기해 보라. 바꿔 말하면, 두 사람은 점차적으로 **자아도움하의 동시화된 상호퇴행**을 함께 만들어 내게 되며 이차과정에서 일차과정으로 이동하게 되는데, 크리스(1952)는 이것을 공상과 상상을 만들어 내는 것, 그리고 재치와 유머를 감상하는 것이라고 설명하였다.

게다가 긍정적인 각성, 안전, 신뢰를 증폭시키는 새롭게 출현한 창의적 상황은 두 사람의 관계 내에 있는 친밀한 결합을 더 강화시킨다(창의성과 상호적인 사랑 사이의 관계에 대해서는 Schore와 Marks-Tarlow, 2018 참조). 오른뇌 대 오른뇌의 친밀한 관계 내에서 방어적이지 않게 조율하고 동시화하며 상호주관적으로 의사소통하는 능력이 증가하는 것은 '관계적인 무의식'과 '창의적인 무의식'의 확장을 나타내는 것이다. 실제로 겔러(Geller)는 다음과 같이 밝히고 있다.

치료의 종결기 동안의 자기노출은 초기단계와는 다른 과제들이 요구된다. 치료의 중기 동안에 자기가 관여하는 언급들은 치료의 목적을 실현하는 것을 막는, 치료적인 관계에서 문제가 되는 것들을 확인하는 데 중요한 역할을 한다. 이러한 목적을 달성한 것을 축하하고, 감사하는 환자에 의해 표현되는 부드러운 느낌들에 응답하며, 작별인사를 하기 위해 자기를 노출하는 것과는 매우 다른 성질의 것이다. 종결기 동안에 치료자가 자기노출을 함으로써 친근감이 힘과 권위를 대체하게 된다(2003, p. 552).

나는 앞에서 독립, 우세, 야망, 힘뿐만 아니라 사랑, 동료애, 애정에 대한 억압된 갈망을 포함하는 기본적인 인격구조의 많은 필수적인 측면을 포함하는 억압방어에 대한 임상적인 작업의 필수적인 역할에 관한 울버그(Wolberg, 1977)의 말을 설명하였다. 이 기본적 인간 각자에게, 정동이 실린 동기체계는 훈습 및 정신치료적인 연합적 탐색의 종결기에 임상적인 초점이 될 수 있다. 장기치료에서 경직되고 병적인 억압을 적응적이고 탄력 있는 억압으로 변화시키는 것은 오른대뇌반구와 왼대뇌반구의 창의적인 재균형을 맞출 수 있도록 해 준다. 의식적인 마음은 이제 무의식적인 마음에 의해 만들어지는 높은 정도의 부정적 및 긍정적인 정동 모두를 견뎌 낼 수 있게 된다. 메이슬리스와 샤메이-추리(Mayseless & Shamay-Tsoory, 2015)는 오른이마엽과 왼이마엽 사이의 균형을 변화시키는 것은 창의적인 생산을 조절할 수 있다는 것을 증명하였다. 왼이마엽의 활성도를 감소시키고 오른이마엽의 활성도를 증가시키는 것은 인지적인 조절을 감소시키며 보다 창의적인 생각을 생산할 수 있도록 해 준다. 명확하고 객관적인 자기를 암묵적이고 주관적인 자기와 함께 이렇게 대인관계신경생물학적으로 균형을 다시 맞추는 것은 대뇌반구 각각이 가지고 있는 독특한 적응적인 기능에 대한 접근을 증가시킨다. 조셉(1992)이 무의식적인 자기상은 오른대뇌반구에 위치하고 있는 반면, 무의식적인 **영향을 받는** 의식적인 자기상은 왼대뇌반구에 위치하고 있다고 설명한 것을 상기해 보라.

맥길크리스트(McGilchrist, 2009)에 따르면 오른대뇌반구와 왼대뇌반구는 우선순위와 가치에 대해 경쟁하면서 세상에 대한 일관되고, 약간은 다르며, 흔히 양립할 수 없는 관점들을 만들어 낸다. 헤치트(Hecht, 2014)는 퀼과 카젠(Kuhl & Kazen, 2008)의 초기 임상적 연구에 덧붙여서 오른대뇌반구가 친화와 연관된 동기를 중재하고 왼대뇌반구가 힘과 연관된 동기를 중재한다는 것을 나타내는 수많은 신경과학적 연구를 인용하였다.

동기에 대한 심리학적 이론들은 인간이 **친화**(affiliation)—다른 사람들과 연결되고 다른 사람들에 의해 받아들여지는—에 대한 타고난 욕구를 가지고 있다고 가정한다. 이러한 기본적인 욕구는 사람들이 따뜻하고 안정적이며 친근한 대인관계적인 관계를 찾고, 우정을 형성하고, 특수한 집단에 가입하도록 만든다. ……반면에 인간은 또한 자신의 **개별성**(individuality)과 **독립성**(independence)을 유지하려는 타고난 욕구도 가지고 있다. 이러한 욕구는 사람들이 다른 사람들에 의해 영향을 받는 대신에 자신의 환경과 사회적 관계에 영향을 미치고 숙달할 수 있게 해 주는 자유와 자율성을 달성하기 위해 힘을 획득하게 만든다. 이상적으로 함께 존재하는 이 두 가지 욕구—친화와 힘—는 서로가 보완하고 균형을 맞출 것이다. 그럼에도 불구하고 흔히 이들은 갈등을 유발하고 반대되는 방향으로 가게 만든다(p. 1).

　개별적인 문화들은 각각의 성별에서 어느 정도의 억압뿐만 아니라 친화 및 힘의 동기들 사이의 균형(연결되고 관계를 통해 함께 살아가는 것 대 개별화되고 자율성과 통제를 통해 앞서 나가는 것)을 형성할 수 있다.

　조절된 상호퇴행은 힘과 친화에 대한 동기들 사이, 자율성과 친밀함 사이의 '견딜 만한 정신내적인 갈등'을 촉진시킨다. 외현적이고 의식적이며 객관적인 자기와 암묵적이고 무의식적이며 주관적인 자기에 대한 치료적인 재균형은 보다 조화로운 관계를 유발하며, 왼대뇌반구의 자율적인 기능과 오른대뇌반구의 대인관계적인 기능 사이의 갈등과 내재된 긴장 또한 처리할 수 있다. 이러한 발달적인 진보는 자율적인 상황에서의 자동적인 조절과 서로가 연결된 상황에서의 상호작용적인 조절이라는 두 가지 방식의 자기조절 사이에서 나타나는 견딜 수 있는 갈등에 대한 보다 복합적인 기능으로 표현된다. 특히 서로 간의 회복과 협상을 통해 치료적으로 동시화된 퇴행은 보완적으로 다른 관점과 동기체계를 나타내는 왼대뇌반구와 오른대뇌반구의 갈등에 환자가 창의적으로 접근하는 것을 증진시킨다. 오른대뇌반구의 기능에 대한 경직된 왼대뇌반구의 억압과는 대조적으로, 이러한 적응적인 능력은 왼대뇌반구의 불안과 오른대뇌반구의 새로움 및 창의성에 대해 증가된 허용을 포함하는 양쪽 대뇌반구들의 독특한 특수화에 유동적으로 접근하는 것을 증가시킨다. 정신치료적인 상호퇴행에 대한 이러한 정신신경생물학적인 모델은 왼쪽에서 오른쪽으로 및 오른쪽에서 왼쪽으로의 뇌들보의 성장, 특히 왼대뇌반구의 뒤가쪽(dorsolateral)영역과 오른대뇌반구의 눈확이마앞[orbital prefrontal, 오른배가쪽(right ventrolateral)을 포함하는]영역 사이의 연접형성(synaptogenesis)이 효과적인 장기정신치료의 잠재적인 결과로 나타남을 보여 준다. 오른배가쪽영역은 죽음과 연관된 위협 및 죽음에 대한 걱정뿐만 아니라 사회적인 거절에 대한 비의식적인 발견과 조절에 관여한다(Yanagisawa et al., 2013).

맥길크리스트(2015)는 왼뇌의 분석적이고 의식적인 마음과 대조되는 오른뇌의 직관적이고 '창의적인 무의식'의 적응적인 기능에 대해 설명하였다. 그는 왼대뇌반구가 생각하지 못하는 것을 찾는 것을 포함하는 오른대뇌반구의 '도구들'인 독특한 특수화에 대해 다음과 같이 언급하였다.

> 모든 증거는 오른대뇌반구가 왼대뇌반구보다 더 많은 것을 '본다'는 것을 나타내 준다. 이것은 아마도 오른대뇌반구가 지식이 가지고 있는 한계를 더 잘 알고 있기 때문일 것이다. 신경심리적인 연구에서 오른대뇌반구는 보다 자신 없고 자기를 경시하는 양상을 나타내는 반면, 왼대뇌반구는 잘 모르는 문제에 대해서도 자신이 있으며 자신의 능력을 과대평가한다. **오른대뇌반구**의 인지적인 과정은 **알지 못하는 것의 중요성**을 인식할 수 있게 해 주는 반면, 왼대뇌반구의 인지적인 과정은 이러한 통찰을 허용하지 않는다. 그리로 실제로 자신의 능력에 대한 통찰은 주로 오른이마영역에 달려 있다(p. 1592).

오른이마영역의 자신 없어 하는 방식은 오른대뇌반구가 아직은 모르는 뭔가 새로운 것을 알 수 있도록 해 준다.

보다 최근에 맥길크리스트(2016)는 '방어적인' 왼대뇌반구에 비해 보다 '개방된' 오른대뇌반구의 새로운 학습에 대한 독특한 특수화(특히 애착의 무의식적인 내적 작동모델에서의 새로운 변화)를 지적하였다.

> 가능성, 변화, 흐름을 이해하고 있는 오른대뇌반구는 왼대뇌반구보다 새로운 지식을 버릴 필요 없이 하나의 도식으로 통합하는 것을 더 잘하는 반면, 고정되고 확실한 것을 고수하는 왼대뇌반구는 반대되는 증거가 있어도 무슨 일이 있더라도 자신이 '알고 있는' 것에 고집스럽게 집착한다(pp. 205-206).

"오른대뇌반구가 처음에 시작하고 왼대뇌반구가 중간단계에서 해석한 것을 오른대뇌반구가 궁극적으로 마지막에 해석한다."(2016, p. 210)는 그의 주장에서 볼 때, 그는 '새로운 것'은 "왼대뇌반구의 친숙함이 오른대뇌반구의 친숙함으로 돌아가는 것, 진짜가 아닌 것에서 진짜인 것으로 돌아가는 것이다. 이는 많이 바랐던 것일 수 있지만 의도적으로 되는 것이 아니다. 그것이 무엇이든 (분명히 수동적인) 참을성 있는 개방성이 요구되며, 이러한 참을성 있는 개방성은 우리가 마치 그것을 처음 보는 것처럼 볼 수 있게 해 준다고 결론 내렸다.”(2009, p. 173) 그는 다음과 같이 제안하였다.

> 왼대뇌반구는 원인과 영향의 직선적인 연결을 보는 경향이 있는 반면, 오른대뇌반구는 ‘그 사이—두 대뇌반구들 사이의 공간이 아니라 두 대뇌반구가 함께 합쳐짐으로써 만들어지는 새로운 전체를 말하며, 여기에서 각각의 대뇌반구 및 그 사이에 존재하는 ‘공간’은 뭔가 완전히 새로운 것으로 받아들여진다—에’ 존재하는 모든 반향적이고 반응적인 관계들을 본다(pp. 202-203).

이러한 설명 역시 함께 만들어진 상호주관적인 영역 내에 있는 새롭고 일시적인 공간의 특징을 나타내고 있음에 주목하라.

나는 앞에서 왼뇌 대 왼뇌의 언어적인 해석과는 대조적으로, 동시화된 오른뇌 대 오른뇌의 감정적인 의사소통이 관여하는 의식의 상호적인 상태의 발생에 대해 설명했다. 트로닉과 동료들에 따르면, 이러한 상태는 치료적인 관계에서 중요한 새로운 변화들을 유발하는 ‘만남의 순간’에 발생한다.

> 환자와 치료자의 앞으로의 관계는 이러한 **새로운 경험**이 이들이 하는 경험의 한 부분이 될 것이기 때문에 변하게 될 것이다. …… 주관적인 관점에서, 환자는 ‘뭔가 새로운, 뭔가 확장되고 뭔가 독특한 것’을 경험한다. 환자와 치료자의 의식에서 보다 일관되고 조직화된 복합적인 상태가 이루어지면서 **의식의 오래된 요소들은 이러한 의식의 새로운 상태로 재통합될 필요가 있다**(Tronick et al., p. 298).

나는 이러한 의식상태의 적응적이고 새로운 통합뿐만 아니라 주관적인 자기에 대한 새로운 인식을 위해서 치료적인 상황은 자기도움하의 정신적인 퇴행의 산물인 오른대뇌반구의 창의성이 필요하다고 추가하고 싶다.

내가 이 장의 처음에서 언급했듯이, 지난 세기 동안에 임상적인 퇴행의 개념은 논

란의 여지가 많았다. 비록 지그문트 프로이트가 1900년에 처음으로 퇴행의 정신분
석적 이론에 대해 발표했지만, 임상적인 퇴행에 대해 처음 발견한 사람은 카를 융
(Carl Jung)이었다. 융은 1912년에 '자기의 잃어버린 중심'인 무의식에 숨겨져 있는
자기의 핵심과 접촉하기 위해서 삶의 가장 초기단계로 가는 환자의 치료적인 퇴행
을 지지하는 것의 중요성을 설명하였다. 융(1912)은 놀랍도록 현대적인 용어를 사
용하여 다음과 같이 제안하였다.

> 이러한 생각[퇴행이 병적이라는]에 반대되는 것으로, 치료는 반드시 퇴행을 지
> 지해야 하며 '출생 전' 단계에 도달할 때까지 계속되어야 한다. …… 퇴행은 명확
> 하게 엄마에게뿐만 아니라…… 출생 전 영역인…… **전체로서의 배아**[에게까지] 돌
> 아가게 해 주기 때문이다. …… 이것은 비록 **퇴행의 무의식적인 목적**이기도 하지만
> '영적' 또는 '상징적인' 삶에 대한 타고난 가능성이며 궁극성을 형성하는 진행의
> 가능성이기도 하다(단락 508-510).

　융(1961)은 또한 "인간의 과제는…… 무의식에서 위로 올라가려는 내용에 대해
의식하게 되는 것이다. …… 인간의 운명은…… 점점 더 의식을 만들어 내는 것이
다."라고 결론을 내렸다.
　새로 출현한 해리된 자기상태들을 의식화하는 장기간의 작업은 오른대뇌반구의
구조를 조절할 수 있는 반면, 역동적인 무의식의 억압을 해소시키는 작업은 오른대
뇌반구와 왼대뇌반구의 균형을 다시 맞출 수 있다. 이렇게 균형이 잡힌 대뇌반구들
은 구조적으로 자기일치감의 바탕이 된다. 그리고 이러한 이중의 체계 내에서 왼대
뇌반구는 '개념적인 자기'의 역할을 하는 반면에 오른대뇌반구는 '통합된 자기'를 나
타낸다(Kuhl et al., 2015). 저자들에 따르면 "통합된 자기는 오른앞겉질에서의 처리
과정에 의해 지지되며" 통합된 자기의 적응적인 기능들은 구체적으로 "감정적 연결
성, 광범위한 경계, 느껴진 되먹임의 사용, 무의식적인 처리과정, 부정적인 경험의
통합, 확장된 회복탄력성, 확장된 신뢰"로 표현된다(2015, p. 115). 게다가 "통합된
자기의 무의식적인 양상은 **사람들이 의식적인 통제를 중단하고 자기의 무의식적인 지능
에 보다 많은 공간을 제공해 줄 때 자기에 대한 접근이 더 용이해진다는 것을 암시한다**"
(2015, p. 123).

오른대뇌반구에 대한 왼대뇌반구의 '하향식' 통제가 느슨해지는 것과 대뇌반구들 사이의 균형을 다시 맞추는 것은 오른뇌의 주관적인 자기가 계속적으로 발달할 수 있게 해 주며, 왼대뇌반구의 나중의 급속성장과는 시기가 다른 나중의 급속성장에 들어가게 된다(Thatcher, 1996). 더 빨리 성숙하는 무의식적인 '핵심적 자기'의 깊은 수준의 '상향식' 접근이 가지고 있는 중요성은 지난 세기의 중반부에 한스 뢰발트(Hans Loewald)가 잘 설명하였다[나는 과거의 자아심리학에서 강조하던 부분을 현대의 자기심리학에서 강조하는 부분으로 이동시키면서 다음과 같이 '자아(ego)'를 '자기(self)'로 대체하였다].

이것은 단순히 자기통합 이전 단계들의 생존에 관한 문제가 아니다. 사람들은 매일, 자신의 삶의 다른 시기에서, 다른 기분과 상황에서, 하나의 수준에서 다른 수준으로 상당히 많이 이동한다. 실제로 사람들이 더 생동감이 넘칠수록(비록 더 안정적일 필요는 없지만) 이들의 자기통합 수준의 범위는 더 넓어지는 것 같다. 아마도 소위 말하는 완전히 발달한 성숙한 자기는 발달의 가장 높거나 가장 나중의 단계에 고정되어 있는 것이 아니라, 높은 수준의 조직화의 역동적인 근원들이 살아나게 되면서 더 앞선 초기의 깊은 수준의 자신의 실제를 통합하게 되는 자기를 말한다(Loewald, 1940, p. 20).

이 두 개 장의 중심적인 주제는 **상호작용적으로 조절되고 서로 동시화된 오른뇌의 퇴행이 치료적인 작용의 중심기전이며, 이러한 정동적-관계적인 성장을 촉진시키는 경험은 감정적인 발달을 진행시킬 수 있다는 것**이었다. 이러한 감정적인 오른뇌의 발달은 보다 강렬하고 분리되어 있는 정동들에서 표현되고, 그 이후에 이러한 정동들이 보다 복합적인 감정들로 혼합되는 '정동집합체의 확장'에 반영된다. 감정적인 발달은 느낌들의 혼합을 경험하고, 결국 수도 없이 많은 느낌의 혼합을 경험하는 능력에 의해 축적된 단계들을 통해 이루어진다(Schore, 1994). 평생 동안 가치 있는 다른 사람과 공유된 상호퇴행을 하는 이러한 능력은 광범위한 정동들을 효율적으로 조절할 수 있다. 이러한 개별적인 감정들은 다양하고 적응적인 동기적인 상태들로 통합되며, 정동을 신호로 사용하고, 일관된 행동적인 상태를 적절한 사회적인 상황과 연결시키는 역동적인 체계에서 표현되는 무의식적이고 주관적인 자기의 확장을 가능하게 해 준다. 변화하는 문화적 및 사회적인 환경을 포함하는 다른 삶의 단계에서 오른뇌의 통합된 자기에게 닥치는 연속적인 감정적 및 사회적인 도전에 융통성 있게 대처할 수 있는 적응적인 능력인 에릭슨(Erikson)의 삶의 단계에 대한 오른뇌의 감정적인 지능의 잠재적인 성장에 주목하라.

실제로 가장 높은 인간의 기능들—상호주관성, 공감, 열정, 유머, 도덕성, 서로간의 사랑, 그리고 예술적 · 과학적 · 개인적인 창의성—은 모두 자기도움하의 퇴행을 통해 작동하는 오른뇌의 기능들이다. 와인버그(Weinberg)에 따르면, "오직 오른대뇌반구만이 다양한 요소 사이의 상호작용과 서로를 풍부하게 해 주는 연결, 그리고 복합성에 대한 경험을 유지할 수 있게 해 준다. 게다가 다양한 차원에서 경험을 나타내는 능력은 더 풍부하고 더 깊은 조직화를 위해 **새로운 경험**을 할 필요성을 유발한다."(2000, p. 807) 자기도움하의 퇴행에서 새롭게 나타나는 '인간경험에 대한 가치와 목적을 부여해 주는' 특성인 창의성은 한 개인이 '계속적으로 변화하고 도전하는 환경에서 효율적이고 효과적으로 반응할' 수 있게 해 주며 '인간관계의 **새로운** 형태를 발견하는 것'에서 표현된다.

매스터슨(Masterson)은 고전적인 임상적 저술에서 창의성은 '실제적인 자기'의 필수적인 기능이며, 구체적으로 "오래되고 익숙한 양상을 **새롭고, 독특하며,** 다른 양상으로 변화시키는 데" 사용된다고 결론 내렸다(1985, p. 27). 실제로 삶의 모든 단계에서 창의성에 대한 자기체계의 접근은 자기실현 및 내적인 존재의 자기표현에 대한 중심적인 기전을 나타낸다(Maslow, 1973; May, 1976; Rogers, 1961). 장기정신치료에 포함되어 있는 상호퇴행은 창의적인 자기탐색뿐만 아니라 동시화된 대인관계에서 창의성을 적응적으로 사용하는 대인관계적인 창의성의 확장도 촉진시키기 때문에 다른 사람들과의 비교적 효과적인 감정적 의사소통과 효율적이고 상호작용적인 정동조절을 가능하게 해 준다.

울라노프(Ulanov, 2001)가 창의적인 치료적 상호퇴행에서 지적했듯이 "우리는 우리가 퇴행을 하는 동안에 존재하고 상황을 유지시켜 줄 누군가가 필요하다." 그녀는 성장을 촉진시키는 심층정신치료의 효과에 대해서도 설명하였다.

진심일 때, 우리의 자기는 마음 밑바닥에서 세상에 대한 실제를 느낀다. 우리는 우리 스스로를 우리의 신체에 존재하도록 유지할 수 있으며, 다른 사람들과 접촉할 수 있다. 우리는 상상으로 우리의 경험을 다듬을 수 있고 새로운 지각에 도달할 수 있다. 우리는 우리 스스로를 느낄 수 있으며, 다른 사람의 존재 및 친밀함에 감사할 수 있고, 우리가 흥미롭다고 발견하는 일에 감사할 수 있다. 이러한 우리의 존재는 고통에 직면하더라도 견딜 수 있게 해 준다. 우리의 운명을 견딜 수 있게 해 주는 우리가 실제를 소유하고 있다는 감각은 변화와 향상의 방법을 알고 있으며, 이것을 다른 사람들과 공유할 수 있게 해 주고, 무슨 일이 일어나더라도 이 삶은 가치가 있다는 느낌과 생동감을 부여해 준다. …… 우리는 계속 존재할 수 있고, 시간과 공간을 통한 지속성에 대한 감각을 유지할 수 있으며, 우리의 주체성에 대한 역사를 획득할 수 있다. 무엇보다도 우리는 창의적으로 살아가는 것을 즐긴다. 자기의 존재가 빛이 난다(p. 46).

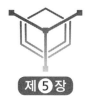

제 5 장

사랑은 어떻게 초기 오른뇌의 발달을 통해서 창의성, 놀이, 예술을 만들어 내는가

앨런 쇼어(Allen N. Schore)와 테리 막스-탈로(Terry Marks-Tarlow)

인간본성에 대한 우리의 관점은 인간의 사랑에 대한 우리의 관점과 밀접하게 연관되어 있다. 철학자, 시인, 심리학자들은 두 가지의 기본적인 입장 중 하나를 취해 왔다. 사람들은 원래 이기적이며 스스로를 위하는 것으로 보인다는 것과 사람들은 원래 이타적이며 서로 및 사회를 위하는 것으로 보인다는 것이 그것이다. 사랑이 심리학의 영역에 들어오는 것은 매우 느렸는데, 부분적으로는 프로이트가 전자의 자세를 취했기 때문이다. 프로이트는 『문명과 불만(Civilization and Its Discontens)』에서 문명의 기원이 이기적인 동기들에 대항하기 위해 견제와 균형이 필요하다는 종합적인 욕구에서 발생하였다는 가설을 세웠다. 오직 관습과 법의 권위적이고 계층적인 구조만이 모든 사람을 위한 공정한 일들을 유지할 수 있다는 것이었다.

1960년대의 인본주의적인 혁명은 프로이트 모델의 권위적이고 가부장적인 측면뿐만 아니라 초기발달에서 사랑의 중요성을 강하게 주장했던 도널드 위니컷(Donald Winnicott)과 산도르 페렌치(Sandor Ferenczi)를 포함한 프로이트의 제자들이 그랬던 것처럼 프로이트의 인간본성에 대한 모델에 대해서도 거부하였다. 현대적인 애착이론, 조절이론, 대인관계신경생물학 영역에서도 이러한 인간본성의 문제에 관여하고 있다. 인간본성에 대한 두 가지의 반대되는 관점은 인간 뇌의 두 가지 대뇌반구 각각의 일차적인 동기들을 반영하고 있다. 의식적인 수준에서 뇌의 왼쪽 편은 그 자체가 주로 힘과 연관된 동기에 관여하고 있는 반면, 뇌의 오른쪽 편은 친화적인 욕동과 연관되어 있다(Hecht, 2014; Kuhl & Kazén, 2008). 한 번에 단 한 가지의 측면만 의식으로 들어올 수 있으며, 이런 일이 발생하면 다른 측면은 배경으로 물러나게 된다(McGilchrist, 2009). 쇼어의 현대적인 애착이론(Schore, 2017; J. Schore & A. Schore, 2008)과 조절이론(Schore, 1994, 2012)은 특히 사회적인 상황에서 어떤 동기가 더 일차적인 것인지에 대한 중요하고도 발달적인 관점을 제공하고 있다. 결론적으로 영아는 태어날 때부터 상호 간의 사랑을 즐기며 사회적 · 감정적 · 관계적인 오른뇌는 건강한 뇌를 위한 근원이 된다. 만약 아기가 출생 후 첫 2년 동안에 수용해 주고 조율해 주는 반응에 의해 적절하게 아껴지고, 달래지며, 자극받고, 존중받게 되면 오른뇌—관계적 · 감정적 · 사회적 · 신체적인 부분에 기반을 두고 있는—는 왼뇌의 보다 개인적인 동기에 대한 건강한 조절자가 된다.

우리는 이 장에서 사랑, 놀이, 창의성의 두 사람 관계모델을 제안한다. 우리는 엄마의 사랑과 상호적인 사랑이 아기 삶의 시작에서부터 일차적이고 동기적인 힘을 가지고 있다고 제안한다. 사랑은 아기에게 모든 긍정적인 감정과 행동—흥미, 즐거움, 기쁨, 호기심, 탐색, 놀이를 포함하는—에 대한 시동을 걸어 줄 수 있다. 서로가 사랑을 교환하는 것은 아이가 환경을 탐색하고, 새로운 것에 빠지며, 결국 창의성을 동반하는 상상할 수 있는 욕구에 연료를 공급해 준다. 아이가 성장하고 발달하게 되면서 초기에 주입된 사랑의 양은 삶에 대한 사랑 그 자체를 포함하는 평생 동안의 삶에 대한 열정적인 참여로 내재화된다.

상호적인 사랑에 참여하고 창의성을 위한 관계적인 능력의 초기 기원은 초기에 발달하는 오른대뇌반구에서 만들어진다. 출생 후 2년에 걸쳐서 발생하는 오른뇌의 가장 빠른 발달은 아이가 대부분 **새롭고** 점차적으로 복합적으로 변하는 수많은 사회감정적인 정보를 처리할 때 이루어진다. 맥길크리스트(McGilchrist, 2009)에 따르면, 평생 동안 **새로운** 것은 왼대뇌반구의 관심을 받기 이전에 오른대뇌반구에 처음 나타난다. 새로운 것은 오른대뇌반구에서 경이로움, 직관, 애매모호함, 어리둥절함, 불확실성으로 시작한다. 쇼어(Schore, 2012)는 다양한 학문적인 자료를 통합하여 현대의 신경과학적인 모델은 창의성이 특별한 사회적인 상황에서 **새롭고** 유용한 생각을 만들어 내는 것임을 증명하고 있다. 왼대뇌반구는 예상 가능한 표상과 전략에 대처하는 데 특화되어 있지만, 오른대뇌반구는 새로운 자극에 대처하고 흡수하며 새로운 자극과 상호작용하는 새로운 프로그램을 만드는 데 주로 관여한다. 실제로 오른뇌는 새로운 자극을 처리하는 특별한 능력을 가지고 있다. 따라서 상호적인 사랑에 포함되어 있는 오른뇌 대 오른뇌의 강력한 감정적 애착의사소통에서 증진되는 오른대뇌반구의 경험 의존적인 성장은 성숙하는 영아가 창의성의 필수적인 기능 측면인 개인내적 및 대인 간의 새로운 정보를 처리할 수 있도록 해 준다.

우리는 이 장의 첫 부분에서 조율, 동시화, 조화된 반응을 안내하는 힘이 되는 사랑의 신경생물학적 및 발달적인 기원을 살펴보기 전에 사람에 대한 역사적인 연구들을 먼저 살펴볼 것이다. 우리는 상호적인 사랑의 초기 결합에서 엄마가 어떻게 아기의 뇌가 더 잘 형성되도록 하며, 이러한 성장을 촉진하는 초기의 감정적인 경험이 놀이뿐만 아니라 창의적인 자기표현을 위한 능력의 출현에 어떻게 관계적인 기반으로 작용하는지에 대해 논의할 것이다. 우리는 두 가지 종류의 엄마의 사랑—조용하고(queit) 흥분된(excited)—이 어떻게 아기에게 높은 정도의 긍정적 및 부정적인 감정에 대한 정동허용치의 확장을 돕는지, 그리고 자기를 구성하는 창의성을 만들어 내는 높고 낮은 수준의 놀이적 탐색을 아이가 어떻게 준비할 수 있도록 해 주는지에 대해 제안할 것이다. 우리는 그다음에 상호적인 사랑의 세 가지 단계에 대한 발달적인 모델을 설명하는 엄마-영아의 사랑에 대한 최근의 신경생물학적인 연구들을 논의할 것인데, 여기서는 일차적인 상호주관성에서 오른뇌의 중심적인 역할 및 상호적인 사랑, 대인관계적인 놀이, 창의성의 시작을 강조하며 예술이 엄마가 자신의 아이와 사랑스러운 관계를 맺는 친밀함에서 나온다는 엘런 디사나야크(Ellen Dissanayake)의 예술화 가설(artification hypothesis)을 지지하는 내용을 제공할 것이다. 이 장에서는 정신치료 내에서의 전이-역전이적 상호 간 사랑의 중요성이 미치는 임상적인 영향을 설명하며 마무리할 것이다.

사랑에 대한 역사적인 과학적 연구

사랑은 대개 예술가, 시인, 작가, 배우, 무용가, 음악가의 영역이라고 생각해 왔으나 현대적인 생물학과 심리학의 시작에서부터 과학 역시 사랑의 기원과 감정적인 표현에 대해 탐색하여 왔다. 찰스 다윈(Charles Darwin, 1872/1965)은 『사람과 동물의 감정표현(The Expression of the Emotions in Man and Animals)』에서 다음과 같이 제안 하였다.

> 예를 들어, 엄마와 영아의 사랑과 같은 사랑의 감정은 마음이 할 수 있는 가장 강력한 감정들 중의 하나이다. …… 의심할 여지 없이, 정동이 즐거운 감각일 때 정동은 부드러운 미소와 반짝이는 눈빛을 유발한다. 사랑하는 사람을 만지고 싶은 강한 욕구는 흔히 느껴진다(pp. 224-225).

그는 인간이라는 종에게 가장 필수적인 표현인 사랑의 기원에 대해 구체적으로 언급하면서 '얼굴과 몸으로 표현되는 동작들은…… 엄마와 영아 사이에서 이루어 지는 의사소통의 첫 번째 수단이 된다. 엄마는 인정하는 미소를 지어 아이를 올바른 길로 가도록 격려해 주거나, 얼굴을 찡그림으로써 인정하지 않음을 나타낸다.' (p. 385)고 생각하였다.

지그문트 프로이트(Sigmund Freud, 1895/1953)는 19세기 말에 정신분석에 대한 자신의 선구자적인 연구를 시작했으며, 인간의 기능 및 역기능에서 사랑이 필수적인 역할을 하는 것에 대한 정신분석 영역에서의 오랜 관심의 역사를 시작하였다. 쇼어 (2003b, p. 256)는 사랑의 발달적인 기원에 대한 프로이트의 입장을 언급하면서 "비록 [프로이트의] 경력의 대부분은 초기의 발달에 엄마가 미치는 영향에 대해 양면적인 입장을 보인 것 같지만, 그의 마지막 작업에서 그는 최종적인 입장으로 엄마-영아 관계는 '독특하며 평생 동안 처음이자 가장 강력한 사랑의 대상으로 변하지 않는 형태로 형성되며, 모든 나중의 사랑관계의 전형이 된다'(Freud, 1940)고 언급했음"을 밝혔다.

프로이트를 따랐던 도널드 위니컷은 사랑을 할 수 있는 능력의 가장 깊은 기원을 연구하였다. 그는 "영아에 대한 초기 관리는 **의식적인 생각과 계획적인 의도**를 넘어서는 문제이다. 이것은 사랑을 통해서만 가능한 어떤 것이며" 엄마는 "사랑의 신체적인 관리를 통해 표현하고 엄마가 신체적인 만족을 제공하는 것은 영아의 정신세계가 영아의 신체에서 시작될 수 있도록 해 준다."(1975, p. 183)는 것을 관찰하였다. 따라서 사랑의 초기 기원은 엄마와 영아의 상호적인 경험을 통해 표현된다. 게다가

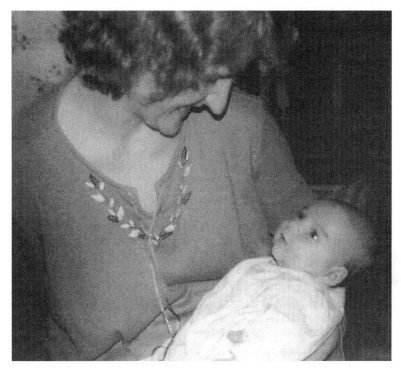

[그림 5-1] 조용한 사랑. 새런 오스틴(Sharon Austin)이 무료로 제공함.

위니컷(1963)은 발달하는 영아에게 있는 두 가지 형태의 사랑을 설명하였다. 한 가지는 '조용한 사랑(quiet love)'([그림 5-1] 참조)으로 엄마가 영아를 안아 주고 다룰 때 (달래 주고, 편안하게 해 주고, 어루만져 줄 때) 관찰된다. 조용한 사랑의 특징은 "하나 더하기 하나는 둘이 아닌 하나가 되는 곳에 아기와 엄마가 서로 존재하는 것"이다 (Ulanov, 2001, pp. 49-50). 반면에 '흥분된 사랑(excited love)'([그림 5-2] 참조)은 엄마 와의 상호작용에서 신나는 흥분과 강렬한 관심의 순간에 발생하며 활기 넘치는 잠 재력을 포함하고 있다.

지난 세기의 중반기에 프로이트를 따랐던 또 다른 사람인 존 볼비(John Bowlby, 1953)는 자신의 책 『아동 관리와 사랑의 성장(Child Care and the Growth of Love)』에 서 나중에 애착이론이 될 중요한 내용들을 쓰기 시작하였다. 그는 이 책에서 신체 적 건강에 비타민과 단백질이 중요한 만큼 영아기와 아동기의 정신적인 건강에 엄 마의 사랑이 중요하다고 주장하였다. 애착과 사랑의 기원에 대한 이러한 명확한 연 관성이 밝혀진 이후에 에인즈워스(Ainsworth, 1967)는 그녀의 고전인 『우간다에서

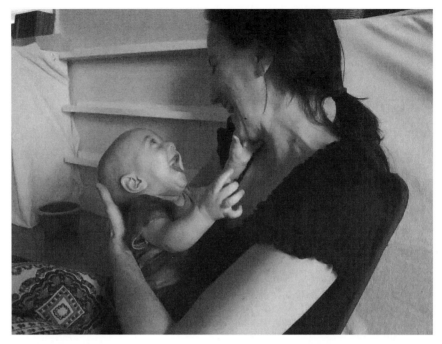

[그림 5-2] 흥분된 사랑. 루스 앤 해먼드(Ruth Anne Hammond)가 무료로 제공함.

의 영아기: 영아 관리와 사랑의 성장(Infancy in Uganda: Infant Care and the Growth of Love)』을 제공하였다. 볼비는 자신의 후기 저술에서 "가장 강렬한 감정들은 애착관계가 형성, 유지, 붕괴 및 회복되는 동안 발생한다. 결합의 형성은 사랑에 빠지는 것으로, 결합의 유지는 누군가를 사랑하는 것으로, 상대방을 잃는 것은 누군가에 대해 애도하는 것으로 설명될 수 있다."(1969, p. 130)라고 결론 내렸다.

또한 지난 세기의 중반에 또 다른 프로이트의 제자였던 에리히 프롬(Erich Fromm, 1956)은 자신의 고전 『사랑의 기술(The Art of Loving)』에서 사랑을 '다른 존재와 결합하는 경험' 그리고 '다른 사람과 하나가 되는 것'이라고 설명하였다. 프롬은 이 책에서 개별적인 발달에 있어서 중심적인 문제가 되는 것에 대해 설명하였다. "여성과 남성 모두에서 엄마에 대한 갈망은 무슨 의미를 가지고 있는가? 엄마에 대한 결합을 구성하고 있는 것은 무엇인가?"(pp. 26-27) 그는 엄마의 사랑은 아기의 삶과 요구에 대한 무조건적인 친화이며 두 가지의 다른 측면으로 표현된다고 말하였다.

하나는 아기의 삶과 성장을 보존하는 데 절대적으로 필요한 관리와 책임감이다. 다른 한 측면은 단순한 보존 이상의 것이다. …… 이러한 두 번째 단계에서 엄마의 사랑은 아기가 태어난 것이 좋다고 느끼게 해 주고, 아기에게 단순히 삶을 유지시키기 위한 소망이 아니라 **삶에 대한 사랑**을 주입시켜 준다. 삶에 대한 엄마의 사랑은 그녀의 불안만큼 전염력이 강하다(pp. 46-47).

엄마의 '관리' 및 위니컷의 '조용한 사랑'이 중복되는 것과 프롬의 아기가 삶을 사랑하는 것에 대한 엄마의 지지와 에너지가 넘치는 잠재력을 포함하고 있는 위니컷의 '흥분된 사랑'이 중복됨을 주목하라. 위니컷과 프롬은 아기에게서 평생 동안 지속되는 열정적인 자세와 감정적인 탄력성을 주입시키는 엄마의 사랑하는 태도의 중요성을 이해하고 있었다. 따라서 이 영역의 주요한 선구자들은 사랑을 삶 그 자체를 향한 하나의 정신내적인 자세를 유지시켜 주는 '강렬한 감정적인 결합'과 공유되었을 때 '마음이 할 수 있는 가장 강력한 것들 중의 하나인' '강렬한' 감정으로 개념화하였다.

사랑, 애착, 감정조절

『옥스퍼드 영어사전』은 사랑을 "상태나 느낌" "깊은 정동, 강렬한 감정적인 애착"으로 정의하고 있다. 이것은 애착에 대한 사랑의 관계 및 연관된 문제를 제기하는데, 특히 현대적인 애착이론이 행동과 인지에서 친밀한 사람들 사이의 정동 및 감정적인 결합으로 이동한 것이 미치는 영향의 측면에서 그렇다(Schore, 2017; J. Schore & A. Schore, 2008). 사랑은 다음과 같이 정의된다. ① 명사: 부드러움, 열정, 따뜻함의 느낌, ② 동사: 다른 사람에 대한 사랑을 느끼다—신체적인 애정, 부드러움, 친절한 행동의 표현을 포함하는 행동들. 명사로서의 사랑은 강렬한 대인관계적인 감정을 말하며, 동사로서의 사랑은 강렬한 대인관계적인 감정적 의사소통을 말한다. 이 두 가지 정의의 차이는 현재 심리학에서 진행되고 있는 '한 사람'의 정신내적인 측면에서 '두 사람'의 대인관계적인 측면으로의 이동과 일치하는데, 후자는 발달심리학에서 가장 뛰어난 이론인 애착이론을 포함하고 있다.

비록 인문학은 이러한 인간 마음의 가장 깊은 표현을 탐색하는 데 오랜 역사를 가지고 있지만, 인간 사랑의 미묘함과 깊이를 설명하는 데 뇌과학이 사용될 수 있다는 생각은 논란의 여지가 많았다. 인문학에서 많은 사람은 환원주의 과학(reductionist science: 역주-복잡하고 추상적인 사상이나 개념을 간단하고 기본적인 요소로부터 설명하려고 하는 과학)이 사랑의 복합성을 신경연접이나 신경화학물질들의 종합으로 단순화시키는 것에 대해 두려워하였다. 이러한 생각은 뇌/마음/신체의 안녕이 초기의 건강한 관계적인 역동에서 나온다는 것을 개념화한 사랑의 중심적인 요소인 감정에 대해 쇼어가 진행 중인 초학문적인 작업에 의해 논의되었다. 다른 사람과의 사이에서 사랑의 감정을 받아들이고, 느끼고, 표현하는 능력의 애착과 연관된 기원을 이해하기 위해서 대인관계신경생물학적인 관점은 상호적인 사랑과 연관된 초기결합의 생물학적 및 심리적인 발달에 대해 설명해 준다. 엄마와 영아의 상호 간 사랑은 최상의 상태에서 함께 만들어지고, 상호적이며, 동시화되고, 신체에 기반한, 감정이 처리되는 애착관계에 내재되어 있다. 이러한 방식으로 상호 간 사랑의 관계적 기전인 '강렬한 감정적인 애착'은 영아의 오른뇌와 상호작용하고 공명하는 엄마의 오른뇌에 의해 중재되며 두 사람 모두에게서 강렬한 긍정적 각성을 증폭시킨다(Schore, 1994).

자궁에서 9개월 동안 임신된 이후에 출생한 신생아는 매우 무기력하기 때문에 수년 동안 어른들의 관리를 필요로 하는데, 이러한 관리기간은 다른 어떠한 영장류들보다 훨씬 더 길다. '집중적인 엄마의 관리' 또는 '집중적인 양육'이 나타난 것은 1,800만 년 전으로 간주되고 있다(Falk, 2004; Flinn & Ward, 2005, p. 31; Leakey, 1994; Rosenberg, 1992). 엄마-영아의 상호작용은 진화된 적응인데, 왜냐하면 모든 건강한 영아들은 자신의 행동을 일차양육자의 신호와 반응에 인식하고, 반응하며, 조율할 준비가 된 상태로 태어나기 때문이다.

영아는 어른이 하는 방식의 대화보다 과장된 얼굴표정과 목소리 어조의 형태를 지니는 디사나야크(2017)가 '특별한(extra-ordinary)' 신호라고 부른 것에 더 잘 반응하는데, 아기들은 '묘한 매력이 있는 꼼지락거림, 옹알이, 미소'로 반응한다. 디사나야크가 설명했듯이 아기들은 양육자에게 이러한 방식으로 참여하도록 가르침을 받은 것이 아니며, 오히려 자신들의 긍정적 및 부정적인 반응을 통해서 어떤 동작, 표현, 소리를 자신들이 더 선호하는지를 양육자가 알게 해 주는 선생님의 역할을 한다. 아기들은 수동적인 존재가 아니라 어른, 특히 사랑하는 어른이 자신들에게 관심을 가지도록 신호의 정도, 강도, 다양성을 형성하고 반응을 능동적으로 유발하기 위해 자신들의 긍정적 및 부정적인 감정적 경험을 사용한다.

모든 감정은 가치(개별적인 감정의 긍정적-부정적, 즐거운-불쾌한, 접근-회피)와 각성(강도, 에너지, 차분한-흥분된)이라는 두 가지 차원으로 구성되어 있다. 게다가 왼대뇌반구의 활동성은 겉질적인(cortical) 각성의 중간 수준과 연관되어 있는 반면, 오른대뇌반구의 활동성은 겉질적인 각성의 높거나 낮은 수준과 연관되어 있다. 따라서 상호적인 사랑을 공유한 오른뇌의 상태는 인간경험에서 가장 강렬한 상태의 감정적인 각성 및 긍정적인 정동을 유발한다.

엄마의 사랑이 가지는 중심성의 문제에 대해서 우리는 모두는 아니더라도 대부분의 엄마가 자신의 아이를 의식적으로 사랑할 의도를 가지고 있다고 말할 수 있다. 그러나 과학이 발견한 주요한 소견들 중 하나는 사랑이 작동하는 데 관여하는 필수적인 과정들 중 많은 부분이 의식적인 수준 아래에서 무의식적으로 빠른 시간에 이루어진다는 것이다. 이러한 이유 때문에 상호적인 사랑의 바탕에 있는 관계적 신경생물학적인 기전은 신경생물학 및 무의식적인 과정에 대한 과학인 정신분석에서 나온 관찰과 자료들을 통합함으로써 가장 잘 설명될 수 있다.

이러한 목적을 위해서 우리는 사랑을 하나의 정신적인 상태라고 설명하기보다는 사랑이 초기에 발달하고 감정을 처리하는 오른뇌에 있는 기본적이고 진화적인 기전이라고 제안할 것이다. 이 장의 핵심적인 목적은 모두 비언어적인 수준에서 발생하는 이러한 진화체계의 구조적 및 기능적인 개체발생학적(ontogenic: 역주-생물체가 수정란에서 발생하여 성체가 되는 과정) 발달을 강조하기 위한 것이다. 우리는 이제 천성(nature)과 양육(nurture)의 상호작용에 대한 현대적인 개념의 관점에서 초기에 시작하는 사랑이 후천적으로 어떻게 인간 영아기에 표현되는 기본적인 발달과정을 형성하는지에 대해 이해하고 있다.

조절이론의 측면에서 볼 때 위니컷의 '조용한 사랑'이 포함하고 있는 진정시키고 달래 주는 두 사람의 관계는 높은 각성의 교감신경이 우세한, 에너지를 소비하는 상태에서 나오는 강렬한 부정적인 정동에서 낮은 각성의 부교감신경이 우세한 에너지를 보존하는 정신생물학적인 상태로의 이동이 스트레스를 받는 상태에서 편안하고 안도하는 상태로 표현됨을 나타낸다. 이와는 대조적으로 위니컷의 '흥분된 사랑'은 차분하고 정신이 맑은 상태에서 즐거움과 흥분이 확장되는 것으로 표현되고, 조절된 높은 각성을 서로가 증진시키는, 교감신경이 우세한, 에너지를 소비하는 감정적인 상태로의 이동을 나타내는 활동적인 잠재력을 포함하고 있다. 바꿔 말하면, 위니컷의 조용한 사랑은 강렬하고 부정적인 가치의 감정적인 각성이 긍정적인 가치의 차분하고 강렬하게 즐거운 상태로 하향 조절되는 것을 설명하는 반면, 흥분된 사랑은 긍정적이고 흥분되며 즐거운 상태에 함께 참여함으로써 감정적인 각성이 상향 조절되는 것을 설명하는 것이다. 궁극적으로 조용한 사랑과 흥분된 사랑은 인격 구조에 통합될 필요가 있다.

상호적인 사랑의 세 가지 단계

이 장의 중심적인 주제는 발달을 하는 동안 새로 나타나는 상호적인 사랑을 위한 능력이 대략적으로 맥린(MacLean, 1985)의 뇌의 세 가지 층(파충류뇌, 포유류뇌, 새겉질[neo-cortical]뇌)에 해당하는 세 가지 단계로 발달한다는 것이다. 출생 후의 첫 몇 달 동안은 엄마의 조용한 사랑이 지배적이며, 아기의 신체적 및 감정적인 욕구를 관찰하고 조율해 준다. 이 단계에서 엄마와 아기 모두는 기초적인 감정을 중재하고 프로이트의 깊은 무의식 및 기본적인 안전함과 신뢰에 대한 맥린의 파충류 수준에 해당하는 편도의 겉질밑 수준에서 일차적으로 관계를 맺는다.

배럿(Barrett)과 동료들(2012)은 기능자기공명영상(fMRI)을 사용하여 영아의 얼굴에서 나타나는 정동적인 신호에 반응하는 엄마의 겉질밑 편도의 중요성을 증명하였다. 이들은 이러한 출생 초기에 특별하게 필요한 감정적인 양육에 대해 언급하면서 출산 및 엄마가 되는 것이 '심오한 경험'이라고 표현하였다.

> 임신 및 출산 후의 과정 동안에 특정한 호르몬 수준의 변화는 엄마가 자신의 아기에게 끌리고, 아기의 욕구에 집중하고 민감해지며, 자신의 경험을 통해서 배우고, 적절하게 행동하게 해 줄 가능성을 증가시키기 위해 중요한 뇌영역의 기능에 영향을 미칠 가능성이 높다. …… 출산 초기는 원래 감정적이고 도전적인 시기이며, 긍정적 및 부정적인 정동 모두와 연관되어 있다(p. 253).

상호적인 엄마–영아 사랑의 두 번째 단계는 대략 출생 후 2~3개월에 처음 나타나는데 이 시기는 모든 사회적인 포유류에게 공통적인 애착체계가 나타나는 시기이다. 이제 엄마와 아기는 애착과 분리불안 모두를 중재하는 앞띠다발겉질(anterior cingulate cortex)의 수준에서 서로에게 개입한다. 스턴(Stern, 1985)은 고전적인 연구에서 출생 당시에 빨리 형성되는 '출현하는 자기(emergent self)'에서 생후 2~3개월의 '핵심자기(core self)'로의 전환을 설명하였다. 그는 "생후 2~3개월에 영아는 매우 다른 사람이라는 인상을 주기 시작한다. 영아들은 사회적인 상호작용에 참여할 때 보다 전체적으로 통합되어 있는 것처럼 보인다. 만약 영아들의 행동, 계획, 정동, 지각, 인지가 이제 놀이에 사용될 수 있고 잠깐 동안 대인관계적인 상황에 초점을 맞출 수 있게 된다면 특히 그렇게 보인다."(p. 69)고 관찰하였다.

초기단계의 조용한 사랑에서 상호적인 흥분된 사랑으로 이동할 때, 엄마는 자연스럽게 상호적이고 강렬한 개입을 표현하는 친근하고 애정이 넘치는 방식으로 놀이를 시작하게 된다(Miall & Dissanayake, 2003). 대니얼 스턴(Daniel Stern, 1971, 1974), 베아트리스 비브(Beatrice Beebe; Beebe & Stern, 1977; Beebe, Stern, & Jaffe, 1979), 콜윈 트레바덴(Colwyn Trevarthen, 1979), 에드 트로닉(Ed Tronick; Tronick, Als, & Adamson, 1979)은 서로가 즉흥적으로 만들어 내고, 자발적으로 고안한 상호작용에서 영아가 엄마와 개입하는 특별한 능력에 대한 기본적인 연구를 제공하였다. 엄마와 영아는 리듬이 있는 머리와 몸동작, 손짓, 얼굴표정을 보여 주고 정교한 양상을 보이는 일시적인 의사소통의 순서를 함께 만들어 내고 유지하는 목소리를 사용한다. 비브(1986)가 증명하였듯이 심지어 신생아도 일시적인 순서와 양상에 민감성을 보여 준다. 아기들은 빠르게는 출생 후 8주에 번갈아서 하는 행동에 참여할 준비가 되어 있는데, 이때 아기들은 예상이 가능한 전후의 상호작용으로 이루어져 있는 사회적인 가능성을 예상한다. 영아에 대한 연구는 시기의 중요성을 보고하였다(Murray & Trevarthen, 1985; Nadel et al., 1999).

엘런 디사나야크(2017)는 상호작용에 대한 일반적인 용어들(즉, '유아어[baby talk]' '아이에게 사용하는 말[infant-directed speech]' 또는 '엄마가 사용하는 말투[motherese])은 두 가지의 중요한 특징—두 사람 모두가 서로에게 영향을 미치는 **이중적인**(dyadic) 특징, 다양한 감각이 관여하는 **복합성**(multimodality)—을 충분히 강조하지 못한다고 제안하였다. 엄마와 영아의 얼굴과 상체가 보이는 상호작용을 촬영한 동영상을 매우 짧은 시간단위로 미세하게 분석한 결과는 **얼굴표정과 머리와 몸의 동작**이 상호작용과 발성 모두에서 중요하다는 것을 보여 주었다(Beebe et al., 1985; Beebe & Lachmann, 2014, Murray & Trevarthen, 1985; Stern, 1971). 디사나야크는 이러한 상호작용을 하는 동안에 영아의 뇌에서 세 가지의 감각이나 참여의 '언어'—신체, 얼굴, 목소리—가 얼마나 전체적으로 처리되는지를 강조하였다(Beebe & Lachmann, 2014; Stern et al., 1985). 쇼어(1994, 2003a, 2012)는 몸짓신호, 얼굴신호, 청각신호가 영아의 오른뇌에서 처리된다는 것을 보여 주는 수많은 증거를 제공해 주었다.

상호적인 엄마–영아 사랑의 세 번째 단계의 기간은 출생 후 10~12개월에서 16~18개월 사이이며, 아기의 새겉질적이며 감정을 조절하는 영역인 눈확이마겉질(orbitofrontal cortex)은 성장의 결정적 시기를 통과하게 된다. 2008년에 노리우치(Noriuchi), 키쿠치(Kikuchi)와 세누(Senoo)는 학술지『생물학적 정신의학(Biological Psychiatry)』에「모성적인 사랑의 기능적인 신경해부학: 영아의 애착행동에 대한 엄마의 반응(The Functional Neuroanatomy of Maternal Love: Mother's Response to Infant's Attachment Behaviors)」을 발표하였다. 이 연구에서는 16개월 된 영아를 둔 엄마들에게 영아 애착행동에 대한 두 개의 동영상을 보여 주었다. 첫 번째 동영상에서 영아는 엄마와 놀이를 하면서 웃고 있었다. 두 번째 동영상에서 영아는 엄마와 분리된 상황에서 엄마를 찾고 있었다. 이러한 놀이와 분리의 상황 모두를 사용한 것은 엄마가 긍정적인 상태는 상향 조절하고 부정적인 상태는 하향 조절하는 애착의 평가를 위해 심리과학에서 영아를 대상으로 한 연구들과 유사한 것임을 주목하라.

놀이상황을 나타낸 동영상에서는 미소를 짓는 엄마가 아기에게 비눗방울을 불고 있었고, 분리를 나타낸 동영상에서는 엄마가 방을 떠나고 영아가 혼자 남겨져 '지나친 스트레스를 받아' 울면서 엄마를 찾고 있었다. 노리우치와 동료들은 "엄마들은 첫 번째 상황에서 자신들의 아기들에 대한 동영상을 보면서 즐거운 감정을 느낀 반면, 두 번째 상황에서 자신들의 아기들에 대한 동영상을 봤을 때 불안하고 보호적인 느낌을 받았던 점"(2008, p. 415)에 주목하였다. 이들은 모성적인 사랑과 강력한 감정적인 애착은 엄마가 정동적인 행동을 표현하든 경계 및 보호성을 표현하든 관계없이 변하지 않는다고 주장하였다.

노리우치와 동료들은 모성적인 사랑은 "영아의 분리고통에 대한 엄마의 반응과 연관되어 있는" 영역인 엄마의 오른앞띠다발(right anterior cingulate) 및 수도관주위

회색질(periaqueductal gray: 역주−중간뇌에서 제3뇌실과 제4뇌실을 연결하는 수도관 주위에 있는 회색질로 자율신경계 기능, 동기화된 행동, 위협적인 자극에 대한 행동반응에 관여한다)의 활성화와 연관되어 있다고 보고하였다(2008, p. 415). 이들은 이것이 엄마가 강력한 애착행동을 표현하고 있는 자신의 영아에게 집중하고 있으며, **자신과의 분리에 의해 유발**된 영아의 감정적 및 정신적인 **상태**를 인식하고 있음을 나타내는 것으로 해석하였다. 따라서 이들은 "사랑 및 엄마로서의 느낌과 같은 긍정적인 감정들은 엄마에게 있는 불안 및 걱정과 같은 부정적인 감정들과 함께 존재한다. 이러한 복잡한 상황에서 자신의 영아에 대한 엄마의 감정적인 반응은 스트레스를 받고 있는 자신의 아기에게 부정적인 감정표현을 보여 주지 않기 위해 자신의 감정적인 상태를 관찰하고, 지나친 부정적인 정동을 억제함으로써 적절하게 조절된다."(2008, pp. 422-423)는 결론을 내렸다. 엄마가 부정적인 상태를 스스로 조절하고 아기에 대한 자신의 양가감정을 유지하고 있는 엄마의 능력을 강조하고 있음에 주목하라(Schore, 1994, 2012 참조).

이들 연구자는 앞에서 인용한 연구들과 함께 모성적인 사랑을 나타내는 느낌들은 엄마가 상황에 관계없이 자신의 영아들을 볼 때 유발되었으며, 엄마의 눈확이마겉질의 활성도가 이것과 연관되어 있음을 증명하였다. 모성적인 사랑은 긍정적 및 부정적인 정동 모두를 조절하는 둘레계통에서 최고 수준에 있는 엄마의 오른눈확이마겉질을 활성화시킨다. 이들은 눈확이마겉질이 긍정적인 보상체계에 중요한 역할을 하는(이 영역은 배쪽덮개영역[ventral tegmental area: 역주−중간뇌에 있는 부분으로 도파민 신경세포체들을 포함하고 있어 보상기능에 관여한다]에서 나와서 올라가는 도파민의 투사를 받는다) 동시에 이 영역의 활성화는 아기의 부정적인 스트레스를 감소시키기 위한 적절한 전략의 선택을 반영한다고 보고하였다. 이러한 소견들은 오른눈확이마체계가 아기와의 관계에 대한 엄마의 내적 작동모델 내에서 긍정적 및 부정적인 정동에 대한 전략을 내재화시키는 애착의 조절체계로 작동한다는 쇼어의 생각과 정확하게 일치한다. 그들은 요약하여 "아기와 상호작용하는 엄마의 사랑의 양은 엄마−영아 관계의 안정성 및 엄마−영아 애착의 질에 많은 영향을 미친다."(Noriuchi et al., 2008, p. 415)고 결론 내렸다.

브라운과 디사나야크(Brown & Dissanayake, 2009)는 눈확이마겉질의 기능적인 특성은 엄마−영아의 상호작용이든, 집단과 관계된 의례에 참여하는 것이든 의례행동

(ritual behavior: 역주−정형화되거나 반복하는 행동유형)의 중심적인 요소들을 다양하게 처리하는 것에 대한 중요한 통찰을 제공해 준다고 하였다. 두 가지 상황 모두에서 사람들은 즐거움, 함께 하는 행동, 몰입하는 조절, 계획된 조절, 함께 말하기, 순서 바꾸기, 흉내 내기, 함께 하는 보상적인 행동, 운동적인 공명, 행동에 대한 자극, 모방을 발견한다(Phillips-Silver & Keller, 2012).

이러한 연구들은 엄마−영아의 상호작용과 일시적으로 조율되고 통합된 다양한 (얼굴, 목소리, 몸짓) 행동에 의해 만들어지고 강화되는 것과 같은 친화적인 행동 및 감정들이 눈확이마겉질 및 이 부분과 배쪽덮개도파민체계 그리고 뇌의 보상중추와의 연결, 분리의 감정적인 고통과 연관되어 있는 수도관주위회색질에 지속적인 각인을 남긴다는 것을 보여 준다(Carter, Lederhandler, & Kirkpatrick, 1999; Miller & Rodgers, 2001). 바텔스와 제키(Bartels & Zeki, 2004)는 그들의 획기적인 연구인 '모성적인 사랑과 애정적인 사랑의 신경적인 연관성'에서 이러한 지속적인 효과를 설명하였다.

> 자신의 영아를 위한 엄마의 사랑이 가지는 부드러운 친밀함과 자신을 생각하지 않는 마음은 인간의 행동에 있어서 독특하고도 높은 위치를 차지하고 있다. …… 이것은 인간의 행동에 대한 가장 강력한 동기들 중 하나를 제공하며, 인간행동의 가장 아름답고 영감을 주는 양상들—문학, 예술, 음악에서— 중 하나로 오랫동안 축복받아 왔다. 이것은 또한 아기의 발달과 미래의 정신적인 조직에 모성적인 사랑(또는 모성적인 사랑이 없음)이 **오래 지속되고** 널리 퍼진 영향에 대해 연구하는 많은 심리학적 연구의 주제가 되었다(p. 1155).

일차적인 상호주관성: 상호적인 사랑, 창의성, 대인관계적인 놀이의 시작

사랑은 본질적으로 보상을 주기 때문에 양육자와 아이들 모두에게 강력한 동기를 주고 성장을 촉진시키는 요소이다. 사랑은 자기희생과 노력을 하도록 해 주는데, 왜냐하면 사랑은 본질적으로 감정적으로 강력해서 의미가 있기 때문이다. 사랑과 마찬가지로, 놀이와 창의성 역시 본질적으로 의미 있는 존재의 상태 및 무언가를 하는 것과 연관된 본질적인 동기와 연관되어 있다. 주관적으로 말하자면 사랑, 놀이, 창의성은 자발적으로 이루어진다. 즉, 자신의 즐거움, 보상, 만족을 위해 자유롭게 이루어진다. 엄마와 아기 사이의 상호적인 사랑은 즐겁고, 열정이 가득하며 창의적인 추구를 통해, 평생 동안 유지되는 열정, 즐거움, 호기심, 본질적인 동기, 명확한 의미를 가지는 풍부한 도파민과 옥시토신이 연관된 구조를 만들어 낸다.

　실제로 엘런 디사나야크(1991)는 상호적인 사랑의 결정적 시기가 시작되는 출생 후 2~3개월에 영아의 얼굴표정, 목소리, 몸짓에 큰 변화가 있음을 관찰하였다.

　　엄마가 영아에게 전달하는 것은 아기의 모습, 행동, 소화력에 대해 자신들이 관찰한 것과 의견을 말로 표현하는 것—아기에게 말하는 표면적인 내용—이 아니라 자신의 의도와 느낌에 대한 이러한 긍정적이고 친화적인 메시지이다. 너는 나의 관심을 끌어, 나는 네가 좋아, 나는 너와 함께 있는 것이 좋아, 너는 나를 즐겁게 해, 나는 너를 즐겁게 해 주고 싶어, 너는 나를 기쁘게 해, 나는 너와 의사소통을 하고 싶어, 너도 나를 좋아했으면 좋겠어(p. 91).

　이와 똑같은 시기는 두 사람 사이에서 오른뇌 대 오른뇌의 초기대화(protoconver-sation: 역주—언어적인 표현을 하기 이전의 엄마와 아기 사이의 음성적인 상호작용)가 시작되는 것을 나타내 준다(Trevarthen, 1979). 이러한 '일차적인 상호주관성(primary intersubjectivity)'의 상호작용에서 엄마의 목소리, 얼굴표정, 몸짓에 관심을 보이는 아기는 애정을 가지고 **자발적이고 놀이를 하는** 것처럼 반응하며, 엄마는 아기의 비언어적인 의사소통에 **자발적이고 놀이를 하는** 것처럼 반응한다. 시각적·청각적−운율, 촉각적 신호의 흐름은 즉각적인 감정적 효과를 유발한다. 즉, 두 사람 사이에 증폭된 흥분과 즐거움('**흥분된 사랑**')이 형성된다. 점차적으로 증가되는 이러한 긍정적이고 감정적인 각성의 표현은 "신체적 동작, 자세, 몸짓, 얼굴표정, 목소리의 어조 및 말하는 단어들의 순서, 리듬, 높낮이 모두"로 표현되는 "일차적인 과정의 의사소통"의 산물들을 나타낸다(Dorpat, 2001, p. 451). 사랑하는 엄마와 영아의 오른뇌 대 오른뇌의 비언어적인 의사소통은 **빠르게 발달하는** 영아의 오른뇌를 많은 양의 자발적인 대인관계적 및 개인내적인 **새로움**에 노출시킴으로써 외적 및 내적 감각들의 다양한 통합이 이루어지게 해 준다(출생 후 2~3개월에 스턴의 핵심적인 자기가 출현하는 것에 대해서는 앞에서 설명한 것을 참조하라).

이러한 것들과 똑같은 대인관계신경생물학적인 기전이 창의성의 대인관계적인 기원에도 관여한다. 차베스-이클(Chavez-Eakle)과 동료들(2007)은 신경과학 문헌에서 "창의성은 **생기게 하는 것**을 의미한다. 여기에는 새로운 것의 발생과 기존의 것에 대한 변형이 포함된다(p. 519). 창의성은 **자발성** 및 환경에 대한 특이하고 독창적인 반응의 생산을 포함한다(p. 525)."고 결론 내렸다. 이들은 이러한 과정에 오른쪽에 치우친 활동성이 관여함을 증명하면서, 창의성의 처음이자 가장 깊은 시작단계인 '영감(inspiration)'이 무의식적인 수준에서 **빠르게** 발생하는 감각적·정동적·인지적인 통합에 관여한다는 것을 관찰하였다. 마틴데일(Martindale)과 동료들(1984)은 신경심리학적 연구에서 창의성이 오른대뇌반구의 일차과정 인지와 연관되어 있음을 증명하였다. 레이크(Reik)는 창의성에 대한 초기 정신분석적 연구에서, 창의성은 구체적으로 "소리, 잠깐 동안 떠오르는 장면, 유기체적인 감각, 감정적인 흐름"과 연관된 무의식적인 일차과정의 정신활동을 활성화시킨다고 제안하였다(1953, p. 9).

따라서 오른뇌가 긍정적이고 감정적인 각성을 증가시키는 대인관계적인 상황으로서의 상호적인 사랑은 빠르게 발생하고 '의식적인 생각을 넘어서는' 기능인 오른뇌의 정신내적이고 창의적인 영감의 근원이 된다. 『옥스퍼드 영어사전』은 영감을 불러일으키다(inspire)를 "마음을 각성시키다, (느낌이나 자극을) 불어넣다."라고 정의하고 있다. 아널드(Arnold, 2007)는 레이크의 '아동기 영감의 기원'에 대한 제안을 논의하면서 '창의적인 무의식'의 적응적인 기능을 설명하였다. 창의성은 바텔스와 제키(Bartels & Zeki, 2004)가 "인간행동에서 가장 아름답고 **영감을 불러일으키는** 현상들 중의 하나"라고 설명한 엄마의 사랑에 대한 무의식적인 표상에서 유래하는 여성적인 영감과 오랫동안 연관되어 왔다.

실제로 지금은 창의성이 사회적인 생존과 개인적인 안녕에 중요하다는 것에 대해 여러 분야에서 동의하고 있다. 이러한 적응적인 기능이 특별한 사회적 상황에서 **새롭고** 유용한 생각을 만들어 내는 것과 연관되어 있고, 오른대뇌반구가 새로운 상황에 대처하고 흡수하는 데 지배적이면서, 새로운 환경과 상호작용하는 새로운 프로그램을 만들어 내고, 이러한 것들은 출생 후 첫 2년 동안의 영아의 사회감정적인 발달을 나타내는 것이라는 점을 상기해 보라. 애착의 상호작용은 "대뇌반구의 쪽치우침에 대한 초기 프로그램의 형성"에 직접적으로 영향을 미치기 때문에(Stevenson et al., 2008, p. 852) 창의적인 엄마의 흥분된 사랑과 조용한 사랑은 빠르게 성장하는 영아의 오른뇌에서 발생하는 기능들의 성장과 발달을 촉진시키는 새롭고 보다 복합적인 사회적 및 감정적인 자극들을 제공해 준다. 이러한 방식으로 출생 후 2~3개월에 핵심적인 자기의 구조화가 시작되게 해 주는 오른뇌 대 오른뇌의 서로에게 영향을 미치는 상호주관인 의사소통은 상호적인 사랑, 창의성, 놀이에 대한 원초적인 발달적 틀을 나타낸다.

　본질적으로 동기를 부여해 주는 것 이외에 사랑, 창의성, 놀이는 또한 감정을 조절하는 기능을 공유한다. 앞에서 설명했듯이 사랑은 엄마가 힘든 상황에 직면했을 때 고난을 견디고 기꺼이 자기를 희생할 수 있도록 해 주듯이, 또한 아기에게 정동을 허용하는 범위를 확장시킬 수 있도록 도와줌으로써 새로운 것을 추구하는 활동에서 안전함을 느끼게 해 준다. 막스-탈로(Marks-Tarlow, 2010, 2012)는 아기가 조절의 경계에 갈 수 있도록 해 주는 초기 놀이의 감정을 조절하는 측면에 대해 설명하였다. 초기의 까꿍놀이와 나중의 숨바꼭질놀이는 버림받는 것에 대한 불안을 이용하는 것이다. 아기를 공중에 높이 띄우는 것은 떨어지는 것에 대한 두려움과 받아 줄 것이라는 믿음 때문에 즐거운 것이 된다. 안전과 위험의 선상에 있는 이러한 모든 초기의 놀이에서 즐거움과 스트레스의 구분은 거의 없는 것이 된다. 만약 간지럼을 태우는 것이 조율된 방식으로 이루어지지 않는다면 고통스러운 스트레스로 바뀌게 된다. 아이들은 견딜 수 없는 경계에서 반복적으로 놀이를 함으로써 조절의 경계선을 확장시키는 법을 배우게 되며, 이것은 나중의 삶에서 어렵고, 위험하며, 항상 즐겁지는 않지만 그럼에도 불구하고 보상을 주는 열정적이고 창의적인 활동에 참여할 수 있게 해 준다.

　우리는 놀이 형태의 흥분되고 상호적인 사랑이 발달하는 아이의 긍정적인 감정의 높이와 범위를 확장시키며, 이것은 그 이후에 즐거움을 확장시키고, 집중의 범위를 넓혀 주며(Frederickson, 2001), 창의성을 증진시킨다(Estrada, Young, & Isen, 1994)고 제안한다. 사랑은 취약한 것에 대해 안전함의 신호를 보내며, 위험을 감수할 수 있도록 해 준다. 사랑은 지각적인 문을 열도록 해 주어 그 문을 통해 아이가 새로운 것에 빠지고, 자발적으로 놀며, 좌절을 견딜 수 있도록 해 준다. 사랑은 평생 지속될 상호적인 놀이와 창의성에 대한 영감을 제공해 주고 다른 사람들 및 전체 세계에 열린 마음으로 참여할 수 있도록 해 준다.

예술화 가설

이 장의 또 다른 중심적인 주제는 아이들에게 있어서 모성적인 사랑에 의해 발전되는 신경생물학이 부분적으로는 열정, 즐거움, 호기심의 생리학 및 긍정적이고 부정적인 감정을 부채질하여 놀이와 예술에 평생 동안 참여할 수 있도록 해 준다는 것이다. 우리는 이 절에서 상호적인 사랑, 놀이와 예술 사이의 직접적인 연관성에 대해 탐색할 것이다. 엄마의 사랑을 문학, 예술, 음악에서 그렇게 찬양하는 한 가지 이유는 엄마의 사랑이 예술 그 자체의 기원에 있기 때문일 것이다. 이것이 엘런 디사나야크(2017)가 제안한 '예술화(artification)' 가설이다.

디사나야크는 예술의 진화를 호미닌(hominin: 역주-인간의 조상으로 분류되는 종족) 문화에서의 초기 엄마-아이의 관계까지 추적하였다. 그녀는 예술화를 "자연적 환경 및 인간이 만든 환경(예: 주거지, 도구, 기구, 무기, 옷, 신체, 주변 환경)을 표시하고 만들며 꾸밈으로써 원래의 자연적이거나 기능적인 외양을 넘어서는 독특하거나 특별한 것을 의도적으로 만드는, 실제로 모든 인간 개인과 사회에서 발견되는 행동"(p. 148)이라고 설명하였다. 이 용어는 발성적·행동적·언어적인 양식을 포함하는 행동을 우리가 노래, 춤, 시적인 언어, 다양한 유형의 공연으로 부르는 것으로 전환시키는 것에도 적용될 수 있다.

디사나야크는 인간의 영아가 출생 후에 너무나도 무기력하고 오랫동안 엄마의 관리를 받아야 하기 때문에 엄마-아이의 결합을 강화시키는 다양한 엄마의 행동이 진화적인 장점을 가지고 있어서 강화되었다고 제안하였다. 그녀는 처음에 동물행동학자들이 새와 다른 동물들은 일반적인 발성과 신체동작을 의사소통을 증진시키기 위해 변화시켰다고 설명하는 것과 같은 방식으로 모성적인 행동이 어떻게 의례행동이 되었는지에 대해 설명하였다(Dissanayake, 2017). 흔히 놀이상황에서 발생하는 이러한 행동들은 특징적으로 자동 반복되거나 정형화되며, 과장되고, 다듬어질 뿐만 아니라 긴장감 및 놀라움을 만들어 내기 위해 일시적으로 조작된다. 디사나야크는 또한 어른들 사이에서 사회적인 친화 및 합의를 전달하는 얼굴표정과 신체동작이 관심을 끌고, 유지되며, 감정을 유발하고 변형시키기 위한 특이하고 주목할 만한 신호로 변형되었다고 주장한다. 실제로 총(Chong)과 동료들(2003)은 엄마와 아이의 상호작용에서만 완전히 독특하게 나타나는 사랑에 대한 얼굴표정 세 가지를 포함해서 보편적으로 엄마가 사용하는 과장된 얼굴표정의 유형을 발표하였다.

  디사나야크는 위니컷처럼 엄마의 발성, 동작, 얼굴표정이 일차적으로 영아의 감정적인 상태를 조절하는 것—달래 주기, 애정표현이나 스트레스의 조절—과 연관되어 있을 때 나타나는 초기의 조용한 사랑에 대해 설명하였다. 영아의 자율신경계와 중추신경계가 성숙해 가면서 출생 후 3개월에 흥분된 사랑이 나타나며, 영아는 이제 단순히 진정되거나 달래지는 상태뿐만 아니라 긴장, 놀라움, 재미를 바라고 추구하게 된다. 출생 후 1년 동안 초기의 탐색은 까꿍놀이나 〈이 아기돼지(This Little Piggy)〉(역주-동요를 부르면서 아기의 손가락이나 발가락을 가지고 하는 놀이)'와 같은 놀이와 음악 또는 동요를 통해 행동하는 놀이로 변화된다. 엄마의 목소리를 통한 표현, 얼굴표정, 신체동작은 두 사람의 신체, 마음, 뇌를 조율시켜 주며, 영아를 감정적으로 조절해 주고, 두 사람을 일시적으로 하나가 되게 해 준다. 디사나야크는 반복이 어떻게 아기가 예상하는 것을 지연시킴으로써 엄마와 영아의 상호작용 동안 발생하는 예상에 대한 조절을 가능하게 해 주는지를 설명하였다. 규칙적인 반복에 대한 민감성은 다음에 무슨 일이 일어날지를 예상하게 해 주는 반면, 시기와 박자의 조절은 감정의 즐거운 방출을 유발한다(Kubovy, 1999). 까꿍놀이를 하는 엄마가 아기의 즐거움과 웃음을 유발하기 위해 자신의 얼굴에서 손을 치우는 시간을 어떻게 지연시키는지 또는 이와 유사하게 〈이 아기돼지〉 동요를 부를 때 다섯 번째 돼지에 대해 설명하며 어떻게 조금 기다리게 하는지—"꽥, 꽥, 꽥, 집으로 돌아간대요."—를 고려해 보라.

  이러한 게임들은 왜 초기의 엄마-영아 상호작용이 흔히 일종의 놀이로 묘사되고, 생각되며, 경험되는지를 설명해 준다(Stern, 1977). 이것은 두 사람 모두가 얼마나 능동적으로 스스로 즐길 수 있는지를 보여 주는 자발적이고 즉흥적이며 스스로에게 보상을 주는 것이다. 자발적인 놀이는 상황을 풍부한 환경으로 전환시켜 주며, 새로운 정보의 처리를 촉진시킴으로써 사회감정적인 학습을 포함하는 학습 능력을 향상시킨다(Schore, 1994). 놀이는 모든 사회적 동물에게서 보편적으로 나타난다

(Burghardt, 2005; Panksepp, 1998). 인간 및 다른 동물들은 자신들의 놀이와 연관된 행동이 실제 삶에서의 행동이 아니라는 것을 암시하는 특별한 얼굴표정과 몸짓을 나타낸다. 인간에게 있어서 이러한 '마치~인 것처럼 하는' 행동은 놀이를 통해 처음에는 내재된 은유로 변화되며 나중에는 상상의 창의적인 사용으로 변화된다. 막스-탈로(2012)는 두 가지 단계의 신경생물학적인 모델을 자세히 설명했는데, 여기서 아동기에 상상하는 자유로운 놀이는 신체적·사회적·감정적인 형태의 탐색을 유발하며, 나중에는 사회적인 공간을 '안쪽에서 바깥쪽으로' 직관적으로 탐색할 수 있도록 해 준다.

디사나야크(2017)는 시간이 지나면서 형태가 결정되는 엄마-아이 의례행동의 순서는 부모와 아기에게 옥시토신('사랑의 호르몬')과 다른 내인아편유사제의 방출을 포함하는 상호 간의 일시적인 조율 또는 대인관계적인 동시성을 증가시킨다고 하였다. 옥시토신은 시상하부에서 생산되며 친화, 사회적 접근 및 애착 스트레스와 불안과 같은 복합적인 사회정동적인 반응들에 대한 핵심적인 조절인자로서의 역할을 한다(Bartz & Hollander, 2006; Meyer-Lindenberg, 2008). 이러한 신경펩티드의 분비는 친밀함과 신뢰의 느낌을 만들어 내며 불안의 느낌을 감소시킨다. 모성적인 관리의 음악적인 영역인 오른뇌의 운율이 감정조절을 증가시키고 강력한 엄마-영아의 결합을 만들어 내듯이 성인들에게 있어서 음악은 부분적으로 동작, 감정, 생리적 반응들을 동시화시킴으로써 강력한 사회적 결합을 만들어 낸다. 디사나야크(2008)는 옥시토신의 두 가지 기능을 제안하였다. 옥시토신은 의례행동에서의 노래와 춤처럼 조율된 음악을 만들면서 다른 사람들과 함께 참여하도록 해 주며, 개인적인 불안과 감정적인 긴장을 해소해 준다. 집단이 노래를 부르는 것과 개인적인 음악 듣기는 옥시토신을 분비시킬 뿐만 아니라 옥시토신이 광범위하게 대인관계적인 리듬이 있는 동시화를 증진시키기 때문에 옥시토신의 친사회적인 효과에 기여한다(Gebauer et al., 2014).

오른뇌에 대한 신경생물학적 연구들은 디사나야크의 예술화 가설과 쇼어의 조절 가설이 사실임을 보여 주었다. 출생 후 1~3일 된 신생아에 대한 fMRI 연구는 음악이 오른청각겉질(right auditory cortex)의 활성화를 유발한다고 보고하였다(Perani et al., 2010). 성인에게 있어서 오른신체감각겉질(right somatosensory cortex)은 감정적인 기분을 유발하는 가장 강력하고 보편적인 자극들 중의 하나인 음악에 의해 유발되는 감정적인 경험의 주관적인 표현과 연관되어 있다(Johnsen et al., 2009). 보다 최근에 스워트(Swart)는 "감정적인 측면과 관련해서 오른뇌는 음악뿐만 아니라 말의 감정적인 의미에 가장 많이 기여한다."(2016, p. 7)는 것을 보여 주기 위해 초학문적인 증거들을 제공하였다. 그녀는 쇼어와 쇼어(Schore & Schore, 2014)의 발달모델을 언급하면서 "감정을 처리하는 음악의 능력에 대한 의사소통적이고 관계적인 측면들―감정을 강화시킬 뿐만 아니라 해소시키는 모든 측면에서, 그리고 특히 의식적인 마음을 지나치는 능력(Montello, 2002)과 올리버 색스(Oliver Sacks, 2008)의 말을 빌리자면 '심장을 바로 관통하는' 능력의 측면에서―에" 대해 설명하였다(2016, p. 14).

모성적인 사랑이 예술의 기원이라는 디사나야크의 제안에 대한 또 다른 지지는 예술적인 창의성에 대한 신경생물학적인 연구에서 발견되었다. 줄리언 제인스(Julian Jaynes)는 "글쓰기 이전의" 오른쪽 마음은 "문학적 또는 음악적 창의성을 발휘하는 동안과 같이 의식이 상당히 변화된 기간 동안에" 우세하다고 주장하였다(1976/1999, p. 223). 보다 최근에 원, 크러츠, 젠슨(Wan, Cruts, & Jensen, 2014)은 음악 및 춤과 같은 다른 형태의 예술과 연관된 창의적인 행동을 즉석에서 하는 즉흥성에 대한 뇌파연구를 제공하였다. 이들은 오른이마영역(right frontal region)이 덜 기법적이고 더 감정적인 방식으로 작동하는 즉흥적인 '내버려 두기' 방식에 중요한 역할을 한다는 것을 증명하였다. 플랫(Platt, 2007)은 디사나야크와 쇼어의 발달모델을 인용하면서 시를 오른대뇌반구와 연결시켰다.

실제로 수많은 연구는 오른이마앞겉질(right prefrontal cortex)이 예술적인 창의성에 중심적으로 관여함을 증명하였다(예: Bhattacharya & Petsche, 2009; Drago et al., 2009; Finkelstein, Vardi, & Hod, 1991; Kowatari et al., 2009). 미호브, 덴즐러, 포스터(Mihov, Denzler, & Forster, 2010)는 창의적인 생각에 대해서는 오른대뇌반구가 우세성을 보인다는 쪽치우침과 관련된 연구들에 대한 메타분석적(meta-analytic: 역주―문헌연구가 지니는 한계를 넘어서 개별 연구 결과들을 통계적으로 통합 비교하여 포괄적인 연구 결론을 이끌어 낼 수 있는 연구방법) 고찰을 보고하였다. 게다가 연구는 이제 창의성의 바탕에 있는 신경생물학적인 기전들도 밝히고 있다. 메이슬리스와 샤메이―추리(Mayseless & Shamay-Tsoory, 2015)는 초기에 발달하는 오른이마영역(right frontal area)은 창의성을 중재하는 반면, 나중에 발달하는 왼이마영역은 원래의 창의적인 반응과 경쟁하거나 방해한다는 것을 보여 주는 증거를 제공하였다. 이들은 "오른이마엽과 왼이마엽 사이의 균형을 변화시키는 것은 창의적인 생산을 조절하는 데 사용될 수 있다. …… 왼이마엽의 활동성을 감소시키고 오른이마엽의 활동성을 증가시키는 것은 인지적인 조절을 감소시키기 때문에 보다 창의적인 생각을 하게 해 준다."(2015, p. 173)고 제안하였다. 실제로 케인(Kane)은 창의적인 순간이 "정상적인 대뇌반구들 사이의 의사소통에 대한 갑작스럽고 일시적인 상실 또는 감소이며, 오른대뇌반구에 대한 억제를 제거하는 것"과 연관되어 있다고 제안하였다(2004, p. 52). 이러한 관찰들은 영아의 양육 및 정신치료적인 상황에서의 창의성과 연관되어 있다.

정신치료에서의 사랑의 감정

우리는 앞 절에서 어떻게 모성적인 사랑이 얼굴표정, 달래 주기, 정동적인 접촉, 자장가를 통해 조용한 사랑으로 표현되는지를 살펴보았다. 상호적인 사랑의 흥분된 형태는 그 이후에 조율된 탐색, 새로운 것에 대한 추구, 새로운 상호작용, 순서 바꾸기, 동시화된 즐거움을 포함하는 자발적인 놀이를 통해 점점 더 증가하게 된다. 이러한 방식으로 상호적인 사랑, 놀이, 창의성은 초기의 상호작용적인 조절과 자기의 발달에 맞는 다양한 표현을 함께 만들어 내며, 평생 지속되는 종합적인 창의성을 사회적인 수준에서 만들어 내게 된다.

쇼어(2014)에 따르면 오른뇌의 처리과정은 정신치료에서 더 크게 작용한다. 이제 임상적으로 숙련된 치료자의 기본적인 측면인 오른뇌의 창의성은 치료동맹의 형성·유지·붕괴, 특히 애착외상의 재연으로 인한 붕괴 이후의 재형성 모두를 포함하는 치료에 필수적으로 기여한다는 점에 동의하고 있다(Schore, 2012). 그는 자발적인 재연이 익숙한 병적 대상관계를 맹목적으로 반복하거나 또는 치료자가 상호작용적인 회복 및 환자의 정동상태의 조절에 함께 참여함으로써 새로운 관계적인 경험을 창의적으로 제공할 수 있다는 것을 관찰하였다. 조절된 재연은 또한 서로가 밀접하게 영향을 주고받는 놀이의 순간도 포함한다. 실제로 놀이는 정신치료에서 긴 역사를 가지고 있으며, 놀이를 지지했던 위니컷은 "정신치료는 환자의 놀이영역과 치료자의 놀이영역이 중복되면서 이루어진다. …… 놀이가 필수적인 이유는 환자가 창의적으로 되는 것이 놀이를 통해서이기 때문이다."(1971, p. 54)라고 주장했다. 이제 현대적인 신경과학은 성공적인 정신치료 경험의 결과이기도 한 창의성의 적응적인 가치를 강조하고 있다. 린델(Lindell)은 "생각의 융통성이…… 독창성과 짝을 이루었을 때…… 창의적인 사람이 지속적으로 변하고 정규적으로 도전하는 환경에 효율적이고 효과적으로 반응할 수 있게 해 준다."(2011, p. 480)는 것을 관찰하였다. 에이브러햄(Abraham)은 정신치료적인 변화의 기전이 "우리가 독창적인 생각을 할 때마다, 문제에 대한 새로운 해결책을 개발할 때마다, 또는 우리 스스로를 독특하고 개인적인 방식으로 표현할 때마다 우리 삶의 모든 영역에서 실제적으로 얻을 수 있고 창의적으로 될 수 있는 인간의 엄청난 능력"(2013, p. 1)과 직접적으로 연관되어 있다고 결론을 내렸다.

　반면에, 사랑에 대한 오른뇌의 기능은 정신치료에서 길고도 논란의 여지가 많았던 역사를 가지고 있다. 고전적인 정신분석에서 사랑은 전이의 역동에서 환자에게 나타나는 자연적인 측면으로 간주되었지만, 모든 형태의 성인의 사랑을 성적인 것으로 간주하는 경향이 있었던 프로이트에 의해 정신분석가들 사이에서는 금지되는 것은 아니더라도 권장되지는 않는 것이었다. 에리히 프롬(1958)은 정신치료 내에서의 사랑의 문제에 대한 초기 저술에서 프로이트가 모든 감정에 대해 암묵적인 불신이 있었음을 관찰하였다. 프로이트는 감정을 비합리적이며 생각 및 객관적인 해석보다 열등한 것으로 간주하였기 때문에 정신분석가의 정동이 실린 성적이지 않은 사랑은 프로이트의 임상적인 방법론이나 '대화치료'에서 설 자리가 없었다.

　에리히 프롬은 같은 저술에서 프로이트가 어떻게 자신의 초기 제자였던 산도르 페렌치와 사이가 나빠졌는지에 대해 설명했는데 정확하게 사랑의 문제 때문이라고 표현했다. 페렌치는 정신분석가와 환자의 위치를 평등화하는 것에 대한 초기 지지자였다. 페렌치는 그가 '상호분석(mutual analysis)'이라고 불렀던 과정을 통해서 일반적인 상호 간의 감정적 경험, 그리고 특별하게는 사랑이라는 경험의 중심성을 형성하였다. 페렌치에게 있어서 부모의 필수적인 특징은 정신치료자의 필수적인 특징과 같은 것이었다. 이제트 드 포레스트(Izette de Forest, 1954)는 『사랑의 효모(The Leaven of Love)』라는 맛있는 제목을 가진 책에서 페렌치에 대해 이야기하며 자신의 입장을 다음과 같이 밝혔다.

부모나 정신치료자의 요구나 위협에 대한 반응으로 사랑하는 돌봄이 부모나 정신치료자에 의해 제공될 수는 없다. 사랑하는 돌봄은 순수하게 느껴지는 감정 표현으로 자유롭고도 자발적으로 주어져야만 한다. 그리고 이것은 신뢰, 자신감, 희망의 환경을 제공해 주어야 하며, 따라서 신경증으로 고통받는 사람이 스스로 자신의 의식적 및 무의식적인 불안, 수치심과 죄책감, 적개심과 복수의 계획, 사랑에 대해 거절된 소망, 깊이 숨겨져 있는 모든 비밀을 점차적으로 덜 수 있게 된다. …… 이것은 개별성을 펼칠 수 있는 성장을 촉진시키는 환경(객관적으로 보기에 얼마나 터무니없는 것인지와 관계없이)을 제공해 주어야 한다. 바꿔 말하면, 치료자는 환자가 영아나 성장하는 아이였을 때 제공되지 못했지만, 만약 제공되었더라면 자신만의 권리를 가진 완전한 한 사람이 될 수 있도록 해 주었을 사랑받을 권리에 대한 모형을 제공해 주어야 한다(pp. 16-17).

가장 강력한 감정들 중의 하나인 사랑은 서로 영향을 주고받는 것이 변화의 목적이자 매개물인 두 사람 심리학의 현대적인 관계정신분석에 매우 잘 맞는다. 예를 들면, 허쉬와 케설(Hirsch & Kessel, 1988)은 프롬, 시얼스(Searles), 울스타인(Wolstein), 에렌버그(Ehrenberg)를 포함하는 실존주의적 인본주의자들이 사랑의 지지자들에게 미친 영향을 검토하였다. 쇼(Shaw)는 페렌치, 서티(Suttie), 발린트(Balint), 페어베언(Fairbairn), 뢰발트(Loewald), 코헛(Kohut)의 관점 내에 있는 사랑에 대한 초기 지지자들을 추적하여 "우리의 임상적인 이론들은 분석가의 감정적인 반응성―특히 진정으로 사랑하고 자신의 사랑을 치료적으로 사용할 수 있는 분석가의 능력―을 요구하고 사용하기를 원한다."(2003, p. 257)고 결론을 내렸다.

대인관계신경생물학의 영역 내에서 쇼어의 작업은 정신병리의 핵심에 있는 조절되지 않은 감정을 강조하며, 교정적인 상호작용적 조절을 하는 동안에 생각보다 감정의 역할을 더 우선시하고, 정신치료 내에서 외현적이고 언어적인 과정보다 암묵적인 과정들을 더 강조한다. 막스-탈로(2012, 2014) 역시 정신치료를 하는 동안의 임상적인 직관에 대한 감정적인 지각과 암묵적인 과정의 중요성을 강조하는데, 이것은 모성적인 직관에 해당하는 것이다. 치료자는 직관을 통해서만 한 개인과 그 순간의 독특함, 그리고 특별한 치료자-환자 관계의 '화학반응(chemistry)'을 조율할 수 있고, 증상의 제거와 외상의 해결을 넘어서 완전히 변화된 성장을 유발하는 심층적으로 진행되는 정신치료는 정신치료자-환자의 관계 내에서 위니컷의 조용한 사랑과 홍분된 사랑 모두에 의해 조절된다고 제안한다.

이러한 경험들은 초기의 삶을 반영해 주는 치료자와 환자 사이의 감정적인 전이-역전이적 교환을 위한 기초를 마련해 주며, 오른뇌 대 오른뇌 사이의 교환은 안전애착을 위해 필요하다. 초기 발달에서 '사랑은 효모'이기 때문에 사랑은 또한 장기적이고 제약을 두지 않는 정신치료를 하는 동안에 깊은 치유와 외상 이후의 성장을 위한 효모이기도 하다. 사랑에 대한 강렬한 감정적 경험이 명확하게 인지되든 그렇지 않든 치료자와 환자가 내적으로, 그리고 비언어적으로 서로에 대한 사랑을 표현할 때 이것은 지각의 문을 넓혀 주어 부정적 및 긍정적인 감정에 대한 허용의 정도를 확장시키고, 새로운 것을 탐색하며 놀이를 하는 것 같은 상호작용에 참여하기 위한 취약성을 허락해 주며, 치료동맹을 맺고 있는 두 사람 모두에게 서로에 대한 안전함 및 신뢰를 증폭시켜 주게 된다.

우리는 정신치료 내에서의 이러한 감정—'마음이 할 수 있는 가장 강렬한 것들 중의 하나'이자 '인간의 행동을 위한 가장 강력한 동기'—의 중요성은 상호적인 사랑이 공감적인 공명과 깊은 이해를 위한 보듬어 주는 환경(holding environment)을 제공해 줄 뿐만 아니라 사랑이 평생 동안 창의적인 자기표현을 할 수 있도록 해 주고, 이상적인 성장을 촉진하는 환경을 제공해 줄 수 있다는 데 있다고 주장한다. 우리는 또 다른 정신분석적 정신건강의학과 의사인 헨리 크리스털(Henry Krystal, 1988)이 자신의 고전적인 교과서 『통합과 자기치유(Integration & Self-Healing)』에서 사랑의 힘에 대해 사용했던 은유를 제공하며 이 장을 마칠까 한다.

> 흰색의 빛이 모든 범위의 색깔을 포함하고 있듯이 사랑은 우리가 살아가는 과정에서 반영되는 모든 느낌을 포함하고 있다. 우리가 자기치유나 우리의 자기에 대한 의식적인 인식을 확장시킬 때와 같이 사랑을 관찰할 기회를 얻었을 때, 우리는 특히 사랑을 생명력 또는 우리의 주체성 및 통일성이 절정에 도달하는 것과 같은 것으로 보게 되는 경향이 있다. 사랑은 가장 포괄적인 자기표상을 달성하기에 유리한 정동상태이다(p. 78).

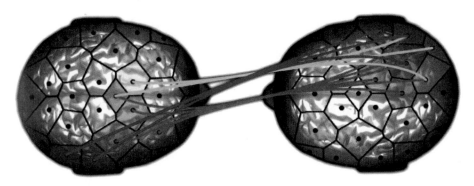

[그림 1-1] 자발적이고 비언어적인 의사소통에서 오른쪽에 치우쳐 있는 뇌 사이 동시화(interbrain synchronization)

출처: Dumas (2011). "Toward a Two-Body Neuroscience"에서 인용. Copyright 2011 by Landes Bioscience. 허락하에 인용.

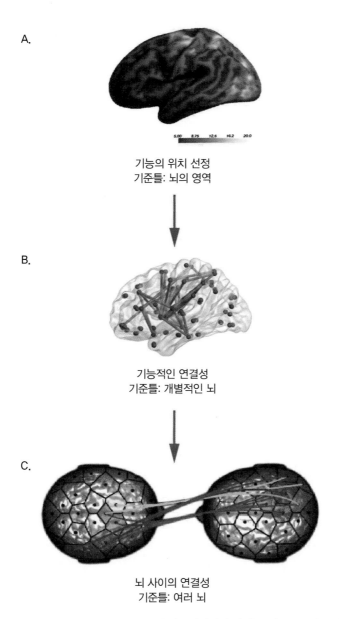

A.

기능의 위치 선정
기준틀: 뇌의 영역

B.

기능적인 연결성
기준틀: 개별적인 뇌

C.

뇌 사이의 연결성
기준틀: 여러 뇌

[그림 1-2] **기능신경영상: 기준틀의 진화.** (A) 초기 기능신경영상 기법들(예: fMRI)의 유일한 초점은 특별한 영역의 뇌기능을 밝히는 것이었다. (B) 첫 번째 큰 틀의 변화는 개별적인 뇌영역들에 대한 기능적인 통합을 기능적인 연결성의 사용과 기준틀을 뇌 전체로 이동시킴으로써 발생시켰다(Hong et al., 2013, "Decreased Functional Brain Connectivity in Adolescents with Internet Addiction"에서 인용. Copyright 2013 by Hong et al. 저작물 사용 허가표시 확인 및 사용). (C) 뇌 사이의 기능적인 연결성을 평가하기 위해 새로 출현한 기법들은 하나의 뇌에서 여러 뇌로의 기준틀을 변화시키는 두 번째 큰 틀의 변화를 필요로 하였다. Copyright 2011 by Landes Bioscience. 허락하에 사용. Guillaume Dumas, *Communicative & Integrative Biology*, Vol 4:3, pp. 349-352(2011)에서 인용. 책 속에 삽입된 컬러 그림 참조. © 2017 Ray D, Roy D, Sindhu B, Sharan P and Banerjee A 1 Front. Psychol. (2017. 9. 28.). https://doi.org/10.3389/fpsyg.2017.01627

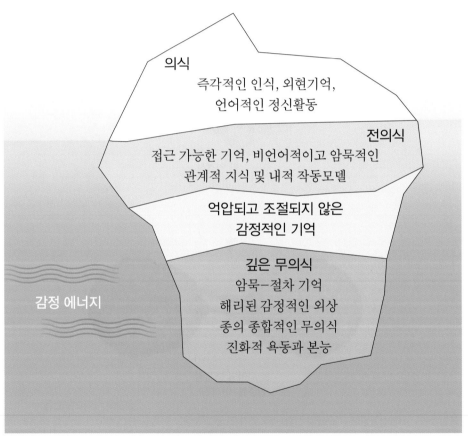

지그문트 프로이트의 구조적 이론: 빙산의 비유

의식
즉각적인 인식, 외현기억,
언어적인 정신활동

전의식
접근 가능한 기억, 비언어적이고 암묵적인
관계적 지식 및 내적 작동모델

억압되고 조절되지 않은
감정적인 기억

깊은 무의식
암묵-절차 기억
해리된 감정적인 외상
종의 종합적인 무의식
진화적 욕동과 본능

감정 에너지

[그림 3-2] 개정된 프로이트의 빙산 비유

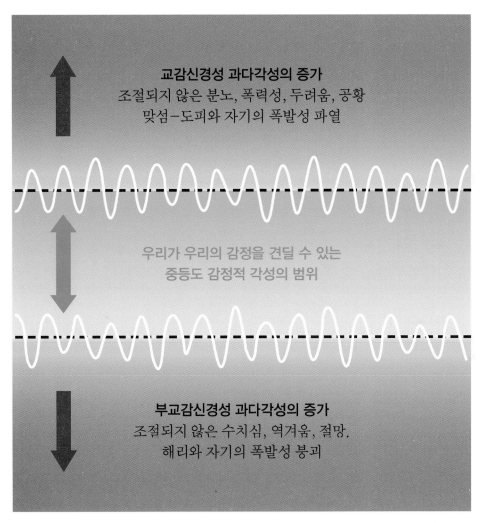

[그림 7-1] 감정적인 성장이 발생할 수 있는, 안전하지만 너무 안전하지는 않은 경계 영역. 다니엘라 시프 (Daniela Sieff)에 의해 인용.

출처: On the same Ware-length: How our emotional brain is shaped by human relationships. Interview by Daniela Sieff. Understanding and Healing Emotional Trauma: Conversation with Pioneering Clinicians and Researchers, 2015. Routledge, UK.

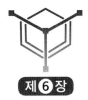

제6장

앞으로 나아가기:
오른뇌 및 오른뇌가 정신분석에 미치는 영향에 대한 새로운 발견

미국심리학회 정신분석분과 2017년 학회에서의 기조연설

저는 이 기조연설에 초대해 준 미국심리학회 정신분석분과에 감사를 드리고 싶습니다. 저는 수년 동안 제 생각을 여기에서 발표할 기회가 있었지만, 이번 기회는 이 분야의 미래에 대한 저의 생각들을 발표할 수 있는 아주 특별한 기회입니다. 실제로 1995년 4월에 39분과(역주-미국심리학회의 정신분석분과)와 처음 접촉을 하게 되었고, 저는 프로이트의 **과학적 심리학에 대한 계획**(Project for a Scientific Psychology, 1895) 100주년 기념식에서 신경정신분석과 대인관계신경생물학에 대해 제가 최근에 발달시킨 생각들을 소개하였습니다. 저는 그 이후에「프로이트의 계획 이후의 한 세기: 정신분석과 신경생물학 사이의 화해가 가까워졌는가?(A century after Freud's project: Is a Rapprochement Between Psychoanalysis and Neurobiology at Hand?)」를『미국정신분석학회 학술지(Journal of the American Psychoanalytic Association)』에 발표하였습니다. 그 **계획**은 프로이트가 신경학에서의 초기 경력을 언급하면서 "자연과학이 될 심리학에…… 제공하려던"(Schore, 1997, p. 295) 그의 시도를 나타내고 있었으며, 이러한 목적을 위해 그는 오늘날 정신분석의 이론적인 기반과 바탕이 되는 개념들을 소개하였습니다. 일차과정과 이차과정, 쾌락-불쾌의 원칙, 불변성의 원칙, 현실검증의 원칙, 에너지집중(cathexis: 역주-의식적 또는 무의식적으로 어떤 관념이나

물건에 정신 또는 감정적 에너지를 집중하는 것)과 동일시, 꿈의 소원성취이론, 신체적
퇴행과 환각, 지각과 기억의 체계, 무의식적 및 전의식적인 정신활동, 조절의 개념
이 그것입니다. 프로이트는 또한 자신의 남은 경력 기간 동안 해결하려고 애썼던 두
가지 문제—정동과 동기—에 대한 자신의 초기 생각들도 제공하였습니다. 그가 나
중에 그 계획을 포기했기 때문에 지난 20세기의 정신분석과 과학 사이의 연결은 약
해지고 부자연스러운 것이 되었습니다. 나머지 과학과의 연결고리를 상실했기 때
문에 그 계획은 검증이 불가능했고, 따라서 적절한 과학이 아니라는 비판의 대상이
되었습니다(Grunbaum, 1984; Popper, 1962). 그러나 1913년 프로이트는 미래에 "우
리는 생물학과의 접점을 발견해야 할 것이다. 그리고 만약 이러한 접촉이 하나의
중요한 점이나 다른 중요한 점들을 확인시켜 준다면 우리는 기쁨을 느끼게 될 것이
다."(1913, pp. 181-182)라고 주장하였습니다.

저는 1994년에 『정동조절과 자기의 기원』에서 오른뇌의 사회감정적 및 조절성 구
조물들과 기능들이 이러한 접점을 나타내며, 정신분석과 신경과학 사이의 화해를
이룰 시기가 되었다고 주장하였습니다. 저는 그 이후의 30년 동안 어떻게 의식적인
인식의 수준 아래에서 뇌들이 다른 뇌들과 특히 감정적인 상호작용에서 신경적인
활동들을 조절하고 동시화시키는지를 설명하기 위해 조절이론의 대인관계신경생
물학적인 관점을 계속 다듬어 왔습니다. 이 이론은 또한 어떻게 오른뇌-마음의 발
달이 계속적으로 사회적인 경험, 특히 치료적인 관계를 포함하는 감정적인 관계에
서 형성되는지를 설명하고 있습니다. 실제로 저는 지난 30년 동안 구체적으로 무의
식적인 수준에서의 정보를 처리하는 뇌체계에 대한 연구, 특히 오른뇌가 인간의 무
의식에 대한 정신생물학적인 기질을 나타낸다는 것을 제안하는 현대적인 신경정신
분석학을 다듬기 위해 프로이트의 계획을 더 확장시켜 왔습니다. 이렇게 빠르게 확
장하는 오른뇌에 대한 연구들은 인간 무의식의 기원, 적응적 기능, 빠른 역동, 병리
적인 발생에 대한 근원적인 자료로서의 역할을 해 왔습니다. 이러한 실험적 · 이론
적 · 임상적 연구들은 일상생활에서 보이지 않지만 어디서나 존재하는 무의식의 심
층적인 기전을 설명할 수 있게 해 주었습니다.

게다가 오른뇌에 대한 최근의 신경과학적인 발견들과 무의식적인 마음에 대한
신경정신분석학은 정신분석이론과 임상적인 실제를 통합하는 역할을 할 수 있습니
다. 오른뇌에 위치하고 있는 신경정신분석학적인 구조물은 마음의 다른 기능들에

대한 다양한 정신분석이론을 통합하며, 이러한 모든 이론은 정신분석 영역의 중심적인 원칙이자 정신분석의 기본적인 개념인 무의식에 초점을 맞추고 있습니다. 따라서 무의식의 개념은 마음에 있는 무형이자 실체가 없는 초심리학적인 개념에서, 형태를 가지고 있고 실제로 존재하는 뇌의 정신신경생물학적인 발견적 기능으로 변화되었습니다. 따라서 우리는 이제 예전의 정신분석학에 가해졌던 비판들에 대한 답변을 가지고 있습니다. 과학에 기반을 둔 정신분석이론은 실험적으로 검증이 가능하고 보다 복합적인 임상적 접근을 할 수 있는 가설을 만들 수 있게 되었습니다. 따라서 뇌에 대한 연구는 "무의식적인 과정에 대한 과학"(Brenner, 1980)인 정신분석학에 가치 있는 자료들을 제공해 줍니다. 이 이론은 이제 『옥스퍼드 영어사전』에서 "뭔가를 찾아내거나 발견하는 것"이라고 정의됨으로써 '발견적(heuristic)'이게 되었습니다.

저는 학회의 주제와 관련된 상담실 내에서의 변화와 이론적인 정신분석의 재구성에 대한 이야기를 시작으로 하여 임상적인 정신분석 및 정신분석적인 정신치료에서의 발전과 새로운 방향에 대해 이야기를 할 것입니다. 그다음에 상담실을 넘어서는 변화 및 어떻게 21세기의 정신분석학이 사회적 및 물리적인 세상의 밖에 있는 인간의 문제에 대해 더 깊은 이해를 제공해 줄 수 있는지를 논의하기 위해 조절이론을 사용할 것입니다. 마지막으로, 저는 학회의 주최자가 저를 초대하면서 구체적으로 요청했던 '우리가 앞으로 나아가면서 우리의 분야가 변화할 필요가 있는지에 대해 생각하는 데 신경과학과 정신분석학의 접점이 어떤 도전과제를 부여할 것인가?'에 대한 생각을 말하면서 결론을 내릴 것입니다. 다음에 제가 이야기하는 모든 것은 발달, 정신병리의 발생, 오른뇌의 무의식적이고 주관적인 자기에 대한 치료와 연관된 이론인 조절이론을 확장한 것입니다. 제가 계속 제공하는 것은 과학의 일반적인 원칙들을 체계적으로 설명하는 광범위한 이론입니다. 이 이론의 내적인 일관성, 통일성, 범위, 실제적인 유용성과 힘은 검증이 가능한 가설을 형성하고 연구를 시행할 뿐만 아니라 임상적인 중재법을 만들어 내고 문화적으로 적용할 수 있게 해 주는 이 이론의 능력에서 표현됩니다.

오른뇌, 쪽치우침 연구와 상담실 내에서의 변화: 정신분석이론

　원래 19세기에 발견된 뇌의 쪽치우침(laterality, 대뇌반구의 비대칭성)은 이제 신경과학에서 부활을 경험하고 있습니다. 빠르게 확장하는 이러한 연구들은 왼뇌와 오른뇌의 기능적 및 구조적인 차이, 의식적인 '왼쪽 마음'과 무의식적인 '오른쪽 마음'의 차이점들을 설명하고 있습니다. 많은 연구는 표면적인 왼뇌의 언어적 · 의식적 · 분석적 · 외현적인 자기와 보다 깊은 오른뇌의 비언어적 · 무의식적 · 전체적 · 감정적 · 신체적 · 주관적 · 암묵적인 자기가 존재한다는 생각에 의견의 일치를 보이고 있습니다. 따라서 오른뇌는 정신분석적이고 무의식적인 마음의 빠르고 자발적인 정보처리과정에 대한 신경생물학적인 근원입니다.

　비록 최근까지 쪽치우침은 인간에게서만 발생한다고 생각되어 왔지만 왼대뇌반구와 오른대뇌반구의 특수화는 모든 척추동물에게서 발생한다는 것이 이제 명확해졌습니다. 로저스(Rogers, 2014)에 따르면 왼대뇌반구는 익숙한 상황에서의 규칙적이고 이미 형성된 양상, 순서적인 처리과정, 특정한 대상이나 단서에 대한 집중, 학습된 가르침에 따라 안내되는 하향식 과정에 우세합니다. 이와는 대조적으로 오른대뇌반구는 예상하지 못한 새로운 자극에 대한 집중, 자극들 사이의 작은 차이들에 대한 인식, 전체적/기하학적인 단서, 얼굴인식, 사회적인 인지에 대한 집중, 강렬한 감정(특히 공격성과 두려움)의 표현, 자극에 의해 유발되는 상향식 처리과정에 우세합니다. 이언 맥길크리스트(Iain McGilchrist)는 구체적인 인간에 대한 연구들을 개관하여 "오른대뇌반구는…… 뇌에서 가장 진화된 부분인 이마앞겉질(prefrontal cortex)에 가장 정교하고 광범위하며 가장 최근에 발전한 표상들을 가지고 있다."(2009, p. 437)는 결론을 내렸습니다. 맥길크리스트는 보다 최근의 작업에서 임상적인 정신분석과 직접적으로 연관되어 있는 특징을 제공하였습니다. "오른대뇌반구는 말하자면 아래쪽 끝에서는 세상에 대한 우리의 경험에 바탕을 두고 있고 위쪽 끝에서는 이러한 경험을 이해하고 있습니다."(2015, p. 100) 오른대뇌반구는 정동 및 신체와 더 연관되어 있으며 "신경학적인 증거들은 의식적인 의지보다 정동 및 무의식이 더 높은 위치를 차지하고 있다는 사실을 지지하고 있습니다."(2015, p. 100)

오른뇌의 무의식적인 마음에 대한 더 많은 지지가 신경정신분석학에서 유래되었습니다. 터커와 몰러(Tucker & Moller)에 따르면, "오른대뇌반구가 비언어적인 통로를 통한 감정적인 의사소통에 특수화되어 있는 것은 동기와 연관된 정신분석적인 무의식과 밀접한 마음의 영역을 암시합니다."(2007, p. 91) 구이도 게이노티(Guido Gainotti, 2005)는 학술지 『신경정신분석학(Neuro Psychoanalysis)』에 기고한 논문에서 다음과 같이 주장하였습니다.

> 오른대뇌반구는 보다 낮은 '도식적인' 수준(감정이 자동적으로 발생하고 '진짜 감정'으로 경험되는)에서 작동하는 반면, 왼대뇌반구는 보다 높은 '개념적인' 수준(감정이 의식적으로 분석되고 의도적인 통제를 하는)에서 작동한다(p. 71).

게이노티(2012)는 보다 최근의 저술에서 감정적인 정보의 무의식적인 처리는 오른대뇌반구의 겉질밑 통로에 의해 이루어진다는 것을 나타내는 신경학적 자료들을 인용하였습니다. 이러한 자료들은 프로이트의 계층적인 구조적 이론을 확인시켜 줍니다. 또한 오른뇌는 감정과 사회적인 정보의 자기조절 및 **정신내적이며** 암묵적인 처리뿐만 아니라 얼굴, 목소리, 몸짓의 오른뇌 대 오른뇌 의사소통을 통해 오른뇌의 **관계적인** 무의식에 의한 감정의 상호작용적인 조절 및 대인관계적인 의사소통에도 중심적으로 관여한다고 한 1994년에 처음 발표한 대뇌반구의 비대칭성에 대한 나의 모델과 일치합니다. 프로이트의 무의식에 대한 현대의 신경생물학적인 모델은 이제 무의식적인 정신적 내용에 초점을 두는 것에서 적응적이고 필수적이며 무의식적인 정신생물학적 과정으로 이동하고 있습니다.

실제로 현재 정신분석에서는 정신분석의 첫 100년 동안 검열에 의해 받아들여질 수 없는 요소들을 의식에서 제거하는 능동적인 힘에 의해 억압된 의식적인 내용으로 정의되었던, 정신분석의 핵심적 개념인 역동적인 무의식에 대한 중대한 변화가 진행되고 있습니다. 프로이트는 1915년에 "억압된 것들이 모든 무의식을 나타내는 것은 아니다. 무의식은 보다 넓은 범위를 가지고 있다. 억압된 것들은 무의식의 한 부분이다."(1915, p. 166)라고 언급했습니다. 실제로 이러한 재구성은 크라파로와 무치(Craparo & Mucci, 2017)가 최근에 출판한 책 『억압되지 않은 무의식, 암묵기억, 그리고 임상적인 작업(Unrepressed Unconscious, Implicit Memory, and Clinical

Work)』의 중심적인 주제입니다. 이 책에서 많은 저자는 **암묵적인 오른뇌의 기능**을 '억압되지 않은 무의식', 즉 무의식의 넓은 영역에 있는 다른 필수적인 기능적 내용들과 연결시키고 있습니다. 암묵적인 것 및 무의식에 대한 개념과 같은 것들이, 예를 들면 암묵기억 및 초기에 억압되지 않은 무의식, 그리고 저의 저작(「오른뇌의 암묵적인 자기가 정신분석의 핵심에 있다(The Right Brain Implicit Self Lies at the Core of Psychoanalysis)」, Schore, 2011)에 대한 맨시아(Mancia, 2006)의 저작에서 강조되었습니다. 저는 나중에 무의식은 의식적인 마음에 의해 억압된 것보다 훨씬 많은 것을 포함하고 있으며, 현재의 관계적인 정신분석모델 내에서 암묵적인 인지뿐만 아니라 암묵적인 정동, 의사소통, 조절이 가지는 필수적인 역할을 강조하고 있다고 결론을 내렸습니다. 저는 그 이후에 초기 발달에서의 암묵적인 과정에 대한 최근의 발달적 및 신경생물학적인 연구들과 암묵적이고 주관적인 자기에서의 정신병리의 발생뿐만 아니라 정신치료적인 변화과정에서의 암묵적인 정동적 과정에 대해서도 논의하였습니다.

2002년에 신경과학자인 조셉 르두(Joseph LeDoux)는 학술지 『사이언스(Science)』에서 암묵적인 것과 정신분석이론을 연결시켰습니다. 그는 "자기의 외현적인 측면과 암묵적인 측면은 특별히 새로운 생각은 아니다. 이것은 프로이트가 마음을 의식, 전의식(접근할 수 있지만 현재는 접근할 수 없는), 무의식(접근할 수 없는)으로 나눈 것과 밀접하게 연관되어 있다."(2002, p. 28)고 하였습니다. 저자들은 "오른대뇌반구는 암묵적인 정보의 처리과정과 연결되어 있는 반면, 보다 외현적이고 의식적인 처리는 왼대뇌반구와 연결되어 있다."(Happaney, Zelazo, & Stuss, 2004, p. 7)는 결론을 내리고 있습니다. 보다 최근에 해신(Hassin, 2013)은 인간 무의식의 기능적인 능력에 대해 심리학 문헌에서 다음과 같은 내용을 나타내는 연구들을 인용하였습니다.

암묵학습(implicit learning)이라고도 알려져 있는 우리의 환경에서 양상을 추출해 내는 기능은 반복적으로 증명되었다. 기억으로 알려져 있는 과거의 경험에서 나온 증거를 유지하는 것은 의식적인 인식 밖에서도 발생할 수 있다. 사람들은 얼굴표정에 무심코 나타난 것으로부터 감정과 성별에 대한 정보를 추출해 낼 수 있다. 스스로를 다른 사람들과 구별하는 중요한 사회적 기능은 무의식적으로 발생하며 심지어 무심코 다른 사람들에게 표현된다. 그리고 신체적인 감각은 지각

과 사회적인 지각에 영향을 미친다. …… 기능적인 관점에서 문헌들을 살펴보면 역
사적으로 의식적인 인식과 연관되어 있었던 많은 기능이 무의식적으로 발생할 수 있다는
사실을 재빨리 알 수 있게 된다(p. 200).

저는 저만의 작업을 통해서 오른뇌의 구조적인 체계가 의식수준 아래에서 암묵
적이고 빠르고 자발적인 예상, 인식, 표현, 의사소통, 신체기반 감정상태의 조절과
연관되어 있음을 나타내는 수많은 연구를 계속 제공하고 있습니다(Schore, 2012).
실제로 매우 최근의 신경과학 연구자들은 '무의식적인 처리과정에 있어서의 오른
대뇌반구의 우세성'(Chen & Hsiao, 2014)에 대한 연구를 보고하였는데, 오른대뇌반
구가 암묵적인 정보를 가지고 행동을 형성하는 데 장점을 가지고 있는 반면, 왼대
뇌반구는 외현적인 지식을 표현하는 데 큰 역할을 한다는 결론을 내렸습니다. '집
중에 대한 무의식적인 안내'에 대한 또 다른 연구에서는 오른대뇌반구의 관자마
루이음부(temporo-parietal junction)가 의식적인 인식의 밖에서 작동하는 암묵적이
고 집중적인 기능에 중요한 역할을 한다는 것을 증명하였습니다(Chelazzi, Bisley, &
Bartolomeo, 2018). 목소리와 얼굴의 처리과정에 대해서는 셰프먼, 로드웨이, 프리
처드(Schepman, Rodway, & Pritchard, 2015)가 '정동적이고 환경적인 소리에 대한 오
른쪽에 치우친 무의식적인 처리과정'이라는 제목의 연구를 제공하였으며 크라우젯,
커쉬너, 소프(Crouzet, Kirchner, & Thorpe, 2010)는 또 다른 연구 '얼굴을 향한 빠른 핵
보기(fast saccades): 단지 100ms 내에 얼굴 발견'에서 무의식적인 정보에 대한 효율
적이고 '초급속의' 처리과정을 증명하였습니다. 이러한 오른뇌의 무의식에 대한 증
거에 기반을 둔 연구들은 그런바움(Grunbaum)과 포퍼(Popper)의 정신분석이 검증
을 하거나 논리적으로 잘못된 것이라고 밝힐 수 있는 것이 아니라는 격언을 반박하
는 것들입니다.

게다가 정신분석은 이제 무의식적인 마음에 대한 이론에서 마음/뇌/신체의 이론
으로 변화하고 있는 중입니다. 의식적인 인식수준의 아래에서 작동되는 무의식체
계는 신체와 따로 떼어 놓을 수 없는 관계로 연결되어 있습니다. '상향식'의 신체에
기반을 둔 자율신경계와 호르몬체계의 자발적인 처리과정(스트레스 스테로이드, 성
스테로이드, 신경내분비 물질의 방출) 또한 오른뇌의 무의식 영역에 해당하는 부분입
니다. 러셀 미어스(Russell Meares, 2017)는 최근의 책에서 "자율신경계 활동은 무의

식적인 수준에서 발생한다."고 언급하였습니다. 아마도 자율신경계에 대한 선두적 전문가인 스티븐 포지스(Stephen Porges, 2011)는 유기체 항상성의 시상하부-뇌하수체-부신 축(hypotahalmus-pituitary-adrenal axis)이 어떻게 비대칭적인지와 오른쪽에 있는 구조물들이 감정과 연관된 생리적인 반응을 더 크게 조절한다는 것('하향식')을 증명하였습니다. 그는 또한 주로 오른대뇌반구에 의해 처리되는 자극들이 왼대뇌반구에 의해 처리되는 자극들보다 더 큰 심혈관계 반응을 유발하며, 오른대뇌반구의 손상은 얼굴표정, 목소리의 어조, 자율신경계의 활동성을 둔화시킨다는 것을 나타내는 연구들을 인용하였습니다. 저는 저만의 연구에서 무의식체계에 대한 '초기의 심리적인 손상'은 '관계외상(학대/무시)'이 발달하는 오른뇌에 미치는 지속적인 영향과 같으며(Schore, 2003a), 이러한 결함은 정신치료를 통해 접근할 수 있다는 제안을 하였습니다(Schore, 2003b). 그렇기는 하지만 치료적인 측면에서 초기의 무시('죽은 엄마')가 미치는 지속적인 영향에 대해서는 더 많은 연구가 시행될 필요가 있습니다.

무의식의 조직화 원칙에서의 또 다른 주요한 변화는 왼뇌의 억압에서 오른뇌의 해리로의 이동, 특히 오이디푸스기 이전의 정신병리 발생에 반영되어 있습니다. 저는 2003년에 억압이 오른뇌의 겉질수준에서 반영되는 정동에 대한 보다 발달적으로 진행된 왼뇌의 방어체계인 반면, 보다 초기에 나타나고 보다 원초적인 해리는 오른뇌의 겉질 밑에 저장된 공포, 분노, 수치심과 같은 외상적인 정동에 대한 오른뇌의 방어라는 것을 나타내는 수많은 신경생물학적 연구를 인용하였습니다(Schore, 2003b). 브롬버그(Bromberg, 2006)는 『꿈꾸는 자를 깨우기(Awakening the Dreamer)』에서 억압은 **불쾌한** 정신내적인 갈등을 유발할 수 있는 거절된 내용을 피하기 위해 고안된 과정인 반면에, 해리는 **견딜 수 없는** 경험을 의식에서 지우기 위한 것이라고 주장하였습니다. 따라서 오른뇌의 무의식체계는 억압된 자기의 상태뿐만 아니라 해리된('내가 아닌') 자기의 상태도 포함하고 있습니다.

더욱이 신경정신분석은 프로이트의 의식, 전의식, 무의식에 대한 빙산의 비유에서 마음의 지형학에 있는 더 깊은 수준에 대한 중요한 정보를 밝혀내었습니다. 프로이트의 빙산에서는 오직 10%(의식)만 볼 수 있는 반면, 나머지 90%(전의식과 무의식)는 수면 아래에 있다는 점을 상기해 보십시오. 잠재의식적인 마음 내에서 전의식은 10~15%를 차지하는 반면, 무의식은 압도적으로 75~80%를 차지하고 있습니다.

융(1963)의 격언 "인간의 과업은…… 무의식에서 위로 올라오려는 내용들을 의식하는 것이다."를 상기해 보십시오. 저는 저만의 작업에서 프로이트의 의식, 전의식, 무의식 체계로 구성된 지형학적 모델을 현대적인 신경정신분석학적으로 개정하였습니다(Schore, 2003b; [그림 3-2] 참조). 발달신경생물학적 연구에 따르면 뇌는 꼬리 쪽에서 입 쪽으로 성숙하며, 겉질밑 영역들은 겉질 영역들이 성숙하기 전에 성숙합니다. 이와 유사하게 무의식의 '더 낮은' 핵심들은 전의식의 더 높은 수준들이 발달하기 전에 발달하며, 전의식은 의식적인 마음의 더 높은 수준들이 발달하기 전에 발달합니다. 이러한 진행은 또한 오른대뇌반구는 왼대뇌반구가 성숙하기 전에 성숙한다는 사실도 반영해 줍니다(Schore, 1994, 2017a). 따라서 저는 오른뇌 무의식의 감정을 처리하는 영역과 둘레계통이 차례차례 끼워져 있는 러시아 인형처럼 더 바깥에서 나중에 발달하는 겉질적인 눈확이마-둘레(orbitofrontal-limbic)에 의해 조절되는 핵심(core), 더 안쪽에서 초기에 발달하는 띠다발-둘레(cingulate-limbic)에 의해 조절되는 핵심, 그리고 가장 깊은 곳에 있고 가장 빨리 발달하는 겉질밑의 편도-둘레(amygdala-limbic)에 의해 조절되는 핵심으로 이루어진 계층적인 체계를 나타낸다고 제안하였습니다.

오른뇌 조직화의 세 가지 수준은 각각 세 가지 수준의 무의식체계—전의식, 무의식, 깊은 무의식—를 나타냅니다. 따라서 계층적으로 세 가지의 겉질-겉질밑 둘레 핵심을 가지고 있는 무의식체계는 주관적인 자기가 초기에 발달했던 역사를 반영해 줍니다(Schore, 2013a). 수많은 연구는 오른눈확이마체계가 전의식적인 기능인 암묵적인 인식, 정동조절, 의식적인 내용에 대한 집중력의 할당에 대한 통제에 관여하고 있음을 나타내 주었습니다(Schore, 2003b, 2012). 프로이트(1940)가 전의식을 '의식으로 들어올 수 있는 것'이라고 정의한 것을 상기해 보십시오. 엡스타인(Epstein, 1983)은 '감정과 기분'에서뿐만 아니라 인지적인 경험에서의 '전의식적 수준의 인식'의 중요성을 설명하였습니다. "암묵적인 신념과 가치가 존재하는 곳이 전의식이다. 전의식은 우리가 매일 하는 경험과 행동을 조직화하고 방향을 결정한다."(1983, p. 235) 이렇게 전의식이 매일의 인간경험에 능동적으로 관여하는 것은 프로이트가 했던 과학에 대한 중요한 기여, 즉 무의식이 일상생활에 미치는 기본적인 역할을 확인시켜 줍니다.

관계적인 무의식의 개념에서 볼 때, 우리는 또한 관계적인 전의식을 설명할 수 있습니다. 실제로 캔트로위츠(Kantrowitz)는 '환자와 분석가 사이의 전의식적인 공명'에 대해 언급하면서 "서로 얽혀 있는 정신내적 및 대인관계적인 현상이 명확해지는 것은 전의식적인 의사소통의 영역에 있다."(1999, p. 72)고 주장했습니다. 정신분석 이론가들과 임상가들은 전의식적인 기능의 관계적인 발달(특히 출생 후 2년 이내의), 정신병리에서 전의식적인 기능의 변화, 정신치료 내에서의 전의식적인 기능의 성장에 대해 재탐색해 보아야 합니다. 오른쪽에 치우친 전의식은 정동이 의식화되는 것―어떤 정동이, 그리고 어느 정도의 부정적 및 긍정적인 정동이 의식적인 인식에 들어가는지―에 대한 조절자의 역할을 합니다.

만약 눈확이마겉질이 스턴(Stern, 1985)이 '주관적인 자기(subjective self)'라고 부른 전의식적인 기능과 같은 것이라면(Schore, 2003b), 가장 빨리 발달하는 '깊은 무의식'은 스턴(1985)의 '핵심자기(core self)'와 다마시오(Damasio, 1994)의 '초기자기(protoself)'와 같은 것입니다. 가장 초기의 신체적인 자기(corporeal self)의 깊은 무의식은 신체와 연결되어 있으며, 구체적으로는 자율신경계와 상호적으로 연결되어 있는데, 이것은 깊은 무의식에 대한 명확한 설명인 '마음의 생리적인 기반'(Jackson, 1931)이라고 불려 왔습니다. 새로운 정보들은 임신 마지막 3분기에 자궁 내에서 이루어지는 엄마와 태아의 태반을 통한 상호작용이 깊은 무의식의 원초적인 발생을 형성한다고 제안하고 있습니다(Schore, 2013a, 2017b). 신경과학은 이제 모든 발달단계 동안에 "오른편도가 무의식적인 자극을 매우 빠른 속도로 발견하는 역할을 하며"(Costafreda et al., 2008, p. 66) '무의식적인 감정적 학습'에 대한 처리를 한다(Morris, Ohman, & Dolan, 1998)는 것을 증명하였습니다.

빨리 성숙하는 편도의 깊은 무의식적이고 암묵적인 기능들은 지형학적 모델뿐만 아니라 임상적 모델들과도 직접적으로 연관되어 있습니다. 말코위치(Markowitsch)와 스태닐로이우(Staniloiu)는 편도의 특징을 "겉질과 겉질밑 영역들에 대한 수많은 연결을 통해 감정, 지각, 인지, 행동의 통합을 구축하고 통합된 자기감에 기여하는" "신경망의 중심지"라고 설명하였습니다(2011, p. 728). 다이크 등(Dyck et al., 2011)은 기능자기공명영상(fMRI)을 사용하여 "왼쪽에 치우친 기분에 대한 인지적 및 의도적인 통제와 외현적인 성찰과정에 덜 의존하는 오른쪽에 치우친 감정에 대한 보다 자율적인 유발"(p. 2503)을 증명하였습니다. 비르티카(Vrticka), 샌더(Sander), 불루마이어(Vuilleumier)는 초기에 형성되는 모든 자기병리에 대한 치료의 영향을 설명하면서, 편도가 사회적인 긍정적 또는 부정적인 상들 모두의 양상을 입력하며 "이러한 입력양상은 인지적 또는 행동적인 감정조절 기전에 의해 영향을 받지 않고, 오른쪽에 더 확연한 영향을 미치는 대뇌반구의 쪽치우침을 나타낸다."(2013)고 결론을 내렸습니다.

토드와 앤더슨(Todd & Anderson, 2009)은 편도체계의 중요한 적응적 기능에 대한 추가적인 정보를 제공해 주었습니다.

> 전통적으로 편도는 수많은 '나쁜' 인상을 받고 있었다. 대중적인 지혜는 인간의 편도를 우리가 보다 합리적인 판단을 하기 전에 빠르게 충동적인 행동을 하게 만드는 원시적인 동물적 원본능(id)의 중추로 그려 왔다. 오랜 시간 동안 편도는 잠재적으로 해로운 사건에 대해 자원들을 배분하는 두려움 중추 또는 위협 감지기로 간주되었다. …… 인간에 대한 보다 최근의 연구들은 편도가 부정적인 사건들과 애매한 사건들에만 반응하기보다는 긍정적이고 각성을 유발하는 사건에도 반응한다는 것을 보여 준다. …… 편도의 연결성은 편도를 뇌의 **중심**에 위치하게 하였으며, 수많은 멀리 있는 구조물과 연결하는 신체적인 중추가 되게 하였고, 사회적인 행동을 조절하기 위해 자극들을 입력하는 초기단계에서부터 뇌의 나머지 부분이 수행하는 작동방식에 감정이 영향을 미치게 만들었다(p. 1217).

따라서 신경과학은 깊은 무의식의 재구성을 제안하고 있습니다. 깊은 무의식은 혼란스러운 스트레스원과 수많은 고통스럽고 부정적인 정동의 가마솥일 뿐만 아니라 강렬한 긍정적인 정동들을 생산해 내는 근원이기도 합니다. 토드와 앤더슨은 '대인관계적인 거리를 조절하는 편도의 역할'을 설명하였습니다. "사람들은 개인적인 편안함에 바탕을 두고 자신과 다른 사람들 사이의 거리를 자동적으로 조절하며, 가까운 신체적인 접근성을 조절하는 보이지 않는 사회적인 힘은 편도가 대인관계적인 공간에 대한 감각에 중요하다는 것을 나타낸다. …… 편도는 가까운 대인관계적인 거리에서 더 활동적이어야 한다."(2009, p. 1217) 따라서 대인관계신경생물학은 깊은 무의식의 기전을 함께 만들어 낸 상호주관적인 영역 내에서의 '묘한' 의사소통이라고 설명합니다.

오른뇌에 대한 대인관계신경생물학은 정신역동적인 모델에서의 관계적인 경향과 직접적으로 연관되어 있습니다. 대인관계신경생물학의 중심적인 원칙은 뇌가 자신의 신경활동들을 사회감정적인 상호작용 내에서 다른 뇌에 맞추고 동시화한다는 것임을 상기해 보십시오. 이러한 개념은 오른뇌 대 오른뇌 의사소통의 핵심에 있습니다. 저는 비록 1994년에 조절이론의 이러한 원칙을 설명하기 위해 광범위한 신경생물학을 사용했지만, 매우 최근의 기술들은 이제 서로 상호작용하는 두 개의 뇌를 측정할 수 있습니다. 저는 저의 2012년 책에서 "고전적인 하나의 뇌 신경과학에서 새로운 두 개의 신체에 대한 접근으로의 이동"(2011, p. 349)을 요구했던 뒤마(Dumas)를 인용했습니다. 이것과 정신분석적 심리학이 한 사람 심리학에서 두 사람 심리학으로 이동하고 있는 것의 유사성에 주목하십시오(Schore, 2003b).

지난 5년 동안 **동시뇌파**, 기능자기공명영상(fMRI), 근적외선분광법, 자기뇌파검사를 사용하는 **고도촬영기법**들이 개발되었습니다. 이러한 기술적인 발전은 이제 감정적인 의사소통을 포함하여 서로 실시간으로 사회적인 상호작용을 하는 동안에 두 개의 뇌를 연구할 수 있게 해 주었습니다. 따라서 두 사람 각자의 뇌 활성도는 "두 사람이 지속적으로 활동을 하고 다른 사람이 계속적으로 변화하는 행동에 대해 자신의 행동을 조절하는"(Dumas et al., 2010) 의사소통을 하는 동안에 동시에 측정됩니다. 이러한 연구자들은 엄마와 영아 사이의 **비언어적인** 의사소통과 조율에 대한 연구들 및 말하기 이전의 영아에게서 나타나는 **자발적인 흉내 내기**에 대한 연구에 고무되어 사회적인 상호작용, 특히 성인들이 차례를 바꾸어 가면서 자발적 및 상호적으로 의사소통을 하는 동안에 나타나는 뇌 사이의 동시화와 관련해 두 사람 모두에 대한 뇌파연구를 시행하였습니다. 사회화와 의사소통의 중심이 되는 근본적인 요소인 이러한 비언어적인 모방의 사회적인 상호작용에서 두 사람은 자기와 다른 사람의 행동에 대한 단서에 집중하고 비교하며 공유하였습니다. 이러한 연구자들은 상호작용하고 있는 두 사람의 오른중심마루영역(right centroparietal region)에서 발생하는 뇌 사이의 동시화를 0.001초 단위로 확인하였습니다. 게다가 한 사람의 오른관자마루겉질(right temporoparietal cortex)은 또한 다른 사람의 오른관자마루겉질과 동시화되었습니다(제1장의 [그림 1-1] 참조). 이러한 오른쪽에 치우친 뇌체계는 사회적인 상호작용을 할 때 활성화되었으며 집중과정, 지각적인 인식, 공감적인 이해와 매우 연관되어 있었습니다(Decety & Lamm, 2007). 오른관자마루이음부는 시각, 청각, 신체에서 입력되는 정보들과 둘레계통을 통합시키며, 따라서 다양한 감각

의 신체와 연관된 정보의 처리에 관여하는 자기기능들에 대한 중요한 신경적인 장
소입니다. 이러한 오른쪽에 치우친 상호작용적인 동시화는 제가 한 명의 주관적인
자기와 다른 주관적인 자기 사이에서 암묵적으로 서로 영향을 주고받는 '오른뇌 대
오른뇌' 상호작용이라고 불렀던 것을 나타냅니다.

또 다른 고도촬영기법을 이용한 연구에서 스토크(Stolk)와 동료들(2013)은 실시간
으로 의사소통적인 상호작용을 하는 동안에 두 개의 뇌가 새로운 상징들을 공유하
는 것을 기록하기 위해 자기뇌파검사를 사용하였습니다. 이러한 연구자들은 새로
운 의사소통의 문제가 두 사람 모두의 **오른배가쪽관자엽**(right ventrolateral temporal
lobe)과 **배안쪽(눈확이마)겉질**[ventromedial (oribitofrontal) cortex]에서의 활동성을 상향
조절시켰으며, 신경적으로 오른쪽에 치우친 상향조절은 구체적인 의사소통적 문제
가 발생하기 전과 의사소통적인 행동에 대한 관찰을 하기 훨씬 전에 존재했음을 보
고하였습니다(Stolk et al., 2013). 그다음 연구인 '의사소통을 하는 사람들 사이의 대
뇌 일관성은 의미의 출현을 나타낸다'에서 이 연구진은 두 사람 모두에게서 **새로운
신호**에 대해 서로 이해하는 것은 두 사람 모두의 오른관자엽을 가로지르는 대뇌역
동을 동시화시킨다는 것을 보여 주는 동시에 촬영한 fMRI 사진들을 제공하였습니
다. 대인관계적인 동시화는 **공유된 의사소통의 과거력**이 있을 때만 발생했으며, 여기
에서 두 사람은 서로에게 적응하는 것을 학습하였습니다(Stolk et al., 2014). 이것은
진행 중인 오른뇌 대 오른뇌의 정신치료적인 치료자-환자의 관계적인 상황과 유사
하며, 이러한 비언어적인 의사소통 상황에서 의미는 오른(왼쪽이 아닌)대뇌반구에서
발생한다는 점에 주목하십시오(Schore, 2012). 이것은 언어적인 대뇌반구에 있는 왼
쪽의 의식적인 마음만이 정신분석가에게 중요한 치료적인 작용의 개념인 의미를 만
들어 낸다는 생각의 부당성을 증명하는 것입니다.

오른대뇌반구의 신경역동적인 뇌 사이의 동시화에 대한 대인관계신경생물학적
인 기전이 환자의 정신생물학적인 상태의 증감에 공명하여, 공감적인 치료자의 정
신생물학적인 상태가 증감하는 정신역동적으로 서로 영향을 주고받는 영역의 바탕
에 있다고 추측해 보는 것은 매우 매력적인 일입니다(Schore, 2012). 여기에는 두 개
의 상호작용하는 오른대뇌반구겉질의 동시화가 관여하지만 두 개의 오른쪽에 치우
친 겉질-겉질밑 회로들도 관여합니다. 앞으로의 고도촬영기법을 이용한 연구들은
이제 발전하는 치료적인 관계 내에서 실시간으로 자발적인 감정적 상호작용을 하

는 동안에 환자의 오른뇌와 치료자의 오른뇌 모두를 동시에 측정하는 것에 초점을 맞추어야 하며, 어떻게 이러한 감정적인 의사소통이 공감적인 치료자와 환자의 오른쪽에 치우친 겉질—겉질밑의 조절성 둘레회로들 모두에서 뇌 사이의 동시화를 유발하는지에 초점을 맞추어야 합니다. 더욱이 상호주관성이라는 정신분석이론적인 개념은 물리학을 '사회적인 공간—시간'(Haas, 2015)의 상황 내에서 '잠재의식적인 감정적 동시화'와 관여하는 '둘레계통 공명'의 순간적인 상태'(Schore, 1994)에서 발생하는, 두 사람 의식상태의 전기적 역동을 만들어 내는 대인관계적인 끌림과 결합에 적용시킴으로써 도움을 받을 수 있게 될 것입니다.

오른뇌, 쪽치우침 연구와 상담실 내에서의 변화: 정신치료

이러한 자료들은 함께 만들어 낸 상호주관적인 영역을 가로지르는 오른뇌 대 오른뇌의 무의식적인 의사소통과 조절에 대한 나의 대인관계신경생물학적인 모델과 잘 들어맞습니다. 즉, 감정을 주고받는 정신치료적인 상황에서 두 개의 오른대뇌반구 사이의 동시화에 대한 나의 모델과 잘 들어맞습니다. 저는 최근에 29분과(역주―미국심리학회의 정신치료분과)의 학술지 『정신치료(Psychotherapy)』에 '정신치료에서는 오른뇌가 더 큰 역할을 한다'(Schore, 2014a)는 내용을 논의한 신경생물학적 및 임상적인 자료를 제공하였습니다. '말의 이면'에 있는 오른뇌 대 오른뇌의 무의식적인 정동적 의사소통은 치료자―환자의 전이—역전이 관계 내에서 표현됩니다. 이러한 기전은 최상의 치료적인 접근법이 '아리아드네(Ariadne: 역주―테세우스에게 실을 주어 미로를 빠져나오게 도와주었다)의 전이적인 정동의 실을 따라가는 것'(Brierley, 1937)인, 언어 이전에 발생한 발달적인 장애에 대한 작업을 할 때 필수적인 것입니다.

치료를 할 때 이러한 오른쪽에 치우친 체계는 왼대뇌반구의 의식적인 마음의 표면 아래에 있는 깊은 무의식체계에 접근하기 위해 사용됩니다. 레토넨(Lehtonen)과 동료들(2006)은 신경과학과 정신분석의 최근 발전을 언급하면서 다음과 같은 결론을 내렸습니다.

완전히 발달한 정신분석적인 대상관계 내에서의 은유적이고 상징적인 작업에 초점을 맞추는 정신분석의 고전적인 접근법은 신체의 의미와 인격의 초기 부분들이 언어 이전에 나타난 것이고, 무의식적인 양상을 가지고 있기 때문에 전통적으로 포함하지 않았다. …… 이러한 견해는 최근에 변하였다. …… 기본적인 정신의 층들에 대한 정신생리적인 조직화의 양상에 대한 이해의 증가는 임상적으로 중요해졌다. …… 이러한 이해의 증가는 발달 및 치료 문제뿐만 아니라 **임상적인 상황에서 이러한 인격의 초기 층들에 대해 어떻게 이야기를 듣고 개념화하며 반응할 것인지에 영향을 미쳤다**(p. 1349).

실제로 다양한 치료적인 학파의 치료자들은 이제 인간의 영아기에 우세하며(Gupta et al., 2005; Sun et al., 2005) 환자의 초기에 발달하는 오른대뇌반구에서 나오는 상호주관적이고, 정동적이며, 신체에 기반하고, 암묵-절차적인 비언어적 의사소통을 설명하고 이해하기 위해 오른뇌 대 오른뇌의 의사소통에 접근하고 있습니다(Chiron et al., 1997; Schore, 1994).

필립 브롬버그(Philip Bromberg, 2017)는 자신이 쓴 최근의 정신분석 저술에서 다음과 같이 주장하였습니다.

나의 생각을 형성하고 있는 근본적인 관점은 정동조절과 정동조절장애의 중요성에 더해서…… 정신치료와 신경과학 모두에 획기적인 기여를 한 앨런 쇼어에 의해 풍부해졌고 계속 확장되고 있다. 앨런과 나는 '상태공유'(Schore, 2003b, 2011, 2012)의 개념과 현상―즉, 오른뇌 대 **오른뇌의 의사소통과정과 이**를 통해 각자의 마음상태가 다른 사람에게 암묵적으로 알려지는 것―을 특별히 강조하고 있다(p. 7).

브롬버그는 역동적으로 변화하는 매 순간의 상태를 공유하는 조직화된 대화가 '좋은 정신분석적 조화'의 바탕에 있다고 말하였습니다.

저는 저만의 작업에서 유사한 결론에 도달했습니다. 치료시간 내에서 매 순간의 오른뇌 대 오른뇌의 '상태공유'는 0.001초 내에 발생하는 조직화된 대화를 나타냅니다. 이러한 상호작용의 상황에서 두 사람은 상태를 맞추고, 동시에 자신들의 사회적인 관심과 자극을 적용하며, 상대방의 신호에 반응하여 각성상태를 증가시킵니다.

대인관계신경생물학적인 관점에서 볼 때, 이러한 조화는 최근의 고도촬영기법을 이용한 연구에서 증명한 것처럼 환자와 치료자 모두의 오른쪽에 치우친 감정적인 뇌들에서 오른뇌의 상태 조율과 상태의 변화에 대한 동시화된 양상을 나타냅니다.

겔러와 포지스(Geller & Porges, 2014)는 신경생리학을 정신치료에 적용하면서 다음과 같이 제안하였습니다.

> 우리의 뇌와 내장기관들 사이의 양방향성은 의뢰인에 대한 치료자의 사회적 및 감정적인 반응이 의뢰인의 생리적인 상태에 영향을 미침으로써 어떻게 의뢰인의 사회감정적인 반응의 범위와 가치를 확장시키고 축소시키는 과정을 중재하는지를 설명해 준다. …… 오른대뇌반구에 있는 영역들 사이의 양방향성 의사소통은 치료자와 의뢰인 사이의 적응적이고 대인관계적인 기능을 증진시킨다 (Allison & Rossouw, 2013; Schore, 2012; Siegel, 2012)(p. 183).

게다가 이러한 의사소통체계는 "치료자가 치료의 효과를 향상시키기 위해 **의뢰인과 함께 있고 의뢰인을 위해 있는** 순간에 완전히 개입하고 수용적으로 조율되기 위해 자신의 전체적인 자기를 사용하는"(p. 178) 치료적인 존재(therapeutic presence)의 중심적인 기전입니다.

미어스는 이러한 생각을 상기시키면서 정신건강의학 저술에 "두 개의 오른대뇌반구 사이의 역동적인 상호작용으로 간주될 수 있는 치료적인 대화의 한 가지 형태" (2012, p. 315)라고 언급하였습니다.

> 두 개의 오른뇌 사이의 상호작용은 치료적인 개입으로…… 오른대뇌반구의 언어가 축약될 수 있는 구조를 제공해 주는데, 흔히 말이 불완전하고 구문론적인 구조가 결핍된다. 특히 문장의 주어는 대명사를 포함해서 생략된다. …… 게다가 언어는 감정적으로 표현적이다. 결과적으로 음성이 중요하며, 얼굴표정 및 신체 동작과 함께 결합된 목소리의 어조와 억양은 강력한 의사소통의 효과를 가지고 있다. 이러한 종류의 언어는 다른 종류의 관계를 설정하는 논리적이고 완전히 구문론적인 왼대뇌반구의 말보다 '함께 존재하는' 느낌을 더 크게 만들어 낸다 (pp. 312-313).

보다 최근에 미어스(2017)는 다음과 같은 사항을 지적하였습니다.

> 치료자는 자연적인 재능을 이용하여 유익한 변화를 유발할 수도 있지만, 이러한 성향은 훈련받고, 수련하며, 증진되어야 하는 것이다. 이것은 지속적으로 개입되고, 반복되며, 올바른 방식으로 나타나는 결과이다. 변화는 '해석'과 같은 치료적인 대화가 간헐적으로 영향을 주기 때문이라기보다는 지속적인 관계적 환경의 결과로 발생한다(p. 145).

이와 유사하게, 그린버그(Greenberg, 2014)는 임상심리학 문헌에서 "좋은 치료적 관계에서 발생하는 암묵적인 정동조절은 오른대뇌반구의 과정을 통해 발생하며, 이것은 언어적으로 중재되는 것이 아니라 매우 관계적인 것이며, 감정적인 의사소통, 얼굴표정, 목소리의 질, 시선접촉과 같은 것들에 의해 가장 직접적으로 영향을 받는다."(Schore, 2003, p. 351)고 언급하였습니다. 이러한 의사소통은 다음과 같은 것을 포함하는 치료자의 '치료적인 존재'의 바탕에 있습니다.

> (a) 자신의 통합되고 건강한 자기와 접촉하고 있고, (b) 현재 순간에 가슴 아픈 것에 개방적이고 수용적이면서 그것에 몰입하며, (c) 인식과 지각의 광대함과 확장된 더 큰 느낌을 갖는 것. 이러한 기반을 두며 몰입하고 확장된 인식은 치유 과정에서 의뢰인과 함께 존재하고 의뢰인을 위해 존재하려는 의도와 함께 발생한다 (p. 353).

이러한 설명에 공통적으로 들어 있는 주제에 주목하십시오. 가장 기본적인 수준에서 서로 영향을 주고받는 정신치료 작업은 치료자가 환자에게 해 주거나 말하는 어떤 것(왼뇌에 대한 초점)에 의해 정의되지 않고, 그보다 핵심적인 기전은 특히 정동적으로 스트레스가 되는 순간에 어떻게 **환자와 함께 존재하는가**(오른뇌에 대한 초점)라는 점입니다(Schore, 2012). 치료자의 조절된 수용적인 상태는 서로 영향을 주고받는 의사소통 및 두 개의 오른대뇌반구 사이의 뇌 사이 동시화를 통해 환자의 의식적 및 무의식적인 감정상태에 대한 상호작용적인 조절을 가능하게 해 줍니다. 이러한 방식으로 대인관계적인 공명은 '구체적으로 잘 맞는 상호작용'(Schore, 2012)을 가능하게 해 줍니다.

이러한 오른뇌 대 오른뇌의 상황에서 창의적인 치료자는 그다음에 환자의 '통합적인 자기'를 증진시켜 줍니다. 퀼, 퀴린과 쿨레(Kuhl, Quirin, & Koole, 2015)는 사회적 및 인격심리학 문헌에 「누군가가 되는 것: 하나의 신경심리적 체계로서의 통합된 자기(Being Someone: The Integrated Self as a Neuropsychological System)」라는 논문을 제공하였는데, 여기에서 그들은 오른대뇌반구의 무의식적이고 '통합적인 자기'와 왼대뇌반구의 의식적이고 '개념적인 자기'를 구별하였습니다. 이러한 오른쪽에 치우친 자기의 기능에는 무의식적인 처리과정, 감정적인 연결성, 광범위한 각성, 느껴진 되먹임의 사용, 확장된 신뢰, 회복력, 부정적인 경험의 통합이 포함됩니다. 이들은 치료적인 작용의 변화과정에 대해 다음과 같이 제안하였습니다.

> 인간은 자신의 삶에 대한 경험을 장기기억으로 저장하는 확장된 능력을 발달시켰다. 이러한 자서전적 기억의 기반은 사람들이 환경과 연관된 이전의 경험에 접근할 수 있게 해 준다. 기억의 기반은 사람들이 기억의 기반에 포함되는 새로운(예상하지 못했거나 바라지 않았던) 경험을 만날 때마다 성장한다. 통합된 자기의 기반을 형성하는 것은 이러한 확장된 기억체계이다(p. 118).

이러한 설명은 '새로운 환경'에서 오른대뇌반구의 내적 작동모델의 확장에도 적용됩니다(Schore, 2012).

정신치료의 한 목표인 '통합'의 중요한 역할에 대해서는 현재 의견의 일치를 보고 있습니다. 현재의 연구들은 통합이 왼뇌의 의식적인 마음의 기능이 아니라 오른뇌의 무의식적이고 주관적인 자기의 기능이라는 것을 명확하게 증명하였습니다. 실제로 저는 과거, 현재, 미래에 대한 통합이 환자 오른뇌의 무의식적인 체계에서의 변화를 촉진시키는 관계적이고 조절해 주는 상황인 정신분석적인 정신치료에서 발생한다는 것을 논의했습니다(Schore, 2012). 알바레즈(Alvarez)에 따르면, "쇼어는 무의식을 의식화하는 것의 문제가 아니라 무의식 그 자체를 재구성하는 것의 문제라는 점을…… 지적하였다."(2006, p. 171)라고 하였습니다. 성공적인 정신치료에서 오른뇌의 무의식적으로 통합된 자기의 이러한 변화는 왼뇌의 인지적인 통찰을 넘어섭니다. 관계적이고 정동중심적인 치료는 환자 오른뇌의 대인관계적인 능숙함, 사회적인 지능, 친화를 바라는 동기체계에서의 변화를 증진시킵니다.

확산텐서영상(diffusion tensor imaging: 역주-뇌에 있는 백색질의 조직화를 평가하기 위해 확산을 사용하는 자기공명영상)을 사용한 최근의 신경생물학 연구에서 디 피사피아(De Pisapia)와 동료들(2014)은 수많은 오른뇌 회로가 다른 사람들과 상호작용을 하고 의사소통하는, 개인적인 관점을 공유하는, 다른 사람들의 감정과 의견을 이해하는, 다른 사람들과 협동하거나 갈등을 해결하는 능력인 '대인관계적 능숙함'을 위해 기능적으로 활성화된다는 것을 증명하였습니다. 헤치트(Hecht, 2014)는 문헌들의 고찰을 통해서 오른대뇌반구가 왼대뇌반구보다 사회적인 지능, 사회적인 자극의 확인, 다른 사람의 의도에 대한 이해, 사회적인 관계 내 역동에 대한 인식, 사회적인 상호작용의 성공적인 조절을 중재하는 데 더 유리하다는 결론을 내렸습니다.

그렇기는 하지만 정신치료의 효과는 이중의 동기체계입니다. 헤치트(2014)는 친화가 함께하는 느낌 및 밀접한 느낌을 증진시키는 반면, 힘은 자기만족과 거리감으로 표현된다고 지적하였습니다. 그는 왼대뇌반구의 힘에 대한 동기와는 대조적으로 오른대뇌반구는 친화에 대한 동기를 중재한다는 광범위한 신경과학적 연구들을 인용하였습니다. 그는 다음과 같이 말했습니다.

> 동기에 관한 심리학 이론들은 인간이 친화에 대해 타고난 욕구—다른 사람들과 연결되고 받아들여지는—를 가지고 있다고 간주한다. 이러한 기본적인 욕구는 사람들이 따뜻하고 안정적이며 친밀한 대인관계를 찾고, 우정을 형성하며, 특별한 집단에 친화력을 보이게 되는 동기를 부여해 준다. …… 반면에 인간은 또한 자신의 개별성 및 독립을 유지하려는 타고난 욕구도 가지고 있다. 이러한 욕구는 사람들이 자신의 환경과 사회적인 관계에 의해 영향을 받는 대신에 자신의 환경과 사회적인 관계를 지배하고 영향을 줄 수 있는 자율성과 자유를 달성하기 위해 힘을 얻으려는 동기를 부여해 준다. 이상적으로 함께 존재하는 이 두 가지 욕구—친화와 힘—는 서로를 보완하고 균형을 맞출 수 있다. 그럼에도 불구하고 흔히 이들은 갈등에 휩싸이고 반대되는 방향으로 이끌게 된다(p. 1).

오른대뇌반구가 왼대뇌반구보다 빨리 급속성장에 들어간다는 사실을 고려해 볼 때, 이러한 신경과학 자료들은 정신분석적으로 초기에 발생하는 오른대뇌반구의 오이디푸스기 이전의 결함 및 나중에 발생하는 왼대뇌반구의 오이디푸스기 갈등모델을 지지해 줍니다. 제가 최근에 저술했듯이 정신치료는 왼쪽에 치우친 의식적인 마음보다 더 많은 것을 변화시킬 수 있습니다. 정신치료는 또한 환자의 무의식적인 '오른쪽 마음'(Schore, 2014a)의 성장과 발달에 영향을 줄 수 있습니다. 양쪽 대뇌반구 모두가 효과적인 치료에 기여한다는 것은 의심할 여지 없는 사실이지만, '정동의 우선성', 오른뇌, '사회적인' 뇌, '감정적인' 뇌를 강조하는 관계적인 경향의 측면이 모든 정신치료 형태에서 현재 우세합니다.

정신치료의 관계적인 대인관계신경생물학적인 관점에서 볼 때, **변화는 또한 치료자의 오른뇌에서도 발생합니다.** 저는 숙련된 치료자의 오른뇌의 신경형성력을 논의하면서 치료자의 전문가적인 성장은 정동적인 공감, 다양한 부정적 및 긍정적인 정동적 자기상태들을 견디고 상호작용적으로 조절하는 능력, 경험에 대한 암묵적인 개방성, 임상적인 직관, 창의성을 포함하는 임상적인 기술의 바탕을 이루는 오른뇌의 관계적인 처리과정이 발전했음을 나타내 줍니다(Schore, 2014a). 저는 이제 치료적인 상황에서의 대인관계적인 창의성을 포함하는 창의성의 오른뇌 기원에 대해 탐색하고 있습니다.

실제로 정신분석은 창의성의 문제, 특히 의식적인 인식 아래에서 발생하는 창의성의 가장 초기단계에 오랫동안 관심을 가져 왔습니다. 1953년에 어니스트 크리스(Ernst Kris)는 '자아도움하의 퇴행'이 창의성의 근원으로 작용하며 모든 창의적인 상상의 양상은 주관적인 경험으로 표현된다고 제안하였습니다. 이러한 경험의 세 가지 특징은 중요합니다. 첫째, 한 개인은 의식적인 노력의 한계를 알고 있습니다. 둘째, 흔히 매우 높은 감정이 실린 특별한 느낌에 대한 인식이 있습니다. 셋째, 비록 흥분되더라도 마음은 정확한 결정을 하는 경향이 있으며 문제들이 쉽게 해결됩니다. 보다 공통적인 요소에는 창의적으로 무언가를 만들어 내는 사람에 대한 다른 사람들의 반응이 포함됩니다. 창의성과 감정의 연결 및 그가 '창의적인 의사소통'이라고 부른 창의적인 사람의 마음이 다른 사람에게 미치는 영향에 주목하십시오.

동시에 창의성의 연구에서 또 다른 정신분석 선구자인 시어도어 레이크(Theodor Reik, 1948)는 창의적인 사람들은 생각의 일차적인 방식과 이차적인 방식 사이를 보다 잘 이동할 수 있기 때문에 새롭고 독창적인 생각을 만들어 내는 데 필요한 일차적인 처리의 인지로 '퇴행할' 수 있다고 제안하였습니다. 레이크는 만약 치료자가 신비로운 통찰에 대한 접근에 필요한 퇴행에 '몸을 맡길 수 있다면' 환자의 역동에 대한 의식적인 직관이 발생한다고 논의하였습니다. 만약 통찰이 무의식에서 기원한 것이라면 통찰에 이르는 유일한 방법은 일차적인 과정으로의 퇴행을 통해서만 통찰에 이를 수 있습니다. 그는 "합리적인 의식이 일차적인 과정으로 바뀌게 되면 '땅'이 '사라져 버리는' 위협처럼 느끼게 될 수도 있다."(Reik, 1956, p. 492)는 것을 관찰했습니다. 따라서 합리적인 의식이 비합리적인 예감을 억압하고 있을 때 일시적인 퇴행을 견디는 것이 중요합니다. 따라서 "당신은 달콤한 합리를 믿지 말아야 하며 무의식에서 올라오는 선동과 제안에 스스로를 맡겨야 합니다."(Reik, 1956, p. 481). 실제로 그는 치료를 할 때 창의적인 통찰이 기법적인 술책에 의해 대체될 수 있음을 경고하였습니다.

　이러한 제안은 현대의 신경과학에 의해 지지되고 있습니다. J. E. 보겐과 G. M. 보겐(J. E. Bogen & G. M. Bogen, 1969)은 분리된 뇌를 가진 환자에 대한 획기적인 연구에서 오른대뇌반구가 창의성이 발생하는 위치이며, 높은 창의성에 대한 주요한 방해물은 오른대뇌반구의 기능에 대한 왼대뇌반구의 억제라고 제안하였습니다. 후앙(Huang)과 동료들(2013)은 왼이마엽이 창의성과 역상관관계가 있으며, 창의적인 생각에 대한 오른대뇌반구의 우세성은 정상적인 사람에서 왼대뇌반구에 의해 억제된다는 것을 보여 주는 자료를 제공하였습니다. 샤메이-추리(Shamay-Tsoory)와 동료들(2011)은 오른안쪽이마앞겉질(right medial prefrontal cortex)이 창의성을 중재하는 반면, 왼대뇌반구의 언어영역은 창의적인 인지와 경쟁하거나 그것을 방해한다는 것을 관찰하였습니다. 이러한 경쟁으로부터 오른이마앞겉질을 풀어 주는 것은 독창적이고 창의적인 반응의 표현을 촉발시킵니다. 이러한 탈억제가 '몸을 맡기는 것'과 유사함에 주목하십시오. 메이슬리스와 샤메이-추리(Mayseless & Shamay-Tsoory, 2015)는 보다 최근의 연구에서 언어적인 창의성을 증가시키는 과정에서 창의적인 생산을 조절하기 위해 오른이마엽과 왼이마엽 사이의 균형을 변화시킬 수 있음을 보여 주었습니다. 왼이마엽의 활동성을 감소시키고 오른이마엽의 활동성을 증가시키는 것은 인지적인 조절을 감소시켜 주기 때문에 보다 창의적인 생각의 생산이 가능해집니다. 맥길크리스트(2009)는 왼대뇌반구에서 오른대뇌반구로의 이동이 가능해지려면 '하나를 존재하게 하기 위해서 다른 하나를 억제시켜야만 한다'는 것을 관찰하였습니다.

따라서 적응적인 창의적 퇴행은 우세성이 뇌들보를 통해 왼쪽에서 오른쪽으로 이동하는 것, 대뇌반구들 사이의 일시적인 연결의 해체, 그리고 프로이트의 일차인지에 대한 이차인지의 탈억제를 나타냅니다. '퇴행(regression)'은 『옥스퍼드 영어사전』에 "발달의 초기 단계로 되돌아가는 경향 또는 되돌아가는 과정" 그리고 "되돌아가는 행동, 원래 장소로의 복귀"라고 정의되어 있습니다. 동시화된 '상호퇴행'은 치료적인 관계에 있는 두 사람이 나중에 성숙하는 왼대뇌반구에서 초기에 발달하는 오른대뇌반구의 '자기의 기원'(Schore, 1994)으로 우세성이 이동하는 것을 나타내며, 이것은 무의식체계에서의 새로운 학습과 발달적인 진전을 가능하게 해 줍니다. 현대적인 신경정신분석적 관점은 두 가지 종류의 적응적인 퇴행을 제안합니다. 대뇌반구들 사이의 퇴행(의식적인 왼겉질에서 무의식적인 오른겉질로의 지형학적 퇴행)과 대뇌반구내의 퇴행(오른뇌의 겉질에서 아래쪽 낮은 수준에 있는 겉질밑의 깊은 무의식으로의 구조적 퇴행)이 그것입니다. 이러한 동시화된 상호퇴행은 비록 대부분이 무의식적인 자기상태들이고 초기의 관계적인 양상이지만, 복합적인 표현으로 나타나는 두 사람 사이의 재연에서 뚜렷해집니다. 적응적이고 조절된 상호퇴행은 환자와 치료자 모두에게서 다른 사람과 존재하는 새로운 방식인 대인관계적인 창의성을 증가시킬 수 있습니다.

　　치료를 하는 동안에 오른뇌의 대인관계적인 창의성에 대한 접근이 증가하는 것은 변화하는 문화적 및 사회적인 환경 내에서, 삶의 다른 단계에서 오른뇌의 통합된 자기에 대한 연속적인 사회적 및 감정적인 도전에 융통성 있게 대처할 수 있는 확장된 능력이 발생할 수 있도록 해 줍니다. 이러한 치료적인 진전은 평생 동안 인간 무의식의 정신생물학적인 기질인 오른뇌의 주관적인 자기의 성장과 발전을 촉진시키는 기본적인 대인관계신경생물학적 기전을 나타냅니다. 따라서 인식의 아래에서 작동하는 오른뇌의 기능들은 인간발달의 단계에서 보다 복합적으로 발달할 수 있습니다. 신경과학은 이제 깊은 무의식이 존재하는 '더 낮은' 오른뇌의 적응적 기능들뿐만 아니라 언어를 넘어서는 가장 복합적인 인간기능의 근원인 높은 오른뇌의 발전에 대해서도 설명하고 있습니다. 수많은 연구는 이제 '감정적'이고 '사회적'인 오른뇌가 정동 및 스트레스 조절뿐만 아니라 공감, 직관, 창의성, 상상, 상징적인 생각, 통찰, 놀이, 유머, 음악, 열정, 도덕성과 사랑에도 관여하고 있음을 증명하였습니다(Schore, 2012). 실제로 심리학과 마찬가지로 정신분석은 표면적인 왼대뇌반구의 의식적인 마음의 기능을 지나치게 중시하였습니다. 이러한 무의식적인 마음의 높은 기능들은 일상생활에서 무의식이 가지는 필수적인 역할에 대해서 재구성하고 확장시킬 수 있게 해 주었습니다.

오른뇌, 쪽치우침 연구와 상담실을 넘어서는 변화

계속 진행 중인 사회적 환경의 변화에 대한 조절이론의 적용　초기 인간의 감정적 및 사회적 발달에 대한 오른뇌의 정신분석적인 모델을 실제적으로 적용하는 것은 무의식적인 마음의 초기 기원에 **사회적인 환경**이 미치는 영향에 대한 보다 복합적인 모델을 만들어 냅니다. 이 영역은 지그문트 프로이트, 안나 프로이트, 스피츠(Spitz), 클라인(Klein), 위니컷(Winnicott), 말러(Mahler), 스턴(Stern)과 같은 발달정신분석가들의 오래된 전통을 간직하고 있습니다. 최근의 비브(Beebe), 트로닉(Tronick), 라이온스-루스(Lyons-Ruth), 스틸스(Steeles)는 저처럼 연구자이자 임상가입니다. 이러한 연구들은 발달신경과학과 함께 근거중심의 발달정신분석적 과학의 기초로 작용할 수 있습니다.

지난 30년 동안 현대적인 애착이론에 대해 제가 진행 중인 작업(Schore, 2017a)은 영아 오른뇌의 사회적 및 감정적인 발달에 대해서 설명하였습니다. 즉, 어떻게 초기의 대상관계적인 상호작용이 정신구조의 발달에 영향을 미치는지에 대한 설명이었습니다. 조절이론은 연구와 임상적인 모델을 통합하여 대인관계신경생물학적인 기전을 설명하였는데, 이러한 기전을 통해서 엄마의 오른뇌는 영아의 감정적인 의사소통에 대한 감정적인 반응을 빠르게 예상하고, 받아들이며 조절합니다. 애착조절의 장소인 엄마의 오른눈확이마겉질은 영아의 편도(amygdala)에 의해 유발되는 정동상태를 읽고 조절합니다. 영아의 초기에 발달하는 오른대뇌반구에 있는 둘레-자율신경회로(limbic-autonomic circuits)가 각인되는 결정적 시기 동안에 엄마-영아의 애착관계는 오른뇌 대 오른뇌의 감정적인 의사소통에 의해 형성됩니다. 이러한 모델은 **오른뇌의 결정적 시기 동안에 대인관계적인 뇌 사이 동시화의 지속적인 영향**을 강조합니다.

실제로 1994년에 저는 애착의 상호작용이 발생하는 동안 아기는 엄마의 조절된 상태 및 비조절된 상태의 리듬이 있는 구조들에 맞추며, 이러한 동시화는 영아의 뇌, 특히 성장의 결정적 시기에 있는 오른뇌의 스트레스에 민감한 겉질과 둘레계통 영역의 발화양상에 등록이 된다고 제안하였습니다. 이러한 오른뇌 대 오른뇌의 대인관계적인 동시화에서 영아의 초기에 성숙하는 오른대뇌반구—아기의 시각적이고 감정적인 정보 처리, 엄마의 얼굴에 대한 영아의 인식, 각성을 유발하는 엄마의 얼굴표정에 대한 지각에 우세한—는 감정적인 정보와 비언어적인 의사소통의 처리와 표현에 관여하는 엄마의 오른대뇌반구에서 나오는 출력에 정신생물학적으로 조율되게 됩니다. 최근의 연구들은 이 모델을 지지하고 있습니다. 니시타니(Nishitani)와 동료들은 "오른이마앞겉질은 영아 얼굴의 감정적인 구별과 연관된 모성적인 행동에 관여한다"(2011, p. 183)는 것을 증명하였습니다. 킬런과 테티(Killen & Teti)는 "자신의 영아를 바라보는 것에 대한 반응으로 오른이마엽의 활성화가 상대적으로 더 커지는 것은 영아가 스트레스를 받는 동안에 엄마의 부정적인 정동과 연관되어 있으며, 즐거울 때 영아가 느끼는 즐거움의 정도를 더 크게 인식하는 것과 연관되어 있다."(2012, p. 18)고 보고하였습니다.

게다가 미니(Meaney)와 동료들은 **출생 첫해를 시작하는** 신생아에 대한 신경영상 연구를 제공하면서 "초기의 오른대뇌반구는 감정을 더 잘 처리한다(Schore, 2000; Wada & Davis, 1977). 이러한 신경적인 기질은 감정처리와 엄마와 영아의 상호작용에 대한 오른대뇌반구에 있는 중심지로서의 기능을 한다."(Ratnarajah et al., 2013, p. 193)고 결론 내렸습니다. 트로닉의 연구실에서 실시한 **출생 첫해 중반기**의 영아에 대한 연구는 관계적인 스트레스를 받았을 때 6개월 된 영아가 오른대뇌반구에 의해 유발되는 왼쪽의 몸짓을 사용한다는 것을 증명하였습니다. 이들은 이러한 자료를 "영아와 엄마가 상호작용하는 동안에 감정 및 감정의 조절을 위해 오른대뇌반구가 활성화된다는 쇼어(Schore, 2005)의 가설과 일치하는 것"(Montirosso et al., 2012, p. 826)이라고 해석하였습니다. 미나가와-카와이(Minagawa-Kawai)와 동료들은 **출생 첫해 후반기**의 영아와 엄마의 애착에 대한 fMRI를 사용한 연구에서 "우리의 결과는 애착체계에서 오른대뇌반구의 중요성을 설명한 쇼어(2000)의 설명과 일치한다"(2009, p. 289)는 것을 관찰하였습니다.

보다 최근의 연구들은 이제 더 빠른 시기인 태아 뇌에 관한 것으로 이동하고 있습니다(Schore, 2014b, 2015, 2017b). 저는 학술지 『호주 아동(Children Australia)』에 발표한 초기 오른뇌의 조절과 감정적인 안녕의 관계적인 기원에 대한 논문(Schore, 2015)에서 레크먼과 마치(Leckman & March, 2011)가 『아동심리학과 정신의학 학술지(Journal of Child Psychology and Psychiatry)』에 실은 사설을 인용하였습니다. 이들은 이 분야에 대한 개요를 설명하면서 "자궁 내에서와 출생 직후의 환경 및 출생 첫해 동안의 아기와 양육자 사이의 관계는 아동의 뇌 발달과 행동에 직접적이고 지속적인 영향을 미칠 수 있다는 것이 이제 명확해졌다."(2011, p. 334)고 주장하였습니다. 이들은 삶을 시작하는 시기에 발생한 사건들이 미치는 장기적인 영향에 대해 설명하면서 "우리의 자궁 내에서 및 출산 후 초기의 대인관계적인 세상은 우리가 될 한 개인(영아, 아동, 청소년, 성인, 양육자)을 형성하고 만든다."(2011, p. 333)고 강하게 주장하였습니다. '대인관계적인 세상'이라는 정신분석적인 발달모델을 언급한 점에 주목하십시오.

　현대적인 애착이론의 또 다른 적용은 이 책과 함께 출판된 다른 책『무의식적 마음의 발달(The Development of the Unconscious Mind)』의 '평생을 통한 오른뇌의 발달: 사랑이 오른뇌의 발달과 어떤 관계가 있을까?' 챕터에 제공되어 있습니다. 거기에서 저는 엄마와 영아 사이에서 높은 수준의 강렬한 감정 및 긍정적인 정동을 유발하는 상호적인 사랑의 초기결합이 발달하는 감정적인 오른뇌를 형성할 뿐만 아니라 삶의 나중 단계에서의 상호적인 사랑의 관계를 공유하고 관계에 기여하는 능력의 출현을 위한 관계적인 기반으로서의 역할을 한다는 증거들을 제공하였습니다. 이제 막 출판된 책의 또 다른 챕터에서 저와 저의 공저자인 테리 막스-탈로(Terry Marks-Tarlow)는 '사랑이 어떻게 초기 오른뇌의 발달을 통해서 창의성, 놀이, 예술을 만들어 내는가'에 대해 탐색하였습니다. 상호적인 사랑에 참여하는 관계적인 능력의 초기 기원과 창의성의 초기 기원 모두는 초기에 발달하는 오른뇌에서 만들어집니다(Schore & Marks-Tarlow, 2017). 이러한 오른뇌 모델은 사랑하는 사람들과 협조적이고 극도로 즐거운 상호작용적인 상호교환을 하는 동안에 동시에 기능근적외선분광법(fNIRS)을 기록한 매우 최근의 고도촬영기법 연구에 의해 지지되었습니다. 사랑하는 두 사람(친구나 낯선 사람이 아닌)은 오른위이마겉질에서 대인관계적인 뇌의 동시화가 증가되어 있음이 밝혀졌습니다(Pan et al., 2017). 오른쪽에 치우친 이 영역은 다른 사람의 행동에 대한 암묵적인 이해 및 자기인식과 연관되어 있으며, 이 모두는 사랑하는 사람 각각의 오른뇌에서 활성화되어 있었습니다. 그렇기는 하지만 필요한 것은 정신치료적인 관계에 있는 두 사람 사이의 오른뇌의 감정적인 상호 작용에 대한 고도촬영기법 연구들입니다. 이러한 연구들은 브롬버그(2011)가 치료 적인 관계에서의 상호적인 사랑인 '당신에게 가까워지기'의 출현이라고 부른 것과 연관되어 있을 것입니다.

정신병리 발생에 대한 적용　저는 최근의 두 가지 논문(Schore, 2013a, 2014b)에 서 애착장애와 자폐스펙트럼장애에 대한 초기의 대인관계신경생물학적인 평가에 대한 생각을 발표하였습니다. 연구에서 자폐 영아의 초기에 발달하는 오른뇌에 중 요한 변화가 있으며, 자폐 영아와 엄마에게 서로 영향을 주고받는 결함과 심각한 애 착의 실패가 나타남을 증명하였습니다. 저는 그 이후에 이 모델을 출생 첫해에 나타 나는 자폐증의 초기단계에 대한 평가에 적용하였습니다. 오른뇌의 대인관계신경생 물학적인 기능은 애착과 자폐증의 세계를 연결시켜 줄 뿐만 아니라 초기 중재에 대 한 보다 효과적인 모델을 제공해 줄 것입니다.

가정 법률, 문화적 및 정치적 체계, 인적자본의 형성을 위한 적용　호주의 애착 연구자인 제니퍼 매킨토시(Jennifer McIntosh)와 저는 2011년 『가정법원논평(Family Court Review)』에 「가정 법률과 애착의 신경과학 I부(Family Law and the Neuroscience of Attachment, Part 1)」라는 논문을 실었습니다. 우리는 현대의 신경과학이 특히 영 아기의 가정법률 문제에 대해 더 나은 법적 결정을 내리는 데 사용될 수 있다고 제 안하였습니다. 저는 2년 후에 책 『진화, 초기 경험과 인간발달: 연구에서 실제 및 정 책에 이르기까지(Evolution, Early Experience and Human Development: From Research to Practice and Policy)』(Narvaez, Panksepp, Schore, & Gleason, 2013)를 공동 편집하 였습니다. 저는 '진화적인 적응에 대한 볼비의 환경: 애착 및 감정발달의 대인관계 신경생물학에 대한 최근 연구들'이라는 장에서 최근 미국의 문화적인 측면 중 하 나인 아이를 어린이집에 빨리 맡기는 경향에 대해 비평하였습니다. 미국에서 대부 분의 여성은 초기 뇌발달에 결정적인 시기인 출산 후 6주에 직장으로 복귀합니다. 따라서 저는 발달신경생물학적인 자료를 근거로 하여 미국은 다른 선진국에서 현 재 시행하고 있는 전략들—엄마의 경우에는 6개월간의 출산휴가, 아빠의 경우에 는 2개월간의 출산휴가—에 대한 법을 제정하고 시행해야 한다고 제안하였습니다

(Schore, 2013b).

저는 2015년에 의학연구소에서 출간된 책『아동을 위한 노동인구 변화시키기. 출생에서 8세까지: 통일된 근거(Transforming the Workforce for Children. Birth Through 8: A Unifying Foundation)』에 대한 독립적인 비평을 하였습니다. 저는 어린이집에서 일하는 사람들에 대한 훈련 및 초기 아동기 교육에 대한 발달과학의 발달과 연관된 이 책에 대한 분석에서 이러한 훈련 및 교육이 너무 인지적인 것에 초점을 맞추고 있고, 관계적-감정적 발달에 대해서는 여전히 간과하고 있다고 제안했습니다. 또한 저는 같은 해에 학술지『호주 아동』에「초기 오른뇌의 조절 및 감정적인 안녕의 관계적인 기원(Early Right Brain Regulation and the Relational Origins of Emotional Wellbeing)」을 실었는데(Schore, 2015) 거기에서 실버와 싱어(Silver & Singer, 2014)를 인용하였습니다. 이 저자들은 개인뿐만 아니라 문화의 발달을 위한 초기 뇌에 대한 연구의 광범위한 경제적인 영향에 대해 설명하였습니다.

신경과학이 이룬 최근의 발전은 인간의 자본을 형성하는 데 있어 초기에 건강한 뇌의 발달이 중요하다는 것을 나타내고 있다. …… 아동발달에 투자하는 것은 증진된 건강, 경제, 사회적 결과를 위한 기본이다. 초기의 삶을 '올바르게' 경험하지 못하는 것은 폭력적인 행동, 우울, 비전염성 질병의 높은 발병 비율, 낮은 연봉과 연결되어 있으며 국내총생산에도 부정적인 영향을 미친다(p. 120).

저는 쇼어(2017b)에서 런던 경제학부의 레이어드(Layard)와 동료들(2014)이 한 연구 '무엇이 성공적인 삶을 예상하게 하는가? 안녕에 대한 인생과정 모델'을 인용하였습니다. 이 저자들은 "성인의 삶에 대한 만족을 예측하게 해 주는 가장 중요한 아동기의 예측인자는 아동의 감정적인 건강이며 그 뒤에 따라오는 아동의 행동이다. 가장 덜 강력한 예측인자는 아동의 지적인 발달이다."(2014, p. F720)라고 결론을 내렸습니다.

물리적 환경에서 진행 중인 변화에 대한 조절이론의 적용: 인위적인 기후변화

저는 2017년에『영아 정신건강 학술지(Infant Mental Health Journal)』에「우리의 모든 아들: 위험에 처한 소년들의 발달신경생물학과 신경내분비학(All Our Sons: The

Developmental Neurobiology and Neuroendocrinology of Boys of Risk)」이라는 논문을 발표하였습니다. 저는 남성에게 외부화되는 정신병리가 왜 위험한지에 대한 문제를 말하기 위해 발달의 초기단계에 남성과 여성의 사회적 및 감정적인 기능 사이에 있는 중요한 성별 차이를 증명하는 수많은 연구를 인용하였으며, 이러한 결과는 성호르몬과 사회적인 경험에서의 차이뿐만 아니라 남성과 여성의 뇌 성숙, 특히 초기에 발달하는 오른뇌의 성숙속도에도 있다는 것을 논의하였습니다. 수많은 증거는 남성 뇌의 감정을 처리하는 둘레계통과 스트레스를 조절하는 회로들이 여성의 경우보다 출생 전후의 결정적 시기에 더 느리게 성숙한다는 것을 보여 줍니다. 이러한 차이가 나는 구조적인 성숙은 오른뇌의 애착기능에서 정상적인 성별의 차이로 나타납니다. 발달하는 남성은 이러한 성숙의 지연 때문에 오른뇌의 발달에 부정적인 영향을 미치는 사회적인 환경에서의 스트레스의 근원들(애착외상)과 물리적 환경에서 사람이 만든 독소들(내분비 붕괴물질들)에 보다 긴 시간 동안 더 취약해지게 됩니다(Schore, 2017b).

저는 성별과 연관된 정신병리의 기원에 대해서 남성이 자폐증, 조기발병 조현병, 주의력결핍과잉행동장애(ADHD), 행동장애에 대한 취약성이 증가되어 있는 것과 연관된 초기의 발달신경내분비학적 및 신경생물학적인 기전뿐만 아니라 미국 문화권에서 이러한 장애들이 최근에 널리 증가되는 이유를 설명하기 위해 후성적인 기전에 대해서도 설명하였습니다. 신경생물학에 기반을 둔 정신분석은 인간폭력의 더 깊이 있는 기원에 대한 실제적인 모델을 제공할 것입니다.

저는 이러한 작업에서 남성과 연관된 다양한 장애가 가지고 있는 초기의 정신병리 발생에 대한 생각들을 제공하였습니다. 인위적인 기후변화는 물리적인 환경에서 내분비계를 파괴하는 물질들의 수준을 증가시키는 것으로 나타나고 있으며, 이러한 신경독소들은 태아와 출생 후 아기의 오른뇌 발달을 변화시키는 것으로 알려져 있습니다. 이러한 걱정스러운 문제에 대해 연구자들의 국제집단은 『산과학과 부인과학의 국제학술지(International Journal of Gynecology and Obstetrics)』에서 다음과 같이 주장하였습니다.

임신 및 수유를 하는 동안에 독성 환경적 화학물질에 노출되는 것은 보편적인 것이 되었으며 건강한 인간의 생식에 하나의 위협이 되고 있다. …… 독성 환경적

화학물질에 대한 노출 및 이와 연관된 건강 문제는 나라들 사이와 나라 내에서 불균등하게 분포되어 있다. 전 세계적으로 노출의 결과는 수입이 낮은 사람들에게 불균형하게 나타나고 있다(Di Renzo et al., 2015, p. 219).

생태학에 대한 적용   저는 2001년에 초기 발달과정에서의 외상에 대한 프로이트(1940)의 초기 관찰을 인용한 이후에 오른뇌에 대한 애착외상의 지속적인 효과와 해리방어의 기원에 대한 모델을 제공하였습니다. 저는 2005년에 인간 영아에 대한 이러한 대인관계신경생물학적인 모델을 야생동물에게 인간이 유발한 애착외상에 적용하였습니다. 그해에 저는 최고의 코끼리 생물학자인 게이 브래드쇼(Gay Bradshaw)와 함께 학술지『네이처(Nature)』에「코끼리의 몰락. 동물 외상후 스트레스 장애에 대한 인간 애착외상의 적용(Elephant Breakdown. Application of Human Attachment Trauma to Animal PTSD)」을 발표하였습니다(Bradshaw et al., 2005). 우리는 이 저작에서 처음으로 인간의 정신건강의학과적 장애들이 다른 포유류에게서도 존재한다는 것을 밝혔습니다. 저는 브래드쇼와 함께 2007년에 학술지『동물행동학(Ethology)』(Bradshaw & Schore, 2007)에서 인위적인 스트레스원들이 생태계에 작동하고 있으며, 다른 종들의 진화기전에 직접적이고도 부정적으로 영향을 미친다는 것을 논의하였습니다. 이 경우에 인간이 시킨 도태(culling: 역주-개체 수를 조절하기 위해 제거하는 것), 특히 암컷 우두머리에 대한 도태는 코끼리의 애착기전을 방해하며, 나중에 다 자란 수컷에서는 과다한 공격성으로, 다 자란 암컷에서는 모성적인 기능이 약해지는 것으로 나타났습니다.

저는 보다 최근에 브래드쇼의 가장 최근의 책『육식동물의 마음: 이렇게 무서운 동물들은 실제로 누구인가(Carnivore Minds: Who These Fearsome Animals Really Are)』(2017)의 추천사를 썼습니다. 이 책에서 브래드쇼는 육식동물과 일반적인 야생동물의 마음에 대한 깊은 이해뿐만 아니라 이 세상을 인식하는 방식의 변화 및 우리 스스로가 어떻게 보이는지를 인식하는 방식의 변화를 요구하는 새로운 생각의 전환을 요청했습니다. 제 생각에 이러한 변화는 육식동물의 의식에 대한 깊은 이해를 더 넘어서는 것을 포함하고 있습니다. 이것은 또한 지구상의 육식동물들 중에 가장 윗자리에 있고 자유로운 육식동물의 개체수를 파괴하는 인간의식의 다양한 상태에 대한 투자도 필요로 합니다. 이러한 확장된 자기에 대한 의문은 왼뇌에 있는 인간의 의식적인 마음에 대한 객관적인 인식 및 오른뇌에 있는 무의식적인 마음에 대한 사회감정적인 인식 모두를 포함하고 있어야 합니다.

그러나 만약 정치적인 지도자가 이러한 인식을 하지 못한다면 어떻게 될까요? 실제로 생물권에서의 이러한 인위적인 기후변화 형태(그리고 인위적인 환경독소)가 존재한다는 것이 권력의 정상에 있는 사람들에 의해 부정되고 있습니다. 이 사람들의 인격은 자신과 다른 사람들의 무의식적인 마음을 평가절하하고 무시하며, 남성적인 왼대뇌반구의 자기애적 힘의 역동에 의해 움직이고, 오른대뇌반구의 인식이 부족합니다. 헤치트(2014)는 자신의 획기적인 논문에서 왼대뇌반구에 의해 중재되는 조절되지 않은 힘의 역동이 다른 사람들에 대한 사회적으로 강력하고 우세한 통제, 적개심, 권모술수주의, 남의 실패를 고소해하는 것, 결과 기반의 도덕적인 판단으로 표현된다는 것을 증명하는 수많은 신경과학적 연구를 제공하였습니다. 이와는 대조적으로, 오른대뇌반구의 친화는 공감, 신뢰, 감사, 공정성, 사회적인 지능, 의도 기반의 도덕적인 추론으로 표현됩니다. 맥길크리스트(2009)는 왼대뇌반구가 세상의 일들에 대한 현재의 상태에 대해 오른대뇌반구보다 우선권을 가지고 있기 때문에 잠재적으로 위험한 결과를 유발하고 있다고 주장하였습니다. 현재의 지도력은 이러한 불균형을 나타내고 있으며 오른대뇌반구에서 추구하는 공동의 안녕을 희생시키거나 포기하고 왼대뇌반구의 힘에 대한 동기가 증가된 것을 반영해 주고 있습니다. 힘의 최정상에 있는 지도자의 오른대뇌반구의 무의식적인 마음은 문화의 전체적인 무의식에 깊게 영향을 미치며 현재의 정치적·문화적·심리적 불안정성에 중요한 자원이 될 수 있을 것입니다.

밥 딜런(Bob Dylan: 역주—미국의 작곡가이자 가수로 민권운동과 반전운동을 주도한 인물)의 도전적인 목소리를 불러일으키는 이 학회의 제목은 우리가 지금 다시 한번 직면하고 있는 빠른 정치적 변화를 언급하고 있습니다. 이것은 또한 같은 기간 동안 우리가 이룬 지식의 빠른 발전에 대해서도 언급하고 있습니다. 지난 30년 동안 학문들 사이를 넘나드는 폭발적인 지식의 증가가 있었으며, 학문적인 영역들 안에서, 그리고 그 영역들 사이에서 통합적인 관점의 확장이 있어 왔습니다. 모든 학문은 자신들의 내적인 고립을 넘어서서 움직여야 하며, 보다 깊은 임상적인 이론적 및 연구적인 연결을 시도하여야 합니다. 정신분석은 이러한 통합과 연결에 능동적으로 참여할 필요가 있습니다. 이것은 특히 반정신건강적이고, 반과학적이며, 반정신치료적이고, 큰 제약회사에 친화적인 현재의 정치적인 환경에서 더 그렇습니다.

이 연설의 처음으로 돌아가면, 저는 프로이트의 **계획** 100주년 기념 논문에서 제가 물은 것은 지금이 '심리학이 자연과학이 될 수 있는 적절한 시간인가?'였습니다. 저는 그때 다음과 같이 추측하였습니다.

> 정신분석의 반응은 정신분석 자체의 이론적인 구분, 정신분석이 교육을 우선시하는 것에 대한 재평가, 현재의 인지, 특히 언어적인 기전을 강조하는 것에 대한 재평가, 데카르트식의 마음−신체 이분법에 대한 재작업을 통합시켜야 할 것이다. 이러한 재정의에는 정신분석 자체 및 다른 과학과의 관계적인 측면에서의 정신분석의 정체성에 대한 재정의가 포함된다. 원칙적으로 두 영역 사이의 화해가 발생할지 그렇지 않을지는 이들이 공통적으로 공유하고 있는 정보뿐만 아니라 의사소통체계에 들어가려는 이들 각각의 의지에도 달려 있다(Schore, 1997, p. 833).

정확히 20년 동안 이 영역은 이러한 목적을 향해 움직여 왔습니다. 그러나 '무의식적인 과정에 관한 과학'인 정신분석은 자신의 성장과 타당성에 활력을 불어넣기 위해 과학에서의 발전을 계속적으로 통합하는 노력을 증가시킬 필요가 있습니다. 어니스트 존스(Ernest Jones)는 **계획**을 "프로이트에게는 곧 그의 과학적인 상상이 될 뭔가 중요한 것"(1953, p. 384)이라고 불렀습니다. 우리는 21세기 정신분석에서 과학적인 상상으로 돌아갈 필요가 있습니다.

과학과 인류에게 기여한 정신분석의 독특한 지식은 인간정신의 깊은 영역인 인간경험에 무의식이 하는 기본적인 역할에 대한 100년간의 연구였습니다. 정신분석은 그 자체의 정의를 다른 영역들의 시선에서 보는 위치와 상태를 증가시키기 위해 1920년대 프로이트의 카우치(couch)가 떠오르는 정지된 화면으로부터 반드시 갱신하여야 합니다. 정신분석은 또한 인지적인 무의식적 마음에 대한 좁은 초점에서 무의식적인 오른뇌/마음/신체체계로 초점을 이동할 필요가 있습니다.

이 학회와 같은 연례모임은 정신분석 안팎에 있는 과학을 더 포함시킬 필요가 있으며, 치료과정 및 그 바탕에 있는 기전에 대한 발견적인 정신분석적 연구에 더 헌

신할 필요가 있습니다. 39분과는 심리학 안에 있는 영역뿐만 아니라 심리학을 넘어서는 영역과 더 깊은 연결을 해야 합니다. 지난 세기의 마지막에 있었던 무의식에 대한 부정과는 반대로, 많은 학문분야는 이제 인식의 아래에 있는 '암묵적인' 과정들을 연구하고 있습니다. 그러나 임상심리학과 발달심리학을 포함한 많은 분야는 여전히 왼대뇌반구에 해당하는 마음의 모델에 중점을 두고 있습니다. 이러한 연결들은 과학 및 정신건강의학뿐만 아니라 의학의 다른 영역들과도 강화되어야 합니다. 이것은 신체질환과 정신질환 사이의 관계에 대한 보다 깊은 이해 및 정신신체장애에 대한 보다 복합적인 모델을 제공해 줄 것입니다. 이렇게 되기 위해서 정신분석 저자들은 정신분석 영역의 밖에 있는 학술지에 기고를 해야만 합니다.

교육과 훈련에서의 변화   프로이트의 이론적 및 임상적인 모델, 그리고 무엇을 유지하고 무엇을 버릴 것인지에 대해 재평가를 해야 한다는 시대적인 요구가 있습니다. 발달신경과학, 정동신경과학, 대인관계신경생물학 과정이 학문적인 교육과정에 포함될 필요가 있습니다. 하나의 예가 곧 출간될 책인『관계정신분석의 핵심적인 역량(Core Competencies of Relational Psychoanalysis)』[로이 바스니스(Roy Barsness) 편저, 루틀리지(Routledge) 출판사]입니다. 이러한 정보는 또한 인턴 수련 프로그램에도 통합되어야 합니다. 중요한 점은 39분과가 다른 정신분석 조직들뿐만 아니라 보다 큰 정신역동적인 정신치료자들과도 협력을 하고, 그러한 협력을 더 확장시킬 필요가 있다는 점입니다.

임상적 정신분석에서의 변화   오른뇌 신경과학은 '근거중심의' 임상적인 모델을 만들어 내는 작용을 할 수 있습니다. 정신분석은 고전적인 정신분석만 강조하는 것에서 얼굴을 마주 보는 정신분석적인 정신치료를 강조하는 현재의 이동을 계속할 필요가 있습니다. 단기적이고 증상 감소/해소를 하는 치료와 장기적이고 성장을 촉진시키는 치료를 구별할 필요가 있습니다. 영아, 아동, 청소년 및 성인 환자들에게 스트레스를 주는 정동조절장애의 증상들을 감소시키는 것 및 우울장애, 불안장애, 인격장애, 양극성장애, 조현병, 자폐스펙트럼장애를 포함하는 광범위한 장애들에서의 대인관계 기능을 재형성해 주는 것에 대한 더 많은 논문이 필요합니다. 실제로 신경생물학에 기반을 둔 정신역동적인 모델은 이러한 장애들에 대한 단기정신치료적인 중재법에 통합될 필요가 있습니다.

실제로 정신역동적인 정신치료의 효과에 대한 수많은 자료가 현재 존재합니다. 인지행동치료 및 변증법적 행동치료와 비교해 봤을 때 정신역동적인 정신치료의 효과가 더 길게 지속되고 시간이 지나면서 더 증가합니다. 셰들러(Shedler)에 따르면 인지치료와는 대조적으로 "정신역동적인 치료는 치료가 끝나더라도 지속적인 변화를 유발하는 심리적인 과정이 시작되게 합니다."(2010, p. 101) 셰들러는 증상의 회복을 넘어서 "정신역동적인 치료는 보다 풍부하고 자유로우며 만족스러운 삶을 유발하는 내적인 자원과 능력들을 강화시켜 준다."(2010, p. 107)고 결론을 내렸습니다.

신경생물학에 기반을 둔 정신역동적인 치료는 독특하게 환자의 조절되지 않는 무의식적이고 감정적인 기능에 초점을 맞춥니다. 하나의 예로, 양(Yang)과 동료들(2011)은 의식적인 수준에서 작동하는 감정적인 과정과 무의식적인(암묵적이고 자동적인) 방식으로 작동하는 감정적인 과정이 있으며, 이 두 과정 모두는 다른 신경생물학적인 경로와 연관되어 있다는 것을 증명하였습니다. 이들은 다음과 같이 설명하였습니다.

수많은 문헌이 감정적–인지적인 조절과 조절의 이상에 대한 연구에서 감정적인 과정의 의식적인 측면에 초점을 맞추었습니다. 이와는 대조적으로 감정적인 과정의 무의식적인 측면은 감정에 대한 인지적인 조절에 앞서는 초기 감정의 과정과 지각으로 간주되어 왔습니다(p. 1).

이러한 연구자들은 우울증 환자가 느끼는 부정적 감정의 무의식적인 과정을 보여 주었습니다. 구체적으로, 슬픈 얼굴과 같은 부정적인 사회적 정보에 자동적이고 무의식적으로 관심을 돌리는 결함으로 표현되었습니다. 이들은 다음과 같이 결론을 내렸습니다.

우리의 결과는 또한 의식적인 감정조절 능력보다는 무의식적이고 부정적인 감정처리과정인 미래의 정신치료적…… 중재법의 보다 새롭고 실행 가능한 목표를 제공해 줄 수 있다는 점에서 임상적으로 연관성이 있다. 보다 구체적으로, 이것은 우리가 인지행동치료에서 목표로 설정하고 있는 의식적인 과정보다는 무의식적인 과정을 목표로 삼아야 한다는 것을 의미한다(p. 6).

정신분석은 모든 장애에 대해서 치료동맹 내에서 무의식적이고 암묵적인 오른뇌의 관계적인 의사소통과 정동조절체계에 대한 전문지식을 사용하며 환자의 신체에 기반을 둔 내적인 세계에 초점을 맞춥니다.

임상적인 정신분석에서의 앞으로의 변화   나는 정신분석이 개인뿐만 아니라 문화적 · 감정적 · 신체적인 건강에 더 큰 영향을 미침으로써 인간이 더 광범위하게 발전할 수 있도록 초기의 중재에 더 전념할 것을 요청합니다. 비록 오른뇌의 발전기전은 처음에 엄마-태아의 상호작용과 애착의 상호작용에 영향을 미치지만 평생을 통해 발전을 계속합니다. 이러한 오른뇌의 발달과정은 애착외상에 의해 변형될 수 있습니다. 인간 뇌의 급속성장 기간(소아청소년과 의사들이 '첫 1,000일'이라고 부르는) 동안에 신경생물학적 기반의 정신역동모델은 정신병리의 세대 간 전달을 변화시키고 예방할 수 있습니다.

이론적 정신분석에서의 변화   감정과 스트레스를 암묵적으로 처리하는 오른뇌회로들 조직화에서의 차이는 개인, 인격, 성별, 민족, 사회경제적인 차이와 연관되어 있습니다. 그러나 오른쪽에 치우친 둘레-자율신경 회로들의 변하지 않는 특성은 기본적으로 인간임을 의미하는 인간본성의 공통된 표현을 나타냅니다. 앞에서 논의했듯이 오른뇌에 대한 지식의 발전은 정신분석이 상담실을 넘어 더 큰 사회적 및 정치적 문화로 이동할 수 있도록 해 주는 통합적이고 활기를 주는 힘으로 작용할 수 있습니다. 이러한 변화에는 초심리학적이고 추상적인 개념을 오른뇌에 대한 신경생물학적 자료들로 대체하는 것이 포함됩니다. 신경정신분석은 **정신분석의 기본인 무의식에 대한 중심적인 개념과 통합될 필요가 있습니다.**

현재의 사회적 및 정치적 상황의 불확실성에서 볼 때, 이러한 변화가 빨리 발생할 필요가 있습니다(딜런의 노래 가사 "당신은 수영을 시작하는 것이 더 나을 거예요. 그렇지 않으면 돌멩이처럼 가라앉을 테니까"). 또 다른 딜런의 노래 〈영원한 청춘〉의 가사는 현재의 빠른 문화적 및 정치적인 변화가 발생하는 동안에 적용할 수 있습니다.

당신의 손이 항상 바쁘기를
당신의 발은 항상 빠르기를
당신이 강한 기반을 가지고 있기를
변화의 바람이 움직일 때

1. 영원한 청춘(Forever Young)

램스 혼 뮤직(Ram's Horn Music)의 1973년 저작권(2001년 갱신됨). 무단복제를 금함. 국제저작권 보호됨. 허락하에 재인쇄.

"당신의 손이 항상 바쁘기를/당신의 발이 항상 빠르기를/당신이 강한 기반을 가지고 있기를/변화의 바람이 움직일 때"

2. 변화하고 있는 시간(The Times They Are a-Changin')

워너 브라더스(Warner Bros) 사의 1963년, 1964년 저작권, 스페셜 라이더 뮤직(Special Rider Music)에 의해 1991년, 1992년 갱신됨. 무단복제를 금함. 국제저작권 보호됨. 허락하에 재인쇄.

"……당신은 수영을 시작하는 것이 더 나을 거예요./그렇지 않으면 돌멩이처럼 가라앉을 테니까."

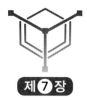

제 7 장

같은 주파수에 있기:
우리의 감정적인 뇌는 인간관계에 의해 어떻게 만들어지는가

다니엘라 시프(Daniela F. Sieff)와의 인터뷰

소개

우리의 초기 관계들은 우리의 감정적인 안녕에 오래 지속되는 결과를 유발하는 방식으로 우리의 감정적인 뇌를 형성합니다. 만약 우리가 우리의 양육자에 의해 양육되었다면, 우리의 감정적인 뇌는 우리가 우리의 감정에 편안함을 느끼고, 우리의 사회적인 환경에 건강하게 반응하는 방식으로 발달하게 됩니다. 우리는 대부분의 시간을 즐겁게 보낼 수 있고, 힘든 시기도 대처할 수 있다고 암묵적으로 믿을 수 있게 되죠. 이러한 것을 아는 것이 안전하다고 느끼는 바탕이 됩니다. 그러나 만약 우리가 우리의 감정적인 자기를 양육해 주지 않는 환경에서 자랐다면 감정적인 뇌의 발달은 손상을 받게 됩니다. 결과적으로 우리는 우리의 감정을 어떻게 건강하게 조절하는지에 대해 배우지 못하게 되고, 감정에 의해 쉽게 압도당하게 됩니다. 오랜 시간 동안 감정적인 과부하를 견뎌 내는 것은 불가능하기 때문에 우리가 대처할 수 있는 유일한 방법은 해리를 하는 것입니다. 즉, 우리 스스로를 감정과 차단하여 감정이 의식에 도달하는 것을 막습니다. 만약 우리가 너무 자주 해리를 해야 한다면, 하나의 방어로 시작했던 것이 우리의 신경회로에 깊이 스며들게 되고, 우리 성격의

한 부분이 됩니다. 우리는 경직된 방식으로 존재하게 됩니다. 우리는 우리를 살아 있다고 느끼게 만드는 감정에 마음을 열 수가 없게 됩니다. 감정적인 스트레스에 대처할 수가 없게 되죠. 감정적으로 성장을 할 수가 없으며, 감정적인 안전함을 획득할 수가 없게 됩니다.

일단 우리가 초기의 관계외상으로 인해 고통을 받았다면, 감정적으로 건강해지고 안전한 삶을 발견하는 것은 무의식을 의식화시키는 것의 문제가 아니라 무의식 그 자체를 재구성하는 것에 달려 있습니다. 이것은 감정적인 뇌의 물리적인 기질을 변화시키는 것에 달려 있습니다. 이러한 변화를 달성하는 데 가장 효과적인 방법은 그 과정에 능동적으로 참여할 수 있고 그런 의지가 있는 공감적이고 조율된 치료자와 함께하는 관계에 기반한 감정중심 정신치료입니다.

다니엘라: 박사님은 감정적으로 안전하게 느끼는 것의 중요성을 강조하셨습니다. 왜 그렇죠?

앨런: 사회는 우리가 일상생활에서 안전함을 느낄 수 있을 것이라는 희망을 가지고 방어와 의학적인 연구에 엄청난 돈을 투자하지만 안전한 느낌은 심리적인 상태입니다. 우리의 감정은 너무 자주 상처를 받고 그 이후에 우리가 발달시키는 방어는 우리가 안전함을 느끼지 못하게 만듭니다. 안전에 대한 내적인 감각은 수동적인 개인에게서는 발생할 수 없습니다. 안전함을 느끼기 위해서 우리는 신체적 및 심리적인 수준 모두에서 인간의 존재와 함께 동반되는 스트레스의 원인들에 대처할 수 있는 내적인 자원들을 가지고 있다는 것을 알 필요가 있습니다. 이러한 목적을 위해서 저의 작업은 다음과 같은 세 가지의 의문에 초점을 맞추어 왔습니다.

– 일부 아동은 어떻게 감정적인 안전함을 발달시키는 것일까?
– 다른 아동들이 감정적인 안전함을 발달시키지 못하도록 만드는 것은 무엇일까? 그리고 이러한 결과로 어떤 일이 발생하는 것일까?
– 아동이었을 때 감정적인 안전함을 발달시키지 못했던 사람들이 나중의 삶에서 감정적인 안전함을 발달시킬 수 있도록 하기 위해 치료에서 필요한 것은 무엇일까?

저는 이러한 의문들을 단지 심리적으로만 바라보지 않습니다. 제가 하는 작업의 기본적인 원칙은 감정적인 발달에 대한 이론이 심리적인 과정에 대한 설명에만 제한되어서는 안 되며, 뇌의 생물학적인 구조에 대해 우리가 알고 있는 것과 반드시 일치해야 한다는 것입니다. 더욱이 우리가 뇌에 대해 알고 있는 것을 우리의 이해에 통합시킴으로써 우리는 감정적인 외상의 역동 및 치료자가 감정적인 외상을 치료할 때 필요한 것에 대한 엄청나게 중요한 통찰을 얻을 수 있게 됩니다.

다니엘라: 우리가 감정적으로 안전하다고 느낄 수 있기 위해서 우리에게 필요한 것이 무엇인지에 대해 조금 더 설명해 주시겠습니까?

앨런: 우리는 우리의 사회적인 환경에서 무슨 일이 일어나고 있는지에 대해 우리가 평가할 수 있다는 것과 우리가 적절하게 반응할 수 있다는 것을 믿을 필요가 있습니다.

감정은 대인관계에서 전달되고 받아들여지며 평가되는 것에 대한 정보를 알려주는 수단입니다. 가장 기초적인 수준에서, 좋은 느낌은 우리에게 우리가 좋은 상황에 있다는 것을 알려 주며, 나쁜 느낌은 우리에게 힘든 상황이 발생할 수 있도록 경고를 하고 우리가 그것을 다룰 수 있는 준비를 하게 해 줍니다. 하지만 인간관계는 복합적이고 미세한 차이가 있으며, 여러 층으로 이루어져 있기 때문에 우리는 사회적인 세상에 대한 우리의 평가가 유효한지를 알 수 있는 신체에 기반을 둔 몇몇 기술을 개발시킬 필요가 있습니다.

먼저, 우리는 미묘한 차이를 보이는 감정들에 대해 민감해질 필요가 있습니다. 우리가 태어났을 때, 우리의 감정은 비교적 미숙합니다. 우리는 행복하거나 짜증이 납니다. 우리가 성장하면서 우리의 감정은 점점 분화되고 변화하며 다듬어지지만 또한 통합되기도 합니다. 우리는 다른 감정들을 동시에 혼합시키는 법을 배웁니다. 모든 일이 이제 더 이상 모두 좋거나 모두 나쁜 것은 아니라는 것을 알게 됩니다. 우리는 누군가에 대해 화가 나는 것과 동시에 애정을 느낄 수도 있게 됩니다. 이러한 우리의 감정 분화는 우리가 대인관계 상황에서 보다 적절하게 반응할 수 있도록 해 줍니다.

또 우리는 강렬한 감정을 허용하는 법을 배울 필요가 있습니다. 모든 사람은 자기가 느끼는 각각의 감정에 대해 허용범위(window of tolerance)라고 부르는 것을 가지고 있습니다. 우리는 이러한 범위 내에서 우리가 느끼는 것에 대해 건강하게 반응할 수 있으며, 이러한 범위를 벗어나는 것에 대해서는 건강하게 반응하는 능력을 잃어버리게 됩니다. 우리는 강렬한 감정에 대해서 매우 좁은 허용범위를 가지고 삶을 시작하지만 건강한 발달을 하는 동안 그 범위는 확장되어 강렬한 긍정적 및 부정적인 감정을 더 허용할 수 있게 됩니다.

우리는 우리 내부에서 발생하는 것과 우리 외부에서 발생하는 것을 구별할 수 있는 능력 또한 획득할 필요가 있습니다. 아이였을 때 우리는 이런 구별을 하지 못하지만 우리는 무엇이 우리 것이고 무엇이 다른 사람에게서 오는 것인지를 배울 필요가 있습니다.

관계적인 정보를 수집하고 평가하는 것은 무의식적으로 발생합니다. 우리가 암묵적으로 강렬한 감정을 견딜 수 있다는 것, 외부세계와 내부세계에서 무슨 일이 일어나는지에 대해 정확하게 인식할 수 있다는 것, 적절한 방식으로 반응할 수 있다는 것을 알 때 우리는 기본적으로 안전하다고 느낍니다. 그러나 우리가 우리의 감정들 중의 일부를 차단할 때, 우리가 강렬한 감정을 견딜 수 없거나 과거의 사건들이 현재의 감정적인 반응에 영향을 줄 때, 우리의 무의식적인 평가는 왜곡되고 적응적으로 반응하는 우리의 능력은 손상을 받게 됩니다.

다니엘라: 무엇이 감정의 무의식적인 처리과정 및 조절을 형성하나요?

앨런: 우리는 이러한 무의식적인 처리과정이 준비되어 있는 상태로 세상에 나오지 않고, 그것보다는 조율되고 양육해 주는 초기의 관계를 통해서 발달시킵니다. 느낌에 대한 주관적인 경험과 신체에서 무슨 일이 일어나고 있는지에 대한 것 모두를 포함하는 우리의 감정은 처음에 우리의 양육자에 의해 조절됩니다. 만약 우리의 양육자가 합리적인 양육을 하여 우리의 뇌가 발달했다면, 우리는 이러한 경험을 내재화하고 우리 스스로가 조절하기 시작하게 됩니다. 게다가 우리는 우리 스스로 스트레스를 받고 있다는 것을 발견하면

우리가 스트레스로부터 회복될 수 있도록 도와주는 누군가에게 기대거나 그 상황의 특별함에 따라 우리 스스로에게 의지할 수 있게 됩니다.

이와는 대조적으로 만약 우리의 어린 시절이 감정적으로 결핍된 것이었다면, 우리의 감정적인 발달은 손상되어 우리는 단순하고, 비적응적이며, 경직되고, 제한된 감정적인 반응을 할 수밖에 없어집니다. 우리는 스트레스에 과다하게 반응하고, 우리의 반응은 위험이 지나간 이후에도 오랫동안 지속되게 됩니다. 또는 우리는 수치심, 분노, 역겨움, 공황, 공포, 무기력, 절망, 흥분, 들뜸을 포함하는 강렬한 감정들을 조절하려고 애쓰게 됩니다. 게다가 우리의 어린 시절이 돌봄을 받지 못한 것이었기 때문에, 우리는 이러한 조절을 위해 다른 사람에게 의지할 만큼 다른 사람을 신뢰하지 못합니다. 그 이후에 우리가 할 수 있는 유일한 선택사항은 이러한 감정들을 해리시키거나 이러한 감정들을 조절하기 위해 약물을 사용하거나 자해를 하게 됩니다. 우리가 직관적으로 우리의 감정을 건강하게 조절하지 못한다는 것을 느끼게 될 때 우리는 감정적인 안전감을 느끼지 못하게 됩니다.

다니엘라: 뇌의 어떠한 양상이 감정적인 조절을 이해하는 것과 가장 연관되어 있습니까?

앨런: 뇌의 오른대뇌반구와 왼대뇌반구 사이의 차이점을 이해하는 것이 중요합니다. 큰 틀의 변화―하나의 뇌가 가지고 있는 오른쪽 절반과 왼쪽 절반으로 생각하는 대신에―가 있었습니다. 우리는 이제 우리가 효율적인 두 개의 뇌를 가지고 있다는 것을 이해하고 있습니다. 각각의 뇌는 정보를 다른 방식으로 처리하며 다른 주기를 가지고 성숙합니다.

개략적으로 말씀드리자면, 왼뇌는 생각하는 뇌입니다. 왼뇌는 매우 언어적이고 분석적입니다. 왼뇌는 낮은 정도에서 중간 정도의 각성을 조절할 수 있는 의식적인 감정조절체계를 운영하고 있습니다. 왼뇌는 인지적인 전략의 영역입니다. 왼뇌는 죄책감 및 걱정되는 불안과 같은 '매우 언어적인' 감정을 처리합니다. 왼뇌는 우리에게 세세한 부분에 대한 상세한 관찰과 좁은 시각을 제공해 줍니다. 왼뇌는 출생 2년째가 되기 전까지는 집중적인 발달과 성장을 시작하지 않기 때문에 우리의 감정을 조절하고 감정적으로 안전하다고 느끼는 우리의 능력을 형성하는 초기의 관계에 큰 역할을 하지 않습니다.

이와는 대조적으로, 오른뇌는 감정적인 뇌입니다. 오른뇌는 강렬한 감정들이 분노, 공포, 두려움, 역겨움, 수치심, 무기력한 절망과 같은 부정적인 것인지, 흥분, 즐거움, 사랑과 같은 긍정적인 것인지에 관계없이 우리의 모든 강렬한 감정을 처리합니다. 우리의 감정적인 각성의 수준이 강렬해질 때, 왼대뇌반구는 중단되며 오른대뇌반구가 우세해집니다. 강렬한 감정에 대한 우리의 허용범위는 오른뇌의 기능에 달려 있습니다.

우리의 오른뇌는 우리가 다른 사람의 미묘한 얼굴(시각적 및 청각적)표정에 대한 평가와 비언어적 의사소통의 다른 형태들에 대한 평가를 통해서 다른 사람의 주관적인 상태를 읽을 수 있게 해 줍니다. 오른뇌는 이러한 평가들을 너무나도 빨리 하기 때문에, 우리의 신체 및 정신 상태는 우리가 무엇을 느끼는지를 의식적으로 평가하기 전에 변합니다.

오른뇌는 다른 사람들의 주관적인 상태를 읽을 수 있는 능력 때문에 감정적인 공감이 발생하는 곳이며, 감정적인 공감은 다른 사람이 체화된 방식으로 느끼는 것에 대해 우리가 느낄 수 있는 것에 달려 있습니다. 이와는 대조적으로, 왼뇌는 인지적인 공감이 발생하는 곳이며, 인지적인 공감은 다른 사람이 덜 체화되고, 분리되고, 보다 냉정한 방식으로 느끼는 것을 우리가 '해결하는 것'에 달려 있습니다.

자율신경계는 심장박동, 호흡속도, 소화, 동공의 확장 등과 같은 내장의 기능을 대체로 의식적인 수준의 아래에서 조절하는 신경계입니다. 자율신경계는 두 개의 체계로 구성되어 있는데, 교감신경계는 에너지가 필요한 각성과 접근을 중재하며 부교감신경계는 철수, 휴식, 이완, 회복을 중재합니다. 오른뇌는 이러한 두 개의 자율신경계 사이의 균형을 중재하며, 이를 통해서 감정의 신체적인 측면뿐만 아니라 주관적인 측면도 결정합니다. 오른뇌와 호르몬체계 사이의 연결은 감정의 신체적인 측면이 중재되는 또 다른 통로입니다.

오른뇌는 위험, 환경적인 도전, 고통, 스트레스에 대한 우리의 감정적이고 신체에 기반한 반응을 중재합니다. 오른뇌는 자율신경계 및 호르몬체계와의 연결을 통해서 맞섬(fight), 도피(flight), 얼어붙음(freeze) 반응을 중재합니다. 감정성은 우리의 마음이 지체 없이 급한 문제를 다루도록 하는 오른뇌의 '응급전화'입니다.

오른대뇌반구는 언어에 대해서는 제한된 능력을 보입니다. 욕설이나 우리의 이름과 같이 매우 감정을 자극하는 단어들은 은유들처럼 오른대뇌반구에서 처리됩니다.

오른대뇌반구는 다른 많은 가능성을 동시에 유지하기 때문에 왼대뇌반구보다 더 전체적입니다. 오른대뇌반구는 상황의 요점과 큰 그림을 이해합니다. 꿈, 음악, 시, 예술, 은유 및 다른 창의적인 과정들은 오른대뇌반구에서 나옵니다. 중요하면서도 정신치료와 직접적으로 연관되어 있는 것으로 오른대뇌반구는 새로운 정보를 처리하는 데 특수화되어 있습니다.

오른뇌 발달의 첫 번째 결정적 시기는 임신의 마지막 2/3시기에 시작되며 이러한 급속성장은 출생 2년째까지 지속됩니다. 우리의 초기 관계적인 환경에 의해 형성되는 것은 주로 오른뇌이며, 이것은 감정적인 안전성의 발달에 매우 중요합니다.

다니엘라: 감정조절 발달의 측면에서 초기 오른뇌의 발달에 대해 이야기해 주시겠습니까?

앨런: 뇌는 여러 가지의 영역으로 이루어져 있습니다. 각각 다른 영역들은 다른 기능을 담당하도록 특수화되어 있지만, 모든 영역이 출생 시에 작동하는 것은 아닙니다. 왜냐하면 많은 겉질 신경세포의 축삭들이 아직 말이집이 형성되어 있지 않기 때문에 뇌의 활동을 나타내는 전기신호들을 효율적으로 전달할 수 없습니다. 또한 다른 뇌영역들을 연결하는 많은 연결이 아직 형성되어 있지 않습니다. 감정적인 뇌(둘레뇌라고도 알려져 있는)의 세 가지 핵심적인 '조절성 중추'는 ① 오른편도(right amygdala), ② 오른앞띠다발[right anterior cingulate: 이마안겉질(medial frontal cortex)로도 알려져 있는], ③ 오른눈확이마앞겉질[right orbital prefrontal cortex: 줄여서 오른눈확이마겉질(right orbitofrontal cortex)]입니다. 이러한 영역들은 순서대로 작동하게 됩니다.

편도는 임신의 마지막 2/3시기 동안에 성장의 결정적 시기를 시작하기 때문에 태어날 때부터 기능을 합니다. 오른편도는 맞섬과 도피 반응을 중재하는 뇌의 경고중추입니다. 이 부분은 또한 다른 사람의 비언어적인 얼굴표정과 우리 자신의 내적인 신체상태 모두를 처리합니다. 편도는 비교적 원시적인데, 외부환경에서 오는 정보는 그 상황이 양육을 위한 것인지 또는 위협적인 것인지에 따라 긍정적 또는 부정적인 것으로 각인됩니다. 이러한 과정은 매우 빠르게 의식적인 수준 아래에서 일어납니다. 결과적으로 나타나는 행동은 자동적이고 타고난 반사의 형태로 나타납니다. 이렇게 빠른 반응은 생존에 중요하지만 다듬어지지 않은 것입니다.

출생 후 2개월 즈음에 오른앞띠다발이 작동을 하기 시작합니다. 이 부분은 편도가 하는 것보다 사회감정적인 정보를 보다 복합적으로 처리합니다. 이 부분은 애착행동의 발달과 연관되어 있습니다.

출생 후 10개월 정도에 가장 높은 수준의 감정적인 뇌인 오른눈확이마겉질이 활성화됩니다. 이 부분은 그다음 20년 동안 계속 발달하며 평생 동안 예외적으로 형성력을 유지합니다. 오른눈확이마겉질은 의식적인 감정을 만들어 내며 감정적인 뇌들 중에 초기에 발달하는 부분보다 더 미세한(비록 더 느리기는 하지만) 정보처리를 할 수 있습니다. 이 부분은 또한 우리가 지속성의 감각을 유지할 수 있고, 나중에 자기성찰의 바탕을 형성하는, 우리가 누구인지에 대한 통합되고 안정된 감각을 만들어 내는 영역입니다.

출생 후 2년 동안 오른눈확이마겉질은 둘레계통의 나머지 영역과 강력한 양방향성의 연결을 형성합니다. 일단 이러한 연결이 형성되면, 이 부분은 편도가 유발한 반응들을 감시하고 다듬으며 조절합니다. 우리는 과다반응이나 과소반응을 교정하기 시작하며, 우리의 감정적인 반응이 보다 환경에 적절하도록 만들어 줍니다. 우리가 강렬한 감정에 대한 넓은 허용범위를 가질 수 있게 해 주고, 우리가 대인관계적인 세계에 적응적이고 융통성 있게 반응할 수 있도록 해 주는 것은 오른눈확이마겉질의 발달 및 이 부분과 편도의 연결에서의 건강한 발달입니다.

다니엘라: 영아와 양육자 사이의 관계가 어떻게 감정적인 오른뇌의 발달을 형성하게 되는 것인가요?

앨런: 언제 감정적인 뇌의 다양한 요소가 활동하는지는 유전자가 결정하지만, 어떻게 각각의 영역이 발달하는지는 영아가 일차양육자와 함께 후성적으로 형성하게 되는 감정적인 경험에 달려 있습니다. 존 볼비가 처음 설명했던 이러한 경험들은 일차양육자에게 애착되는(감정적으로 결합되는) 영아의 타고난 욕동에 의해 결정됩니다.

　　애착욕동은 부분적으로는 영아가 포식자로부터 보호받기 위해 엄마와 가까이 있어야 할 필요가 있기 때문에, 그리고 부분적으로는 영아가 자신의 신체기능이나 감정상태를 스스로 조절하지 못하고 이러한 것을 해 줄 양육자를 필요로 하기 때문에 발달합니다. 조절의 역할은 너무나도 중요하기 때문에 저는 이제 애착이론을 우선적으로 감정조절과 신체조절의 이론으로 간주합니다. 전형적으로 조율된 양육자는 영아의 불편, 두려움, 고통을 최소화시켜 주며, 아이가 즐거움 및 기쁨을 느낄 수 있는 기회를 제공해 줍니다. 양육자는 또한 이러한 감정상태들 사이의 이동을 중재해 줍니다.

　　영아가 양육자와 한 경험은 그 이후에 뇌내에서의 변화를 통해 내재화됩니다. 경험은 특별한 신경회로들을 활성화시키며, 그 회로들이 더 자주 발화될수록 그 회로들은 더 잘 형성되기 때문에 미래에 더 쉽게 활성화될 수 있습니다. 시간이 지나면서 영아의 감정적인 핵심은 특정한 감정적인 반응으로 치우쳐서 나타나게 되기 때문에 특별한 유형의 인격조직화를 만들어 내게 됩니다. 간략하게 말해서, 뇌는 자기조직화 체계로 발달하지만 이러한 자기조직화는 고립적으로 발생하는 것이 아니라 다른 자기, 다른 뇌와의 전후관계를 통해 발생합니다.

다니엘라: 조율된 엄마와 영아 사이에 전형적으로 발생하는 상호작용의 유형에 대해서 설명해 주시겠습니까?

앨런: 출생 후 3개월에서 6개월 사이의 영아는 엄마의 감정적인 반응을 가늠하기 위해 주로 시각을 사용합니다. 영아는 엄마의 얼굴을 추적할 것이고, 만약 엄마가 적절한 반응을 하면서 영아의 감정적인 상태를 맞춰 줄 수 있을 정도로 충분히 조율해 준다면, 그 이후에는 엄마와 영아 사이에 시선접촉이 있을 때 두 사람 사이의 되먹임 고리가 형성되었음을 암묵적으로 알게 됩니

다. 엄마의 얼굴은 영아의 현실과 생동감을 아기에게 다시 반영해 주며, 영아는 자신이 느끼는 것이 무엇이든 그것을 간직하는 법을 배우게 됩니다.

때때로 조율된 엄마에 의한 거울반사(mirrioring: 역주-상대방에게 거울처럼 반응해 주는 것)는 영아의 감정적인 상태를 증폭시킵니다. 물리학에서 두 개의 체계가 일치할 때 '공명(resonance)'이라고 불리는 것이 만들어지는데, 이를 통해서 각각의 체계의 진폭이 증가합니다. 영아와 조율된 엄마가 하는 얼굴을 마주 보는 놀이는 감정적인 공명을 만들어 내며 즐거움을 증폭시킵니다. 영아와 엄마는 함께 낮은 각성상태에서 높은 긍정적 각성상태로 이동하게 되고, 이것은 영아가 발달의 핵심적인 과제인 강렬한 긍정적 감정에 대한 허용범위를 확장시킬 수 있도록 도와줍니다.

또 때때로 감정적인 강도가 영아가 허용할 수 있는 것 이상이 되면 영아는 시선을 회피하게 됩니다. 이러한 일이 발생하면 조율된 엄마는 잠시 중단하고 자신이 하는 자극을 줄입니다. 엄마는 그 이후에 아기가 다시 개입할 준비가 되었다는 신호를 보낼 때까지 기다립니다. 서로가 개입하는 동안에 엄마가 자신의 활동을 영아의 수준에 더 조율해 줄수록 엄마는 영아가 개입하지 않는 기간 동안 영아가 조용히 더 잘 회복할 수 있도록 해 줍니다. 영아가 다시 개입하려는 시도에 엄마가 반응을 더 잘 해 줄수록 이들의 상호작용은 더 동시화됩니다. 때때로 엄마와 영아 사이의 감정적인 거울반사가 0.001초 이내에도 동시화될 수 있습니다. 엄마와 영아 모두의 주관적인 내적 상태가 수렴하게 되면서 '같은 주파수에 있기(on the same wavelength, 마음이 잘 맞는)'는 하나의 비유 이상의 것이 되며, 영아의 감정적인 현실은 영아의 느낌과 함께할 수 있는 엄마의 능력을 통해 인정되고 유지됩니다.

이러한 과정 동안에 엄마는 불가피하게 실수를 하게 되며, 그 이후에 두 사람의 상호작용은 비동시화가 됩니다. 그러나 비동시화가 발생했을 때 충분히 좋은 엄마는 자신의 상태를 재빨리 이동시켜 두 사람의 부조화에 의해 스트레스를 받고 짜증이 난 영아가 재조절을 하도록 도와줄 수 있습니다. 붕괴와 회복은 아기가 부정적인 정동을 허용할 수 있도록 해 줍니다.

결국 조율된 엄마의 얼굴은 영아의 오른눈확이마겉질에 각인이 됩니다. 이것은 그 이후에 엄마가 없을 때도 감정적으로 담아 주고(containing) 편안하게 해 주는 신경생물학적인 안내체계로 작용하게 됩니다.

다니엘라: 엄마와 영아 사이의 상호작용의 결과로 만들어지는 내적 모델에 대해 이야기해 주시겠습니까?

앨런: 영아는 양육자에 대한 반응으로 무엇을 예측해야 하는지에 대한 무의식적인 작동모델을 만들어 내게 되며, 이러한 모델은 그 이후에 일반화되고 '엄마'뿐만 아니라 다른 사람들에게도 적용됩니다. 예를 들면, 만약 양육자가 거의 대부분을 조율해 주었다면, 영아는 맞추어질 것이라는 예상을 하게 되고 다른 사람에게 맞출 수가 있게 됩니다. 아이는 '안전애착(secure attachment)'이라고 알려져 있는 것을 발달시킬 가능성이 높습니다.

이와 유사하게, 만약 잘못 조율된 순간이 민감하고도 시기적절한 방식으로 회복되었다면, 영아는 자신이 짜증났을 때 다른 사람들이 자신을 진정시키도록 도와줄 것이라는 것을 믿게 됩니다. 게다가 영아 자신의 스트레스에 대해 엄마가 돌봐 주는 경험을 함으로써 영아는 다른 사람들이 자신에게 관심을 가져 줄 것이며 자신의 환경이 자신에게 주는 영향에 자신의 활동이 영향을 미칠 수 있다는 감각을 발달시키기 시작합니다. 이것이 통제감(sense of agency: 역주−세상에서 자신의 의도적인 행동을 시작하고, 실행하며, 조절하는 것에 대한 주관적인 인식)의 발달을 향한 첫 단계입니다. 잘못된 조율을 시기적절하게 회복하는 것은 또한 영아에게 발생하는 불화 및 부정적인 감정들이 허용할 만한 것이라는 점을 가르쳐 줍니다. 영아는 이러한 학습을 통해서 긍정적인 감정에서 부정적인 감정으로, 다시 긍정적인 감정으로 전환되는 능력으로 정의되는 감정적인 탄력성(emotional resilience)을 발달시키게 됩니다. 감정적인 탄력성은 안전함과 신뢰의 내적인 느낌을 만들어 내는 데 핵심적인 것입니다.

그러나 만약 양육자가 조율을 해 주지 않으면, 영아는 다른 사람들은 믿을 수 없고 다른 사람들과 실제로 접촉할 수 없으며 자신은 사랑받을 자격이 없다는 내적 모델을 만들어 내게 됩니다. 세상을 이러한 방식으로 보는 것은 '불안전애착(insecure attachment)'의 전형적인 예이며 이 무의식적이고 감정적인 치우침은 평생 동안의 행동, 특히 관계적인 스트레스 상황에 있을 때의 행동을 좌우하게 됩니다.

게다가 잘못 조율된 엄마의 영아는 엄마의 얼굴에서 공격적인 표현을 흔히 발견하게 되기 때문에 자신이 위협에 처해 있다고 느끼게 되거나 엄마의 얼굴에서 두려움이나 공포를 발견하기 때문에 자신이 놀람의 근원이라고 느끼게 됩니다. 엄마의 공격적이거나 두려운 얼굴에 대한 장면과 결과적으로 나타나는 신체의 혼란스러운 변화는 내재화됩니다. 이러한 것들은 비록 의식적인 수준 아래에 있는 것이지만 영아의 발달하는 오른뇌 둘레회로들에 하나의 암묵기억으로 각인되며, 이러한 기억은 이를 해결할 방법을 찾지 못한다면 평생 동안 그를 괴롭히게 될 것입니다.

또한 초기의 상호작용은 발달하는 영아(그리고 나중의 성인)가 새로운 것에 접근하는 방법에 영향을 미치는 내적 모델을 만들어 냅니다. 영아는 출생 후 10~12개월 사이에 걷기 시작합니다. 유아는 이제 양육자에게서 떨어져서 자신의 물리적인 환경을 탐색하기 시작하고 새로운 것들을 배우게 됩니다. 이러한 능력은 발달에서 기본적인 것이지만 위험할 수도 있기 때문에 탐색을 하는 유아에게는 양육자의 안내와 지지가 필요합니다. 유아는 이러한 것을 엄마의 얼굴표정에서 얻게 되며, 이러한 얼굴표정은 영아의 탐색을 격려하거나 말리게 됩니다. 그러나 유아는 엄마의 반응을 통해서 만나게 되는 사회적 및 물리적인 환경에 있는 특별한 대상에 대해 어떻게 느껴야 하는지를 배울 뿐만 아니라 새로운 것 자체에 대해서 어떻게 느껴야 하는지도 배우게 됩니다. 이러한 학습의 결과로 형성되는 내적 작동모델은 평생 동안 세상에 접근하는 방식을 형성하게 되는데, 새로운 사회감정적인 경험을 통해 성장하는 능력을 촉진시키거나 억제하는 것으로 나타납니다.

다니엘라: 조율된 초기의 엄마–영아 상호작용에서 신경생물학적으로 어떤 일이 일어나는 것입니까?

앨런: 양육자의 보다 성숙된 신경계가 영아의 신경화학을 조절합니다. 이것은 발달하는 뇌의 구조적인 조직화에 많은 영향을 미칩니다. 예를 들면, 호르몬인 옥시토신은 스트레스에 대한 해독제 역할을 하며 결합과 신뢰를 증진시킵니다. 옥시토신의 분비는 따뜻한 목소리와 접촉, 친근한 얼굴표정과 같은

감각적인 자극에 의해 촉발됩니다. 만약 이러한 체계가 초기의 애착경험에 의해 형성되면 영아는 신뢰를 할 수 있는 사람으로 성장하고 사회적인 결합을 형성하게 됩니다.

이와 유사하게, 조율된 엄마의 얼굴이 영아의 성장하는 뇌에서 엔도르핀(endorphins: 역주-뇌하수체에서 분비되는 신경펩티드로 통증의 감소와 들뜬 기분을 유발한다)과 같은 신경펩티드의 생산을 촉진시킴으로써 영아의 발달하는 신경계는 사회적인 상호작용과 좋은 느낌을 연관시키는 법을 배우게 됩니다. 또한 영아의 뇌가 비교적 높은 농도의 도파민, 세로토닌, 노르아드레날린과 같은 신경조절물질을 경험할 때, 이러한 생체아민들에 대한 더 많은 수용체를 만들어 내게 됩니다. 반대로 낮은 농도의 신경펩티드와 신경조절물질은 적은 수용체가 만들어지게 합니다. 이러한 수용체 수의 차이는 성인기에도 유지되며, 수용체의 결함은 우울증이나 외상후 스트레스 장애와 같은 정신건강의학과적 장애들에 대한 위험도를 증가시킬 수 있습니다.

출생 후의 뇌 성장에 중요한 것은 신경세포들 사이의 연결 형성입니다. 하나의 신경세포는 1만~10만 개의 가지를 가지게 되며 이들 각각은 연접(synapse)이라고 불리는 구조를 통해 다른 신경세포와 연결됩니다. 출생 첫해에 1초마다 4만 개의 새로운 연접들이 만들어집니다. 이러한 과정에는 엄청난 양의 에너지가 필요합니다. 뇌는 우리 신체의 단지 2%만 차지하지만 성인이 소비하는 칼로리의 20%를 사용하며, 아동이 소비하는 칼로리의 50%를 사용합니다. 그러나 뇌는 연접을 형성하기 위해 칼로리만 필요로 하는 것이 아니라 흥분되고 활성화된 상태도 필요로 합니다. 차를 생각해 보십시오. 차의 연료통에 연료가 있는 것만으로는 충분하지 않으며, 차가 움직이기 전에 엔진이 점화되고 시동이 걸려야 합니다. 영아의 뇌에 시동을 걸고 신경연결을 형성하는 데 필요한 조건을 만들어 내는 것은 영아와 조율된 엄마 사이의 공명적인 상호작용에 의해 만들어지는 긍정적인 각성입니다.

동시에 엄마-영아의 관계는 신경세포의 선택적인 죽음과 연접연결의 가지치기(pruning)와 연관되어 있습니다. 이것은 발달의 자연스러운 부분입니다. 발달의 초기에 유전학적으로 신경세포와 연접이 과잉생산되도록 프로그램되어 있고, 이것은 형성되는 환경에 의해 활성화되는 반면 사용되지 않는 것들은 위축되고 죽게 됩니다. 모성적인 행동은 영아의 생명과 연관된 신경세포와 연접들이 선택되도록 해 주는 환경인 반면, 연관되지 않은 것들은 필요 이상의 것이기 때문에 버려지게 만듭니다. 이러한 과정은 영아에게서 생겨나는 자기의 발달을 형성합니다. 예를 들면, 만약 엄마가 영아에게 긍정적인 각성이 발생하는 방식으로 거울반사를 해 주지 않는다면 긍정적인 각성의 회로는 위축될 위험성이 높으며, 나중의 삶에서 그 사람은 즐거움과 흥분을 느끼기 어려워집니다. 반면에 만약 엄마가 영아에게 조율되어 있고 긍정적인 각성을 만들어 낸다면 긍정적인 각성에 반응하도록 프로그램되어 있었던 신경세포들은 더 강화될 것입니다.

다니엘라: 건강한 자기조절성 감정체계를 유발하는 발달과정은 어떻게 튼튼해질 수 있나요?

앨런: 건강한 감정체계의 발달은 '충분히 좋은' 감정적인 환경에서 성장하는 것에 달려 있습니다. 일단 특별한 뇌영역을 위한 결정적인 성장시기가 지나갔다면 이 영역의 구조는 어느 정도 준비가 되어 있는 것이며, 그 이후의 발달은 이러한 바탕 위에서 만들어지게 됩니다. 따라서 영양결핍이나 조절되지 못한 애착관계와 같은 초기의 좋지 않았던 환경적인 요소들은 오른뇌의 성장을 억제하는 심각한 영향을 미치며, 건강한 자기조절성 감정체계의 발달을 억제시킵니다. 이러한 영향은 평생 동안 지속될 수 있습니다.

다니엘라: 좋지 않은 환경에서 발달하는 뇌에는 어떤 일이 발생하나요?

앨런: 발달하는 뇌가 부적절한 초기의 환경에 의해 손상될 수 있는 방식은 두 가지가 있습니다.

- 발달과정 동안에 사용되지 않은 뇌세포들은 자연적으로 죽게 되지만 초기의 외상은 엄청난 세포의 죽음을 유발할 수 있습니다.
- 새로운 연접의 형성이 감소되고 사용될 수 있었던 기존의 연접들이 파괴될 수 있습니다. 기능적이고 통합적인 뇌회로들을 형성하는 능력이 손상됩니다.

다니엘라: 관계외상의 시기가 관계외상이 미치는 영향과 연관이 있나요?

앨런: 물론입니다! 감정적인 외상은 외상이 있을 당시에 발달 중이던 뇌의 부분에 부정적으로 영향을 미칩니다. 예를 들면, 만약 높은 농도의 스트레스 호르몬이 임신한 엄마에게 순환하고 있었다면 이것은 태아의 발달 중인 스트레스 반응—시상하부–뇌하수체–부신 축—을 상향 조절하여 아이가 나중에 성인이 되었을 때도 스트레스에 과다하게 민감하도록 만듭니다. 이와는 대조적으로, 출생할 즈음에 발생했던 관계외상은 발달하는 편도 그 자체의 미세구조 및 편도가 시상하부–뇌하수체–부신 축 및 둘레계통의 다른 부분들에 연결되는 방식 모두에 부정적인 영향을 미치게 됩니다. 이러한 손상은 사회적인 결합을 형성하는 능력과 기질에 심각하고 해로운 영향을 미칩니다. 출생 후 10개월 이후의 회복되지 않은 고통과 빈번한 감정적 스트레스는 오른눈확이마겉질에 있는 높은 수준의 조절체계의 경험 의존적인 성숙을 방해합니다. 이것은 손상된 감정조절체계, 제한된 공감능력, 관계없는 기억과 현실을 구분하지 못하는 문제를 유발합니다. 그리하여 장기적으로 봤을 때 정신병리가 발생할 위험이 증가하게 됩니다.

　세포의 죽음과 지나친 가지치기가 다른 뇌영역들 사이의 연결성을 방해할 때 똑같은 손상을 주게 됩니다. 출생 후 2년 이내에 발생하는 관계외상은 오른눈확이마겉질 그 자체의 발달뿐만 아니라 이 부분과 오른편도의 연결을 위태롭게 할 가능성이 있기 때문에 현실과 연관된 편도의 반응을 조절하는 것이 더 어려워지게 됩니다. 과다한 반응이 일반적으로 발생하며 친밀함 및 애정과 연관된 심각한 문제들뿐만 아니라 두려움과 공격성의 조절에 있어서도 문제가 발생할 수 있게 됩니다.

다니엘라: 어떤 종류의 양육이 손상을 유발하나요?

앨런: 신체적 및 성적인 학대와 같은 분명한 형태의 학대가 존재합니다만 정서적인 학대 역시 똑같은 손상을 줄 수 있습니다. 정서적인 학대는 일관성이 없고, 변덕스러우며, 모순되는 상호작용에서 유발될 수 있고, 강압적이고 지나친 각성을 유발하는 상호작용이나 무시에 의해서도 유발될 수 있습니다. 이러한 상황들 중 어떠한 상황에서도 영아는 오랜 시간 동안 조절되지 않고

스트레스가 되는 부정적인 정동으로 인해, 그리고 흔히 상호작용적인 회복이 존재하지 않음으로 인해 고통을 받게 될 것입니다.

감정적인 뇌의 발달에 가장 심한 위협이 되는 것으로 밝혀진 무시(neglect)와 '양성(benign)' 무시는 일반적으로 '회피형 애착(avoidant attachment)'으로 알려져 있는 상태를 유발합니다. 엄마는 신체적 접촉을 피하고 엄마에게 가까이 가려는 아이의 시도를 차단합니다. 엄마는 엄마가 되는 것에 대해 양가감정을 가지고 있을 수 있습니다. 엄마는 우울할 수 있습니다. 무시는 명백히 드러날 필요가 없습니다. 심각한 심리적인 손상은 영아가 스트레스를 받고 있을 때, 심지어 엄마와 아이가 신체적으로 접촉을 하고 있는 동안에도 감정적으로 접근할 수 없는 엄마에 의해 발생할 수 있습니다. 이러한 영아는 자신을 거절하는 엄마에 의해 유발된 고통스러운 감정을 피하기 위해 접촉하지 않는 법을 배우게 될 것입니다. 시간이 지나면서 회피가 고착되게 됩니다. 남은 인생 동안 스트레스 상황에 있게 되면, 그 사람은 "멀리 떨어져…… 나는 당신이 필요하지 않아…… 접촉하지 마."라고 말하는 무의식적이고 비언어적인 메시지를 전달하는 경향이 생기게 될 것입니다.

신경생물학적으로 무시의 특징인 긍정적인 거울반사의 결핍은 영아의 뇌가 모든 상호연결을 하는 데 필요한 에너지가 충분히 생산되지 않았음을 의미합니다. 게다가 제한된 긍정적인 각성 때문에 이러한 뇌영역들의 성장이 특히 손상을 받습니다. 이러한 영아는 자율신경계의 부교감신경계에 의해 중재되는 회피상태 쪽으로 발달하게 됩니다. 이러한 상태의 특징은 생리학적으로 적은 심장박동수와 낮은 심장박동변동성(heart-rate variability)[1]으로 나타납니다. 기질적으로 이러한 영아는 무기력감을 느끼면서 성장할 가능성이 높으며 우울증으로 고통받을 위험이 높습니다. 이러한 영아는 흔히 최소한의 감정적인 표현을 하며 긍정적이든 부정적이든 강렬한 감정상태를 경험하고 조절하는 능력이 제한됩니다. 이들은 병리를 내재화하여 지나치

---

1) 우리의 신경계가 건강한 방식으로 발달했을 때, 우리의 심장박동은 매 순간 변한다. 이와는 대조적으로, 만약 우리의 신경계의 발달이 손상을 받았다면, 심장의 변동성이 낮아지며 낮은 변동성은 나중의 삶에서 암과 심장질환 모두에 대해 높은 위험성을 나타내는 지표가 된다.

게 통제되고 지나치게 조절되기 쉽습니다.

　무시된 아이는 뇌의 발달이 의존하는 대인관계적인 기반을 부정할 뿐만 아니라 상호작용적인 회복에 접근하지 않기 때문에 스트레스 상태가 오래 지속되는 동안에 정동을 조절하지 못하고 견디게 됩니다. 이것은 정신생물학적으로 해로운 것입니다. 초기의 모성적인 무시는 건강한 발달과 비교해 볼 때 겉질에 있는 세포의 사망을 심각하게 증가시킵니다.

　예측이 불가능하고 간섭하는 엄마는 흔히 양가감정형－불안형 애착(ambivalent-anxious attachment)이라고 불리는 상태를 유발합니다. 영아는 자신의 허용범위를 넘어서 스트레스가 되고, 감정적으로 조절이 안 되는 상태로 들어가기 전에 특정한 정도의 감정적인 각성을 가지고 대처하게 됩니다. 영아는 이러한 상태를 피하기 위해 일시적으로 시선을 회피함으로써 개입하지 않을 것이라는 신호를 보냅니다. 그러나 만약 양육자 스스로가 초기의 관계외상으로 인해 고통을 받았다면 엄마는 개입하지 않으려는 아기에게 버림받는 느낌을 받게 되며, 자신의 불안을 줄이기 위해 영아가 자신과 다시 개입하게 만들려는 두 배의 노력을 하게 됩니다. 이러한 행동은 영아의 과다각성을 악화시킵니다. 흥분성 신경전달물질과 스트레스 호르몬이 뇌에 넘쳐나게 됩니다. 이러한 아이들은 다루기 힘든 기질을 가지고 있는 것처럼 보입니다. 이들의 자율신경계는 교감신경계 쪽으로 치우치는 경향이 있습니다. 이들은 과다한 방식으로 감정을 표현하고 강렬한 부정적인 기분으로 인해 고통을 받습니다. 이들은 애착대상에게 지나치게 의존하지만 (아마도 자신이 더 안전하다고 느끼게 만들기 위해) 또한 엄마에게 화를 내고 거부하기도 합니다.

　학대와 무시 모두의 가장 심한 형태는 '붕괴형 애착(disorganized attachment)'이라고 불리는 상태를 유발합니다. 이것은 자신의 양육자에게 대처할 수 있는 전략이 없을 때 발생하기 때문에 매우 혼란스러운 상태를 유발하게 됩니다. 영아는 전형적으로 불안할 때 자신의 부모를 찾지만 만약 부모가 실제로 영아를 불안하게 만든다면 영아는 어떻게 할 수 없는 상황에 놓이게 됩니다. 이렇게 되면 동시에 교감신경계와 부교감신경계가 과다활성화됩니다. 이것은 감정적인 혼란에 갑자기 빠지는 것으로 주관적으로 경험됩니다.

만약 이러한 상황이 만성적으로 되면 이것은 교감신경계와 부교감신경계 모두에서 신경세포의 죽음 및 연접연결의 파괴를 유발하는 매우 신경에 해로운 상태를 나타냅니다.

다니엘라: 무엇이 엄마가 이렇게 해로운 방식으로 행동하게 만드나요?

앨런: 전형적으로 자신의 아이를 조율된 방식으로 양육하지 못하는 여성은 자신의 해결되지 않았던 초기의 감정적인 외상의 결과 때문에 힘들어합니다. 엄마와 함께했던 여자 영아의 경험은 그녀가 자신의 영아를 어떻게 양육할지에 영향을 미칩니다. 따라서 만약 초기 아동기의 외상이 해결되지 않고 무의식에 남아 있다면, 이것은 결국 다음 세대로 불가피하게 전달됩니다. 솔직하게 말하면, 엄마의 치료되지 못했던 초기의 관계외상은 자신의 아이의 발달하는 오른대뇌반구에 깊이 새겨지게 되고 신경학적 상처를 남기게 됩니다.

다니엘라: 아이의 감정적인 발달에 아빠는 어떤 역할을 하나요?

앨런: 아이가 출생 첫해 동안 엄마와 관계를 맺은 이후에 출생 2년째에 아빠와 두 번째 애착관계를 형성하게 됩니다. 아빠에 대한 유아 애착의 질은 엄마와의 애착과는 독립된 것입니다. 출생 후 18개월 때 두 개의 분리된 애착역동이 작동합니다. 아빠에 의해 보호받고, 돌봄을 받으며, 사랑을 받은 아이는 이러한 관계를 평생 지속되는 안전한 감각으로 내재화합니다. 또한 아빠는 유아의 공격성 조절 능력의 발달에도 중요하게 관여합니다. 이것은 양쪽 성 모두에 해당되지만, 특히 많은 공격성을 가지고 태어난 소녀들보다 많은 공격성을 가지고 태어난 소년들에게 그렇습니다.

다니엘라: 박사님은 오랜 기간 동안 조절되지 않았던 수치심의 해로운 영향을 강조하셨는데요. 수치심이란 무엇이고 왜 그렇게 해로운 것인가요?

앨런: 수치심은 흥분된 긍정적인 상태에서 기분이 상한 부정적인 상태로 갑자기 전환되는 동안에 발생하는 감정으로 전형적으로는 잘못된 조율에 의해 대인관계적인 결합이 깨질 때 나타납니다. 흔히 예상하지 못했던 수치심이 발

생하면, 우리는 우리에게 모든 관심이 쏠리면서 우리가 잘못한 모든 것이 드러난다는 느낌을 받게 됩니다. 우리는 고개를 숙이고 사람들의 시선에서 사라지게 되기를 바라게 됩니다. 우리는 죽을 것 같다고 느낄 수도 있습니다. 수치심은 항상 내적인 붕괴의 주관적인 경험과 연관되어 있습니다.

수치심은 출생 후 2년째가 시작될 즈음에 감정적인 그림물감을 놓는 판의 일부가 됩니다. 영아가 10개월이 되었을 때 모성행동의 90%는 애정, 놀이, 돌봄으로 구성되어 있지만 13~17개월 사이에는 이것이 변합니다. 엄마는 9분마다 한 번씩 금지를 표현합니다. 이것은 엄마가 아기의 탐색이 안전하지 않다는 것을 알려 줄 필요가 있기 때문에 나타나는 것입니다. 또한 이 시기에 엄마는 사회화를 가르치기 시작하며 유아가 사회적으로 용납되지 않는 행동을 억제하도록 설득하여야 합니다. 일차적인 사회적 감정으로 설명되는 수치심을 통해서 이러한 목적이 달성됩니다.

수치심은 엄마로부터 멀어지는 아이의 동작이나 아이에게서 멀어지는 엄마의 동작에 의해 유발되는 것이 아니라 아기가 돌아오는 것과 엄마와의 감정적인 재연결을 능동적으로 차단하는 것에 의해 발생합니다. 이 시기까지 조율된 엄마에 의해 안전하게 애착된 유아는 엄마에 의해 조율될 것이라는 내재화된 예상을 가지고 있기 때문에 유아가 엄마에게 즐거운 마음으로 돌아왔지만 엄마가 유아의 감정적인 상태에 맞추어 주지 못하게 되면 유아는 충격으로 인해 기분이 상하게 됩니다. 이러한 순간에 엄마는 한 명의 낯선 사람인 것처럼 느껴지게 됩니다. 유아의 감정적으로 깨지기 쉬운 초기의 자기는 빠르게 파괴되어 붕괴됩니다. 수치심은 급격히 떨어지는 것—자신의 존재가 빠져나가는 것 같은—처럼 경험됩니다.

수치심은 영아의 허용범위를 넘어서는 강렬한 감정상태를 유발하기 때문에 엄마는 상호작용적인 회복을 시작할 필요가 있습니다. 엄마가 얼마나 빨리 이러한 회복을 시도하는지가 중요합니다. 영아에게 사회적으로 용납되지 않거나 신체적으로 위험한 것을 피하도록 가르치는 과정에서 짧게 수치심에 빠지는 것은 발달에 있어서 필수적인 부분입니다. 그러나 오랜 기간 동안 회복되지 않은 수치심은 발달하는 뇌에 생리학적으로 매우 해롭습니다. 이것은 또한 인격에 장기적으로 부정적인 영향을 미치기 때문에 자존감에 만성적인 결함을 유발합니다.

다니엘라: 수치심과 죄책감의 차이는 무엇인가요?

앨런: 흔히 혼동되는 이 두 가지 감정들은 별개의 것이며 뚜렷한 신경생물학적인 경로를 가지고 있습니다. 수치심은 12~18개월 사이에 나타납니다. 12개월 때 평균적인 유아는 세 가지 단어를 말하고 18개월 때 대략 20개의 단어를 사용합니다. 따라서 수치심은 본질적으로 비언어적인 것이며 초기에 발달하는 오른대뇌반구의 부산물입니다. 코프먼(Kaufman)이 수치심을 "말을 사용하는 의사소통을 허락하지 않는 모든 경험"이라고 설명하였듯이 암묵적으로 경험됩니다. 이와는 대조적으로, 죄책감은 3~6세 사이에 나타납니다. 3세 아이는 평균적으로 900개의 단어를 사용하며 3~5개의 단어로 구성된 문장을 구사합니다. 힘을 과다하게 사용한 것에 대한 죄책감은 나중에 발달하는 언어적인 왼대뇌반구의 산물입니다.

죄책감의 언어적인 양상은 언어 이전의 수치심보다 인식하고 설명하기 쉽게 해 주기 때문에 정신치료는 수치심보다 죄책감에 더 초점을 맞추는 경향이 있습니다. 그러나 조절되지 않은 지나친 수치심은 죄책감이 유발하는 것보다 훨씬 더 큰 감정적 손상을 주기 때문에 우리는 수치심을 인식하고, 의식으로 불러들이며, 조절하고, 치유하는 법을 배울 필요가 있습니다.

다니엘라: 영아들은 조절되지 않은 감정과 함께 남겨질 때 어떻게 반응하나요?

앨런: 영아들은 두 가지의 개별적이고 순서적인 과정을 통해서 반응합니다. ① 과다각성과 ② 과소각성입니다.

과다각성은 인지된 위협—상상한 것이든 실제이든—이 편도에 의해 발견되며 편도는 시상하부–뇌하수체–부신 축 및 교감신경계 모두를 활성화시킵니다. 시상하부–뇌하수체–부신 축의 활성화는 코르티솔의 분비를 촉진시킵니다. 교감신경계의 활성화는 아드레날린(adrenlaine: 역주—에피네프린이라고도 불리며 부신에서 분비되어 교감신경계를 자극한다)을 분비시킵니다. 코르티솔과 아드레날린은 모두 우리가 맞섬 또는 도피 반응을 할 수 있도록 준비시킴으로써 즉각적인 생존을 위해 신체적인 자원들을 이동시키는 데 중요한 역할을 합니다. 소화나 질병에 대해 싸우는 것과 같이 응급이 아닌 과정에 사용되었던 에너지는 생존을 위해 사용됩니다. 혈중 포도당 농도는 에너지 공급을 위해 증가됩니다. 우리의 폐가 확장되면서 산소의 흡입이 증가되며 우리의 호흡은 빨라집니다. 근육에 산소와 포도당을 전달하는 혈액순환의 속도를 올리기 위해서 우리의 심장박동은 빨라지고 강해집니다. 동공은 확대되고, 땀 분비가 증가하며, 정신적인 활동의 속도가 올라갑니다. 아동의 경우에 과다각성은 울기와 함께 동반되며 그다음에는 비명을 지르는 것이 동반됩니다(도움에 대한 요청).

과다각성은 우리의 생명을 구할 수 있지만 만약 과다각성이 만성화되면 해로운 상태를 유발합니다. 따라서 양육자가 영아를 진정된 상태로 돌리는 데 도움을 주지 못하거나 더 나쁘게는 영아의 스트레스를 더 악화시킬 때 영아는 이러한 과다각성 상태를 벗어날 수 있는 유일한 방법으로 붕괴를 통해 내면으로 들어가는 과소각성을 사용할 수밖에 없습니다. 에너지는 체계를 떠나며 외부세계와 자신의 조절되지 않은 과다각성된 감정으로부터 오는 입력들을 차단합니다. 이것이 바로 해리입니다. 연결된 감정체계에서 신체의 상태에 대한 메시지는 신체에서 위로 올라가 둘레뇌의 낮은 수준을 거쳐 오른눈확이마겉질에 도달하는데, 여기에서 의식적인 감정으로 경험하게 됩니다. 해리상태에 있을 때 이러한 연결이 끊어집니다. 과소각성된 해리상태에서 모든 고통이 중단되며, 진정시키는(그러나 반응이 둔해진) 무감각이 뒤따라오게 됩니다. 무감각은 급격히 증가한 내인아편유사제(endogenous opioids) 때문에 발생하는데, 이것은 즉각적으로 통증을 감소시키는 진통을 촉발시키고 움직이지 못하게 만들며 도움 요청을 억제시킵니다.

출생 후 첫 2개월 이내에 나타날 수 있는 해리는 생존에 대한 마지막 전략입니다. 해리는 견딜 수 없는 상황과 떨어지는 것을 나타냅니다. 해리는 탈출구가 없을 때 탈출을 하는 것입니다. 영아는 내적인 세계로 철수하며, 시선접촉을 피하고, 허공을 멍하니 바라봅니다. 과소각성 상태에 의해 유발된 해리는 의식이 제한된 상태를 유발하기 때문에 주관성이 없어집니다.

능동적인 철수보다는 수동적인 철수인 이러한 상태는 우리의 동물적인 유산에 그 근거가 있습니다. 포식자는 움직임에 이끌리기 때문에 만약 잠재적인 먹잇감이 포식자로부터 도망갈 수가 없으면 꼼짝하지 않고 누워 있음으로써 발견될 기회를 줄이려고 노력하게 됩니다. 게다가 포식자는 자신이 죽이지 않은 동물을 먹는 것을 좋아하지 않는데, 왜냐하면 그 동물이 죽은 지 오래돼서 썩었다면 질병을 옮길 수 있기 때문입니다. 해리상태에서 움직이지 않는 것은 죽은 것처럼 흉내를 내는 것과 같습니다.

다니엘라: 융 학파의 분석가인 매리언 우드먼(Marion Woodman)은 해리의 붕괴된 상태를 '주머니쥐(possum: 역주-위험할 때 죽은 것처럼 행동하는 것) 심리학'이라고 설명했는데, 신경생물학적으로는 어떤 일이 발생하나요?

앨런: 해리는 작동하고 있는 교감신경계 위에 부교감신경계가 겹쳐서 작동할 때 발생합니다. 이것은 한 발은 가속장치(교감신경계) 발판을 누르고 다른 한 발은 제동장치(부교감신경계) 발판을 동시에 누르면서 운전하는 것과 유사합니다. 발달하는 뇌에서 동시에 교감신경계와 부교감신경계를 조절되지 않은 상태로 활성화시키는 것은 매우 해로우며 정상적인 세포의 사망과 연접의 가지치기를 악화시킵니다. 이것은 건강한 감정조절의 기능이 점점 감소하게 되는 것을 의미합니다.

부교감신경계 내에서 해리는 미주신경의 등쪽 또는 파충류 가지에 의해 중재됩니다. 스티븐 포지스(Stephen Porges)의 연구는 우리에게 미주신경이 두 개의 가지를 가지고 있으며 각각은 뇌줄기(brain stem)의 다른 영역에서 나온다는 것을 알려 주었습니다. 뇌줄기의 등쪽(dorsal) 부분에서 나오는 가지는 파충류에서 진화된 것이며 인간에게 있어서 이 부분은 초기 발달 동안에 심지어 출생 전에 작동하기 시작합니다. 이와는 대조적으로 뇌줄기의 배쪽(ventral)에서 나오는 가지는 포유류에게만 진화한 것으로 출생 후에 발달을 하는 동안 나중에 작동합니다. 배쪽(또는 '포유류') 미주신경은 얼굴표정, 목소리, 몸짓을 통해 의사소통을 촉진시킵니다. 이것은 심장박동을 매우 정교하고, 융통성 있게, 매 순간에 알맞게 조율하며, 사회적인 관계에서 요구되는 개입과 개입하지 않는 것의 변화를 가능하게 해 줍니다. 이와는 대조적으로, 등쪽(또는 '파충류') 미주신경이 활성화되었을 때 해리가 발생합니다. 대사가 빠르게 중단되고, 심장박동이 급속히 떨어지며, 숨는 행동과 능동적인 철수가 시작되고, 과소각성의 신체적인 붕괴가 촉발됩니다.

다니엘라: 일단 영아가 하나의 방어로서 해리를 시작하게 되면 어떤 역동이 발생하나요?

앨런: 아이는 자신의 양육자가 특별한 감정이나 일반적인 강렬한 감정을 조절하도록 도와줄 수 없거나 심지어 조절장애를 더 악화시킨다는 것을 배우게 되면서 조절장애의 위협이 발생하자마자 과소각성된 해리상태로 들어가기 시작합니다. 함께 발화하는 신경세포들은 서로 연결되어 있기 때문에 영아가 해리상태로 들어갈 때마다 해리를 시작하는 오른대뇌반구의 회로들이 강화되는데, 이것은 그다음 번에는 더 쉽게 촉발된다는 것을 의미합니다. 이것은 만성적인 외상을 겪은 아이에게 유용한데, 이 아이는 처음에는 해리를 매우 외상적인 사건에 대처하기 위해서만 사용했지만 나중에는 일상생활의 스트레스를 방어하기 위해, 그리고 외상에 대한 암묵기억이 촉발될 때 유발되는 스트레스 모두를 방어하기 위해 해리를 사용하게 됩니다.

발달하는 뇌에서 반복되는 신경적인 상태는 성향이 되기 때문에 해리방어는 발달하는 인격의 핵심적인 구조물로 스며들게 되고, 그 사람이 무엇을 하는가보다는 그 사람이 누구인지에 대한 한 부분이 됩니다.

다니엘라: 해리는 어떻게 우리의 감정 및 우리 자신과의 관계에 영향을 미치나요?

앨런: 감정은 계층적으로 오른뇌에서 처리됩니다. 처음에 겉질밑의 편도와 띠다발에 도달하고, 그다음에 눈확이마겉질에 도달하죠. 우리가 느끼고 있는 것을 의식적으로 인식할 수 있게 해 주고 편도의 반응을 조절하는 것은 눈확이마겉질입니다. 병적 해리는 오른눈확이마겉질과 겉질밑의 둘레뇌 사이의 연결을 단절시킵니다. 우리는 편도의 원초적이고, 경직된, 생존에 기반한 전부 아니면 전무의 감정적인 처리에 휘둘리게 됩니다. 새로운 사회감정적인 경험에 대한 반응에 필요한 정교함과 융통성이 사리지게 됩니다. 결과적으로 우리는 새로운 것은 어떤 것이든 피하게 되는데, 특히 애착욕구를 충족시켜 주는 친밀한 상황에서 더 그렇게 됩니다. 감정적인 학습은 지연되

고 진행 중인 오른뇌의 경험 의존적인 성장이 단절됩니다.

동시에 오른눈확이마겉질은 우리의 감정이 의식으로 들어오는 것을 담당하기 때문에 우리는 우리가 무엇을 느끼고 있는지에 대해서 결코 알지 못하게 됩니다. 그 이후에 우리는 순수한 자기성찰에 대한 능력을 상실하게 되는데, 왜냐하면 비록 우리의 왼뇌가 우리가 무슨 생각을 하고 있는지는 알려 주지만 우리가 생각하는 것을 아는 것은 우리가 의미 있는 자기성찰을 하는 데 충분하지 않기 때문입니다. 게다가 우리의 감정이 차단되었기 때문에 우리는 우리의 의식에서 난청지역(dead spot)을 가지게 되고, 우리 스스로에 대한 우리의 경험은 끊기게 됩니다. 우리는 분열되었다는 느낌을 받게 됩니다.

우리의 감정이 차단되는 것은 우리가 누구인지를 알려주는 우리의 감각에 보다 보편적으로 영향을 미칩니다. 우리의 주관적인 자기감은 신체에 기반을 둔 감정의 무의식적인 경험에서 나오며 오른쪽에서 형성됩니다. 만약 우리가 우리의 신체적인 감정에 연결할 수 없게 되면 우리의 자기감은 부서지기 쉬운 기반 위에 형성되게 됩니다. 때때로 우리는 심지어 신체적인 존재에 대한 우리의 감각을 잃을 수도 있습니다. 초기에 관계외상을 겪었던 많은 사람은 자신들의 신체 및 내부에서 무슨 일이 일어나고 있는지에 대한 왜곡된 감각을 가지고 있습니다.

다니엘라: 해리방어에 의존하는 것은 다른 사람들과의 관계에 어떻게 영향을 미치나요?

앨런: 우리의 진화적인 역사 속에서 개인적으로 의미 있는 결합을 유지하는 능력은 우리의 생존에 중요한 것이었기 때문에 초기의 애착관계에서 안전함보다 위험이 존재했을 때 관계적인 무의식에 중요한 결과를 남기게 됩니다. 예를 들면, 우리는 편안함보다는 고통의 원인이 되는 다른 사람들로부터 우리 마음속의 깊은 부분을 보호하기 위해 스스로 이 부분을 고립시키는 법을 배우게 됩니다. 이와 유사하게, 조율해 주지 않았던 다른 사람과 상호작용하는 조절되지 않은 자기의 작동모델을 발달시키게 되면 우리가 힘든 상황에 있을 때 도움을 요청하기 위해 다른 사람들에게 접근하는 대신에 다른

사람들에게서 멀어지게 됩니다.

　또 다른 오른뇌의 기능으로, 다른 사람이 느끼는 것이 무엇인지를 느끼는 우리의 능력인 정동적인 공감은 다른 사람의 신체적인 반응에 대해 우리의 신체적인 반응이 연결되게 해 줍니다. 이러한 기능은 해리가 성격적으로 되었을 때 손상됩니다. 초기에 관계외상이 있었던 사람은 의미 있는 인간관계에서 중요한 공감을 느끼려고 애를 쓰지만 잘 되지 않습니다.

다니엘라: 성격적인 해리는 우리가 우리의 환경과 상호작용하고 감정적으로 안전하다고 느끼는 우리의 능력에 어떤 영향을 미치나요?

앨런: 안전함을 느끼는 것은 우리의 사회적 및 물리적인 환경에 대한 우리의 감정적인 반응이 적절하다는 암묵적인 지식에 의존합니다. 해리상태에서 우리는 최소한 우리 환경의 일부 측면을 차단하기 때문에 우리는 적절하게 반응할 수가 없습니다.

다니엘라: 과소각성된 해리는 고통에 대한 우리의 경험에 어떤 영향을 미치나요?

앨런: 탈출구가 없을 때 탈출을 하는 해리는 압도적인 스트레스와 견딜 수 없는 고통에 대한 반응이며 엄청난 양의 내인아편유사제—우리의 자연적인 진통제—의 분비를 촉발시킵니다. 그러나 신생아기 동안에 만성적으로 높은 농도의 아편유사제에 노출되는 것은 통증회로의 형성에 영향을 미치며, 영아는 다른 사람들처럼 통증을 경험하지 못하는 사람으로 성장하게 됩니다. 그러나 이러한 높은 통증 문턱값은 통증을 견디는 능력에서 나오는 것이 아니라—정반대로—감정적인 고통이 경험되자마자 해리가 그것에 대한 인식을 차단하는 것에서 유발되는 것입니다. 따라서 신체와 둘레계통에 여전히 남아 있는 통증이 의식으로 들어오지 못하는 것이며 결코 실제적으로 경험되지 않고 통증이 주는 메시지가 무시되는 것입니다.

　마침내 이러한 통증해소의 방법은 어떤 것도 느끼지 못하는 것—생동감의 상실—으로 경험되게 됩니다. 그 이후에 우리는 이러한 죽음과도 같은 상태에서 탈출하기 위한 방법을 찾게 됩니다. 예를 들면, 초기의 관계외상과 연관되어 있는 자해는 만성적으로 상승된 내인아편유사제와 연관되어 있는 무감각과 죽은 것 같은 상태에서 빠져나오려는 시도를 반영해 줍니다.

다니엘라: 박사님은 해리방어의 초기 발달이 공격성, 분노, 폭력의 위험을 높일 수도 있다고 말씀하셨습니다.

앨런: 폭력은 극도의 손상을 가하는 것이 목적인 공격성을 나타내는 것이며, 누군가가 폭력적인 행동을 한다는 것은 그 사람의 발달과정이 정도에서 벗어났다는 것을 의미합니다. 미국에서 폭력범죄가 전반적으로 감소했음에도 불구하고, 청소년 살인의 비율이 증가하여 현재는 어른의 살인 비율을 초과했습니다. 따라서 우리는 이런 경우에 초기 아동기를 살펴보아야 합니다. 우리는 이미 초기의 관계외상이 두려움, 고통과 같은 감정에 대한 조절장애를 유발한다는 것을 알고 있습니다. 저는 분노와 공격성이 초기의 관계외상에 의해서도 조절되지 않을 수 있다고 제안합니다. 관계적인 스트레스 상황에서 발달적으로 손상된 오른눈확이마겉질은 위협적인 자극에 대한 편도의 반응을 조절할 수 없기 때문에 다른 사람에게서 위협적이고 굴욕감을 주는 자세를 인지했을 때 조절되지 않은 분노나 폭력성으로 과잉반응을 하게 되기 쉽습니다. 이 모든 과정은 의식적인 인식의 수준 아래에서 매우 빠르게 처리됩니다.

다니엘라: 조절되지 않은 공격체계와 내재화된 수치심이 함께 자해를 유발하나요?

앨런: 그렇습니다. 사람들은 공격성이 바깥으로 향하는 외부화 정신병리나 자해처럼 공격성이 자신에게로 향하는 내재화 정신병리로 인해 고통을 받을 수 있습니다. 이러한 자기관리체계에 대한 도널드 칼셰드(Donald Kalsched)의 저작은 폭력성이 어떻게 내재화될 수 있고 어떻게 자기의 한 부분에서 다른 부분으로 향할 수 있는지에 대해 적절하게 설명하였습니다.

가장 극단적인 수준에서 내재화된 폭력성은 오른대뇌반구에서의 붕괴와 동반되어 자살의 위험도를 증가시킵니다. 저는 와인버그(Weinberg)[2]의 저

2) I. Weinberg (2000). The Prisoners of despair: Right hemisphere deficiency and suicide. *Neuroscience and Biobehavioral Reriew, 24*, 799-815.

작에 감명을 받았습니다. 그는 초기 관계외상에 의해 손상된 오른대뇌반구
가 극단적인 고통으로 인해 붕괴되어 외로움, 자기혐오, 사람을 죽이려 드
는 분노와 같은 부정적인 감정들을 조절할 수 없게 된다고 말하였습니다.

　　붕괴된 오른대뇌반구는 또한 왼대뇌반구가 통제하게 만듭니다. 왼대뇌
반구는 애매모호함을 견디지 못하며, 이것 아니면 저것의 방식으로 생각하
고, 제한된 범위 내에서만 머무르려고 하며, 이미 알고 있는 것을 가지고 작
동하고, 간단하고 직선적인 해결책을 원합니다. 따라서 고통에서 벗어나는
창의적인 방법을 발견하기가 거의 불가능합니다. 결과적으로 (왼뇌에게) 자
살은 분명하고, 논리적이며, 유일한 해결책으로 느껴질 가능성이 높습니다.

　　와인버그는 또한 오른대뇌반구의 붕괴에 의해 유발된 극단적인 해리는
자살로 향하는 문을 여는데, 우리가 누구인지에 대한 감각은 우리의 신체로
부터 완전히 차단되며 이것은 우리의 죽음에 대한 공포를 줄여 주기 때문이
라고 제안하였습니다.

다니엘라: 만약 우리가 초기의 관계외상에 의해 고통을 받았다면, 우리가 할 수 있
　　는 일이 있나요?

앨런: 네! 비록 초기관계가 발달하는 뇌를 형성하지만 인간의 뇌는 형성력을 가지
　　고 있으며 평생을 통해 학습을 할 수 있고 오른뇌에 기반을 둔 치료적인 도
　　움을 통해 우리는 우리의 일차적인 방어기전인 해리를 넘어 이동할 수 있고
　　우리의 감정을 보다 적절하게 조절하게 될 수 있습니다.

다니엘라: 어떤 종류의 정신치료가 초기의 관계외상을 치유할 수 있나요?

앨런: 고통을 감수하고 관계적이며 체화된 장기정신치료입니다. 감정조절, 애착
　　양상, 해리방어는 오른뇌에 의해 중재되기 때문에 치유에는 오른뇌와 작업
　　할 수 있는 종류의 치료가 요구됩니다. 오른뇌가 가지고 있는 것은 즉각적
　　으로 의식화될 수 없고, 방어적으로 해리된 것은 접근하기가 두 배로 힘들
　　기 때문에 치료는 매우 느린 과정이 됩니다.

　　게다가 오른뇌의 변화는 교정감정경험에 달려 있습니다. 어린 시절에 인
간의 뇌는 다른 인간—전형적으로 엄마—과의 감정을 조절해 주는 관계

내에서 발달합니다. 만약 우리가 아이였을 때 이러한 기회를 놓쳤다면 차단된 발달과정의 재개를 촉진시키기 위해 치료자-환자 관계가 필요하게 됩니다. 치료자와 의뢰인의 관계는 '치료동맹'이라고 불리며, 이 관계가 충분히 강하지 않으면 환자의 발달하지 않은 오른뇌의 성장을 촉진시키는 환경을 제공하지 못하게 됩니다.

다니엘라: 무엇이 '충분히 강한' 치료동맹을 만들어 주나요?

앨런: 환자는 치료자가 선의를 가지고 있다는 것과 마음과 신체 모두를 통합하는 심층적인 방식으로 자신을 이해한다는 것을 믿어야만 합니다. 이것은 환자의 오른뇌가 보이는 것을 느낄 필요가 있다는 것을 의미하기 때문입니다. 비록 치료자의 왼뇌는 환자의 문제에 대한 객관적인 평가를 하기 위해 환자의 왼뇌에 의해 만들어지는 말들을 들어야 하지만, 치료자는 환자의 오른뇌와 신체 내부에서 암묵적으로 무슨 일이 일어나고 있는지를 확인하고 공감할 수 있도록 충분히 민감해야 합니다. 모든 치료적인 기법은 오른뇌와 신체를 통해 암묵적인 세계에 접근하는 치료자의 능력에 달려 있습니다. 강력한 치료동맹은 치료자가 환자를 하향식으로보다는 철저하게 알고 있는 것에 달려 있습니다.

이것을 표현하는 다른 방법으로 치료자는 자신의 '직관'을 개발하여야 한다는 것입니다. 직관은 '의식적인 추론 없이 즉각적으로 뭔가를 이해하거나 아는 능력'이라고 정의되어 있습니다. 직관은 체화된 오른뇌의 학습을 통해 얻어지는 암묵적인 지식입니다. 직관이 발달하는 데는 시간이 걸리지만 임상적인 숙련에 있어서 핵심적인 부분입니다. 치료자의 신체에 기반을 둔 직관은 환자의 무의식적인 마음과 신체가 가지고 있는 부분들을 인식하며 치료동맹의 기반을 형성하는 정신생물학적인 연결이고 성장을 촉진시켜 줍니다. 쇼터(Shotter)는 암묵적인 지식이 어떻게 "사람들이 서로에게 단지 지적인 능력에 영향을 주는 것보다 존재에 영향을 줄 수 있는지, 즉 단지 '서로에게 생각을 제공해 주는 것'보다 실제적으로 '마음이 움직일 수 있게' 해 주는지"와 연관되어 있다고 주장하였습니다. 환자의 감정적인 성장은 환자의 마음을 움직이고 환자에 의해 마음이 움직이게 되는 치료자의 능력에 달려 있습니다.

다니엘라: 치료적인 관계는 어떤 과정에 의해서 환자의 차단된 감정체계의 발달이 다시 시작되도록 도와주는 건가요?

앨런: 치료자는 환자가 외상을 정동적으로 견딜 수 있을 정도로 재경험하게 도와줄 필요가 있습니다. 또한 치료자는 환자가 외상과 연관된 느낌을 어떻게 조절할 수 있는지를 배울 수 있도록 해 줌으로써 환자가 이러한 느낌들이 올라올 때 해리하기보다는 자신의 감정적인 삶 속으로 통합할 수 있게 도와줍니다. 이렇게 하는 데는―과거에는 견딜 수 없었던 것들을 이제는 견딜 수 있도록 도와주면서―치료자의 오른뇌가 환자의 오른뇌에 대한 외적인 조절자로서의 역할을 할 필요가 있습니다. 때가 되면 환자는 치료자의 조절능력을 내재화하여 스스로 할 수 있는 법을 배우게 됩니다.

역설적으로 이러한 학습의 기회는 치료적인 관계 내에서 무언가가 환자에게 감정적으로 외상이 되었고 아동기 동안에 형성되었던 암묵적인 작동모델을 촉발시켰을 때 가장 커지며, 환자는 자동적으로 자신의 오래된 방어를 활성화시키기 시작합니다. 치료자 목소리의 어조, 일시적인 얼굴표정, 미세한 자세, 또는 단어 하나의 순간적인 변화가 무의식적인 경고신호를 보내어 환자의 조절되지 않은 자기와 조절되지 않은 다른 사람의 암묵적인 작동모델을 활성화시킬 수 있습니다. 이러한 순간에 과거에 있었던 일은 현재의 현실이 됩니다. 환자는 자신의 허용범위 밖으로 내던져지게 되고, 감정적으로 조절이 되지 않으며, 자신의 감정을 건강하지 않게 조절하는 오래된 방식으로 돌아가게 됩니다. 환자는 과다각성의 조절되지 않은 상태로 폭발하거나, 과소각성된 해리의 조절되지 않은 상태로 붕괴될 위험에 처하게 됩니다.

환자가 과다각성된 상태에 빠지게 되고 치료자를 과거의 조절되지 않았던 내적 작동모델의 관점에서 주관적으로 경험하게 될 때, 이것을 '부정적 전이'라고 부릅니다. 투사동일시는 초기의 애착외상과 연관된 감정과 무의식적인 기억이 견딜 수 없을 때 발생합니다. 환자는 무의식적으로 자신의 외상적인 경험을 비언어적인 오른뇌 통로를 통해 치료자에게 의사소통하지만 바로 해리시킴으로써 더 이상 명확하게 그 경험을 표현하거나 주관적으로 경험하지 않게 됩니다. 이때 치료자만이 그 감정을 경험하게 됩니다. 신경생물학적인 용어로 말하자면, 환자의 오른눈확이마겉질이 중단되고 부정적인 감정은 즉각적으로 의식적인 인식 아래에 있는 오른편도로 들어가게 됩니다. 환자의 조절되지 않은 과다각성은 여전히 존재하지만 의식적인 인식 아래에 숨겨지게 됩니다.

부정적 전이나 투사동일시의 과정에 있는 환자의 경우에 치료동맹은 붕괴됩니다. 그러나 만약 치료자가 자신의 환자에 대한 조율된 연결을 유지할 수 있다면, 환자 삶의 초기에 저장되었던 것과 작업할 수 있는 문이 열리게 됩니다. 이러한 이유 때문에 '붕괴와 회복'이 중요한 것입니다.

제가 치료자라면, 부정적 전이 상태에 있는 환자와의 연결을 유지할 수 있을 때 발생하는 일을 설명하고 그다음에 투사동일시에 대한 작업을 설명하겠습니다.

환자가 부정적 전이상태에 있을 때 치료자의 공감적인 오른뇌는 환자에게서 현재 다시 살아나고 있는 과거의 두려움, 고통, 조절장애를 암묵적으로 알아차리게 되며, 자신의 신체를 통해 흐르고 있는 부정적인 감정을 허용하려고 노력하게 되고, 환자의 오른뇌는 무의식적으로 치료자의 스트레스를 알아차리게 됩니다. 그러나 만약 치료자가 자신의 일을 제대로 하게 되면, 이러한 부정적인 감정을 대사시킬 수 있게 되고, 치료자의 목소리는 차분해지고 얼굴표정은 덜 긴장하게 됩니다. 이것은 환자의 오른뇌에서 무의식적으로 알아차리게 됩니다. 이때 치유과정에서 본질적인 세 가지 유형의 학습이 발생합니다.

① 치료자가 겪고 있는 과정을 알아차린 환자의 오른뇌는 조절되지 않은 감정이 허용되고, 대사되며, 결국은 통합되는 것을 관찰합니다.

② 치료자의 오른뇌에서 발생한 조절은 환자의 오른뇌에서도 실제적으로 거울반사되기 때문에 치료자는 환자를 위한 외적인 감정조절자로서의 역할을 하게 됩니다. 이러한 역동은 명확한 인식 아래에서 발생하지만 환자가 발달과정에서 놓쳤던 살아 있는 경험을 제공해 주기 때문에 중요합니다.

③ 환자는 서로 영향을 주고받는 세상에 대한 새로운 작동모델을 만들어 내

기 시작할 수 있습니다. 초기의 관계외상으로 힘들었던 사람의 무의식적인 작동모델은 감정적인 스트레스를 받을 때, 다른 사람들이 스트레스를 조절해 주기보다는 악화시킬 것이라고 예측합니다. 동시에 환자는 자신이 감정적으로 조절되지 않을 때 자신은 도움을 받을 만한 가치가 없는 사람이라고 추론하게 됩니다. 만약 치료자가 환자가 조절되지 않을 때 환자와 감정적으로 연결된 상태로 남아 있다면, 이러한 무의식적이고 불안전한 작동모델이 했던 예상은 도전을 받게 됩니다. 환자는 생생한 경험을 통해서 자신이 느끼는 것이 자신에게 결함이 있는 것이 아니며, 감정적으로 조절되지 않은 상태에 있을 때 실제로 도움을 받을 가치가 있다는 것을 다시 배우기 시작하게 됩니다.

결국 새로운 신경회로가 형성되면서 환자는 '획득한 안전[earned security: 역주-메인(Main)이 관찰한 것으로 긍정적인 삶의 경험을 통해 불안전한 애착유형에서 안전한 애착유형으로 변화하는 것]'이라 불리는 것을 얻게 됩니다. 이러한 새로운 회로들 중의 일부는 오른편도를 오른눈확이마겉질에 연결시킴으로써 강렬한 감정에 대한 더 큰 허용과 조절이 가능해지도록 해 줍니다. 다른 회로들은 자기와 다른 사람들을 보다 건강한 방식으로 바라보게 해 주는 새로운 무의식적인 작동모델을 만들어 줍니다. 결과적으로 안녕감의 성장과 성격적인 변화가 발생합니다.

이러한 과정은 만약 환자가 투사동일시를 하고 있는 상황에 있다면 상당히 어려운 것이 되는데, 왜냐하면 감정, 작동모델, 기억들이 해리되어 있어서 이러한 것들이 조절되고 통합되기 전에 다시 돌려놓을 필요가 있기 때문입니다. 그러나 투사동일시와 작업하는 데 필요한 치료적인 기술은 부정적 전이와 작업하는 데 필요한 치료적인 기술들과 유사하며, 치료자는 환자가 관계적인 상황을 떠날 때 또다시 환자에게 연결된 상태를 유지할 필요가 있습니다. 이것은 환자 오른뇌의 무의식이 해리방어를 들어 올리기 시작할 수 있을 정도로 충분히 안전한 감각을 실제상황에서 인식할 수 있도록 해 줍니다. 아직 말할 수 없는 것의 존재를 차분하게 기다리고, 아직 형성되지 않은 것을 받아들일 준비가 되어 있는 치료자는 해리된 감정이 받아들여질 수 없는 것도 아니고 견딜 수 없는 것도 아니라는 생생한 메시지를 전달합니다. 또한 환자의 해리된 감정에 대한 치료자의 공명은 이를 증폭시켜 주는 거울로 작용하며, 치료자와의 순수한 오른뇌 대 오른뇌의 비언어적인 대화를 통해서 환자는 지금까지 해리시켜야 했던 것들을 서서히 의식적으로 느끼고 말할 필요가 있다는 것을 인식하게 됩니다. 이렇게 함으로써 오른편도와 오른눈확이마겉질 사이의 연결이 강화됩니다.

다니엘라: 해리된 감정을 의식화하고 말할 수 있게 끌어올리는 일의 중요성은 무엇인가요?

앨런: 우리는 삶을 말과 의식적인 생각을 통해서 외현적으로, 그리고 우리의 비언어적이고 내장적이며 신체에 기반한 감정을 통해서 암묵적으로 경험하고 대처합니다. 이 두 영역이 함께할 때 우리의 감정적인 자기에 대한 보다 복합적이고 새로운 감각이 발생하게 됩니다. 살아가는 동안 감정적인 경험을 의식적으로 경험하고 이름을 붙이는 것은 우리의 감정이 신체적인 감각으로만 경험되는 초기의 원초적인 형태에서 정교하게 분화된 상태로 발달할 수 있도록 해 줍니다.

우리의 감정을 의식적으로 알게 되는 것은 또한 우리의 숨겨진 생각들 및 우리의 내적이고 감정적인 상태의 리듬 모두에 대한 우리의 인식을 말하는 비유인 '안을 들여다보는(in-sight)' 것이 가능한 '자기성찰적인 자기(reflective self)'의 출현이 가능하도록 해 줍니다.

다니엘라: 만약 치료자가 부정적 전이와 투사동일시에서 발생한 부정적인 감정을 담아내지 못한다면 어떤 일이 발생하나요?

앨런: 환자의 외상적인 감정과 기억들이 부정적 전이나 투사동일시를 통해 의사소통될 때 이들은 치료자 자신의 애착과거력에 의해 만들어진 치료자의 아픈 부분을 건드리게 됩니다. 만약 치료자가 이러한 결과로 유발된 부정적인 감정을 조절하지 못하게 되면, 치료자는 너무 성급한 중재인 언어적인 해석이나 환자의 행동을 '저항'과 같은 뭔가 부정적인 것으로 간주함으로써 도망가려는 시도를 하게 됩니다. 이러한 일이 발생했을 때, 치료자는 환자

의 외상을 다시 만들어 내는 공동참여자가 되며, 환자는 두려움, 수치심, 해리와 같은 조절되지 않은 상태로 더 던져지게 될 것입니다. 환자의 과거 외상에 의해 유발된 신경회로와 방어적인 작동모델은 강화되고 보강될 것입니다.

환자는 자신의 치료자가 달성한 것보다 더 높은 수준의 치유에 도달하지 못한다는 오래된 격언이 있습니다. 현대의 과학적인 지식은 이것을 더 구체적으로 설명할 수 있습니다. 환자의 무의식적인 오른뇌는 치료자의 오른뇌가 환자를 받아들이는 만큼만 발달할 수 있습니다. 따라서 핵심적인 의문점은 다음과 같습니다. 치료자의 상처가 공격을 받았을 때, 치료자는 환자와의 연결을 유지할 수 있을 만큼 자신의 신체에 기반을 둔 감정과 수치심의 역동을 조절할 수 있는가? 치료자는 자신의 신체가 환자의 공포, 분노, 생리적인 과다각성을 거울반사해 줄 때 자신의 신체에서 발생하는 것들을 견딜 수 있는가? 여기에 정신치료의 예술적인 면이 있습니다. 치료자가 자신의 외상을 치료자에게 투사하는 해리성 환자와 함께 머무를 수 있게 되기까지는 오랜 시간의 경험이 필요합니다. 더 중요한 것으로 치료자는 자신의 외상과 심층적으로 작업을 할 필요가 있으며, 계속적으로 그 부분에 대한 작업을 해야만 합니다. 성공적인 치료적 관계는 환자뿐만 아니라 치료자의 감정적인 성장도 촉진시킵니다.

그렇기는 하지만 모든 치료자는 자신의 부정적인 감정을 담아 낼 수 없고, 환자와 치료자 모두가 자극되는 시간을 가지게 될 것입니다. 이럴 때 사용되는 용어가 '재연'입니다. 저는 이전에 출간한 책『정신치료라는 예술의 과학』에서 재연의 역동에 대해 충분히 설명했지만 여기에서 설명하기에는 내용이 너무 많습니다. 서로 잘못된 조율을 했던 시기는 ① 일시적이고, ② 치료자가 재연을 유발하는 자신의 역할을 정직하게 했으며, ③ 치료자는 회복을 유발할 수 있는 한 손상을 유발하지 않습니다. 실제로 잘못된 조율과 재조율의 순환은 교정감정경험의 기회를 제공하며, 이것은 모든 잘못된 조율의 순간이 버림받음이나 무시가 아니며, 심지어 스트레스가 되는 결합의 붕괴가 있더라도 회복을 위해서 다른 사람을 돌보는 상호작용적인 조절이 가능하다는 것을 환자에게 보여 줍니다.

다니엘라: 어느 정도의 잘못된 감정적인 조절이 효과적인 치료를 위해서 필요하다고 말씀하시는 것 같은데 맞나요?

앨런: 네! 치료자는 환자가 자신의 허용범위에서 너무 멀리 던져지지 않도록 환자를 보호하려고 노력해야만 합니다. 왜냐하면 이것은 과거의 양상을 단순히 반복하게 만들고 과거의 외상에 의해 만들어진 신경회로를 강화시켜 주기 때문이죠. 하지만 만약 이것이 효과적이라면 치료는 한 개인의 감정적인 스트레스에 대한 허용치를 증가시키는 것을 도와야 하는데, 만약 치료가 매우 안전하다면 이런 일은 발생하지 않습니다. 당신이 감정을 어떻게 새로운 방식으로 조절하는지를 배우기 위해서는 그 감정 속에 있어야 합니다. 감정에 대해 이야기하는 것만으로는 충분하지 않죠.

이것을 설명하는 가장 간단한 방법은 나의 동료 팻 오그덴(Pat Ogden)이 만든 [그림 7-1]을 통해서입니다. 가운데에 있는 초록색 범위(책 속에 삽입된 컬러 그림 참조)에서 우리는 우리가 이미 견딜 수 있는 것들과 작업을 하기 때문에 감정적인 성장이 발생하지 않습니다. 일단 우리가 보다 진한 빨간색 영역—위험한 영역—으로 들어가게 되면, 우리는 새로운 것을 배울 수 없는 과다각성이나 과소각성의 비조절 상태에 있게 됩니다. 우리가 견딜 수 있는 범위의 청록색 경계선을 위아래로 넘나드는 영역에서 작업할 때만 우리는 성장할 수 있습니다. 안전하지만 너무 안전한 것은 아닌 이러한 경계에서 작업을 하는 것은 우리가 어떻게 강렬한 감정을 가지게 되는지를 배우는 것과 이러한 감정을 어떻게 조절하는지를 배우는 것입니다. 이러한 학습은 오른편도와 오른눈확이마겉질 사이의 신경연결을 강화시켜 줌으로써 발생합니다.

이러한 경계에서 작업을 하는 것은 쉬운 일이 아닙니다! 혼돈이론(chaos theory: 역주-겉으로 보기에는 불안정하고 불규칙적으로 보여도 나름대로 질서와 규칙성을 지니고 있는 현상들을 설명하려는 이론)은 우리에게 체계가 불안정해지는 곳이 바로 이곳임을 알려 줍니다. 그러나 혼돈이론은 또한 우리에게 체계가 완전히 다른 방향으로 향하기 위한 잠재력을 발생시키는 것이 바로 이러한 불안정성이라는 것도 알려 줍니다. 치료를 할 때 불안정성에 대해 발생할 수 있는 반응은 두 가지입니다. 만약 치료동맹이 충분히 강하지 않

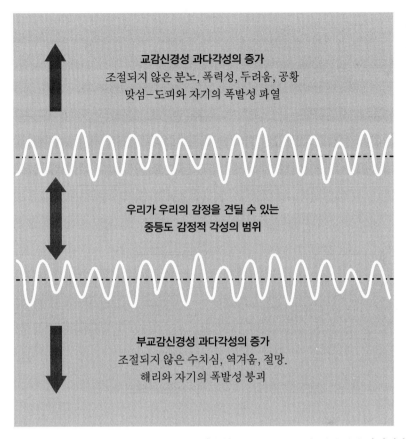

[그림 7-1] 감정적인 성장이 발생할 수 있는, 안전하지만 너무 안전하지는 않은 경계 영역. 다니엘라 시프(Daniela Sieff)에 의해 인용.

출처: On the same Ware-length: How our emotional brain is shaped by human relationships. Interview by Daniela Sieff. Understanding and Healing Emotional Trauma: Conversation with Pioneering Clinicians and Researchers, 2015. Routledge, UK. 책 속에 삽입된 컬러 그림 참조(p. 193).

다면, 환자는 오랫동안 형성되어 있었던 해리의 경로로 물러납니다. 그러나 만약 치료자가 조율된 상태로 머무를 수 있고 혼돈을 담아 내며 다른 방식으로 반응할 수 있는 방법을 제공해 준다면, 환자는 새로운 신경경로—보다 복합적이고 적응적인 수준의 조직화 및 감정적인 오른뇌의 다른 부분들이 보다 통합될 수 있도록 해 주는 것—를 여는 기회를 가지게 됩니다.

다니엘라: 현재 단기적인 인지행동치료가 매우 보편화되어 있습니다. 이 치료가 관계외상을 치유하는 데 도움이 될까요?

앨런: 심리학의 학문적인 영역들 중에서 인지적인 이론(1980년대와 1990년대를 지배했던)은 인간의 뇌를 생각하는 기계로 간주하였고 인지적인 연구들은 외현기억, 합리적인 생각, 언어, 의식과 같은 인지적인 과정에 초점을 맞추었습니다. 인지치료는 이러한 이론에서 나왔으며 이 이론의 기본적인 가정은 우리가 어떻게 생각하고 무엇을 믿는지를 의식적으로 변화시킴으로써 우리가 어떻게 느끼는지를 변화시킬 수 있다는 것입니다. 이것은 인지치료가 왼뇌에 위치하고 있는 언어와 생각에 초점을 맞추고 있다는 것을 의미합니다. 이 치료는 초기의 관계외상 때문에 힘들어하는 환자들에게는 거의 효과가 없는데, 이러한 외상은 오른뇌의 감정체계의 발달에 영향을 미치기 때문입니다.

실제로 인지치료―감정적인 영역에 적용되었을 때―는 왼뇌가 오른뇌 및 감정에 대한 통제권을 얻도록 돕는 전략에 기초를 두고 있습니다. 바꿔 말하면, 인지치료는 오른뇌의 성장을 촉진시키기보다는 해리를 강화시키고 우리의 감정이 마음속에서 나가는 것을 돕습니다.

이와 유사하게, 자신의 감정을 조절하는 데 어려움을 겪고 있는 사람들은 흔히 이미 오른뇌보다 더 발달된 왼뇌를 가지고 있으며, 이들은 깊은 감정적인 경험을 가리고 이러한 감정이 해리된 상태를 유지하도록 하는 합리적인 생각과 말을 사용하는 법을 잘 배운 사람들입니다. 다시 말해서, 인지치료는 해리를 유지시키는 바로 그 전략들을 강화시킵니다.

비록 왼뇌가 오른뇌의 감정을 더 잘 통제할 수 있게 되더라도 낮거나 중간 정도의 감정적인 각성만 약화시킬 수 있습니다. 우리의 아동기와 관계없이 감정적인 각성이 특정한 수준의 강도에 도달할 때, 왼뇌는 중단되며 오른뇌가 우세해지게 됩니다. 왼뇌의 인지적인 전략에 의해 만들어진 변화들은 이러한 일이 발생하면 사용할 수가 없게 됩니다. 이러한 시점에서 도와줄 수 있는 유일한 방법은 오른편도와 오른눈확이마겉질 사이의 신경연결을 만들어 주는 것인데, 이것은 우리가 강렬한 감정을 견디고 조절할 수 있도록 해 줍니다. 인지치료는 왼뇌와 작업을 하기 때문에 이런 일을 하지 못합니다.

인지치료의 또 다른 문제는 이 치료가 흔히 실제적인 문제를 놓친다는 것입니다. '분노관리(anger management)'는 잘 알려져 있는 인지치료법이지만 한 사람의 분노 아래에 있는 것은 해리된 두려움과 수치심이며, 이러한 감정들은 왼뇌의 말로 하는 언어에 의해 접근될 수 없습니다. 인지치료는 깊게 체화되어 있고 그 아래에 있는 해리된 정동들과 작업을 하지 못합니다. 비록 이 치료가 증상을 감소시켜 줄 수는 있겠지만, 성격적인 구조는 변화시킬 수 없으며 감정적인 성장을 증진시킬 수는 없습니다.

　인지치료의 마지막 문제는 이 치료가 일반적으로 단기치료이기 때문에 환자가 교정감정경험을 경험하도록 해 주는 충분히 강한 치료동맹을 형성할 수 없다는 것입니다. 환자가 의식적으로 감정을 성찰할 때 변화가 발생하는 것이 아닙니다. 변화는 환자가 그 감정 속에 있고 공감하고 적극적으로 관여하는 치료자가 환자에게 환자가 느끼는 것과 함께할 수 있는 다른 방법을 보여 줄 때 발생합니다. 인지치료를 하는 동안에는 이러한 일이 발생하지 않습니다.

　간략하게 말해서, 관계외상은 왼뇌의 인지적인 전략의 발달을 통해서 회복될 수 없으며, 관계외상의 치유는 보다 확장되고 더 잘 견딜 수 있으며 보다 상호 연결되고 더 잘 조절되는 오른뇌를 형성하기 위해 오른뇌와 직접적으로 작업하는 것에 달려 있습니다. 오른뇌에 초점을 맞추는 정신치료는 치료자와 환자 모두에게 더 많은 것을 요구하지만 순수한 성장을 위한 유일한 길입니다. 우리는 치료자와 환자의 생생한 경험을 통해서뿐만 아니라 지난 20년 동안 우리가 뇌에 대해 배운 것을 통해서도 잘 알고 있습니다. 실제로 저는 스스로를 어떻게 이해하는가의 측면에서 볼 때 우리가 큰 틀의 변화과정 중간에 있다고 제안하였습니다. 우리는 왼뇌의 의식적인 생각, 해석, 말로 하는 언어에 우선권을 주었던 인지적인 틀에서 오른뇌의 정동, 신체 기반의 감정 및 관계적인 무의식 속에 내재되어 있는 것에 우선권을 주는 틀 쪽으로 움직이고 있습니다.

다니엘라: 손상된 신경회로들이 감정적인 조절장애를 유발한다는 점을 고려해 볼 때, 일부 사람은 그 치료가 약물치료에 의해 이루어질 수 있다고 주장하는데 박사님의 생각은 어떠신가요?

앨런: 특정한 정신병리인 감정조절장애는 겉질밑 뇌 회로들의 신경화학에 직접적으로 영향을 미치는 생체아민 약물들에 의해 조절될 수 있다는 것은 의심의 여지가 없는 사실이지만 약물치료의 주요한 문제들 중의 하나는 특정한 곳에 구체적으로 작용하지 않는다는 것입니다. 당신은 누군가에게 프로작(Porzac)과 같은 선택적 세로토닌 재흡수 차단제(selective serotonin reuptake inhibitor)를 줄 수 있지만 세로토닌 수용체들은 뇌와 신체 전체에 존재합니다. 이것은 산탄총으로 대상을 쏘는 것과 같은 접근법인데 부작용이 발생할 수 있습니다.

　게다가 약물은 성장을 촉진시키는 환경을 제공하지 않기 때문에 환자는 보다 복합적이고 적응적이고 감정적인 대처기전을 가능하게 해 주는 보다 연결되고 확장된 오른뇌를 반드시 개발시킬 필요가 없어집니다. 바꿔 말하면, 비록 각성의 정도가 변화되더라도 사회적인 단서를 처리하는 데 있어서 그 향상이 지속되지 않을 수 있으며, 외상에 의해 유발된 내적 작동모델이 바뀌지 않고, 감정적인 스트레스를 조절하기 위해 다른 사람에게 도움을 청하는 능력이 발달하지 않게 됩니다. 변화는 인격이 보다 새로운 것을 견뎌 내고 구조적으로 변화하고 확장되는 것을 가능하게 해 주기보다는 그 사람이 보다 안정적인 인격으로 돌아가게 해 주는 데 국한됩니다. 만약 약물치료만 사용한다면 환자는 정신치료적인 과정에서 발생하는 오른뇌의 성장과 발달을 거절당하게 됩니다.

다니엘라: 이 인터뷰를 통해서 사람들이 집으로 가져갈 수 있는 메시지는 무엇일까요?

앨런: 생의 초기단계가 중요합니다. 왜냐하면 이 단계가 그 뒤의 모든 것에 대한 기초를 형성하기 때문입니다. 좋든 나쁘든 우리의 초기 애착관계는 우리 오른뇌의 무의식체계를 형성하며 평생 동안 영향을 미칩니다.

　조율된 초기 애착관계는 우리가 서로 연결되어 있고 잘 발달된 오른뇌를 가지고 성장할 수 있도록 해 주며 우리가 감정적으로 안정되게 해 줍니다. 외상적인 초기의 애착관계는 건강한 오른뇌의 발달을 방해하며 우리가 감정적으로 조절되지 않고 편도에 의해 지배되는 감정적인 세상에서 살도록 우리를 가두게 됩니다. 그렇게 되면 강렬하고 조절되지 않은 감정에 대해서 방어할 수 있는 유일한 방법은 해리를 통해서입니다. 시간이 지나면서 해리는 성격적인 것이 됩니다. 우리가 관계적인 스트레스에 직면하게 되면 세상, 사람들, 우리의 감정, 우리의 신체, 우리의 자기감으로부터 스스로를 차단하게 됩니다. 우리는 우리의 환경에서 일어나고 있는 일에 적절하게 반응할 수 없게 됩니다. 우리는 감정적으로 발달하거나 성장할 수 없게 됩니다. 대신에 우리는 제한되고, 원초적이며, 경직된 감정에 갇히게 되며, 왼뇌가 결사적으로 통제를 유지하려고 하게 되고, 마음 깊이 단절과 불안전의 느낌을 가지게 됩니다. 너무나도 많은 사람이 이렇게 살고 있습니다. 너무나도 많은 사람이 초기의 관계외상으로 인한 감정적인 불안정성 때문에 고통을 받고 있습니다.

이러한 것들 때문에 힘들어하는 사람들을 위해서 감정적으로 안전하고 보다 생기 있으며 생동감이 있는 만족스러운 삶을 살 수 있는 방법은 왼뇌의 과정인 무의식을 의식화하는 것에서 나오는 것이 아니라 감정적인 무의식 그 자체를 물리적으로 재구조화하고 성장시키며 확장시키는 것에서 나옵니다. 즉, 그것은 오른뇌의 물리적인 기질을 변화시키기고 성장을 촉진시키는 관계를 통해서 발생합니다. 노벨상 수상자인 에릭 캔들(Eric Kandel)은 "정신치료가 뇌에서 발견할 수 있는 변화를 유발할 수 있다는 것은 이제 더 이상 의심할 여지가 없다."고 말했습니다. 이러한 변화를 달성할 수 있는 가장 효과적인 방법은 치료과정에 능동적으로 참여할 수 있고 참여할 의지가 있는 공감적이고 정신생물학적으로 조율된 치료자와의 관계에 기반을 둔 감정중심의 정신치료를 활용하는 것입니다. 환자가 과거에는 해리시켰던 감정을 견딜 수 있게 해 주고, 감정적인 존재로 성장할 수 있게 해 주며, 궁극적으로 과거에는 얻지 못했던 감정적인 안정성을 발달시킬 수 있도록 해 주는 것은 치료자의 비언어적인 오른대뇌반구와 환자의 비언어적 오른대뇌반구 사이의 조율된 상호작용입니다.

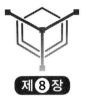

앨런 쇼어의 정신치료라는 예술의 과학

데이비드 불라드(David Bullard)와의 인터뷰

데이비드: 박사님은 평생 동안의 감정적 및 사회적인 발달에 대한 심리학적 및 생물학적인 모델을 통합시킨 것으로 잘 알려져 있습니다. 박사님은 초기에 발달하고 감정을 처리하는 오른뇌가 프로이트가 설명한 인간 무의식의 정신생물학적인 기질을 나타낸다는 것을 제안하는 수많은 연구와 저술을 남겼습니다. 박사님의 작업은 현재 임상적 및 과학적인 학문분야에서 발생하고 있는 '감정적인 혁명'에서 중요한 촉매제 역할을 해 왔습니다.

저는 저의 왼뇌를 이용한 작업과 함께 이 인터뷰를 준비하는 과정—읽기, 상세한 주석 달기와 생각, 이 인터뷰의 구조를 만들기 위한 노력—을 살펴보았습니다. 결국 '미국의 볼비'라고 불리고 미국정신분석학회가 "정신분석적 및 신경정신분석적인 연구에 있어서 기념비적인 인물"이라고 설명했던 사람과 인터뷰하는 것은 흔하지 않은 기회라는 것을 알게 되었습니다. 하지만 이 인터뷰는 하나의 대화 형식으로 진행될 것이며, 우선 한 대학원생이 융에게 찾아가서 자신이 최고의 정신치료자가 되기 위해서 해야 할 일이 무엇인지에 대해서 물었던 내용을 인용하면서 시작할까 합니다. 융은 "글쎄요. 일단 도서관으로 가서 정신치료의 예술과 과학에 대해 쓰인 모든 좋은 책을 읽고 연구하세요. 이후에 인간의 영혼에 대해 살펴보기 전에 그 모든 것을 잊어버리세요."라고 말했습니다.

제가 한동안 박사님의 저작들—정신치료에서의 오른뇌 의사소통에 대해 박사님이 최근에 쓴 것들—을 읽고 난 후에 융의 말이 부분적으로는 박사님이 쓴 내용들을 나타낸다는 생각이 들었습니다.

앨런: 그렇습니다. 저는 지난 번 책『정신치료라는 예술의 과학』(2012)에서 예술과 과학 사이의 관계를 보다 명확하게 이해하려고 시도하였는데, 한편으로는 너무나 많은 임상적인 연구가 우리에게 보여 주고 있듯이 임상적인 영역의 바탕에는 과학이 존재하기 때문입니다. 임상가로서 우리가 몸담고 있는 특별한 영역에서 성공적이기 위해서는 반드시 지니고 있어야 할 어느 정도의 정보와 지식—정신치료적인 변화과정에 대한—이 있습니다.

그러나 동시에 정신치료는 극도로 주관적이며 개인적인 하나의 예술이기도 합니다. 지난 세기의 대부분에서 주관성(subjectivity)은 과학의 영역 밖에 있는 것으로 생각되었습니다. 그러나 우리는 이제 정신치료가 명백한 행동과 언어 이상의 것인 주관성과 감정에도 작용한다는 것을 이해하고 있습니다. 당신이 알고 있듯이 왼대뇌반구는 언어와 명확한 행동에 우세하며, 오른대뇌반구는 감정과 주관성에 우세합니다. 이러한 이분법은 왼뇌의 기능 대 오른뇌의 기능과 매우 잘 들어맞습니다. 두 개의 대뇌반구는 외부세계와 내부세계에서 오는 정보들을 다른 방식으로 처리합니다. 왼대뇌반구는 객관적인 자세를 취하고 오른대뇌반구는 보다 주관적인 자세를 취하죠. 이러한 두 개의 뇌는 세상에 대해, 그리고 세상에 있는 존재에 대해 다른 방식으로 인식합니다.

신경과학은 심리학 및 치료에서의 주관성을 합법적으로 인정하였습니다. 과학과 임상적 이론 모두는 정신치료가 기본적으로 관계적이고 감정적이라는 것에 동의했기 때문에 우리는 이제 환자와 감정적으로 서로 영향을 주고받으면서 존재하는 것이 환자의 행동을 합리적으로 설명해 주는 것보다 더 중요하다고 생각하고 있습니다. 핵심적인 자기체계는 관계적이고 감정적이며 오른대뇌반구에 치우쳐 있지, 분석적인 왼뇌와 연관된 것이 아닙니다. 우리가 공감적으로 '정동을 따라가고' 환자가 '정동이 고조된 순간'을 경험하도록 촉진시키면서 우리는 직관적으로 왼뇌의 우세성을 억제시키고 '오른뇌에 기대게' 됩니다.

데이비드: 신경과학이 어떻게 정신치료라는 예술에 대한 우리의 이해를 변화시키고 있는지 조금 더 이야기해 주시겠습니까?

앨런: 광범위한 개요를 한번 소개해 드리겠습니다. 치료시간의 중요한 순간에 환자는 우리가 그 순간에 공감하고 있다는 것을 느껴야 합니다. 연구는 왼뇌의 이해하는 인지적인 공감과 오른뇌의 신체에 기반한 감정적인 공감 사이의 차이를 보여 주었습니다. 바꿔 말하면, 우리는 환자에게 해 주는 것보다 환자와 함께 존재하고 있는 환자 오른뇌의 감정적이고 주관적인 상태를 경험하고 공유합니다. 이러한 치료적인 상황에서 우리는 또한 치료적인 접촉을 하기 위해서, 그리고 환자가 자신의 깊은 감정과 접촉을 하기 위해서 오른뇌에 머물러 있어야 합니다. 우리는 나중에 감정적인 상태를 더 인지적으로 이해하기 위해서 우리의 왼뇌를 개입시킬 수도 있지만, 우리가 '정동에 도달하고' 정동에 대한 작업을 하기 위해서 '말 이면에 있는 것을 들으려고' 시도하고 있을 때, 우리는 레이크(Reik)가 말했듯이 '달콤한 논리'와 '경직되고 합리적인 의식'을 포기해야 하며 무의식에서 발생하는 직관적인 예감을 위해 '스스로를 포기'해야 합니다.

직관과 공감은 오른뇌의 기능이며 이 두 가지 모두는 의식적인 인식의 수준 아래에서 작동합니다. 비온(Bion)은 환자의 전체적인 이야기를 실제로 듣기 위해서는 의식적인 예상을 하지 말아야 한다고 말했습니다. 융으로 돌아가서 그는 또한 "사람이 해야 하는 과제는 무의식에서 위로 올라오는 내용을 의식하는 것이다."라고 말했습니다.

이러한 두 개의 다른 뇌 및 의식적인 마음과 무의식적인 마음은 함께 일해야만 합니다. 나의 동료인 이언 맥길크리스트(Iain McGilchrist)는 우리가 현재 대뇌반구들 사이의 균형이 깨져 있다는 것을 보여 주었습니다. 저는 심리학이 의식적인 마음을 지나치게 강조하고 있으며, 우리는 이제 이성이 신체에 기반을 둔 감정을 극복해야 하고, 의식적인 마음이 무의식적인 마음을 통제하고 억눌러야 하며, 과학과 예술은 항상 갈등 중에 있고, 이들은 결코 함께 통합될 수 없을 것이라는 오래된 생각에 도전하고 있다고 생각합니다. 제가 이미 글을 통해서 주장했듯이 진행 중인 초학문적인 큰 틀의 변화와 함께 우리의 관점은 변하였으며, 지난 20년간 임상적인 실제와 정신치료의 이론 사이의 간격은 실제로 없어졌습니다.

융의 인용을 다시 언급하자면 우리는 임상적인 교육을 시작하면서부터 기법을 배우고 정신치료의 심리학적인 과학을 배웁니다. 그러나 우리가 기법을 배우고 임상적인 경험을 얻게 되면서, 우리가 한 학습의 대부분은 결국 우리의 환자들과 함께한 것, 그리고 환자들에게서 배운 것—환자들뿐만 아니라 자기에 대한 지식—들입니다. 제가 보기에 우리의 성장하는 임상적인 숙련도는 우리가 우리의 환자들과 공유하는 정신치료적인 관계 내에서 확장됩니다. 만약 우리가 개방적이라면 우리의 환자들이 우리를 가르치는 것입니다. 이러한 가르침은 환자들에 대한 것이 아니라 환자들 내부에 있는 보다 깊은 심리적인 영역들에 대한 것입니다. 이것은 동시에 우리 자신이 지닌 자기체계의 보다 깊이 있는 핵심에 더 친숙하게 만들어 줍니다. 정신역동적인 부분에 초점을 맞춤으로써 우리는 우리의 의식적인 왼쪽의 마음과 특히 무의식적인 '오른쪽 마음' 모두를 사용하게 됩니다.

저는 우리가 분석적인 왼쪽 마음을 과대평가해 왔다고 믿고 있습니다. 저는 최근에 왼쪽 뇌/마음과 오른쪽 뇌/마음 사이의 명확하고도 미세한 차이에 대한 신경과학을 보다 자세히 살펴보았습니다. 이것은 나의 임상적인 초점을 외현적인 것에서 암묵적인 것으로, 인지적인 정신적 내용에서 정동적인 정신생물학적 과정으로 이동하게 만들었습니다. 이제 저는 변화의 기전이 말의 아래—말의 내용보다는 그 과정—에서 작용한다고 보고 있습니다. 우리는 이제 이러한 과정이 무엇이고 어떻게 관계적인 상호작용이 이러한 과정을 변화시킴으로써 성격구조를 변화시키는지에 대해 보다 나은 생각을 가지고 있습니다.

과학에 대한 저의 생각은 뇌에 대해 객관적으로 알려져 있는 것 및 신체에 대해 알려져 있는 것에 대해 우리 스스로를 갱신할 필요가 있을 뿐만 아니라 우리 자신의 주관성에 대해 더 잘 '알아 갈' 필요가 있다는 것입니다. 기본적으로 신체에 기반을 두고 있는 누군가의 주관성에 대한 우리의 정신치료적인 탐색은 또한 우리 자신의 주관성에 대한 탐색이기도 합니다. 따라서 정신치료적인 변화과정의 실제적인 기초가 되는 두 가지 유형은 광범위한 생물학적 및 심리학적인 과학적 이론에 대한 외현적인 지식과 자기 및 다른 사람에 대한 '암묵적이고 관계적인 지식'입니다.

데이비드: 우리가 이야기를 더 진행하기 전에 정신역동적인 치료자로서, 그리고 '신경정신분석가'로서 인지행동치료와 눈운동 민감소실 재처리(EMDR: 역주-눈운동과 두드리기 등의 양측성 자극을 통해 외상적인 사건을 처리하는 치료법)와 같은 보다 직접적인 방법을 사용하고 있는 치료자들에게 박사님의 작업에 대해서 어떻게 설명하시겠습니까?

앨런: 제가 사용하는 신경생물학에 기반을 둔 정신역동적인 관점은 임상적인 초점을 명확한 의식뿐만 아니라 암묵적이고 무의식적인 과정에도 두기를 강조합니다. 모든 정신치료 학파는 이제 인식 아래에서 발생하는 이러한 기본적인 기능에 관심을 두고 있습니다. 그리고 모든 학파는 볼비가 무의식적인 수준에서 작동하고 치료에 의해 변화될 수 있다고 말한 애착의 내적 작동모델에 접근하고 있습니다. 따라서 저는 환자의 명백한 행동뿐만 아니라 인지과학자들이 내적 도식(internal schema)이라고 부르는 환자의 내적인 세계에도 관심을 두고 있습니다.

저의 작업은 기본적으로 어떻게 정동과 작업을 하는지에 대한 것이기 때문에 임상적으로 저는 환자와 함께 의식적인 인지뿐만 아니라 무의식적인 인지, 그리고 더 중요하게는 무의식적인 정동을 탐색합니다. 환자는 현재 신경과학이 '무의식적이고 부정적인 감정'이라고 설명하는 것에 대해 알지 못할 수 있습니다. 연구는 이제 두려움이 반드시 의식적일 필요는 없다는 것을 보여 주었습니다. 당신은 두려움을 경험하면서도 그것을 알지 못하는 상태로 경험할 수 있습니다. 따라서 우리는 어떻게 이러한 무의식적인 정동을 발견할 수 있을까요?

그다음으로 치료동맹 내에서 의식적인 인식 아래에서 너무나도 빨리 발생하는 감정의 의사소통 문제가 있습니다. 치료동맹은 정신역동치료뿐만 아니라 인지행동치료, 눈운동 민감소실 재처리, 체험치료, 신체정신치료 등의 치료에서도 중심적인 기전입니다. 치료동맹은 모든 형태의 치료에 영향을 미치는 공통된 요소라고 불리고 있습니다. 저는 모든 정신치료 방법에서 발생하는 변화기전에 관심이 있지만, 특히 감정적 및 사회적인 기능에 우세하고 스트레스를 조절하는 오른뇌에 관심이 있습니다.

데이비드: 지난 20년 동안 박사님이 너무나도 많이 기술했던 신경과학 및 신경정신분석적인 접근법을 많이 알지 못하는 사람들을 위해 질문이 있습니다. 기본적인 수준에서 박사님은 오른뇌의 발달이 신생아나 발달 중인 태아에게서 훨씬 더 빠르게 나타난다고 말씀하셨습니다. 이러한 것이 미치는 영향에 대해 말씀해 주실 수 있습니까?

앨런: 잠깐 광범위한 이야기를 한 이후에 다시 이 주제에 대해 이야기하는 것이 좋을 것 같은데, 왜냐하면 사실은 지난 20년 동안 심리학 분야에 너무 많은 변화가 있었기 때문입니다. 저는 연구자들과 임상가들 사이에 너무나도 큰 분리가 있었던 1990년대에 대해서 생각하고 있습니다. 그 당시에는 정신치료의 다른 학파들 내에서도 구분이 있었고, 초점은 치료시간에서 나오는 이야기의 내용에 맞추어져 있었습니다. 비록 고전적인 정신분석이론에서 벗어나려는 움직임도 있었지만 초점은 여전히 억압의 취소, 무의식의 의식화, 그리고 치료의 주요 매개체가 되는 해석에 있었습니다. 감정은 실제로 중심적인 부분이 되지 못했습니다. 그러나 감정이 변화를 위한 핵심적인 부분입니다.

1970년대에 우리는 행동심리학으로 이동하였고, 행동심리학에서 행동정신치료로 이동하였습니다. 그 이후에 행동정신치료는 갑자기 명백한 행동을 넘어 명백한 인지에 초점을 맞추는 인지심리학으로 이동하게 되었고, 인지심리학이 합법적인 영역이 되어 버렸습니다. 인지행동치료가 나온 이후 1990년대에 감정적인 혁명이라고 불리는 것이 시작되었는데, 이것은 정동뿐만 아니라 정동조절을 최우선적인 문제로 간주하였습니다. 그리고 저의 연구가 실제로 시작된 것이 이러한 1990년대 초반입니다.

정신분석의 재출현

데이비드: 박사님은 정신치료 연구단체를 설립하고 통제숙달이론(control mastery theory)을 개발했던 샌프란시스코의 정신분석가 조 와이스(Joe Weiss)와 핼 샘슨(Hal Sampson)을 만나 보신 적이 있으신가요?

앨런: 아니요. 하지만 저는 그들을 잘 알고 있고 그들도 저를 잘 알고 있으리라 확신합니다.

데이비드: 그렇습니다.

앨런: 그들의 작업은 잘 유지되고 있으며 그 영향은 지속되고 있습니다. 이제 모든 형태의 정신치료에서 변화의 비특이적인 기전이라고 불렸던 것을 보다 깊게 이해하는 데 많은 관심이 생겨났습니다. 그들은 이러한 기전을 실제로 빨리 이해하고 있었습니다. 저의 첫 번째 책인『정동조절과 자기의 기원』은 초기 발달에서의 사회감정적인 변화의 과정과 정신치료를 접목시켰습니다. 그때가 1994년이었고 '자기(self)'라는 용어는 그 전까지는 그렇게 많이 사용되지 않았던 것입니다. 정신역동치료를 하는 사람들은 '자기'라는 용어보다 '자아(ego)'라는 용어를 여전히 많이 사용하고 있었습니다. 잘 알고 계시겠지만 융은 '자기'라는 용어에 더 관심을 많이 가졌으며 '자기'는 프로이트의 '자아'보다 핵심적인 체계를 더 잘 설명해 줍니다. 그 당시의 초기 발달모델은 피아제(Piaget)의 인지모델이 지배하고 있었습니다. 모든 사람이 피아제의 모델을 정신치료적인 기전에 짜맞추려고 시도하고 있었습니다. 그것은 어색한 조합이라는 것이 증명되었습니다. 감정이 애착의 핵심입니다.

　나의 첫 번째 책의 부제는 '초기 감정발달의 신경생물학'이었습니다. 똑같은 해에 안토니오 다마시오(Antonio Damasio)가 자신의 책『데카르트의 오류(Descartes' Error)』를 출간하였고 그동안 과학에 의해 무시되었던 감정에 대한 전반적인 생각들이 드러나기 시작했습니다. 20년 후에 감정이 초기 인간의 발달에서 일차적인 것이며, 정동조절이 정신병리의 핵심에 있고, 정동적인 의사소통이 모든 형태의 정신치료에 필수적인 것이라는 사실이 잘 확립되었습니다.

기본적인 변화의 두 번째 영역은 애착의 대인관계신경생물학적인—정신내적인 것에서 대인관계적인 것으로의 이동—문제입니다. 많은 사람들이 애착이론에 대해 살펴보았지만 애착이론이 임상적인 과정 내에 자리 잡는 것은 힘들었습니다. 이 부분에 대한 작업이 필요했습니다. '낯선 상황(strange situation: 역주—에인즈워스[Ainsworth]가 아동이 양육자와 낯선 사람을 번갈아 만나게 하여 아동의 애착을 평가한 방법)'과 성인애착면담(Adult Attachment Interview, AAI: 역주—메인[Main]이 성인의 애착유형과 내적 작동모델을 평가하기 위해 만든 면담) 이외에 임상가들은 볼비의 애착이론과 초기 발달에 대한 정보를 어떻게 사용하려고 했을까요? 그 부분에 있어서 많은 변화가 있었습니다. 이제 모든 임상가는 초기 발달의 중심성과 어떻게 대인관계적인 발달기전이 치료적인 관계에서 작용하는지에 대해 어느 정도의 이해를 하고 있습니다.

실제로 초기 발달은 모든 환자를 대상으로 하는 모든 형태의 정신치료에서 전면에 부각되어 있습니다. 대인관계신경생물학—어떻게 초기의 관계가 뇌를 형성하는지에 대한—은 애착이론을 변화시켰습니다. 제가 '고전적인 애착이론'에서 '현대적인 애착이론'으로의 변화라고 부르는 이러한 변화는 조절뿐만 아니라 조절장애에도 초점을 맞추고 있으며, 제가 하고 있는 작업의 주된 주제인 정신병리의 발생에 대한 생각에도 초점을 맞추고 있습니다. 저의 노력은 보다 통합된 마음과 신체의 이론, 심리학과 생리학의 이론을 만들어 내기 위한 것이었습니다. 본질적으로 저는 자기가 어떻게 발달하는지, 조절장애와 다른 장애들이 어떻게 생겨나는지, 그리고 궁극적으로 이러한 장애들을 어떻게 치료할 것인지에 대한 일관된 정신생물학적 모델을 만들어 내기 위해 이러한 학문분야들을 통합하려고 시도하였습니다.

말씀드릴 것이 몇 가지 더 있습니다. 지난 20년 동안에 있었던 또 다른 변화는 정신역동이론의 재출현 및 무의식적인 과정에 대한 과학인 정신분석의 재활성화입니다. 이러한 변화에는 시간이 조금 걸렸는데, 당신도 알다시피 고전적인 정신분석은 과학과는 별개의 것으로 간주되어 왔고 오랜 시간 동안 학계에서 쫓겨난 상태였기 때문입니다.

그러나 이러한 재출현은 역설적으로 신경과학 및 신경과학의 속도가 빠른 암묵적인 과정에 대한 관심에 의해 촉진되었습니다. 신경영상연구는 가장 필수적인 적응적 과정이 너무나도 빨라서 의식적인 인식 아래에서 발생한다는 것을 보여 주었습니다. 저는 자기체계가 인간 무의식의 생물학적인 기질인 오른뇌에 위치하고 있다고 제안하였습니다. 이것은 주로 억압되고 의식에서 쫓겨난 내용들을 가지고 있는 프로이트의 역동적인 무의식과는 다릅니다. 어쨌든 이제 암묵적이고 무의식적인 과정에 상당한 관심이 생겨났으며, 저는 우리가 이제 정신역동이론의 현대적인 표현으로 돌아가고 있다고 생각합니다. 실제로 모든 형태의 치료는 이제 오른뇌 대 오른뇌의 전이 및 역전이 의사소통과 어떻게 이러한 의사소통이 말의 이면에서 치료동맹을 통해 표현되는지에 관심을 가지고 있습니다.

또 다른 주요한 변화는 뇌의 쪽치우침에 대한 발견과 오른뇌와 왼뇌의 다른 구조적인 조직화에 대한 인식입니다. 각각의 뇌는 다른 결정적 시기와 급속성장의 시기를 가지며 궁극적으로는 다른 특수화된 기능을 나타냅니다. 저에게 있어서 미지의 세계는 항상 초기에 발달하는 무의식의 영역인 오른뇌였습니다. 저의 관심은 표면적이고 의식적인 마음보다 더 깊고 초기에 형성되며 비언어적이고 신체에 기반을 둔 생존과정에 있었습니다. 특히 저는 우리가 어떻게 이러한 생존과정을 드러내고 연구할 수 있을지에 관심이 있습니다. 임상가이자 과학자로서 제가 쓴 모든 내용은 임상적인 것과 연관성이 있어야만 했습니다. 이러한 내용들은 제가 환자들과 하는 치료와 방식이 맞을 뿐만 아니라 과학에 근거를 둔 것이어야 했습니다. 저의 이론들은 발견적인 것이며 연구에 대해 개방적일 뿐만 아니라 검증될 수 있는 실험적인 가설이 될 수 있어야 했습니다.

대뇌반구성

데이비드: 박사님은 왼뇌가 언어적·합리적·논리적이지만 오른뇌도 실제로 언

어적인 측면이 있다고 말씀하셨습니다. 오른뇌의 언어적인 능력에 대해서는 어떻게 설명하실 수 있나요?

앨런: 모든 언어가 왼대뇌반구에서만 발생하는 것이 아니라는 생각을 처음 한 사람은 공식적으로 1891년에 『언어상실증에 대하여(On Aphasia)』를 쓴 프로이트였으며, 이것은 지금도 신경학자들에 의해 연구되고 있습니다. 그러나 여전히 많은 사람이 언어적인 모든 것은 정의상 왼뇌에서 발생한다는 생각을 가지고 있습니다. 현대의 신경과학은 이것이 사실이 아니라는 것을 보여 주었습니다. 오른뇌 역시 언어적인 기능을 가지고 있습니다. 오른뇌는 우리의 이름을 저장하고 있으며 감정적인 단어들을 처리합니다. 목소리의 감정적인 어조인 운율은 오른쪽에 치우쳐 있으며, 새로운 비유와 주제에 대해 추론을 하는 것도 오른쪽에 치우쳐 있습니다. 따라서 환자가 갑자기 감정적인 상태가 되어 감정적인 단어를 사용할 때는 오른뇌가 이것을 처리합니다. 오른대뇌반구의 언어는 '함께 있는' 것의 친밀한 느낌을 만들어 냅니다.

데이비드: 유머도 오른뇌와 더 연관되어 있다고 알려져 있지 않나요?

앨런: 그렇습니다!

데이비드: 그리고 유머를 인식할 때 우리의 왼뇌가 '깨어나게' 되는 것이고요?

앨런: 네. 왜냐하면 익숙한 것은 왼뇌에서 처리하고 새로운 것은 오른뇌에서 처리하기 때문이죠. 본질적으로 우리는 새로운 것, 특히 사회감정적인 상호작용에서 새로운 것을 처리하는 능력을 추구하고 있습니다. 그리고 많은 환자에게 있어서 친밀함은 새로운 것이죠. 따라서 모든 새로운 것은 오른뇌에서 처음 떠오르고 집중에 우세한 대뇌반구인 오른대뇌반구에서 실제로 노르아드레날린의 분비가 증가됩니다. 실제로 저는 지금 인간 인지의 가장 높은 수준을 나타내는 연구들을 인용하고 있습니다. 통찰의 '아하!' 순간, 직관, 창의성, 사랑은 모두 왼뇌가 아닌 오른뇌의 표현입니다.

데이비드: 이러한 것들이 오른뇌에서 나타나지만 우리는 그것이 왼뇌에서 나타나기 전까지는 모릅니다. 오른뇌는 특히 신체와 자기의 더 깊은 핵심에서 실

제로 무슨 일이 일어나고 있는지에 대해서 알려 줍니다.

앨런: 맞습니다. 본질적으로 왼뇌는 자신이 뭔가 새로운 것을 방금 발견했다는 착각을 하지만 사실은 오른뇌가 이미 발견한 것이며, 왼뇌는 오른뇌가 자기, 특히 다른 자기체계들과의 관계에 있는 자기에 대해 발견한 것을 말로 표현하는 것입니다. 저의 동료인 다시아 나바에즈(Darcia Narvaez)는 도덕성 역시 오른뇌의 과정이라는 것을 보여 주었습니다. 수많은 연구는 오른뇌가 친화에 우세하고, 왼뇌는 힘에 우세하다는 것을 나타내 주었습니다.

　이것은 융과 다른 사람들이 매우 높은 상징적인 기전들은 오른대뇌반구에 있다고 말한 것의 문제들을 이해할 수 있게 해 줍니다. 어떻게 신경과학이 인간의 경험에 대한 우리의 생각을 변화시켰는지를 보여 주는 또 다른 예가 있습니다. 모든 상징적인 과정은 언어적인 왼뇌의 산물이라고 생각되어 왔기 때문에 치료의 목적은 환자들에게 말을 사용하여 표현하게 하고 일단 의식적으로 표현이 되면 환자가 이해할 수 있게 됨으로써 무의식이 의식화되고 변화가 발생한다고 생각했습니다. 우리는 이것이 실제로는 그렇지 않다는 것을 말하고 있습니다. 오른뇌의 궁극적인 표현은 의식적인 감정입니다. 왼뇌의 궁극적인 표현은 의식적인 생각입니다. 우리의 신체에 바탕을 두고 있는 감정을 아는 것이 우리의 생각에 대해 아는 것보다 더 필수적인 것입니다. 오른뇌 및 무의식적인 마음은 내장적인 신체와 더 연결되어 있습니다. 아시다시피 신체는 지난 몇 십 년 동안 재발견되었습니다. 그리고 심리학과 정신건강의학에서 엄청난 변화가 있어 왔습니다.

외상과 발달

데이비드: 이러한 변화가 외상에 대한 임상적인 작업, 연구, 저술을 통해서 이루어졌다고 말할 수 있을까요?

앨런: 부분적으로는 그렇습니다. 하지만 애착이론과 애착외상에 대한 발달적인 연구 때문이기도 하지요. 1990년대 후반까지는 실제로 존재하지 않았던 현대적인 외상이론—베셀 반 데어 코크(Bessel van der Kolk)가 밝힌 것처럼

'신체는 기억한다'라는 생각—또한 실제로 지난 20년간의 중요한 변화들 중의 하나이기도 합니다. 그러나 저는 이것을 넘어서 주요한 기여를 한 자율신경계에 대한 재발견도 큰 역할을 했다고 제안하고 싶습니다. 자율신경계에 대한 재발견은 이제 인간의 경험을 이해하기 위한 원칙으로 받아들여지고 있으며, 이러한 원칙들은 중추신경계의 수의적인 행동에 대한 것뿐만 아니라 자율신경계의 불수의적인 행동에 대한 것, 즉 마음과 신체 모두에 대한 것입니다. 그리고 이것이 바로 저의 신체에 기반을 둔 애착모델이 자율신경계를 포함하고 있는 이유이기도 합니다. 엄마는 아기의 발달하는 자율신경계의 증감에 대한 조절자의 역할을 합니다.

이러한 신체에 기반을 둔 과정들은 또한 치료자의 오른뇌가 환자의 감정적인 상태에 정신생물학적으로 조율하고 조절하는 것과도 연관되어 있습니다. 따라서 신체 그 자체는 이제 주관성 모델의 핵심으로 들어와 있습니다. 체화된 주관성은 왼뇌의 단순한 추상이 아니라 오른뇌의 과정입니다. 신체는 이제 오른뇌 대 오른뇌가 서로 영향을 주고받는 상호주관성에 필수적인 요소로 간주되고 있습니다. 저의 작업에서 저는 이러한 개념적인 발달이 신체적 역전이(somatic countertransference)—환자의 의식적 및 특히 무의식적인 의사소통에 대한 치료자 자신의 신체적 반응—와 같은 임상적인 모델에 영향을 미쳤음을 논의하였습니다. 또한 치료자의 주된 기능이 환자의 자율신경계 각성을 조절하는 것이라는 생각이 존재하는데, 이것은 중립성(neutrality: 역주-정신분석과정에서 권장되는 자세로 지나치게 초연하거나 몰입하지 않는 태도)에 대한 오래된 생각에 도전하는 임상적인 개념이며 과거의 담아 내기(containment: 역주-환자의 조절되지 않은 감정을 치료자가 수용하는 것) 개념을 확장시킨 것입니다. 이러한 관점은 왼뇌의 의식적인 내용보다는 오른뇌의 무의식적인 과정에 더 집중하는 것입니다. 다시 한번 말씀드리자면 이러한 과학적인 발전은 우리의 임상적인 모델들을 변화시켰습니다.

데이비드: 또 다른 주요한 변화는 최근의 연수회에서 박사님이 집중치료의 붕괴가 억압된 외상적·발달적·관계적 문제를 표면으로 올라올 수 있게 하며 만약 이러한 시기가 적절하게 잘 다루어진다면 치유가 발생한다고 말했던 부

분인 것 같은데 맞나요?

앨런: 맞습니다. 단지 '억압된' 것이 아니라 해리된 것이라는 점만 빼면요. 치료적인 작용이 환자의 억압된 무의식적인 내용을 의식화시키는 데 기초를 두고 통찰 및 억압의 취소를 강조했던 초기의 임상적인 모델에서 방어에 대한 변화도 있었습니다. 외상이론은 신체에 기반을 둔 생존방어인 해리에 의해서 정동적인 의식이 죽어 버리는 것과의 작업을 강조합니다. 치료자들은 억압과 해리를 구별하는 법과 해리를 인식하는 법을 배웁니다.

그러나 붕괴와 회복에 대한 생각은 발달적인 자료에서 나왔으며 저의 현대적인 애착이론에 통합되었습니다. 저의 저술들은 발달적 및 정신치료적인 상황 모두에서 붕괴와 회복을 강조하고 있으며, 여기에는 조절되지 않은 정동상태에 대한 상호작용적인 조절의 중요한 기회가 포함됩니다.

저는 가장 기본적인 수준에서의 변화기전에 관심이 있는데, 특히 초기에 발달하는 오른뇌의 자기체계에 관심이 있습니다. 과거의 용어를 사용하자면, 제가 탐색하고 있는 것은 엄마와 영아 사이의 대상관계의 순서가 발생하는 정신구조를 어떻게 형성하는지에 대한 것입니다. 현대적인 용어를 사용하자면, 이러한 것들은 대인관계신경생물학에 대한 조사입니다. 인간발달에 대한 대인관계신경생물학은 우리가 마음과 뇌의 구조 및 기능이 경험, 특히 감정적인 관계를 포함하는 경험에 의해 형성된다는 것을 이해할 수 있도록 해 주며, 뇌가 어떻게 사회적인 상호작용에서 신경적인 활동들을 조율하는지를 이해할 수 있도록 해 줍니다.

저의 발달에 대한 작업과 임상적인 작업에서 설명하려고 하는 것은 엄마와 영아 사이에서 시작된 오른뇌 대 오른뇌의 사회감정적인 과정이 나중에 치료동맹 속에서 똑같이 펼쳐진다는 것입니다. 이 모델은 초기 발달단계에서의 오른뇌의 성장과 나중의 사회적 및 감정적인 상황에서의 변화들을 연결시킵니다. 그리고 당신이 지적했듯이 붕괴와 회복은 감정적인 성장에 필수적인 요소입니다. 따라서 저는 붕괴와 회복에 대해 연구했던 베아트리스 비브(Beatrice Beebe), 에드 트로닉(Ed Tronick), 칼렌 라이온스-루스(Karlen Lyons-Ruth)와 같은 다른 발달정신분석 연구자들에게 관심을 집중했습니다.

저는 가장 최근의 저술에서 치료적인 변화기전의 실제적인 핵심에 있는 애착외상의 재연에서의 이러한 회복이 가지는 중요한 역할에 초점을 맞추었습니다. 저는 어떻게 환자와 치료자 모두가 붕괴와 회복을 함께 만들어 내는지와 이러한 붕괴가 기법적인 실수가 아니라 말 그대로…….

데이비드: ……인간관계의 한 부분인 보편적인 실망, 그리고 그 회복이 치유의 과정이라는 것을 설명하시는 건가요?

앨런: 정확하게 말씀해 주셨습니다. 재연은 너무나도 강렬하고 고통스러워서 해리되고 의식에서 사라졌던 부정적인 정동을 촉발시켰던 과거의 붕괴에 대한 의사소통을 나타냅니다. 치료가 진행되고 치료동맹에서의 애착결합이 강화되면서 환자가 해리방어를 해체하고 이러한 정동이 보다 자주 드러날 수 있을 정도로 충분한 안전함이 생기게 됩니다. 그 이후에 해리 속으로 묻혔던 것들이 이제는 상호작용적인 회복의 가능성을 제공해 주고 조절해 주는 다른 사람의 존재가 있는 상태에서 신체적으로 인식하게 됩니다. 해리를 연구했던 융은 아동기 외상의 지속적인 감정적 영향이 어떻게 '결코 지치거나 소비되지 않고 환자에게 계속 숨겨진 채로 남아 있어서 의식으로 들어오지 못하는지'에 대해서 설명하였습니다. 그는 또한 외상이 갑자기 돌아올 수도 있다고 말했습니다. "외상은 그 자체로 의식적인 마음에 포악하게 압력을 행사할 수 있다. 정동의 폭발은 한 개인에 대한 완벽한 침범이다. 이것은 적이나 야생동물처럼 덮친다."고 말하였습니다.

저는 저의 '관계외상'모델에서 외상적인 성향을 유발하는 것은 단순히 잘못된 조율이 아니라고 제안하였습니다. 관계외상은 또한 회복의 결핍 때문이며 이러한 회복과 상호작용적인 조절에는 치료자의 매우 개인적이고 진정된 반응이 필요합니다. 애착외상은 근본적으로 관계적인 것이기 때문에 치유는 관계적이고 상호적인 과정이어야만 합니다. 설리번(Sullivan)의 말처럼 치료자는 중립적이거나 떨어져 있는 사람이 아니며 '참여적 관찰자(participant observer)'입니다.

사랑, 회복과 깊어지는 사랑

데이비드: 박사님은 우리가 이야기하고 있는 것을 치료를 넘어서 다른 밀접한 관계에도 적용하실 수 있나요? 과거의 외상으로 인해 힘들어하고 있는 부부에게 만약 올바른 방식으로 접근할 수 있다면, 과거의 상처나 외상에 대해 배울 수 있고 치유될 수 있을 것이라고 부부에게 실제로 말씀하실 수 있나요?

앨런: 그렇습니다. 애착외상의 근본적인 상황은 매우 밀접한 사이에서 발생합니다. 제 말은 엄마와 영아 사이의 관계는 밀접한 관계로 정의된다는 것입니다. 붕괴상황에서 부정적인 정동을 하향 조절하고 놀이를 하는 동안의 긍정적인 정동은 상향 조절하는 엄마의 능력이 애착결합 및 영아의 발달하는 오른뇌를 형성합니다. 안전애착에서 밀접한 상황의 특징은 상호적인 사랑이며, 저는 제 연구에서 감정적인 결합의 강도를 설명하기 위해 사랑이라는 용어를 점점 더 사용하고 있습니다. 사랑은 단순히 즐거운 정동 이상의 것입니다. 사랑은 강렬한 감정입니다.

엄마와 영아 사이의 사랑은 또한 즐거움뿐만 아니라 스트레스 상황에서의 의사소통도 알아차리고 보듬어 줄 수 있으며, 스스로 느낄 수 있고, 그 이후에 이러한 것들을 조절하여 아기에게 다시 되돌려주는 엄마의 능력을 나타내기도 합니다.

즐거움과 고통을 보듬어 줄 수 있는 것이 사랑의 핵심입니다. 다른 밀접한 두 사람의 관계에서도 이것이 적용될 수 있습니다. 수많은 임상가는 이제 부부치료를 할 때 오른뇌의 정신생물학적인 기전에 초점을 맞추고 있습니다. 애착에 대한 치료를 하는 부부치료자는 두 사람 각자를 조절하기 위해 두 사람 모두를 보듬어 줄 수 있습니다. 부부치료자는 또한 두 사람 사이에 존재하는 비언어적이고 감정적인 의사소통을 촉진시키고 읽으며, 두 사람이 개입하고 개입하지 않는 정동적인 순간들과 다양한 감정적인 상태들 사이를 이동하는 것에 대해 인식할 수 있도록 해 줍니다.

부부에 대한 치료적인 작용은 각자가 이러한 빠른 자율신경계 과정들 및 어떻게 각자가 다른 사람과 의사소통을 하거나 차단하는지에 대해 더 잘 알 수 있도록 해 줍니다. 항상 그렇듯이 임상적인 원칙은 긍정적이든 부정적이든 정동, 특히 진정한 정동을 따라가는 것입니다. 그리고 붕괴와 회복은 오른뇌의 발달과 감정적인 성장에 중요합니다. 그러나 심지어 부부치료 이외에 대인관계신경생물학과 정동신경과학은 이제 집단정신치료에도 통합되고 있습니다. 초점은 집단 구성원들이 의식적 및 무의식적인 수준에서 말하는 것 이면에서 무엇을 의사소통하는지와 오른뇌의 감정적인 의사소통과 조절성의 상호작용이 집단의 관계적인 상황에서 어떻게 발생하는지에 있습니다.

따라서 비록 사람들 사이의 감정적인 접촉은 엄마-영아의 관계에서 기원했지만, 이것은 궁극적으로 개별적인 인간이 다른 인간과 의사소통하는 방식이 됩니다. 이러한 깊은 의사소통과 잘못된 의사소통은 왼뇌의 언어적인 기능과는 별로 관계가 없습니다. 이러한 것들은 다른 사람의 자발적인 얼굴표정, 목소리의 어조, 몸짓을 무의식적으로 읽는 오른뇌의 능력과 더 관계가 있습니다.

자기조절, 공동조절과 불교

데이비드: 불교의 자기/비자기(nonself)의 개념에 대해 관심이 있으신가요? 아니면 박사님이 필요로 하는 모든 것을 정신분석적인 생각 및 신경과학에서 다 얻고 계신가요?

앨런: 자기에 대한 저의 생각 대부분은 신경과학 및 융과 다른 사람들을 포함하는 정신분석에서 나온 것입니다. 그러나 자기/비자기 및 여러 가지 자기상태들에 대한 생각은 관심의 대상이었습니다. 현대적인 관계정신분석 문헌들에서 저의 생각과 비슷한 개념은 우리 모두는 다른 정동 및 동기들과 연관되어 있는 다양한 자기상태를 가지고 있다는 자기상태들의 다양성에 대한 필립 브롬버그(Philip Bromberg)의 생각입니다. 다양한 자기상태 중의 일부는 의식적인 수준에서 작동하며 다른 자기상태들은 무의식적인 수준에서 작동합니다. 그는 무의식적인 수준에서 작동하는 자기상태들을 '내가 아닌(not-me)' 것으로 불렸고 이것은 '나(me)'의 상태와 반대되는 것입니다(이러한 개념은 그가 해리 스택 설리번[Harry Stack Sullivan]의 생각에서 빌려온 것입니다).

우리는 상황에 따라 무의식적으로 이러한 상태들 사이를 이동합니다. 이 각각의 자기상태들은 동기체계(예: 두려움, 공격성, 수치심, 우울, 즐거움)와 연관되어 있습니다. 바꿔 말하면, 위협을 받았을 때 두려움의 동기체계가 촉발됩니다. 나의 오른뇌는 외부에 있는 위협에 집중하고 추적합니다. 이러한 자기상태에서 노르아드레날린과 아드레날린의 농도가 높아지고 코르티솔이 상승하며 생리 및 집중체계가 변화합니다. 기억체계 역시 변화합니다. 위협이 지나가거나 제가 위협을 조절하고 대처했을 때, 저는 안심하게 되고 조용한 각성상태 또는 긍정적인 탐색의 상태라고 불리는 다른 자기상태로 이동하게 됩니다. 따라서 우리는 자기조절 기전 때문에 이러한 자기상태들 사이를 이동하게 됩니다. 탄력성과 융통성은 그 상황에서 무슨 일이 발생하는지에 따라, 그리고 그 시점에서 무엇이 의미 있는 것인지에 따라 부드럽게 이동할 수 있는 적응적인 능력입니다.

불교의 자기―명상과 연관되어 있는 의식적인 자기상태―개념에 대해서 제가 이해하기로는 이것은 마음의 동요를 조절하고 차분하게 해 주는 것을 목적으로 합니다. 자기(마음, 인식)는 의식의 동요 그 자체와 동일시됩니다. 예를 들면, 요가는 이러한 동요를 제거하거나 통달하고 안정적인 집중 및 감각적인 경험에 집착하지 않는 것을 획득하는 하나의 형태입니다. 연습을 통해서 명상을 하는 동안 평가적인 자기감시에서 평가를 하지 않는 자기감시로의 변화가 발생합니다. 그렇기는 하지만 신경과학적인 연구들은 '연민 어린 명상'이 오른뇌, 둘레계통의 초점과 연관되어 있다는 것을 보여 주었습니다.

저는 자기조절이 두 가지의 형태, 즉 친화적으로 서로 연결되어 있는 상태에서의 상호작용적인 조절과 자율신경계적으로 발생하는 자율조절의 형태가 있다고 주장하였습니다. 요가에서 명상을 하는 자기는 하나의 자율조절체계로 작용합니다. 발달과 정신치료에 대한 저의 관심은 관계적인 것이기 때문에 저는 사람들 사이에서 발생하는 상호작용적인 조절에 더 관심이 있습니다.

그렇기는 하지만 핵심은 이 두 가지 형태의 자기조절 사이를 이동하는 것입니다. 이 둘 모두는 초기 애착관계의 상호작용적인 조절에서 유래된 것입니다. 감정을 조절하기 위해 마음속으로 들어가는 것은 상실이나 즐거움의 순간에 다른 사람에게 다가가는 것과는 다릅니다. 다른 사람들과 감정적인 연결을 하지 못하는 것은 모든 관계적인 정동중심 정신치료의 핵심에 있습니다. 더 큰 세계에 있는 중요한 문제들을 바라보면서 저는 우리에게 독립과 자율성이 아닌 더 많은 연결이 필요하다고 확신하였습니다. 저에게 있어서 지금 우리가 있는 이 세상에서 우리가 실제로 절대적으로 필요하지만 매일 약해지고 있는 것은 상호작용적인 조절에 대한 이러한 능력입니다.

　우리는 또한 미국과 서양 문화가 자율적이고 독립적인 인격의 가치를 지나치게 강조하는 문제를 안고 있습니다. 이러한 부분들은 상호의존에 비해 너무 가치가 높게 평가되고 있습니다. 앞에서도 말씀드렸지만 왼대뇌반구는 힘 및 경쟁심과 연관되어 있고, 오른대뇌반구는 친화 및 친사회적인 동기와 연관되어 있습니다. 따라서 바로 이것이 제가 왜 감정적인 상태 및 고차원의 인지적인 기능뿐만 아니라 영적이고 도덕적인 경험을 처리하는 오른대뇌반구에 관심이 더 많은지에 대한 이유입니다. 자기가 더 커지고 확장되는 곳이 바로 여기 오른대뇌반구입니다. 이러한 상태에서 자기의 과대성은 말 그대로 붕괴되며 한 개인은 더 큰 조직체의 한 부분이라는 이해가 존재하게 되어 살아 있다는 더 큰 감각을 가지게 됩니다. 이것은 불교의 자율조절적인 자기상태처럼 들립니다.

　그러나 다시 한번 말씀드리자면 상호작용적인 조절이 치료동맹에서 핵심이 됩니다. 현재 모든 형태의 정신치료에서 관계적인 성향으로의 이동이 일어나고 있습니다. 실제로 정신분석에서 관계적인 부분에 대한 강조는 늘 있어 왔습니다. 저는 페렌치(Ferenczi), 융, 코헛(Kohut), 그리고 더 최근에 나온 서로 영향을 주고받는 관계적인 상호주관적 정신분석에 대해 생각하고 있습니다. 이러한 관계적인 경향은 이제 주류 심리학 속으로 들어오고 있으며 정신치료의 중심적인 기전으로 간주되고 있습니다.

　제가 이 점을 지적하는 이유는 심리학자들이 명상적인 기법들을 가르칠 수도 있지만 그들이 또한 치료동맹에서 관계적인 전문지식에도 접근할 수 있기 때문입니다.

데이비드: 하지만 치료자들이 다양한 이론을 통해 자동반복적으로 관찰하거나 다음에 무엇을 할 것인지와 어떻게 할 것인지에 대해 생각하는 것보다 이러한 마음챙김(mindfulness) 기법들을 스스로 가지게 되어 상호작용에서 발생하는 모든 것을 수용할 수 있게 되지 않을까요?

앨런: 맞습니다. 하지만 제가 제안하는 것은 신체에 대한 인식을 포함하는 특정한 형태의 마음챙김은 관계적인 측면에서 발생해야 한다는 것입니다. 다른 사람에 의해 거울반사가 되지 않으면 발견될 수 없는, 인식으로 들어올 수 없는 자기의 특정한 부분들이 있습니다.

데이비드: 아! 그러니까 관계를 통해서 치유될 수 있는 것이 단지 해리된 관계외상뿐만이 아니라는 것이군요. 유대인 말로 '파진(fargin)'이라는 것이 있는데 이것은 '누군가의 즐거움에 함께 참여한다'는 의미입니다. 저는 이 개념이 아주 좋은데요.

앨런: 누군가의 고통뿐만 아니라 즐거움도 공유한다는 정말 좋은 문화적인 비유네요.

제3의 주관성

데이비드: 그러니까 서로 간의 감정적인 상호작용에서 거울반사되는 것을 볼 때까지 완전히 경험할 수 없는 느낌들이 존재한다는 것이군요.

앨런: 맞습니다. 제가 지금까지 써 온 중심적인 개념들 중의 하나는 공명에 대한 것입니다. 물리학에서 공명의 특성은 하나의 공명체계가 다른 공명체계의 공명주파수에 맞추어지는 것을 통해 더 커지고 증폭되는 경향입니다. 심리학에서의 공명상태는 한 사람의 주관성이 다른 사람의 내적인 상태에 조율될 때 발생하는데, 이러한 공명은 그 이후에 두 사람의 정동상태의 강도와 기간을 상호작용적으로 증폭시킵니다. 또한 의식적인 인식 아래의 수준에

서 빠르게 발생하며 '제3의 주관성(third subjectivity)'이라고 불리는 것을 만들어 냅니다. 예를 들면, 상호작용을 하는 상태에서 두 사람의 공명은 궁극적으로 긍정적이고 정동적인 뇌 상태들의 조화를 유발하며 공유된 즐거움을 유발하는데, 이것은 호기심과 탐색을 증가시킵니다.

데이비드: 박사님이 방금 설명한 것은 제 불교 친구가 말하는 '하나의 마음(one mind)'과 연관된 것일 수도 있을 것 같습니다. 이 부분에 대한 에드워드 에스틀린 커밍스(Edward Estlin Cummings)의 훌륭한 인용문이 있습니다. "우리의 마음 깊숙한 곳에 뭔가 의미 있고, 들을 가치가 있으며, 우리가 믿을 만하고, 우리의 접촉을 기다리고 있는 것을 누군가가 밝혀 줄 때까지 우리 스스로는 그것을 믿지 않는다. 일단 우리가 우리 스스로를 믿게 되면 우리는 인간의 영혼을 밝혀 줄 호기심, 경이로움, 자발적으로 발생하는 즐거움이나 어떠한 경험도 감수할 수 있게 된다."

앨런: 네. 그건 거울반사 이상의 것이네요. 그것은 긍정적인 각성의 강화이기 때문에 하나의 상호작용적인 조절의 활기 넘치는 기전인 것 같습니다.

데이비드: 그리고 이것은 이 인터뷰에 대한 저의 즐거움과 인터뷰를 시작할 때부터 박사님에 대해 느꼈던 제 자신의 예기불안을 설명해 주고 있습니다. 하지만 곧 즐거움이 더 증가하게 되었죠. 조용한 내적 경험 대 활발한 내적 경험—자연스럽게 발생하거나 발달하는 조용한 마음을 가진 사람들과는 대조되게 청각적이든 언어적이든 생각이나 시각적으로 활발한 의식의 형태를 가진 것—의 측면에서 사람들의 다양성에 대해 설명해 주실 수 있으십니까?

앨런: 물론이지요. 처음 떠오르는 것은 '조용한 경계상태(quiet alert state)'라고 불리는 것입니다. 이것은 엄마가 영아의 다양한 감정적 표현을 알아차리는 융통적인 상태를 말합니다. 이것은 에너지를 소비하는 교감신경계와 에너지를 보존하는 부교감신경계 사이의 자율신경계의 균형 상태와 연관되어 있습니다. 애착의 의사소통에서 양육자는 영아의 휴식 시의 조용한 경계상태에 대한 설정값인 각성의 범위를 결정합니다. 이것은 관계적으로 조율되며 나중에 그 사람 뇌의 초기 설정상태에 영향을 미칩니다. 바꿔 말하면, 조절

이 조용한 마음의 핵심입니다.

그러나 저는 또한 오른대뇌반구와 왼대뇌반구의 균형 및 '대뇌반구성'의 개인적인 차이에 대해서도 생각하고 있습니다. 예를 들면, 휴식상태에서 오른대뇌반구성은 조용한 경계상태와 연관되어 있습니다. 그러나 오른대뇌반구성은 보다 빈번한 부정적인 정동, 낮은 자존감, 정동조절 어려움의 과거력과 연관되어 있을 수 있습니다. 반면에 왼대뇌반구성은 오른뇌에 대한 억제, 감정의 억압, 어려운 상황에 대한 지나친 조절과 연관되어 있습니다. 의식은 지속적인 왼뇌의 수다(chatter)에 의해 지배를 받고 있기 때문에 감정적으로 존재할 수 없으며 '그 순간에' 존재할 수 없게 됩니다. 이러한 수다가 항상 너무 심하고 너무 지속적이며 너무 커서 조용히 있을 수 없는 사람들이 있습니다. 이들은 내적인 침묵을 견딜 수가 없기 때문에 신체와 무의식의 깊은 영역에서 무엇이 올라오고 있는지에 대해 거울반사를 할 수가 없습니다. 이들은 항상 '존재하기'보다 '뭔가를 하는' 상태에 있습니다.

데이비드: 그들은 자신의 신체를 경험하는 데 어려움이 있고 자신들의 감각이나 느끼는 것들이 순수한 생각이기 때문에 박사님에게도 이야기하지 못하겠군요.

앨런: 맞습니다. 감정과 감정의 조절장애에 대해서 사람들은 오랜 시간 동안 감정이 너무 강력하고 강해서 왼대뇌반구의 논리적이고 합리적인 능력을 방해한다는 과소조절(underregulation)에 대한 것만 생각해 왔습니다. 그러나 다른 문제적인 상태—과다조절(overregulation)—도 있습니다. 이러한 경우에 그 사람은 습관적으로 감정을 억누르고 인식하지 못하며 왼대뇌반구가 너무 지배적이기 때문에 항상 '통제하는' 상태에 있게 됩니다. 이러한 사람들은 '왼뇌 속에서 살고 있으며' 정동에서 멀어지는 단어들을 사용합니다. 이들은 감정을 경험하기보다는 감정에 대해서 이야기하고, 실제로 오른뇌를 탈억제시키지 않으며, 신체에서 느끼는 것을 허락하지 않습니다. 하지만 신체는 기억을 합니다. 가장 극단적인 경우에 이들은 해리적이 되며 감정을 표현하지 못하게 됩니다. 이러한 환자들은 느끼지 않기 위해 말을 사용합니다. 이들은 지나친 억제를 하고 있으며 지나친 통제를 하는 장애에 취약합니다. 언어적인 인지를 지나치게 강조하고 감정을 무시하는 지나치게 합리

적이고 불안전한 회피인격장애 환자들에 대해 생각해 보십시오. 정동에 대한 과학에서의 최근 변화들에 대한 앞선 논의로 되돌아가면, 조절장애는 과소조절이나 과다조절의 형태, 그리고 회피하는 전략 대 불안해하는 전략으로 나타날 수 있습니다.

마음에 떠오르는 장면

데이비드: 이러한 부분과 일치하는 것으로 저는 저처럼 기억을 최소한으로 또는 전혀 시각화하지 못하는 사람들을 알고 있습니다. 올더스 헉슬리(Aldous Huxley)는『지각의 문(Doors of Perception)』에서 이러한 자신에 대해 설명하였습니다. 만약 제가 저의 거실을 떠올리려고 노력한다면 10% 정도만 명확하게 나타날 겁니다.

제가 알고 있는 또 다른 사람들은 자신의 마음에 떠오르는 장면(imagery, 심상)들을 사진처럼 표현합니다. 이런 종류의 시각적인 기억을 가지고 있는 사람들은 또한 거리를 걷고 있을 때 버스가 어떤 여성을 치는 생각이나 걱정을 하는 대신에 버스가 그 여성을 치는 장면을 떠올리는 것처럼 현재의 상황에서 침습적인 생생한 장면들을 떠올릴 수도 있습니다. 혹은 박사님도 상상할 수 있겠지만 그들은 항상 자신의 마음의 평화를 침범하는 빌딩이 무너지는 장면을 시각화할 수도 있을 것입니다.

앨런: 당신의 이야기를 듣고 몇 가지가 떠오르는군요. 뇌의 쪽치우침에 대한 고전적인 생각은 오른뇌는 시각적이고 공간적인 장면을 처리하는 반면, 왼뇌는 언어에 관여한다는 것이었습니다.

그러나 마음에 떠오르는 장면에 관한 진실은 우리가 장면이 어떠한 형식으로든 나타날 수 있다는 사실을 늘 잊어버리고 있다는 것입니다. 버스가 보행자를 치거나 빌딩이 무너지는 장면을 누군가가 떠올린다는 당신의 예처럼 우리는 항상 시각적인 장면에 대해서 생각합니다. 또는 어떤 환자는 시각적인 장면이 가지고 있는 비유를 떠올리기도 합니다. 얼굴, 특히 감정적으로 표현적인 얼굴에 대한 시각적인 장면을 생각해 보십시오. 그러나 장면은 또한 우리의 의식이 노래의 선율을 인식할 때 청각적인 것이 될 수도 있으며, 감정을 유발하는 냄새를 인식할 때는 후각적인 장면이 될 수도 있습니다.

따라서 우리 두 사람처럼 매우 청각적인 사람들은 장면이 언어적인 것이라고 생각합니다. 하지만 당신도 알다시피 비언어적인 청각적 단서들도 있습니다. 언어적인 내용 이외에 목소리 자체도 필수적인 정보를 의사소통하는데 이것은 언어적인 것보다 친근한 순간에 더 중요합니다. 대부분의 정신치료자는 매우 청각적이며 환자의 목소리 어조의 미세한 변화에도 민감하게 조율해 줍니다. 말하자면 우리가 주의를 기울이는 것은 이러한 부분입니다. 그러나 우리는 또한 우리의 목소리를 하나의 조절하는 도구로 사용합니다. 우리는 적절한 시점에 차분하고 달래 주는 직관적이고 자발적인 표현을 사용하거나 또는 다른 때에는 보다 활기 넘치는 목소리나 심지어 제한하는 목소리를 활용하기도 합니다. 또는 청각적으로 비유적인 장면을 표현하기도 합니다.

따라서 저는 우리가 장면, 특히 감정적인 장면에 대해서 이야기할 때 시각적인 장면을 생각하고 있다고 생각합니다. 그러나 촉각적인 장면도 존재합니다. 당신의 신체와 저의 신체에서 느껴지는 것을 포함해서 이 시점에 느껴지는 장면도 촉각적인 것인데, 제가 이것을 알아차리고 다른 사람의 얼굴표정과 결합시킬 수 있기 때문입니다.

그러나 암묵적인 시각적 인식과 외현적인 시각적 회상 사이의 차이점도 있습니다. 저는 시각적인 표상에 대한 의식적인 기억을 가지고 있지 않을 수도 없습니다. 그러나 만약 환자의 얼굴에 나타난 감정표현에 미세한 변화가 있다면 저는 그것을 빠르게 알아차릴 수 있습니다. 그리고 비언어적인 얼굴 및 청각적인 표현의 의미를 처리할 때 이것은 의식적인 인식에서 발생하는 것이 아님을 상기해 봅시다. 정동과 주관성의 변화를 알려 주는 이러한 대인관계적인 단서들은 의식적인 인식 수준의 아래에서 오른편도에 의해 발견되고 추적됩니다. 우리는 언어 이면의 이야기를 들으며, 이러한 신호들은 다양한 감각방식—청각, 촉각, 시각—의 무의식적인 기억체계들을 촉발시킵니다.

데이비드: 음, 불현듯 제가 시각적이지 않다고 자주 말했던 것이 생각나네요. 하지
만 저는 굉장히 선명한 시각적 꿈들을 꾸기 때문에 저의 오른대뇌반구에서
는 매우 시각적인 것임에 틀림없습니다.

앨런: 동의합니다. 오른뇌를 생각하면서 기억하세요. 당신은 장기적인 시각적 기
억뿐만 아니라 시공간에 대한 스케치북이라고 불려 왔던 아주 짧은 작업기
억에 대해서도 이야기하고 있는 것입니다. 우리는 순간적인 장면이 우리의
정동이 실리고 개인적으로 의미 있는 경험과 맞는지를 보기 위해 충분히 오
랫동안 의식을 유지합니다. 당신이 당신 딸의 얼굴을 감정적으로 바라볼 때
당신의 오른뇌는 뭔가가 잘못되었거나 그녀가 수치심이나 즐거움을 경험하
고 있다는 것을 즉각 알아차릴 수 있습니다. 이러한 오른뇌의 기능은 친밀
한 관계에 있을 수 있는 우리의 능력에 필수적인 것입니다. 얼굴표정에 마
음을 닫은 사람은 친밀감에 문제가 생길 것입니다.

다른 사람이 존재하는 상태에서 혼자 있기

데이비드: 저는 박사님의 학생이자 부부치료자인 스탠 탯킨(Stan Tatkin)이 우리의
배우자는 우리가 무엇을 느끼고 있는지를 알기 전에 우리의 얼굴을 바라봄
으로써 우리에 대해서 알게 된다고 주장했던 것이 생각나는데요. 이것은 우
리로 하여금 정동에 대한 공동조절을 통해 성장하려고 노력하는 것과 명상
을 통해 스스로를 달래 주는 것의 합리성에 대해 생각하게 합니다. 하지만
함께 명상하는 것과 같은 것에 대한 명칭이 따로 있나요? 우리가 지금 함께
조절하는 것에 대해 이야기하고 있다는 것은 알고 있습니다.

앨런: 글쎄요. 저는 지금 위니컷이 말한, 다른 사람이 존재하는 상태에서 혼자 있
기에 대해 생각하고 있습니다. 기억나시나요?

데이비드: 아뇨!

앨런: 위니컷은 두 살 난 아이가 복합적인 발달—혼자 있을 수 있는 적응적인 능
력과 진정한 자율성의 형성—을 달성하는 것에 대해 이야기했습니다. 이것
은 다른 사람이 존재하는 상태에서 각각 자신만의 개별성 및 자신만의 자기

체계를 처리하는 것을 말합니다. 다른 사람은 배경에서 존재하기 때문에 아이와 합류하지 않습니다. 그러나 이들은 말 그대로 함께 존재하는 상태에서 개별화를 이룹니다. 그리고 이것은 서로를 지지하거나 돌볼 필요 없이 조용히 함께, 그리고 편안하게 존재하는 것입니다.

따라서 한편으로는 더 능동적이 될 수 있는 즐거움의 공유가 존재합니다. 다른 한편으로는 보다 수동적으로 다른 사람이 존재하는 상태에서 혼자 있는 것에 대한 이야기이기도 합니다. 자기체계는 이러한 시기에 안정성을 가지게 됩니다. 만약 필요하다면 이 상태에서 벗어날 수 있지만, 이것은 당신이 이야기하고 있는 것과 밀접한 것을 제시하고 있습니다. 그리고 이것은 오늘날의 시대가 완전히 잊어버리고 있는 고독과 사생활의 중요성을 말하고 있습니다. 시인 릴케(Rilke)가 말했습니다. "아마도 우리의 과제들 중 가장 힘든 것일 수도 있는, 한 사람이 다른 사람을 사랑하는 것을 위해서는 궁극적으로 준비를 해야 한다. 나는 각자가 다른 사람의 고독을 보호하는 것이 두 사람의 결합을 위한 최고의 과제라는 생각을 유지하고 있다."

관계의 회복과 사랑의 문제로 돌아가기

데이비드: "완벽한 사랑이란 당신을 불행하게 만든 사람을 사랑하는 법을 배우는 것"이라고 말했던 키르케고르(Kierkegaard)의 말에 동의하시는지 궁금합니다. 이 말이 박사님에게도 공명이 되나요?

앨런: 그렇습니다.

데이비드: 수정하고 싶은 어떤 부분이 있으신가요?

앨런: 최근에 쓴 저술에서 저는 엄마와 영아 사이의 상호적인 사랑의 대인관계신경생물학적인 출현을 설명하였습니다. 모성적인 사랑의 기능적인 신경해부학에 대한 연구들은 사랑하는 엄마는 그것이 즐거운 상태이든 고통스러운 상태이든 아기가 몸에서 느끼는 느낌을 자신의 몸에서 공감하고 느낄 수 있다는 것을 증명하였습니다. 기능자기공명영상을 촬영한 결과, 안전하게

애착된 엄마는 자신의 영아가 즐거운 상태나 울고 있는 상태를 보면서 사랑 및 모성애와 같은 긍정적인 감정과 불안한 느낌 및 걱정과 같은 부정적인 감정이 함께 존재하는 것으로 나타났습니다.

또 다른 연구들은 불안전한 무시형-회피형 애착을 가진 엄마의 경우 스트레스를 받은 아기의 고통스러운 부정적인 상태를 담아 내지 못한다는 것을 보여 주었습니다. 자기애성 엄마는 아기가 긍정적인 상태를 거울반사해 줄 때만 연결된 상태를 유지할 수 있었으며, 이러한 엄마는 수치심의 상태를 견디고 회복하지 못하였습니다. 따라서 긍정적 및 부정적인 정동 모두를 담아 내고 분리(splitting)를 하지 않는 능력이 필수적입니다. 실제로 발달 연구에서 에드 트로닉은 심지어 안전하게 애착된 엄마일지라도 전체 시간의 약 30%만 조율해 줄 수 있다는 것을 보여 주었습니다. 중요한 것은 잘못된 조율뿐만 아니라 상호작용적인 회복이기도 합니다. 이러한 잘못된 조율은 흔합니다—나의 동료인 필립 브롬버그는 친밀한 두 사람 사이에서 일어나는 주관성들 사이의 빈번한 충돌에 대해 설명하였습니다.

우리가 했던 초기의 논의로 돌아가면, 친밀한 부부 사이의 감정적인 연결을 강화시키는 것은 이러한 충돌을 상호작용적으로 회복하는 능력입니다. 임상적으로 부정적 전이를 우리가 견딜 수 있게 해 주고 긍정적 전이를 강화시키게 해 주는 것은 치료적인 관계에 있는 두 사람이 붕괴를 함께 만들어 내고 함께 조절하는 능력—긍정적 정동상태에서 부정적 정동상태로, 그리고 다시 긍정적 정동상태로 함께 이동하는—의 출현입니다. 이것은 실제로 결합을 강화시키며 회복탄력성을 유발합니다. 저에게는 이것이 바로 키르케고르의 직관이 설명하는 것입니다.

데이비드: 아.

앨런: 그러나 감정적인 연결의 순간도 중요하지만 공유된 고독, 다른 사람이 존재하는 상태에서 혼자 있는 것, 공유된 침묵의 순간 역시 중요합니다. 모든 것이 말로 이루어지거나 해석으로 가득 차 있어야 한다는 생각은 매우 제한적인 것입니다. 일부 치료자는 침묵이 너무 길어지면 자신의 조절에 대한 욕구 때문에 말을 하기 시작할 것입니다. 제가 여기서 제기하는 문제는 애착

은 친밀함을 위한 능력에 대한 것이라는 점입니다. 친밀함과 상호적인 사랑을 위한 능력은 장기정신치료에서 확장될까요? 환자는 깊은 우정과 오래된 애정관계에서처럼 다른 사람들과의 밀접하고 개인적으로 의미 있는 결합을 형성하는 능력을 확장하기 위해 치료시간에 경험했던 것들을 사용할 수 있을까요? 환자는 이러한 관계를 보다 강력한 뇌/마음/신체의 상호작용적인 조절과 자율적인 조절을 위한 하나의 자원으로 사용하여 상호의존과 자율성을 가질 수 있을까요?

임상적인 이론과 대인관계신경생물학 모두는 적절한 사회적·감정적 환경에서 자기체계가 점점 더 복합성을 가지도록 발달한다는 점에 동의하였습니다. 왼뇌의 의식적인 마음의 성장뿐만 아니라 오른뇌의 무의식적인 마음 역시 심층정신치료를 통해 풍부해지고 확장될 수 있습니다. 다른 오른뇌와 감정적으로 상호작용함으로써 안전한 오른뇌의 자기는 에릭슨의 삶의 나중 단계에서도 계속 성장하고 발달할 수 있게 됩니다. 안전한 자기는 정지되어 있는 상태가 아니라 안정성과 변화 모두를 가능하게 해 주는 지속적으로 확장하는 역동적인 체계입니다.

프로이트는 마지막에 치료와 실제적인 삶 모두가 사랑과 일에 대한 것이라고 말했습니다. 오늘날 우리는 이것을 친화적인 오른뇌와 힘을 추구하는 왼뇌의 발달에 대한 표현이라는 측면에서 생각할 수 있을 것입니다. 저의 작업은 평생 동안 일어나는 오른뇌의 감정적인 발달의 우선성에 대한 탐색이었습니다. 에리히 프롬은 『사랑의 기술(Art of Loving)』에서 사랑의 강력한 감정적인 경험을 '다른 사람과 하나가 되는 경험'이라고 설명하면서 '사랑하는 사람들은 자기와 통합될 수 있다'고 제안하였습니다. 이것이 두 사람 내에서, 그리고 그들 사이에서 발생하는 자기확장의 한 예입니다.

데이비드: 말씀하신 모든 것이 끝내기에 좋은 내용들이군요. 저는 이 인터뷰를 끝냄으로써 고독을 즐기려는 박사님의 욕구를 존중하고 싶습니다만, 현재의 활동에 대해 여쭈어 보면서 이 인터뷰를 끝내고 싶습니다. 박사님은 여전히 몇몇 도시에서 학생들과 만나고 계신가요?

앨런: 네. 거의 20년 동안 저는 여기 로스앤젤레스에 있는 공부모임과 지속적으로

연락하고 있습니다. 또한 버클리-앨러미다, 볼더 및 북서쪽에 있는 모임과 도 계속 연락하고 있습니다.

데이비드: 시애틀을 말씀하시는 건가요?

앨런: 네. 시애틀, 밴쿠버, 포틀랜드에 있는 임상가들 및 연구자들과 스카이프 (Skype)를 하고 있습니다. 호주에 있는 집단과도 스카이프를 할 예정입니다.

데이비드: 함께한 인터뷰 시간이 개인적 및 전문적인 수준에서 매우 즐거웠습니 다. 정말 감사드립니다. 저는 박사님이 오늘 논의에서 이야기한 것들을 사 람들이 즐기게 될 거라고 확신합니다.

앨런: 저도 감사드립니다, 데이비드. 저 역시 이 대화를 즐겼습니다. 당신이 시작 할 때 이야기했듯이 핵심은 자발적인 대화를 하는 것이었습니다.

제9장

과거를 돌아보고 앞날을 생각하기:
우리의 직업적 · 개인적 여행

2014년 UCLA 학회에서의 '정동조절과 자기의 치유'에 대한 기조연설

지난 3일은 저의 인생에 있어서 가장 특별한 날들이었습니다. 왜냐하면 저에게 이 기회는 전 세계 동료들이 저의 연구가 자신들의 연구에 미친 영향에 대해 높게 평가하는 직접적이고 현실적인 되먹임(feedback)을 받을 수 있었던 특별한 경험을 제공해 주었기 때문입니다. 이 얼마나 독특하고도 놀라운 선물입니까. 얼핏 보기에는 매우 다른 영역의 일들같이 보이지만 이 모든 발표자는 결코 작은 목적이 아닌 인간의 상태에 대해 더 깊게 이해하고 실제로 더 나아지게 하기 위해 빠르게 축적되고 있는 과학적 및 임상적인 지식들을 사용하려는 의지를 함께 나누어 주었습니다. 그러나 이번 기회는 또한 수많은 동료와 친구가 청중으로 모인 이곳 캘리포니아주 로스앤젤레스 대학(UCLA)에서 이루어졌기 때문에 더 특별합니다. 저는 여기에서 지난 세기의 끝자락인 1998년부터 13번 발표하였고, 이 학회는 발달에 대한 제 작업들이 심지어 출간되기도 전에 저의 생각에 대해 공유하고, 청중으로부터 되먹임을 받을 수 있도록 해 주었습니다.

또한 이번 주말은 삶을 살아가는 과정과 함께 지난 시간의 흐름을 인식할 수 있도록 해 주었습니다. 지난달에 저는 제가 허락하지도 않았는데 71세가 되었고, 71세가 된 충격을 완화시키기 위해 제 마음은 읽기장애 환자처럼 제 나이를 17세로 읽도

록 만들기도 했습니다. 제 평생 동안 가지고 있었던 의식적인 목표는 밥 딜런(Bob Dylan)이 영원한 청춘이라고 부른 것처럼 미래에 대해 감정적 및 지적으로 개방되어 있는 상태를 유지하는 것이었습니다. 그러나 저는 지금 제 인생에서 중요했던 순간의 20주년 기념의 측면에서 **과거를 돌아보는** 시점에 서 있습니다. 저는 1994년에 출간했던『정동조절과 자기의 기원』의 탄생 및 그 이후의 모든 것을 인도했던 과정의 출발에 대한 저의 개인적인 생각들을 나누고 싶습니다.

제가 30대 후반에 남편이자 두 아이의 아빠로서 '뭔가를 쓰기' 시작하면서 **앞날을 생각하던** 단계에 있었을 때 저의 의지는 매우 강렬했습니다. 저는 그 당시 이전에도 뭔가 구체적인 생각이 있었고, 표면 및 더 깊은 심층 수준 모두에서 모험을 적극적으로 시작할 때가 되었다는 것을 직관적으로 이해하고 있었습니다. 저는 1980년에 10년간의 독자적인 연구를 시작했고, 그 이후에 글을 쓰기 시작했습니다(20세기 후반의 글은 이제 거의 오래된 참고문헌임을 주목하십시오). 정신치료적 과정에서 제가 환자가 되는 가치 있는 경험을 했던 시기인 1970년대에 저는 충실하게 1만 시간의 임상적인 과정을 마쳤고, 제가 수련을 받았던 임상심리학과 임상신경심리학에서 어느 정도 전문적인 지식과 자신감을 갖게 되었습니다. 그러나 환자와의 치료적인 작업은 정신치료의 관계적인 과정에 대한 상당한 호기심—그 당시에는 '마음과 뇌가 어떻게 다른 마음과 뇌와 접촉하고 형성하게 만드는가?'와 같은 의문의 형태를 지녔던—을 불러일으켰습니다. 이러한 부분에 대한 교육과 독학을 위한 시간을 투자하기 위해 저는 카이저 퍼머넌트(Kaiser Permanente) 정신건강의학과를 그만뒀고 저의 개인진료도 5일에서 3일로 줄였습니다. 이 모든 것은 제 아내 주디의 지지—감정적인 지지를 넘어 재정적인 지원까지—하에 이루어졌습니다. 우리는 수입을 책임지는 위치를 바꾸었습니다. 제가 독자적인 연구를 했던 1980년대의 10년간은 주디 쇼어(Judy Schore)가 준 보조금으로 지탱하였습니다.

주디는 제가 집에서 1.5km 떨어져 있는 캘리포니아주 노스리지(Cal State Northridge) 도서관에 갔던 이야기를 여러분에게 말했을 것입니다. 저는 10년 동안 한 달에 세 번 토요일마다 탐색의 즐거움을 가지고 마치 사탕가게에 있는 아이처럼(20세기 중반의 표현을 사용한 것에 대해 다시 한번 사과드립니다) 도서관 서고들을 돌아다녔으며 심리학, 정신건강의학, 생물학, 화학, 심지어 물리학에 대한 논문들을 읽었습니다. 베스와 데이비드가 충분히 자랐을 때 아이들도 함께 가서 캠퍼스에서 자전거를 타는 동안 저는 논문에 푹 빠져 있었고, 게걸스럽게 동전을 먹어치우는 복사기에 엄청난 양의 동전들을 집어넣고 있었습니다. 가장 중요한 것은 제가 수많은 자료에 대한 주의 깊은 분석과 합성이 이루어졌던 집으로 그 자료들을 가지고 왔던 점입니다. 제가 받았던 과거의 교육을 확장시켰던 발달하는 과학에 대한 또 다른 1만 시간을 이번에는 대학이 아닌 집에서 보냈습니다.

그러는 동안에도 저는 계속해서 환자들을 봤는데, 그들 중의 많은 사람은 장기 정신치료를 받던 사람들이었습니다. 제가 그들에게서(그리고 나 자신에 대해서) 배운 것은 나의 두 번째 과학적인 교육에서의 발전과 같은 것이었습니다. 확장된 '독학'의 과정에는 많은 양의 외적인 지식에 대해 독립적으로 혼자 하는 과정뿐만 아니라 나 자신의 내적이고 감정적인 세상에 대해 증가하는 지식에 대한 성찰도 포함되어 있었습니다. 그리고 아마도 제가 얻었던 더 큰 자원은 남편, 아버지, 아들, 친구로서 제가 계속했던 발전이었을 것입니다. 과학을 인간의 상태에 대한 가장 개인적이고 깊은 측면들에 대한 이해에 적용한 것이 학문적인 연구소가 아니라 가장 친근한 집에서 이루어졌다는 것은 우연의 일치가 아닐 것입니다. 발달, 주관성과 상호주관성, 수치심과 즐거움, 뇌와 마음에 대해 제가 만들어 낸 모든 것은 제 인생과 가장 밀접한 곳에서 발생하였습니다. 이것이 바로 왜 저의 작업이 의식적 및 무의식적인 수준 모두에서 주관적인 감정과 밀접한 관계를 탐색하는 것이었는지에 대한 이유입니다.

제가 수련을 받았던 학문들을 넘어서는 분야들의 논문들을 읽기로 결정하게 된 것은 전적으로 저의 호기심(제 삶의 초기에서부터 주의 깊었던 사랑하는 어머니 바바라 쇼어(Babara Shore) 아래에서 길러진 개인적인 성향)과 전적으로 믿었던 저의 직관 때문이었으며, 저는 10년 동안 도서관과 집에서 하는 오랜 놀이를 즐겼습니다. 저는 학자가 되려고 했던 오랜 소원을 위해 매일 행동하였습니다. 그러나 특별한 종류의 학자가 되고 싶었습니다. 그리고 지금 여기에서 저는 뒤돌아봅니다. 저의 삶에 귀감이 되어 주셨던 아버지 조지 쇼어(George Schore)는 응용과학자이자 화학공학자이셨으며, 금속표면처리와 수질오염에 대한 국제적인 전문가이셨고, 구리전기도금과 금회수과정에 대한 많은 특허권을 가지고 계셨습니다. 아버지는 1976년에 환경보호국으로부터 '우리나라의 환경오염 퇴치를 위한 지속적인 노력의 상당한 발전을 증명해 주었고 지속적으로 기여한 점을 인정하는' 상을 받으셨습니다. 그 상장은 제

진료실에 걸려 있습니다. 그의 작업은 항상 최신의 것이었으며 심지어 시대를 앞서 나간 것이기도 하였습니다. 나와 마찬가지로 아버지의 경력은 아버지의 삶에 있어서 몇 부분을 중요하게 변화시켰습니다. 따라서 저는 화학이라는 기초과학에서의 발전을 실제적인 적용으로 계속적으로 변화시킨 창의적인 과학자의 마음에 늘 노출되어 있었습니다.

대학교 졸업과 대학원 교육 사이의 시기였던 21세 때 저는 1년 동안 아버지와 함께 일하였습니다. 그 당시에 아버지는 최초로 자동화된 금속표면처리 시스템을 고안하고 만드셨으며 그것을 제너럴 일렉트릭(General Electric), 제너럴 모터스(General Motors), IBM에 파셨습니다. 저는 계속해서 아버지로부터 배웠습니다. 아버지가 한번은 매우 소중한 것을 저에게 가르쳐 주셨습니다. 저는 아버지와 함께 플로리다의 탬파로 갔는데, 아버지는 거기에서 온도조절장치 회사인 허니웰(Honeywell)을 위해 자동화 시스템을 이용하는 것에 대한 판매발표를 하기로 되어 있었습니다. 저는 그 방에 대한 강렬한 시각적인 기억을 가지고 있는데, 긴 탁자의 중앙에 아버지가 계셨고, 일곱 명의 과학자와 경영진을 마주 보고 계셨습니다. 저는 아버지가 전기공학자, 화학공학자, 기계공학자, 수질오염전문가, 세 개의 다른 부서에서 온 부장들이 제시하는 질문을 아주 쉽게 처리하시는 것을 보았습니다. 아버지는 그들의 기술적인 질문들에 답변을 하셨고, 자동화 시스템이 다른 분야에 어떻게 영향을 미칠 것인지에 대해 이야기하셨으며, 이러한 정보를 하나의 체계로 통합하여 그들의 요구에 맞도록 구체적으로 제시해 주셨습니다.

저는 이러한 인식과 통찰의 '아하!' 순간에 박식한 사람—수많은 다른 전문가의 언어를 알고 있고 의사소통을 할 수 있는—의 모습을 아버지에게서 보았고, 이러한 것이 제가 칭송하고 스스로 길러야 하는 전문가적인 마음이라고 생각했습니다. 학문들 사이를 부드럽게 이동할 수 있는 능력은 학자로서 이제 막 시작하려는 저의 경력에 대한 전형이 되었습니다. 이러한 합성적이고 통합적인 접근은 그때 당시에(그리고 지금도 여전히) 자신의 영역에 대해 특수화하고 범위를 좁히는 것이 지배적이었던 것과는 반대되는 것이었습니다. 이렇게 정동적으로 각인된 자서전적인 기억은 나중에 저의 모든 작업에 스며들어 있는 초학문적인 관점으로 자연스럽게 발달하였습니다. 따라서 저는 다양한 과학적인 학문을 설명할 뿐만 아니라 통합할 수 있는 이론적인 모델—심리학과 정신건강의학, 생물학과 화학 사이의 접점이 될—을 만들었습니다. 초기의 발달과 감정은 공통적인 요인으로 밝혀질 것입니다.

1980년에 독학을 시작했을 때 저는 제가 만나게 될 다양한 문헌을 처리하고 이해할 이론적인 견해를 가지고 있었습니다. 그러나 실제적인 측면에서 저의 창의성이 성장할 수 있도록 해 주고 지지해 줄 수 있는 환경과 시간을 만들어야만 했습니다. 제가 만들어 낸 일상은 주말에 도서관을 방문하고 30~40편의 복사한 논문들을 집으로 가지고 와서 주중에는 100장으로 된 편지지 크기의 공책에 그 내용들을 정리하는 데 시간을 보내는 것이었습니다. 저는 여러 학문에서 반복되는 양상들을 발견하고 기록하였으며, 다른 연구 문헌들, 특히 발달생물학, 발달신경화학, 발달심리학을 통합하기 시작하였습니다. 그러는 동안에도 연구와 진료를 병행하였고 정신치료의 핵심에 있는 관계적인 과정에 점점 더 빠져들게 되었습니다.

이러한 작업은 임상가-과학자로서의 제 기술들을 확장시켰는데, 임상가-과학자라는 이 용어는 제가 만들어 내고 있는 전문적인 주체성에 가장 잘 맞는 용어였습니다. 과학자 부분은 환자와 나의 주관성, 특히 우리의 내적 세계를 포함하는 우리들 사이의 감정적인 상호작용에 대한 주의 깊은 관찰로 표현되었습니다. 그러나 과학자 부분은 또한 나중에 초학문적인 이론적 모델을 발달시키기 위해 사용할 수 있는 증거들에 대해 매우 주의 깊게 살피고 있었습니다. 저의 초점은 학문들 사이의 경계와 표면적으로는 연관성이 없는 현상처럼 보이는 것들의 바탕에 있는 공통점들에 있었습니다. 저는 특히 다른 과학들을 총괄하는 이론적인 개념과 조직화 원칙을 만들어 내는 데 자신이 있었습니다. 그리고 제가 화학, 물리학, 생물학의 핵심에 있는 조절의 개념을 발견했을 때, 저는 어떠한 중요한 발달적 또는 임상적인 모델도 결국은 조절의 개념으로 집중될 수 있다는 것을 알게 되었습니다.

저는 10년 동안 지적 및 감정적으로 놀이와 흐름의 긍정적인 상태를 자주 경험하였습니다. 저는 마음과 뇌에 대한 다른 과학적 및 임상적인 문헌들 사이를 이동하는 데 적응하게 되었으며, 심리학과 생물학을 통합하는 감정과 인간관계에 대한 이론적인 모델을 만들어 냄으로써 **임상적인 실제의 과정을 바꾸고 실제로 과학도 바꿀 수 있게 될 것**이라고 확신하게 되었습니다. 이 말은 실제로 제 마음속에 떠올랐던 생각입니다. 비록 저는 아버지에게서 영향을 받아 기본적으로는 겸손한 사람이지만, 제가 만들어 내고 있는 모델의 힘에 대해 명확한 자신감을 가지고 있었습니다.

저는 그 10년 동안 저의 창의성과 상상력을 지지할 수 있는 환경을 만들어 내기 위해서 했던 또 다른 활동에 대해 말씀드려야겠습니다. 처음에 저는 다시 피아노를 쳐야겠다고 생각했습니다. 어렸을 때 저는 몇 년 동안 피아노를 배웠습니다. 30대 후반에는 성인으로서 피아노 교습을 받았습니다. 저는 음악을 듣는 것뿐만 아니라 창조하고 싶었기 때문에 음악을 제가 만든 집이라는 대학의 수업에 포함시켰습니다. 저는 음악이 저로 하여금 저의 손, 저의 신체, 저의 마음에 있는 무언가를 이해할 수 있게 해 줄 것이라는 것을 알고 있었습니다. 저는 과학, 그리고 특히 감정은 논리적인 이해만으로는 파악할 수 없는 것이라는 점을 배웠습니다. 저는 또한 제가 공부한 것을 어떻게 시각화하는지, 어떻게 생각뿐만 아니라 장면으로 생각하는지에 대해 배우고 싶었습니다. 나중에 저의 의도가 저 스스로를 창의적인 처리과정의 근원인 오른뇌를 이용하는 연습에 참여하는 것임을 깨달았습니다. 그리고 그러는 과정에서 저는 꽤 훌륭하게 칵테일 피아노 연주자(cocktail pianist: 역주−연회장에서 피아노 연주를 하는 사람)를 흉내 낼 수 있게 되었습니다. 이 또한 나의 오른뇌를 강화시키기 위한 연습이었습니다.

제가 말씀드린 문제들에 대한 신선한 해결책을 찾기 위해서는 저에게 익숙한 왼뇌적 접근보다는 오른뇌의 암묵적인 학습과정이 더 큰 역할을 한다는 것을 깨달았습니다. 처음부터 어떤 것이든 명확하게 기억하지 않으려고 결심했습니다. 그 이후에 저는 알지 못하는 것에 대한 불확실성을 허용하고, 빠른 해결책처럼 보이는 탐색과정을 조기에 빨리 중단하는 것보다 제 마음이 오랫동안 충분히 개방된 채로 머물러 있어야 한다는 것을 발견하였습니다. 저는 이러한 창의적인 과정을 강화시키기 위해서 특정한 문제를 의도적으로 해결하려는 시도를 하지 않았습니다. 그보다는 제가 이해하려고 시도하는 현상에 대한 의미 있고 중요한 정보들을 직관적이고 신체에 기반을 둔 요령을 가지고 많이 받아들였습니다. 궁극적으로 저의 오른뇌의 무의식적인 마음의 양상을 알아내게 될 것이고, 그 이후에 저의 왼뇌의 의식적인 마음이 그것을 언어적으로 설명하게 될 것입니다. 흔히 이러한 해결책들은 시각적인 형태를 취합니다. 저는 가장 기본적인 수준에서 단순히 자료들을 설명하기보다는 다른 학문들을 이해할 뿐만 아니라 이들을 통합하여 궁극적으로 그 바탕에 있는 기전을 설명하려는 시도를 하였습니다.

그 10년이 끝나갈 즈음에 수백 권의 공책이 180cm 이상의 높이로 쌓이게 되었고, 이 공책들에는 다른 학문들 사이의 공통적이고 중복되는 연구들에 대한 자세한 기록이 적혀 있었습니다. 저는 10년이 지난 후에 직관적으로 고독하고 독립적이었던 연구(피아노를 포함해서)의 시간을 끝내야겠다는 결심을 하였습니다. 저의 계획은 초기의 삶 및 제가 치료를 하면서 관찰했던 치료적인 과정 모두에 대한 감정적인 발달의 정신신경생물학적인 모델을 저술하는 것이었습니다. 이제 그다음 의문들이 생겼습니다. 저의 차고(거실과 서재)에서 만들어 낸 과학적인 작업을 어떻게 실제 세상으로 이동시킬 수 있을까? 책의 출판을 위한 계약을 체결하기 위해 어떻게 나에 대한 신뢰를 심어 줄 수 있을까? 저는 하나의 논문을 쓰기로 결심했습니다. 하지만 무슨 주제로 어디에 제출할 것인가 하는 의문도 생겼습니다.

우연히도 1980년대에 주디가 비교적 잘 알려지지 않았던 임상적인 현상인 수치심과 관련한 박사과정에 들어가게 되었습니다. 감정적인 측면에서 볼 때 저는 제가 저의 환자들, 특히 힘든 어린 시절을 겪었던 환자들과 했던 작업은 모두 감정에 대한 것임을 발견하였습니다. 이들의 대인관계적인 결함은 기본적으로 다양한 범위의 감정에 대처하는 데 있어서의 결함이었습니다. 저는 초기에 형성되는 비언어적인 감정인 수치심에 대해 관심을 가지게 되었고, 이러한 관심은 저를 그 당시에는 임상적 및 과학적인 문헌들에서 널리 알려져 있지 않았던 영역인 감정 그 자체의 초기 발달에 대한 관심을 가지게 만들었습니다. 저는 신체에 기반을 둔 수치심에 대한 (빈약한) 문헌들에 익숙해지는 것에 더해서 저의 자기애성 환자들과의 작업에서 수치심을 임상적으로 연구했으며, 이러한 정동에 대해 작업을 하는 것은 모든 발달장애의 치료에 필수적인 것임을 확신하게 되었습니다.

그래서 주디와 저는 함께 수치심과 성별의 발달에 대한 논문을 작성하였습니다. 우리는 그 논문을 『미국정신분석학회 학술지(Journal of American Psycoanalytic Association)』에 제출하였지만 받아들여지지 않았습니다. 그러나 그 학술지와 연관되어 있는 『정신분석과 현대적인 사고(Psychoanalysis and Contemporary Thought)』라는 또 다른 정신분석 학술지가 있었습니다. 저는 이 학술지의 편집위원들이 에릭 에릭슨(Erik Erikson), 밥 엠드(Bob Emde), 프레드 파인(Fred Pine)과 같은 발달정신분석가들이라는 것을 알고 안도의 한숨을 쉬었습니다. 그들의 이름을 봤을 때 저는 바로 이 학술지가 가장 좋은 선택이라는 것을 알게 되었습니다. 저는 「초기의 초자아 발달: 실행기의 수치심과 자기애성 정동조절의 출현(Early Superego Development: The Emergence of Shame and Narcissistic Affect Regulation in the Practicing Period)」을 써서

이 학술지에 제출하였습니다. 이 논문은 오른대뇌반구의 초기 발달에 대한 신경생물학적인 결론을 내리면서 끝맺은 것이었습니다. 이 논문은 바로 받아들여졌습니다. 되돌아보면 저는 그것이 1994년에 발간했던 책뿐만 아니라 그 이후 모든 나의 저작의 중심적인 주제가 될 무의식적인 마음의 초기 발달 및 애착에 대한 신경생물학적 조절모델에 대한 연구인 발달신경정신분석에 대한 저의 첫 표현이었다고 간주합니다.

하지만 저는 하나의 논문을 출간하는 것 이상을 원했습니다. 저는 제가 존경하는 다른 사람들과 직접적으로 접촉하여 대화하기를 원했습니다. 저는 그 논문이 출간되자마자 제가 인용했던 40명의 저자에게 복사본과 함께 저의 작업을 소개하고 저의 논문을 주의 깊게 읽어 봐 달라는 편지를 보냈습니다. 이들 중의 많은 사람은 스탠 그린스팬(Stan Greenspan), 댄 스턴(Dan Stern), 짐 매스터슨(Jim Masterson), 헨리 크리스털(Henry Krystal), 그리고 특히 제가 여기 로스엔젤레스에서 자리 잡을 수 있도록 도와주었던 짐 그로트스타인(Jim Grotstein)과 같은 정신분석 수련을 받은 아동 및 성인 정신건강의학과 의사들이었습니다. 그리고 1991년 여름이 끝나갈 무렵에 저는 35통의 답장을 받았고, 발달적인 측면의 중요성을 확신하고 있었던 임상가들 및 이론가들의 집단과 연결되었다는 것을 알게 되었습니다. 정신분석 논문이 성공할 수 있는 이유는 비평가들과 독자들이 초기에 발달하는 마음과 내적인 세계에 대한 정신분석적 임상가들과 연구자들 모두의 관찰에서 나오고 자신들에게 익숙한 증거들을 가지고 평가할 수 있을 때입니다.

그러나 저는 신경과학자들이 어떻게 반응할지, 그리고 어떤 종류의 '증거'가 그들에게 의미가 있을지를 찾아야 했습니다. 저는 그들의 되먹임이 필요했기 때문에 어떻게 초기의 엄마-영아 관계가 발달하는 뇌의 신경생물학에 영향을 미치는지에 대한 확장판을 신경과학 학술지에 제출하기로 결심했습니다. 저는 이러한 되먹임을 얻기 위해 『행동 및 뇌과학(Behavioral and Brain Sciences)』이라는 학술지에 논문을 제출했습니다. 그런데 이를 살펴본 세 명의 검토위원은 받아들였지만 편집장이 거절했습니다. 하지만 실번 톰킨스(Silvan Tomkins)와 함께 일했던 발달심리학자이자 감정에 대한 연구 분야에서 초기 선구자였던 한 명의 검토위원 캐럴 이저드(Carroll Izard)가 저에게 정신분석에 대한 초점을 줄이고 존 볼비의 애착이론에 조금 더 초점을 두는 것이 좋겠다고 말했습니다. 왜냐하면 애착이론이 행동학과 더 연결되어 과학자들이 마음에 더 들어할 것이기 때문이었습니다. 그 당시에 저는 제가 논문을 제출하기 3개월 전에 그 학술지에 정신분석에 대한 심한 비평이 실렸던 사실을 모르고 있었습니다.

그러나 심지어 거절의 고통도 학습의 경험이 되었습니다. 감정적인 실망은 저로 하여금 제 자신에게로 이끌었고 이러한 부분은 나중에 저의 작업에서 설명하였습니다. 고통을 합리화하거나 위험을 회피하거나 심지어 저의 자존감에 대한 상처를 달래기 위해 주디를 이용하는 대신, 저는 일시적인 패배에 스스로 깊이 가라앉고 기가 꺾이도록 내버려 둘 필요가 있다는 것을 알게 되었습니다. 그것은 나에게 도움이 되었습니다. 바꿔 말하면, 저 스스로를 증가하는 높은 각성의 상태뿐만 아니라 감소하는 낮은 각성의 고통스러운 하락을 경험하도록 허락하였습니다. 그리고 저는 저의 의식적인 마음 이외의 암묵적인 과정들이 거기에서 작동하고 있다는 것을 발견하였고, 이러한 과정을 거치고 회복되었을 때 제가 다시 돌아와서 계속 앞으로 나아갈 수 있다는 것을 발견하였습니다. 이러한 경험들은 긍정적 및 부정적인 감정 모두를 견딜 수 있는 능력이 감정적인 성장과 발달의 기본적인 측면이라는 사실을 강조해 주었습니다.

저는 단 하나의 발표된 논문을 가지고 있었던 50세 때 애널리틱 프레스(Analytic Press) 출판사에 출간 제안서를 보냈고, 발행인은 그 제안서를 과학부서의 로렌스 얼봄(Lawrence Erlbaum)에게 넘겼습니다. 편지를 보냈을 때 저는 이 제안서가 출판인을 발견하기 전까지는 그때까지 제가 달성했던 모든 것이 큰 의미가 없을 수도 있다는 생각을 가지고 있었습니다. 그들은 바로 출간 제안을 받아들였지만 자신들이 느끼기에 생물학에 관심이 있는 사람들은 심리학에 관심이 없을 것이고, 정신건강의학에 관심이 있는 사람들은 신경과학에는 관심이 없을 것이라는 등의 이유 때문에 책이 팔릴지에 대한 의구심을 가지고 있었습니다. 그 책이 출판되었던 1994년은 '초학문적'이라는 용어의 긍정적인 가치에 대해 아직 잘 알려져 있지 않았던 시기임을 기억해 주십시오. 저는 지난 10년의 보상을 받았으며 제가 말하고 싶었던 것을 그 책에서 정확하게 말했다고 느꼈습니다. 실제로 2,500개의 참고문헌이 실린 105쪽을 포함하여 700쪽의 책에서 단 하나의 단어도 바뀌지 않았습니다.

저는 1994년 봄에 처음 제 손에 책을 받았고, 그해 여름에 되먹임을 받기 위해 사비를 들여서 60통의 편지와 복사본을 보냈습니다. 그러나 이번에는 정신건강의학과 의사들과 정신분석가들 이외에도 말 그대로 전 세계에 있는 신경해부학자, 신경화학자, 뇌연구자, 세포생물학자, 발달심리학자 등에게 보냈습니다. 저는 그해 여름이 끝나갈 즈음에 지금도 제가 가지고 있는 대략 50통의 편지를 받았습니다. 저는 심지어 그 책이 '대중에게 널리 알려지기' 전에 좋은 평판을 받을 것이라는 것을 알고 있었습니다. 그 책의 형식에는 매 장의 시작 부분에 각 영역의 주요한 인물들의 말을 인용한 것이 포함되었습니다. 그들은 제가 편지를 보낸 전문가들이며 너무나도 빨리 답장을 받았을 때 저는 저의 계획이 달성되었다는 것을 알았습니다. 책이 출판되자마자 이제 죽어도 여한이 없다고 생각했던 것과 제가 처음 시작할 때 '뭔가를 쓰고자' 했던 것을 달성했다는 것에 대해 만족감을 느꼈던 것이 기억납니다. 그 이후에 매우 긍정적인 비평들이 나오기 시작했습니다. 『영국 정신건강의학 학술지(British Journal of Psychiatry)』는 저를 뭔가 특별한 의미를 지닌 '박식가'라고 불렀으며, 저의 책에 대해서는 '믿기 어려운' 깊이와 넓이를 가진 '대단한 통합작업'을 한 책이라고 설명하였습니다. 그러한 평가는 저를 즐겁게 해 주었습니다.

그 책은 본질적으로 심리학과 생물학, 과학과 임상을 통합하는 것이 가지는 힘에 대한 논의였습니다. 첫 시작 문단은 그 당시에 만약 혁명적인 것이 아니었다면 획기적인 것이었습니다.

> 초기 발달에 대한 이해는 과학의 기본적인 목적들 중의 하나이다. 생명체계의 시작은 한 유기체의 평생 동안 내적 및 외적 기능의 모든 측면에 대한 발판을 만들어 준다. 영아기, 특히 사회적인 환경과 상호작용을 하는 동안 발생하는 사건들은 출생 후 1년 동안 성숙하는 구조물들에 영원히 각인된다. 아기가 엄마와 맺게 되는 첫 관계는 나중의 모든 감정적인 관계에 대한 한 개인의 능력을 영구적으로 형성하는 하나의 틀로 작용한다. 이러한 초기의 경험들은 독특한 인격의 발달을 유발하며, 미래의 병리에 대해 적응하는 능력뿐만 아니라 취약성과 저항성도 결정한다. 실제로 초기의 경험들은 안정되고 적응적인 통합된 체계의 조직화에 깊은 영향을 미침으로써 자기의 형성에 영향을 미친다.

저는 그 책이 이 분야, 특히 과학적인 연구의 관점에서 최소한 10년, 일부는 20년 앞선 내용을 포함한다는 것을 알고 있었던 점이 기억납니다. 제가 몰랐던 것은 다른 사람들이 '최초의 관계', 영아 뇌의 성숙, 감정적인 발달, 아기에게 발생하는 의식에 대한 정동적인 설명에 대해 저만큼 흥미를 가지고 있었다는 사실이었습니다. 저는 또한 과학적인 언어로 쓰인 그 책이 임상가들에게도 관심을 가지게 했다는 것에 놀랐습니다. 이것은 여러분 일부에게는 놀라운 일일 수도 있지만 그 책은 읽기가 쉬운 책이 아니었습니다.

책이 출판된 그다음 해인 1995년에 저는 어떻게 신경과학이 정신건강의학, 심리학, 정신분석학, 언어학에 통합될 수 있는지를 연구하고 있었던, 대부분 UCLA의 교수진으로 구성된 소모임에 초대를 받았습니다. 그리고 그 이후 2년 동안 이 모임은 의도적으로 저의 책 한 권에만 초점을 맞추었습니다. 이 모임의 다른 회원들—댄 시걸(Dan Siegel), 루 코졸리노(Lou Cozolino), 레지나 페일리(Regina Paley), 존 슈만(John Schumann)—은 2000년 전까지 대인관계신경과학과 신경정신분석에 대한 그들만의 책을 출판하였습니다. 저는 1996년에 UCLA 의과대학의 임상교수가 되었고 로스앤젤레스, 시애틀, 버클리, 포틀랜드, 볼더, 오스틴에 있는 공부모임을 처음으로 시작하였습니다. 이러한 모임들은 그때 이후로 경험 있는 임상가들로부터 되먹임을 얻을 수 있는 중요한 자원들이 되었을 뿐만 아니라 그 이후의 제 저술들에 설명한 새로운 질문들을 받을 수 있는 기회를 제공해 주었습니다. 이 모임들은 또한 제가 수많은 다른 전문가에게 조언해 줄 기회를 주기도 했습니다. 많은 사람이 자신들만의 저술 활동을 시작했으며 일부는 노턴 시리즈의 저자가 되었습니다.

그러나 그 책은 처음부터 또 다른 즉각적인 보너스—많은 다른 분야의 영향력 있는 학술지의 편집자들로부터의 초대—를 주었습니다. 이러한 높은 수준의 발달적·정신건강의학적·정신분석적·신경과학적 학술지로부터의 초대는 저로 하여금 그 책 자체보다 더 큰 영향을 미칠 수 있게 해 주었고 다양한 학문분야에 노출시켜 주었습니다. 이 단 하나의 저작이 수많은 학술지의 편집위원을 위한 또는 편집위원들에 대한 비평가가 되는 초대를 유발하였으며, 이것은 그다음에 제가 발견적인 연구 및 임상적인 모델 모두의 방향에 영향을 미칠 수 있도록 해 주었습니다. 그 책은 또한 국내적 및 국제적으로 강의를 할 기회를 제공해 주었기 때문에 지금 여기와 전 세계의 청중에게 제 생각을 제공할 기회를 주었습니다. 지난 세기의 대부분 동안 감정의 문제가 과학에 의해 무시되었다면, 1990년대가 끝나갈 즈음까지 저의 연설을 들었던 임상적인 청중은 신체에 기반을 둔 정동과 정동조절에 대한 새로운 정보를 어떻게 자신들 환자의 치료에 적용할지에 대해 알게 되었고 실제로 관심을 가지게 되었습니다.

『뇌의 10년』이 진행되면서 애착의 신경생물학 및 초기 뇌발달에 대해 빠르게 확장하는 관심은 제가 수많은 학회에서 발표할 수 있도록 해 주었고, 거기에서 저는 수많은 신경과학자와 훌륭한 임상적인 저자에게 저의 생각들을 공유할 수 있었습니다. 이러한 사람들 중의 많은 이가 나중에 이 UCLA 학회에서 발표를 하였습니다. 매리언 솔로먼(Marion Solomon) 덕분에 이러한 UCLA 학회들은 최신의 주제를 발표하고 선구적인 신경과학자들, 저명한 임상가들, 그리고 매우 박식한 청중 사이에서 지속적인 대화가 가능하게 해 주는 지적인 내용들을 발표하는 것에 대한 국제적인 명성을 얻게 되었습니다. 그러나 아마도 제가 했던 작업에서 가장 예상하지 못했던 보너스는 삶의 후반기에 마음이 통하고 진심이 통하는 수많은 동료(여기에 청중으로 와 있는 많은 사람을 포함해서)와 깊은 우정을 맺게 된 것입니다.

지난 20년 동안 저의 매일의 삶은 매우 많이 바뀌었지만 일부 중요한 방식들은 여전히 똑같이 남아 있습니다. 저는 매일 많은 시간을 다양한 학문에 대한 새로운 연구들을 읽고 소화하는 데 보냅니다. 제 책상에 앉아서 모든 캘리포니아 대학교 도서관에 바로 접근할 수 있습니다. 제 작업이 다양한 범위의 과학적 및 임상적인 학문에 걸쳐 구글 학술검색(Google Scholar)에서 1만 개 이상의 출판물에 인용되었다는 사실은 큰 자부심을 갖게 합니다. 여전히 저는 집에 있는 상담실에서 환자를 보는데, 왜냐하면 과학에서 제가 만들어 낸 모든 것은 임상적으로도 사실로 드러나야 하기 때문입니다. 이 집이라는 대학은 이번 주말에 발표를 할 몇몇 사람을 포함한 다른 학문분야의 동료들과 협동연구를 할 수 있는 상황을 만들어 주었습니다. 이곳은 또한 노턴 시리즈 편집자로서의 나의 작업뿐만 아니라 많은 학술지의 비평가로서의 역할을 하는 장소이기도 합니다. 이러한 다양한 활동을 통해서 저의 의식적 및 무의식적인 마음은 새롭고 내재적으로 흥미로운 정보에 의해서 계속적으로 자극받고 도전받으며 놀라게 해 줍니다.

유기체의 욕구에 대해 처음에 제가 배웠던 것들은 계속 표현되었습니다. 앞을 내다보면서 저의 호기심은 이제 다른 문제들 중에서도 애착과 영아 자폐증 모두에 대한 초기 평가, 사랑이 오른뇌에 평생 미치는 영향, 깊은 무의식의 발달과 오른편도의 생존기능, 뇌기능에서 미토콘드리아 에너지체계의 중심적인 역할, 자기의 정신치료적인 치유의 바탕에 있는 미세하지만 기본적인 기전에 대한 지속적인 연구로 방향을 전환하고 있습니다.

저의 개인적인 여정 동안에 많은 것이 극적으로 변했지만, 여전히 일관되게 남아 있기도 합니다. 제가 하는 작업 이외에 저의 가장 큰 일관성은 주디와의 관계입니다. 그녀의 지지는 저의 지적 및 감정적인 욕구를 계속적으로 유지할 수 있게 해 줍니다. 이러한 지지 덕분에 자연스럽게 나오게 된 저의 책을 비롯한 모든 것은 우리를 미국에 있는 대부분의 주와 전 세계를 여러 번 방문할 수 있게 해 주었습니다. 우리의 초기 투자는 그 값을 제대로 해내어 엄청나게 흥분되는 '조용한 삶'을 가질 수 있도록 해 주었습니다. 저는 1994년 책에 쓴 감사의 글에서 "그녀는 지적인 예리함과 감정적인 솔직함을 통해서 친근한 인간관계에서 의도적으로, 그리고 본의 아니게 가장 명확하게 노출되는 상호적인 감정적 과정을 계속적으로 반향해 주고 밝혀 주었습니다."라고 말했습니다. 뒤돌아보면, 저는 이것이 우리가 만들어 낸 사랑의 결합을 설명하려는 시도였다고 봅니다. 이번 주말은 특별히 주디와 저에게 '모든 과정을 자세히 살펴볼 수 있는' 경험의 시간이었습니다. 저희는 여러분, 동료, 친구, 그리고 이러한 특별한 선물에 감사드리고 싶습니다.

참고문헌

Aberg, K. C., Doell, K. C., & Schwartz, S. (2017). The "creative right brain" revisited: Individual creativity and associative priming in the right hemisphere related to hemispheric asymmetries in reward brain function. *Cerebral Cortex, 27*, 4946-4959.

Abraham, A. (2013). The promises and perils of the neuroscience of creativity. *Fontiers in Huamn Neuroscience, 7*. doi:10.3389/fnhum.2013.00246.

Ackerman, S. J., Hilsenroth, N. J., & Knowles, E. S. (2005). Ratings of therapist dynamic activities and alliance early and late in psychotherapy. *Psychotherapy: Theory Research, Training, 42*, 225-231.

Ainsworth, M. D. S. (1967). *Infancy in Uganda: Infant care and the growth of love.* Baltimore, MD: Johns Hopkins University Press.

Allison, K. L., & Rossouw, P. J. (2013). The therapeutic alliance: Exploring the concept of "safety" from a neuropsychotherapeutic perspective. *International Journal of Neuropsychotherapy, 1*, 21-29.

Allman, J. M., Watson, K. K., Tetreault, N. A., & Hakeem, A. Y. (2005). Intuition and autism: A possible role for Von Economo neurons. *Trends in Cognitive Sciences, 9*, 367-373.

Alvarez, A. (2006). Some questions concerning states of fragmentation: Unitegration, under-integration, disintegration, and the nature of early integrations. *Journal of Child Psychotherapy, 32*, 158-180.

Ammaniti, M., & Trentini, C. (2009). How new knowledge about parenting reveals the neurobiological implications of intersubjectivity: A conceptual synthesis of recent research. *Psychoanalytic Dialogues, 19*, 537-555.

Anders, S., Heinzle, J., Welskopf, N., Ethofer, T., & Haynes, J. D. (2011). Flow of affective information between communicating brains. *NeuroImage, 54*, 439-446.

Anderson, M. C., Ochsner, K. N., Kuhl, B., Cooper, J., Robertson, E., Gabrielli, S. W., Glover, G. H., & Gabrieli, J. D. E. (2004). Neural systems underlying the suppression of unwanted memories. *Science, 303*, 232-235.

Andrade, V. M. (2005). Affect and the therapeutic action in psychoanalysis. *International Journal of Psychoanalysis, 86*, 677-697.

Andreasen, P. J., O'Leary, D. S., Cizadlo, T., Arndt, S., Rezai, K., Watkins, G. L., Boles Ponto, L. L., & Hichwa, R. D. (1995). Remembering the past: Two facets of episodic memory explored with positron emission tomography. *American Journal of Psychiatry, 152*, 1576-1585.

APA Presidential Task Force on Evidence-Based Practice. (2006). Evidence-base practice in psychology. *American Psychologist, 61*, 272-285.

Arlow, J. A., & Brenner, C. (1964). *Psychoanalytic concepts and the structural theory.* New York, NY: International Universities Press.

Arnold, K. (2007). The creative unconscious, the unknown self, and the haunting melody: Notes on Reik's theory of inspiration. *Psychoanalytic Review, 94*, 431-445.

Aron, L. (1998). The clinical body and the reflexive mind. In L. Aron & F. Sommer Anderson (Eds.), *Relational perspectives on the body* (pp. 3-37). Hillsdale, NJ: Analytic Press.

Asari, T., Konishi, S., Jimura, K., Chikazoe, J., Nakamura, N., & Miyashita, Y. (2008). Right temporopolar activation associated with unique perception. *NeuroImage, 41*, 145-152.

Aspland, H., Llewelyn, S., Hardy, G. E., Barkham, M., & Stiles, W. (2008). Alliance rupture resolution in cognitive-behavior therapy: A preliminary task analysis. *Psychotherapy Research, 18*, 699-710.

Bach, S. (1985). *Narcissistic states and the therapeutic process.* New York, NY: Jason Aronson.

Bach, S. (2003). A mind of one's own: Some observations on disorders of thinking. In R. Lansky (Ed.), *Symbolization and desymbolization: Essay in honor of Norbert Freedman* (pp. 387-406). New York, NY: Other Press.

Balint, M. (1968). *The basic fault: Therapeutic aspects of aggression.* London, UK: Tavistock.

Balter, L., Lothane, Z,., & Spencer, J. R., Jr. (1980). On the analyzing instrument. *Psychoanalytic Quarterly, 49*, 474-504.

Barrett, J., Wonch, K. E., Gonzalez, A., Ali, N., Steiner, M., Hall, G. B., & Fleming, A. S. (2012). Maternal affect and quality of parenting experiences are related to amygdala response to infant faces. *Social Neuroscience, 7*, 252-268.

Barron, F., & Harrington, D. M. (1981). Creativity, intelligence, and personality. *Annual Review of Psychology, 32*, 439-476.

Barsness, R. (Ed.). (2017). *Core competencies of relational psychoanalysis.* New York, NY: Routledge.

Bartels, A., & Zeki, S. (2004). The neural correlates of maternal and romantic love. *NeuroImage, 21*(3), 1155-1166.

Bartz, J. A., & Hollander, E. (2006). The neuroscience of affiliation: Forging links between basic and clinical research on neuropeptides and social behavior. *Hormones and Behavior, 50*, 518-528.

Basch, M. F. (1983). The perception of reality and the disavowal of meaning. *Annual Review of Psychoanalysis, 11*, 125-154.

Beauregard, M., Levesque, J., & Bourgouin, P. (2001). Neural correlates of conscious self regulation of emotion. *Journal of Neuroscience, 21*, R165.

Beebe, B. (1986). Mother-infant mutual influence and precursors of self- and object-representations. In Masling, J. (Ed.), *Empirical studies of psychoanalytic theories* (Vol. 2, pp. 27-48). Hillsdale NJ: Erlbaum.

Beebe, B., Jaffe, J., Feldstein, S., Mays, K., & Alson, D. (1985). Interpersonal timing: The application of an adult dialogue model to mother-infant vocal and kinesic interactions. In Field, T. (Ed.), *Social perception in infants* (pp. 217-247). New York: Ablex.

Beebe, F., & Stern. D. (1977). Engagement-disengagement and early object experiences. In N. Freeman & S. Grand (Eds.), *Communicative structures and psychic structures* (pp. 35-55). New York, NY: Plenum.

Beebe, F., & Lachmann, F. (2014). *The origins of attachment: Infant research and adult treatment.* New York, NY: Routledge.

Beebe, F., Stern, D., & Jaffe, J. (1979). The kinesic rhythm of mother-infant interactions. In A. W. Siegman & S. Feldstein (Eds.), *Of speech and time: Temporal speech patterns in interpersonal contexts* (pp. 23-34). Hillsdale, NJ: Erlbaum.

Benowitz, L. I., Bear, D. M., Rosenthal, R., Mesulam, M.-M., Zaidel, E., & Sperry, R. W. (1983). Hemispheric specialization in nonverbal communication *Cortex, 19*, 5-11.

Bergman, N. J., Linley, L. L., & Fawcus, S. R. (2004). Randomized controlled trial of skin-to-skin contact from birth versus conventional incubator for physiological stabilization in 1200-to 2199-gram newborns. *Acta Paediatrica, 93*, 779-785.

Bhattacharya, J., & Petsche, H. (2005). Drawing on mind's canvas: Differences in cortical integration patterns between artists and non-Artists. *Human Brain Mapping, 26*, 1-14.

Blonder, L. X., Bowers, D., & Heilman, K. M. (1991). The role of the right hemisphere in emotional communication. *Brain, 114*, 1115-1127.

Blonder, L. X., Burns, A. F., Bowers, D., Moore, R. W., & Heilman, K. M. (1995). Spontaneous gestures following right hemisphere infarct. *Neuropsychologica, 33*, 203-213.

Blum, H. P. (2016). Interpretation and contemporary reinterpretation. *Psychoanalytic Inquiry, 36*, 40-51.

Bogen, J. E., & Bogen, G. M. (1969). The other side of the brain III: The corpus callosum and creativity. *Bulletin of the Los Angeles Neurological Society, 34*, 175-195.

Bollas, C. (1987). *The shadow of the object: Psychoanalysis of the unthought known.* New York, NY: Columbia University Press.

Bollas, C. (2012). *Catch them before they fall. The psychoanalysis of breakdown.* New York, NY: Routledge.

Borgogno, F., & Vigna-Taglianti, M. (2008). Role-reversal: A somewhat neglected mirror of heritages of the past. *American Journal of Psychoanalysis, 68,* 313-328.

Bornstein, R. F. (1999). Source amnesia, misatribution, and the power of unconscious perceptions and memories. *Psychoanalytic Psychology, 16,* 155-178.

Bowlby, J. (1953). *Child care and the growth of love.* London, UK: Pelican.

Bowlby, J. (1969). *Attachment and loss, Volume 1: Attachment.* New York, NY: Basic Books.

Bowlby, J. (1988). *A secure base* (2nd ed.). New York, NY: Basic Books.

Boyer, L. B. (1990). Regression in treatment: On early object relations. In P. L. Giovacchini (Ed.), *Tactics and techniques in psychoanalytic therapy. III, The implications of Winnicott's contributions* (pp. 200-225). Northvale, NJ: Aronson.

Bradshaw, G. A. (2017). *Carnivore minds: Who these fearsome animals really are.* New Haven, CT: Yale University Press.

Bradshaw, G. A., & Schore, A. N. (2007). How elephants are opening doors Developmental neuroethology, attachment and social context. *Ethology, 113,* 426-436.

Brancucci, A., Lucci, G., Mazzatenta, A., & Tommasi, L. (2009). Asymmetries of the human social brain in the visual, auditory and chemical modalities. *Philosophical Transactions of the Royal Society of London. Series B, Biological Sciences, 364,* 895-914.

Brenner, C. (1957). The nature and development of the concept of repression in Freud's writings. *Psychoanalytic Study of the Child, 12,* 19-46.

Brenner, C. (1980). A psychoanalytic theory of affects. In R. Plutchik & H. Kellerman (Eds.), *Emotion: Theory, research, and experience, Vol. 1.* New York, NY: Academic Press.

Brierley, M. (1937). Affects in theory and practice. *International Journal of Psychoanalysis, 18,* 256-274.

Bromberg, P. M. (2006). *Awakening the dreamer: Clinical journeys.* Mahwah, NJ: Analytic Press.

Bromberg, P. M. (2011). *The shadow of the tsunami and the growth of the relational mind.* New York, NY: Routledge.

Bromberg, P. M. (2017). Psychotherapy as the growth of wholeness. The negotiation of individuality and otherness. In M. Solomon & D. S. Siegel (Eds.), *How people change: Relationships and neuroplasticity in psychotherapy* (pp. 1-36). New York, NY: Norton.

Bronowski, J. (1972). *Science and human values.* New York, NY: Harper and Row.

Brothers, L. (1997). *Friday's footprint.* New York, NY: Oxford University Press.

Brown, S., & Dissanayake, E. (2009). The arts are more than aesthetics: Neuroaesthetics as narrow aesthetics. In M. Skov & O. Vartanian (Eds.), *Neuroaesthetics* (pp. 43-57). Amityville, NY: Baywood.

Brunner, J. S. (1962). The conditions of creativity. In H. E. Gruber (Ed.), *Contemporary approaches to creative thinking* (pp. 1-30). New York, NY: Atherton Press.

Bucci, W. (2002). The referential process, consciousness, and the sense of self. *Psychoanalytic Inquiry, 5,* 766-793.

Buklina, S. B. (2005). The corpus callosum, interhemispheric interactions, and the function of the right hemisphere of the brain. *Neuroscience and Behavioral Physiology, 35,* 473-480.

Burghardt, G. M. (2005). *The genesis of animal play: Testing the limits.* Cambridge, MA: MIT Press.

Carretie, L., Hinojosa, J. A., Mercado, F., & Tapia, M. (2005). Cortial response to subjectiviely unconscious danger. *NeuroImage, 24,* 615-623.

Carson, S. H., Peterson, J. B., & Higgins, D. M. (2005). Reliability, validity, and factor structure of the creative achievement questionnaire. *Creativity Research Journal, 17,* 37-50.

Carter, R. (1999). *The human brain book.* London, UK: DK.

Carter, S., Lederhandler, I., & Kirkpatrick, B. (Eds.). (1990). *The integrative neurobiology of affiliation.* Cambridge, MA: MIT Press.

Casement, P. (1985). *Learning from the patient.* New York, NY: Guilford Press.

Castonguay, L. G., Constantino, M. J., & Holtforth, M. G. (2006). The working alliance: Where are we and where should we go? *Psychotherapy, 43,* 271-279.

Cavada, C., Company, T., Tejedor, J., Cruz-Rizzolo, & Reioso-Suarez-Suarez, F. (2000). The anatomical connections of the macaque monkey orbitofrontal cortex. A review. *Cerebral Cortex, 10,* 220-242.

Cerqueira, J. J., Almeida, O. F. X., & Sousa, N. (2018). The stressed prefrontal cortex. Left? Right! *Brain, Behavior, and Immunity, 22,* 630-638.

Chapman, L. (2014). *Neurobiologically informed trauma therapy with children and adolescents. Understanding mechanisms of change.* New York, NY: Norton.

Chartrand, T. L., & Bargh, J. A. (1999). The chameleon effect: The perception-behavior link and social interaction. *Journal of Personality and Social Psychology, 76,* 893-910.

Chavez-Eakle, R. A., Graff-Guerrero, A., Garcia-Reyna, J. C., Vaugier, V., & Cruz-Fuentes, C. (2007). Cerebral blood flow associated with creative performance: A comparative study. *NeuroImage, 38,* 519-528.

Chen, L., & Hsiao, J. (2014). Right hemisphere dominance in nonconscious processing. *Journal of Vision, 14,* 1313. doi:10.1167/14.10.1313

Chiron, C., Jambaque, I., Nabbout, R., Lounes, R., Syrota, A., & Dulac, O. (1997). The right brain hemisphere is dominant in human infants. *Brain, 120,* 1057-1065.

Chong, D., Werker, J., Russell, J., & Carroll, J. (2013). There facial expressions mothers direct to their infants. *Infant and Child Development, 12,* 211-232.

Chused, J. F. (2007). Nonverbal communication in psychoanalysis: Commentary on Harrison and Tronick. *Journal of the American Psychoanalytic Association, 55,* 875-882.

Clulow, C. (2017). Before, between, and beyond interpretations: Attachment perspectives on couple psychoanalytic psychotherapy. *Psychoanalytic Inquiry, 37,* 343-354.

Costafreda, S. G., Brammer, M. J., David, A. S., & Fu, C. H. Y. (2008). Predictorrs of amygdala activation during the processing of emotional stimuli: A meta-analysis of 385 PET and fMRI studies. *Brain Research Reviews, 58,* 57-70.

Courtney, S. M., Petit, L., Haxby, J. V., & Ungerleider, L. G. (1998). The role of the prefrontal cortex in working memory: Examining the contents of consciousness. *Philosophical Transactions of the Royal Society of London. Series B, Biological Sciences, 353,* 1819-1828.

Cozolino, L. (2002). *The neuroscience of psychotherapy.* New York, NY: Norton.

Craparo, G., & Mucci, C. (2017). *Unrepressed unconscious, implicit memory, and clinical work.* London, UK: Karnac.

Crouzet, S. M., Kirchner, H., & Thorpe, S. J. (2010). Fast saccades toward faces: Face detection in just 100 ms. *Journal of Vision, 10,* 16. doi:10.1167/10.4.16

Damasio, A. R. (1994). *Descartes' error.* New York, NY: Grosset/Putnam.

Darwin, C. (1872/1965). *The expression of the emotions in man and animals.* Chicago, IL: University of Chicago Press.

Davies, J. M. (2004). Whose bad objects are we anyway? Repetition and our elusive love affair with evil. *Psychoanalytic Dialogues, 14,* 711-732.

Davis, P. J. (1987). Repression and the inaccessibility of affective memories. *Journal of Personality and Social Psychology, 53,* 585-593.

de Forest, I. (1954). *The leaven of love: A development of the psychoanalytic theory and technique of Sándor Ferenczi.* New York, NY: Harper Brothers.

De Pisapia, N., Serra, M., Rigo, P., Jager, J., Papinutto, N., Esposito, G., Venuti, P., & Bornstein, M. H. (2014). Interpersonal competence in young adulthood and right laterality in white matter. *Journal of Cognitive Neuroscience, 26,* 1257-1265.

Decety, J., & Chaminade, T. (2003). When the self represents the other: A new cognitive neuroscience view on psychological identification. *Consciousness and Cognition, 12,* 577-596.

Decety, J., & Lamm, C. (2007). The role of the right temporoparietal junction in social interaction: How low-level computational processes contribute to metacognition. *Neuroscientist, 13,* 580-593.

Dehaene, S., & Naccache, L. (2001). Towards a cognitive science of consciousness: Basic evidence and a workspace framework. *Cognition, 79,* 1-37.

Dehaene, S., Changeux, J.-P., Naccache, L., Sackur, J., & Sergent, C. (2006). Conscious, preconscious, and subliminal processing: A teatable taxonomy. *Trends in Cognitive Sciences, 10,* 204-211.

Derryberry, D., & Tucker, D. M. (1994). Motivating the focus of attention. In P. M. Niedentahl & S. Kiyayama (Eds.), *The heart's eye: Emotional influences in perception and attention* (pp. 167-196). San Diego, CA: Academic Press.

Devinsky, O. (2000). Right cerebral hemisphere dominance for a sense of corporeal and emotional self. *Epilepsy & Behavior, 1,* 60-73.

DeYoung, C. G., Grazioplene, R. G., & Peterson, J. B. (2012). From madness to genius: The Openness/ Intellect trait domain as a paradoxical simplex. *Journal of Research in Personality, 46,* 63-78.

DeYoung, P. A. (2015). *Understanding and treating chronic shame. A relational/neurobiological approach.* New York, NY: Routledge.

Di Renzo, G. C., Conry, J. A., Blake, J., DeFrancesco, M. K., DeNicola, N., Martin, J. N., Jr.,...Giudice, L. C. (2015). International Federation of Gynecology and Obstetrics opinion on reproductive health impacts of exposure to toxic environmental chemicals. *International Journal of Gynecology and Obstetrics, 131,* 219-225.

Diseth, T. H. (2005). Dissociation in children and adolescents as reaction to trauma—An overview of conceptual issues and neurobiological factors. *Nordic Journal of Psychiatry, 59,* 79-91.

Dissanayake, E. (2001). Becoming Homo Aestheticus: Source of aesthetic imagination in mother-infant interactions. *SubStance, Issue 94/95,* 85-103.

Dissanayake, E. (2008). If music is the food of love, what about survival and reproductive success? [Special issue on narrative in interaction] *Musicœ Scienteiœ,* 169-195.

Dissanayake, E. (2017). Ethology and interpersonal neurobiology together with play provide insights into the evolutionary origin of the arts. *American Journal of Play, 9,* 143-168.

Dorahy, M. J. (2017). Shame as a compromise for humiliation and rage in the internal representations of abuse by loved ones: Processes, motivations, and the role of dissociation. *Journal of Trauma and Dissociation, 18,* 383-396.

Dorahy, M. J., McKendry, H., Scott, A., Yogeeswaran, K., Martens, A., & Donncha, H. (2017). Reactive dissociative experiences in response to acute increases in shame feelings. *Behaviour Research and Therapy, 89,* 75-85.

Dorpat, T. L. (2001). Primary process communication. *Psychoanalytic Inquiry, 3,* 448-463.

Downey, T. W. (2001). Early object relations into new objects. *Psychoanalytic Study of the Child, 56,* 39-75.

Drago, V., Foster, P. S., Okun, M. S., Haq, I., Sudhyadhom, F. M., & Heilman, K. M. (2009). Artistic creativity and DBS: A case report. *Journal of Neurological Sciences, 276,* 138-142.

Dumas, G. (2011). Towards a two-body neuroscience. *Communicative and Integrative Biology, 4,* 349-352.

Dumas, G., Nadel, J., Soussignan, R., Martinerie, J., & Garnero, L. (2010). Interbrain synchronization during social interaction. *PLOS ONE, 5,* e12166.

Dyck, M., Loughead, J., Kellermann, T., Boers, F., Gur, R. C., & Mathiak, K. (2011). Cognitive versus automatic mechanisms of mood induction differentially activate left and right amygdala. *NeuroImage, 54,* 2503-2513.

Edelman, G. (1989). *The remembered present: A biological theory of consciousness.* New York, NY: Basic Books.

Elzinga, B. M., Ardon, A. M., Heijnis, M. K., De Ruiter, M. B., Van Dyck, R., & Veltman, D. J. (2007). Neural correlates of enhanced working-memory performance in dissociative disorder: A functional MRI study. *Psychological Medicine, 37,* 235-245.

Engels, A. S., Heller, W., Mohanty, A., Herrington, J. D., Banich, M. T., Webb, A. G., & Miller, G. A. (2007). Specificity of brain activity in anxiety types during emotion processing. *Psychophysiology, 44,* 352-363.

Enrquez, P., & Bernabeu, E. (2008). Hemispheric laterality and dissociative tendencies: Differences in emotional processing in a dichotic listening task. *Consciousness and Cognition, 17,* 267-275.

Epstein, S. (1983). The unconscious, the preconscious, and the self concept. In J. Suls & A. G. Greenwald (Eds.), *Psychological perspectives on the self, Volume 2* (pp. 219-247). Mahwah, NJ: Erlbaum.

Estrada, C. G., Young, M., & Isen, A. M. (1994). Positive affect influences creative problems solving and reported source of practive satisfaction in physicians. *Motivation & Emotion, 18,* 285-299.

Etkin, A., Pittenger, C., Polan, H. J., & Kandel, E. R. (2005). Toward a neurobiology of psychotherapy: Basic science and clinical applications. *Journal of Neuropsychiatry and Clinical Neuroscience, 17,* 145-158.

Ezhov, S. N., & Krivoschekov, S. G. (2004). Features of psychomotor responses and interhemispheric relationships at various stages of adaptation to a new time zone. *Human Physiology, 30,* 172-175.

Fairbairn, W. R. D. (1943). The repression and return of bad objects (with special reference to the "war neuroses"). In W. R. D. Fairbairn, *Psychoanalytic studies of the personality* (pp. 59-81). London, UK:

Routledge & Kegan Paul.

Fairbairn, W. R. D. (1952). *Psychoanalytic studies of the personality*. London, UK: Tavistock.

Falk, D. (2004). Prelinguistic evolution in early hominins: Whence motherese? *Behavioral and Brain Sciences, 27*(4), 491-541.

Feinberg, T. E., & Keenan, J. P. (2005). Where in the brain is the self? *Consciousness and Cognition, 14*, 661-678.

Ferenczi, S. (1926/1980). *Further contributions to the theory and technique of psychoanalysis*, ed. J. Rickman, trans. E. Mosbacher. New York, NY: Brunner-Mazel.

Finkelstein, Y., Vardi, J., & Hod, I. (1991). Impulsive srtistic creativity as a presentation of transient cognitive alterations. *Behavioral Medicine, 17*, 91-94.

Finn, S. E. (2012). 2011 Bruno Klopfer Distinguished Contribution Award. Implications of recent research in neurobiology for psychological assessment. *Journal of Personality Assessment, 5*, 440-449.

Fitzerald, E. T. (1966). Measurement of openness to experience: A study of regression in the service of the ego. *Journal of Personality and Social Psychology, 4*, 655-663.

Flinn, M., & Ward, C. (2005). Evolution and the social child. In B. D. Ellis & D. F. Bjorklund (Eds.), *Origins of the social mind: Evolutionary psychology and child development* (pp. 19-44). London, UK: Guilford Press.

Fordham, M. (1993). *The Jung-Klein hybrid. Free Associations, 28*, 631-641.

Frederickson, B. (2001). The role of positive emotions in positive psychology: The broaden-and-build theory of positive emotions. *American Psychologist, 56*(3), 218-256.

Freud, A. (1963). Repression as a principle of mental development. *Bulletin of the Menninger Clinic, 27*, 126-139.

Freud, S. (1891). *Zur auffassung der aphasien, eine kritische studie*. [On aphasia]. Leipzig, Germany: F. Deuticke.

Freud, S. (1895/1966). Project for a scientific psychology. In J. Strachey (Ed. & Trans.), *The standard edition of the complete psychological works of Sigmund Freud* (Vol. 1, pp. 281-392). London: Hogarth Press.

Freud, S. (1900/1953). The interpretation of dream. In J. Strachey (Ed. & Trans.), *The standard edition of the complete psychological works of Sigmund Freud* (Vols. 4 & 5, pp. 1-627). London, UK: Hogarth Press.

Freud, S. (1912/1958). Recommendations to physicians practicing psycho-analysis. In J. Strachey (Ed. & Trans.), *The standard edition of the complete psychological works of Sigmund Freud: 14* (pp. 111-120). London: Hogarth Press.

Freud, S. (1913). The claims of psycho-analysis to scientific interest. In J. Strachey (Ed. and Trans.), *The standard edition of the complete psychological works of Sigmund Freud* (Vol. 13, 165-199). London, UK: Hogarth Press.

Freud, S. (1913/1958). On beginning the treatment. In J. Strachey (Ed. & Trans.), *The standard edition of the complete psychological works of Sigmund Freud* (Vol. 12, pp. 23-144). London, UK: Hogarth Press.

Freud, S. (1914/1958). Remembering, repeating, and working through. In J. Strachey (Ed. & Trans.), *The standard edition of the complete psychological works of Sigmund Freud* (Vol. 12, pp. 145-157). London, UK: Hogarth Press.

Freud, S. (1915/1957). The unconscious. In J. Strachey (Ed. and Trans.), *The standard edition of the complete psychological works of Sigmund Freud: 14* (pp. 159-215). London: Hogarth Press.

Freud, S. (1915a/1957). Thoughts for the times of war and death. In J. Strachey (Ed. & Trans.), *The standard edition of the complete psychological works of Sigmund Freud* (Vol. 14, pp. 273-302). London, UK: Hogarth Press.

Freud, S. (1915c/1957). Repression. In J. Strachey (Ed. & Trans.), *The standard edition of the complete psychological works of Sigmund Freud* (Vol. 14, pp. 141-158). London, UK: Hogarth Press.

Freud, S. (1923/1961). The ego and the id. In J. Strachey (Ed. & Trans.), *The standard edition of the complete psychological works of Sigmund Freud* (Vol. 19, pp. 3-68). London, UK: Hogarth Press.

Freud, S. (1940/1964). In J. Strachey (Ed. & Trans.), An outline of psychoanalysis. *The standard edition of the complete psychological works of Sigmund Freud* (Vol. 23, pp. 144-207). London: Hogarth Press.

Fromm, E. (1956). *The art of loving.* New York, NY: Harper and Row.

Fromm, E. (1958). Love in psychotherapy. *Merrill-Palmer Quarterly* (1954-1958), 4(3), 125-136.

Gainotti, G. (2015). Emotions, unconscious processes, and the right hemipshrer. *Neuropsychoanalysis, 7,* 71-81.

Gainotti, G. (2006). Unconscious emotional memories and the right hemisphere. In M. Mancia (Ed.), *Psychoanalysis and neuroscience* (pp. 151-173). Milan, Italy: Springer Milan.

Gainotti, G. (2012). Unconscious processing of emotions and the right hemisphere. *Neuropsychologia, 50,* 205-218.

Gant, S. P., & Badenoch, B. (2013). *The interpersonal neurobiology of group psychotherapy and group process.* London, UK: Karnac.

Gebauer, L., Witek, M., Hansen, N. C., Thomas, J., Konvalinka, I., & Vuust, P. (2014). The influence of oxytocin on interpersonal rhythmic synchronization and social bonding. *Poster presented at The*

Neurosciences and Music-V, Dijon, France.

Geller, J. D. (2013). Self-disclosure in psychoanalytic-existential therapy. *Clinical Psychology/In Session, 59*, 541-554.

Geller, S. M., & Porges, S. W. (2014). Therapeutic presence: Neurophysiological mechanisms mediating feeling safe in therapeutic relationships. *Journal of Psychotherapy Integration, 24*, 178-192.

George, M. S., Parekh, P. I., Rosinsky, N., Ketter, T. A., Kimbrell, T. A., Heilman, K. M., Herscovitch, P., & Post, R. M. (1996). Understanding emotional prosody activates right hemisphere regions. *Archives of Neurology, 53*, 665-670.

Gill, M. M., & Brenman, M. (1959). *Hypnosis and related states.* New York, NY: International Universities Press.

Ginot, E. (2007). Intersubjectivity and neurosicence: Understanding enactments and their therapeutic significance within emerging paradigms. The empathic power of enactments. The link between neuropsychological processes and an expanded definition of empathy. *Psychoanalytic Psychology, 24*, 31-332.

Ginot, E. (2009). The empathic power of enactments. The link between neuropsychological processes and an expanded definition of empathy. *Psychoanalytic Psychology, 26*, 290-309.

Giovacchini, P. L. (1990). Regression, recognition, and resolution: Containment and holding. In P. L. Giovacchini (Ed.), *Tactics and techniques in psychoanalytic therapy. III: The implications of Winnicott's contributions* (pp. 226-264). Northvale, NJ: Jason Aronson.

Giovacchini, P. L. (1991). The creative person as maverick. *Journal of the American Academy of Psycoanalysis, 19*, 174-188.

Glass, R. M. (2008). Psychodynamic psychotherapy and research evidence. Bambi survives Godzilla? *Journal of the American Medical Association, 300*, 1587-1589.

Godfrey, H. K., & Grimshaw, G. M. (2016). Emotional language is all right: Emotional prosody reduces hemispheric asymmetry for linguistic processing. *Laterality: Asymmetrices of Body, Brain, and Cognition, 21*, 568-584.

Goel, V., Tierney, M., Sheesley, L., Bartolo, A., Vartanian, O., & Grafman, J. (2007). Hemispheric specialization in human prefrontal cortex for resolving certain and uncertain inferences. *Cerebral Cortex, 17*, 2245-2250.

Goldin, P. R., McRae, K., Ramel, W., & Gross, J. J. (2008). The neural bases of emotion regulation: Reappraisal and suppression of negative emotion. *Biological Psychiatry, 63*, 577-586.

Goleman, D. (1995). *Emotional intelligence.* New York, NY: Bantam Books.

Gorney, J. E. (1979). The negative therapeutic reaction. *Contemporary Psychoanalysis, 15*, 288-337.

Greenberg, J. R. (1986). Theoretical models and the analyst's neutrality. *Contemporary Psychoanalysis, 15*, 288-337.

Greenberg, J. R., & Mitchell, S. A. (1983). *Object relations in psychoanalytic theory.* Cambridge, MA: Harvard University Press.

Greenberg, L. S. (2007). Emotion coming of age. *Clinical Psychology Science and Practice, 14*, 414-421.

Greenberg, L. (2014). The therapeutic relationship in emotion-focused therapy. *Psychotherapy, 51*, 350-357.

Grunbaum, A. (1984). *The foundations of psychoanalysis: A philosophical cirtique.* Berkeley: University of California Press.

Guedeney, A., Guedeney, N., Tereno, S., Dugravier, R., Greacen, T., Welniarz, B., Saias, T.,...the CADEP Study Group. (2011). Infant rhythms versus parental time: Prompting parent-infant synchrony. *Journal of Physiology, Paris, 105*, 195-200.

Guilford, J. P. (1957). Creative ability in the arts. *Psychological Review, 64*, 110-118.

Guntrip, H. (1969). *Schizoid phenomena, object relations and the self.* New York, NY: International Universities Press.

Gupta, R. K., Hasan, K. M., Trivedi, R., Pradhan, M., Das, V., Parikh, N. A., & Narayana, P. A. (2005). Diffusion tensor imaging of the developing human cerebrum. *Journal of Neuroscience Research, 81*, 172-178.

Haas, A. S. (2015). Modeling and measurement of interpersonal attraction and coordination in charged social space-time. *NeuroQuantology, 13*, 1-9.

Hadamard, J. (1945). *The mathematician's mind: The psychology of invention in the mathematical field.* Princeton, NJ: Princeton University Press.

Hamilton, V. (1996). *The analyst's preconscious.* Hillsdale, NJ: Analytic Press.

Hammer, E. (1990). *Reaching the affect: Style in the psychodynamic therapies.* Northvale, NJ: Jason Aronson.

Happaney, K., Zelazo, P. D., & Stuss, D. T. (2004). Development of orbitofrontal function: Current themes and future directions. *Brain and Cognition, 55*, 1-10.

Hartikainen, K. M., Ogawa, K. H., Soltani, M., & Knight, R. T. (2007). Emotionally arousing stimuli compete for attention with left hemispace. *NeuroReport, 18*, 1929-1933.

Hartmann, H. (1958). *Ego psychology and the problem of adaptation.* New York, NY: International Universities Press.

Hassin, R. R. (2013). Yes it can: On the functional abilities of the human unconscious. *Perspectives in Psychological Science, 8*, 195-207.

Hayes, A. M., Laurenceau, J. -P., Feldman, G., Strauss, J. L., & Cardaciotto, L. (2007). Change is not always linear: The study of nonlinear and discontinuous patterns of change in psychotherapy. *Clinical Psychology Review, 27*, 715-723.

Hecht, D. (2014). Cerebral lateralization of pro- and anti-social tendencies. *Experimental Neurobiology, 23*, 1-27.

Heilman, K. M., Nadeau, S. E., & Beversdorf, D. O. (2003). Creative innovation: Possible brain mechanisms. *Neurocase, 9*, 369-379.

Helton, W. S., Dorahy, M. J., & Russell, P. N. (2011). Dissociative tendencies and right- hemisphere processing load: Effects on vigilance performance. *Consciousness and Cognition, 20*, 696-702.

Henry, J. P. (1993). Psychological and physiological responses to stress: The right hemisphere and the hypothalamo-pituitary-adrenal axis, an inquiry into problems of human bonding. *Interactive Physiological and Behavioral Science, 28*, 369-387.

Herman, J. L. (1992). *Trauma and recovery.* New York, NY: Basic Books.

Hess, E. H. (1975). The role of pupil size in communication. *Scientific American, 233*, 110-119.

Hill, D. (2015). *Affect regulation theory: A clinical model.* New York, NY: Norton.

Hiraish, H., Haida, M., Matsumoto, M., Hayakawa, N., Inomata, S., & Matsumoto, H. (2012). Differences of prefrontal cortex activity between picture-based personality tests: A near-infrared spectroscopy study. *Journal of Personality Assessment, 94*, 366-371.

Hirata, M., Ikeda, T., Kikuchi, M., Kimura, T., Hiraish, H., Yoshimura, Y., & Asada, M. (2014). Hyperscanning MEG for understanding mother-child cerebral interactions. *Frontiers in Human Neuroscience, 8*, 118. doi:10.2289/fnhum.2014.00118

Hirsch, I., & Kessel, P. (1988). Reflections on mature love and countertransference. *Free Associations, 12*, 60-83.

Hong, S. B., Zalesky, A., Cocchi, L., Fornito, A., Choi, E.-J., Kim, H. H., et al. (2013). Decreased functional brain connectivity in adolescents with internet addiction. *PLOS ONE 8*:e57831. doi: 10.1371/journal.pone.0057831

Horner, A. J. (2006). The unconscious and the creative process. *Journal of the American Academy of Psychoanalysis and Dynamic Psychiatry, 34*, 461-469.

Horvath, A. O., & Symonds, B. D. (1991). Relation between working alliance and outcome of psychotherapy: A meta-analysis. *Journal of Counseling Psychology, 38*, 139-149.

Huang, P., Qui, L., Shen, L., Zhang, Y., Song, Z., Qi, Z., Gong, Q., & Xie, P. (2013). Evidence for a left-over-right inhibitory mechanism during figural creative thinking in healthy nonartists. *Human Brain Mapping, 34*, 2724-2732.

Hugdahl, K. (1995). Classical conditioning and implicit learning: The right hemisphere hypothesis. In R. J. Davidson & K. Hugdahl (Eds.), *Brain asymmetry*. Cambridge, MA: MIT Press.

Hutterer, J., & Liss, M. (2006). Cognitive development, memory, trauma, treatment: An integration of psychoanalytic and behavioral concepts in light of current neuroscience research. *Journal of the American Academy of Psychoanalysis and Dynamic Psychiatry, 34*, 287-302.

Jackson, J. H. (1931). *Selected writings of John Hughlings Jackson, Vols, I and II*. London, UK: Hodder and Stoughton.

Jacobs, T. J. (1994). Nonverbal communications: Some reflections on their role in the psychoanalytic process and psychoanalytic education. *Journal of the American Psychoanalytic Association, 42*, 741-762.

Jasmin, K. M., McGettigan, C. M., Agnew, Z. K., Lavan, N., Josephs, O., Cummins, F. & Scott, S. K. (2016). Cohesion and joint speech: Right hemisphere contributions to synchronized vocal production. *Journal of Neuroscience, 36*, 4669-4680.

Jaynes, J. (1976/1999). *The origin of consciousness in the breakdown of the bicameral mind*. Boston, MA: Houghton Mifflin.

Johnsen, E. L., Tranel, D., Lutgendorg, S., & Adolphs, R. (2009). A neuroanatomical dissociation for emotion induced by music. *International Journal of Psychophysiology, 72*, 24-33.

Jones, B. P. (1993). Repression: The evolution of a psychoanalytic concept from the 1890's to the 1990's. *Journal of the American Psychoanalytic Association, 41*, 63-93.

Jones, E. (1953). *The life and work of Sigmund Freud: Volume I. The formative years and great discoveries, 1856-1900*. New York, NY: Basic Books.

Jordan, J. V. (2000). The role of mutual empathy in relational/cultural therapy. *Journal of Clinical Psychology/In Session: Psychotherapy in Practice, 56*, 1005-1016.

Joseph, R. (1982). The neuropsychology of development: Hemispheric laterality, limbic language, and the origin of thought. *Journal of Clinical Psychology, 38*, 4-33.

Joseph, R. (1992). *The right brain and the unconscious: Discovering the stranger within*. New York, NY: Plenum.

Joseph, R. (1996). *Neuropsychiatry, neuropsychology, and clinical neuroscience* (2nd ed.). Baltimore, MD: Williams & Wilkins.

Jung-Beeman, M., Bowden, E. M., Haberman, J., Frymiare, J. L., Arambel-Liu, S., Greenblatt, R., Reber, P. J., & Kounios, J. (2004). Neural activity when people solve verbal problems with insight. *PLOS Biology, 2*, 500-510.

Jung, C. (1912). *Symbols of transformation*. Collected works 5. Princeton, NJ: Princeton University Press.

Jung, C. (1961). *Memories, dreams, reflections.* New York, NY: Random House.

Kalsched, D. (2005). Hope versus hopelessness in the psychoanalytic situation and Dante's Divine Comedy. *Spring, 72,* 167-187.

Kalsched, D. (2015). Revisioning Fordham's "Defences of the self" in light of modern relational theory and contemporary neuroscience. *Journal of Analytic Psychology, 60,* 477-496.

Kane, J. (2004). Poetry as right hemispheric language. *Journal of Consciousness Studies, 11,* 21-59.

Kantrowitz, J. (1999). The role of the preconscious in psychoanalysis. *Journal of the American Psychoanalytic Association, 47,* 65-89.

Kaplan-Solms, K., & Solms, M. (1996). Psychoanalytic observation on a case of frontal limbic disease. *Journal of Clinical Psychoanalysis, 5,* 405-438.

Kaufman, G. (1992). *Shame: The power of caring.* Boston, MA: Schenkman.

Keenan, J. P., Rubio, J., Racioppi, C., Johnson, A., & Barnacz, A. (2005). The right hemisphere and the dark side of consciousness. *Cortex, 41,* 695-704.

Kernberg, O. (1976). *Object relations and clinical psychoanalysis.* New York: Jason Aronson.

Khan, M. (1972). Dread of surrender to resourceless dependence in the analytic situation. In *The privacy of the self* (pp. 270-279). New York, NY: International Universities Press.

Killeen, L. A., & Teti, D. M. (2012). Mothers' frontal EEG asymmetry in response to infant emotional states and mother-infant emotional availability, emotional experience, and internalizing symptoms. *Development and Psychopathology, 24,* 9-21.

King, L. A., McKee Walker, L., & Broyles, S. J. (1996). Creativity and the five-factor model. *Journal of Research in Personality, 30,* 189-203.

Knafo, D. (2002). Revisiting Ernst Kris' concept of Regression in the Service of the Ego in art. *Psychoanalytic Psychology, 19,* 24-49.

Kohut, H. (1971). *The analysis of the self.* New York, NY: International Universities Press.

Koole, S. L., & Jostmann, N. B. (2004). Getting a grip on your feelings: Effects of action orientation and external demands on intuitive affect regulation. *Journal of Personality and Social Psychology, 87,* 974-990.

Kowatari, Y., Hee, S., Yamamura, H., Nagamori, Y., Levy, P., Yamane, S., & Yamamoto, M. (2009). Neural networks involved in artistic creativity. *Human Brain Mapping, 30,* 1678-1690.

Kris, E. (1952). *Psychoanalytic explorations in art.* New York, NY: International Universities Press.

Kris, E. (1953). Psychoanalysis and the study of creative imagination. *Bulletin of the New York Academy of Medicine, 29,* 334-351.

Krystal, H. (1988). *Integration & self-healing: Affect, trauma, alexithymia.* Hillsdale, NJ: Analytic Press.

Krystal, H. (2002). What cannot be remembered or forgotten. In J. Kauffman (Ed.), *Loss of the assumptive world: A theory of traumatic loss* (pp. 213-219). New York, NY: Psychology Press.

Kubie, L. S. (1958). *Neurotic distortion of the creative process*. Lawrence: University of Kansas Press.

Kubovy, M. (1999). On the pleasures of the mind. In D. Kahneman, M. Kubovy, D. Kahneman, E. Diener, & N. Schwarz (Eds.), *Well-being: The foundations of hedonic psychology* (pp. 134-154). New York, NY: Russell Sage Foundation.

Kuchinke, L., Jacobs, A. M., Vo, M. L. H., Conrad, M., Grubich, C., & Herrmann, M. (2006). Modulation of prefrontal cortex activation by emotional words in recognition memory. *NeuroReport, 17*, 1037-1041.

Kuhl, J., & Kazen, M. (2008). Motivation, affect, and hemispheric asymmetry: Power versus affiliation. *Journal of Personality and Social Psychology, 95*, 456-469.

Kuhl, J., Quirin, M, & Koole, S. L. (2015). Being someone: The integrated self as a neuropsychological system. *Social and Personality Psychology Compass, 9*, 115-132.

Lane, R. D. (2008). Neural substrates of implicit and explicit emotional processes: A unifying frame work for psychosomatic medicine. *Psychosomatic Medicine, 70*, 214-231.

Lane, R. D., Ahern, G. L., Schwartz, G. E., & Kaszniak, A. W. (1997). Is alexithymia the emotional equivalent of blindsight? *Biological Psychiatry, 42*, 834-844.

Layard, R., Clark, A. E., Cornaglia, F., Powdthavae, N., & Vernoit, J. (2014). What predicts a successful life? A life-course model of well-being. *Economic Journal, 124*, F720-F738. doi:10.1111/ecoj.12170

Leakey, R. (1994). *The origin of humankind*. New York, NY: Basic Books.

Leckman, J. F., & March, J. S. (2011). Editorial: Developmental neuroscience comes of age. *Journal of Child Psychology and Psychiatry, 52*, 333-338.

LeDoux, J. (2002). *Synaptic self: How our brains become who we are*. New York, NY: Viking.

Lehtonen, J., Partanen, J., Purhonen, M., Valkonen-Korhonen, M., Kononen, M., Saarikoski, & Launiala, K. (2006). Nascent body ego. Metapsychological and neurophysiological aspects. *International Journal of Psychoanalysis, 87*, 1335-1353.

Lenzi, D., Trentini, C., Pantano, P., Macaluso, E., Iacaboni, M., Lenzi, G. I., & Ammaniti, M. (2009). Neural basis of maternal communication and emotional expression processing during infant preverbal stage. *Cerebral Cortex, 19*, 1124-1133.

Levenson, E. A. (1974). Changing concepts of intimacy. *Contemporary Psychoanalysis, 10*, 359-369.

Levenson, R. W., & Gottman, J. M. (1983). Marital interaction: Physiological linkage and affective exchange. *Journal of Personality and Social Psychology, 45*, 587-597.

Levin, F. M. (1991). *Mapping the mind*. Hillsdale, NJ: Analytic Press.

Levine, P. A. (2010). *In an unspoken voice: How the body releases trauma and restores goodness*. Berkeley, CA: North Atlantic Books.

Lichtenberg, J. (2001). Motivational systems and model scenes with special reference to bodily experience. *Psychoanalytic Inquiry, 21*, 430–447.

Lindell, A. K. (2010). Time to turn the other cheek? The influence of left and right poses on perceptions of academic specialisation. *Laterality, 15*, 639–650.

Lindell, A. K. (2011). Lateral thinkers are not so laterally minded: Hemispheric asymmetry, interaction, and creativity. *Laterality, 16*, 479–498.

Loewald, H. (1949). The ego and reality. In *Papers on psychoanalysis* (pp. 3–20). New Haven, CT: Yale University Press.

Loewald, H. (1960). On the therapeutic action of psychoanalysis. *International Journal of Psychoanalysis, 12*, 16–33.

Lowald, H. (1986). Transference-countertransference. *Journal of the American Psychoanalytic Association, 34*, 275–285.

Lyons-Ruth, K. (1999). The two-person unconscious: Intersubjective dialogue, enactive relational representation, and the emergence of new forms of relational organization. *Psychoanalytic Inquiry, 19*, 576–617.

Lyons-Ruth, K. (1999). The two-person unconscious: Intersubjective dialogue, enactive relational representation, and the emergence of new forms of relational organization. *Psychoanalytic Inquiry, 19*, 576–617.

Lyons-Ruth, K. (2000). "I sense that you sense that I sense…": Sander's recognition process and the specificity of relational moves in the psychotherapeutic setting. *Infant Mental Health Journal, 21*, 85–98.

MacLean, P. (1985). Brain evolution relating to family play, and the separation call. *Archives of General Psychiatry, 42*, 405–417.

Mancia, M. (2006). Implicit memory and early unrepressed unconscious: Their role in the therapeutic process (How the neurosciences can contribute to psychoanalysis). *International Journal of Psychoanalysis, 87*, 83–103.

Manini, B., Cardone, D., Ebishc, S. J. H., Bafunno, D., Aureli, T., & Meria, A. (2013). Mom feels what her child feels: Thermal signatures of vicarious autonomic response while watching children in a stressful situation. *Frontiers in Human Neuroscience, 7*, 1–10. doi:10.3389/fnhum.2013.00299

Markowitsch, H. J., & Stanilou, A. (2011). Amygdala in action: Relaying biological and social significance to autobiographical memory. *Neuropsychologia, 49*, 718–733.

Markowitsch, H. J., Reinkemeier, A., Kessler, J., Koyuncu, A., & Heiss, W. D. (2000). Right amygdalar and temporofrontal activation during autobiographical, but not fictitious memory retrieval. *Behavioral Neurology, 12,* 181-190.

Marks-Tarlow, T. (2010). Fractal self at play. *American Journal of Play, 3*(1), 31-62.

Marks-Tarlow, T. (2012). *Clinical intuition in psychotherapy: The neurobiology of embodied response.* New York, NY: Norton.

Marks-Tarlow, T. (2014). *Awakening clinical intuition: An experiential workbook for psychotherapists.* New York, NY: Norton.

Maroda, K. (2010). *Psychodynamic techniques. Working with emotion in the therapeutic relationship.* New York, NY: Guilford Press.

Maroda, K. J. (2005). Show some emotion: Completing the cycle of affective communication. In L. Aron & A. Harris (Eds.), *Revolutionary connections. Relational psychoanalysis. Vol. II. Innovation and expansion* (pp. 121-142). Hillsdale, NJ: Analytic Press.

Martin, D. J., Garske, J. P., & Davis, M. K. (2000). Relation of the therapeutic alliance with outcome and other variables: A meta-analytic review. *Journal of Consulting and Clinical Psychology, 68,* 438-450.

Martindale, C., Hines, D., Mitchell, L., & Covello, E. (1984). EEG alpha asymmetry and creativity. *Personality and Individual Differences, 5,* 77-86.

Mashal, N., Faust, M., Hendler, T., & Jung-Beeman, M. (2007). An fMRI investigation of the neural correlates underlying the processing of novel metaphoric expressions. *Brain and Language, 100,* 115-126.

Maslow, A. H. (1973). Creativity in self-actualizing people. In A. Rotenberg & C. R. Hausman (Eds.), *The creative question* (pp. 86-92). Durham, NC: Duke University Press.

Masterson, J. F. (1985). *The real self. A developmental, self, and object relations approach.* New York, NY: Brunner/Mazel.

May, R. (1976). *The courage to create.* New York, NY: Bantam.

Mayer, E. L. (2007). *Extraordinary knowing: Science, skepticism, and the inexplicabl powers of the human mind.* New York, NY: Bantam Books.

Mayseless, N., & Shamay-Tsoory, S. G. (2015). Enhancing verbal creativity: Modulating creativity by altering the balance between right and left inferior frontal gyrus with tDCS. *Neuroscience, 291,* 167-176.

McCrae, R. R., & Costa, P. T., Jr. (1997). Conceptions and correlates of Openness to Experience. In R. Hogan, J. A. Johnson, & S. R. Briggs (Eds.), *Handbook of personality psychology* (pp. 825-847). Orlando, FL: Academic Press.

McGilchrist, I. (2009). *The master and his emissary: The divided brain and the making of the Western world.* New Haven, CT: Yale University Press.

McGilchrist, I. (2015). Divine understanding and the divided brain. In J. Clausen & N. Levy (Eds.), *Handbook of neuroethics.* Dordrecht, Netherlands: Springer Science. doi:10.1007/978-94-007-4707-4_99

McGilchrist, I. (2016). 'Selving' and union. *Journal of Consciousness Studies, 23,* 196-213.

McWilliams, N. (2018). Core competency two: Therapeutic stance/attitude. In R. E. Barsness (Ed.), *Core competencies in relational psychoanalysis. A guide to practice, study, and research* (pp. 87-103). New York, NY; Routledge.

Meares, R. (2005). *The metaphor of play: Origin and breakdown of personal being* (3rd ed.). London, UK: Routledge.

Meares, R. (2012). *A dissociation model of borderline personality disorder.* New York, NY: Norton.

Meares, R. (2017). The disintegrative core of relational trauma and a way toward unity. In M. Solomon & D. J. Siegel (Eds.), *How people change: Relationships an neuroplasticity in psychotherapy* (pp. 135-150). New York, NY: Norton.

Mendelsohn, E. (2002). The analyst's bad-enough participation. *Psychoanalytic Dialogues, 12,* 331-358.

Menenti, L., Pickering, M. J., & Garrod, S. C. (2012). Toward a neural basis of interactive alignment in conversation. *Frontiers in Human Neuroscience, 6,* 185. doi:10.3389/fnhum.2012.00185

Meyer-Lindenberg, A. (2008). Impact of prosocial neuropeptides on human brain function. *Progress in Brain Research, 170,* 463-470.

Miall, D., & Dissanayake, E. (2003). The poetics of baby talk. *Human Nature, 14,* 337-354.

Mihov, K. M., Denzler, M., & Forster, J. (2010). Hemispheric specialization and creative thinking: A meta-analytic review of lateralization of creativity. *Brain & Cognition, 72,* 442-448.

Miller, G. F., & Tal, I. R. (2007). Schizotopy versus openness and intelligence as predictors of creativity. *Schizophrenia Research, 93,* 317-324.

Miller, S. (1995). *The shame experience.* Hillsdale, NJ: Analytic Press.

Miller, W., & Rodgers, J. L. (2001). *The ontogeny of human bonding systems: Evolutionary origins, neural bases, and psychological manifestations.* Boston, MA: Kluwer Academic.

Minagawa-Kawai, Y., Matsuoka, S., Dan, I., Naoi, N., Nakamura, K., & Kojima, S. (2009). Prefrontal activation associated with social attachment: Facial-emotion recognition in mothers and infants. *Cerebral Cortex, 19,* 284-292.

Mitchell, S. A. (1988). *Relational concepts in psychoanalysis.* Cambridge, MA: Harvard University Press.

Mlot, C. (1998). Probing the biology of emotion. *Science, 280,* 1005-1007.

Molhaupt, H., Holgersen, H., Binder, P.-E., & Nielsen, G. H. (2006). Affect consciousness or mentalization? A comparison of two concepts with regard to affect development and affect regulation. *Scandinavian Journal of Psychology, 47*, 237-244.

Mohr, C., Rowe, A. C., & Crawford, M. T. (2007). Hemispheric differences in the processing of attachment words. *Journal of Clinical and Experimental Neuropsychology, 1*, 1-10.

Montello, L. (2002). Essential musical intelligence. *Using music as your path to healing, creativity, and radiant wellness*. Wheaton, IL: Quest Books.

Montgomery, A. (2013). *Neurobiology essentials for clinicians: What every therapist needs to know*. New York, NY: Norton.

Montirosso, R., Cozzi, P., Tronick, E., & Borgatti, R. (2012). Differential distribution and lateralization of infant gestures and their relation to maternal gestures in the face-to-face still-face paradigm. *Infant Behavior and Development, 35*, 819-828.

Morris, J. S., Ohman, A., & Dolan, R. J. (1998). Conscious and unconscious emotional learning in the human amygdala. *Nature, 393*, 467-470.

Mucci, C. (in press). *Borderline bodies*. New York, NY: Norton.

Murray, L., & Trevarthen, C. (1985). Emotional regulation of interaction between two-month-olds and their mothers. In T. Field & N. Fox (Eds.), *Social perception in infants* (pp. 177-197). Norwood, NJ: Ablex.

Nadel, J., Carchon, I., Kervella, C., Marcelli, D., & Résebet-Plantey, D. (1999). Expectancies for social contigency in two-month-olds. *Developmental Science, 2*, 164-173.

Narvaez, D., Panksepp, J., Schore, A. N., & Gleason, T. R. (2013). *Evolution, early experience and human development: From research to practice and policy*. New York, NY: Oxford University Press.

Nemiah, J. C. (1989). Janet redivivus: The centenary of l'automatisme psychologique. *American Journal of Psychiatry, 146*, 1527-1529.

Nicholson, K. G., Baum, S., Kilgour, A., Koh, C. K., Munhall, K. G., & Cuddy, L. L. (2003). Impaired processing of prosodic and musical patterns after right hemisphere damage. *Brain and Cognition, 52*, 382-389.

Nijenhuis, E. R. S., Vanderlinden, J., & Spinhoven, P. (1998). Animal defensive reactions as a model for trauma-induced dissociative reactions. *Journal of Traumatic Stress, 11*, 242-260.

Nishitani, S., Doi, H., Koyama, A., & Shinohara, K. (2011). Differential prefrontal response to infant facial emotions in mothers compared with non-mothers. *Neuroscience Research, 70*, 183-188.

Nolte, T., Hudac, C., Mayes, L. C., Fonagy, P., Blatt, S. J., & Pelphrey, K. (2010). The effect of attachment-related stress on the capacity to mentalize: An fMRI investigation of the biobehavioral switch model. *Journal of the American Psychoanalytic Association, 58,* 566-573.

Noordzij, M. L., Newman-Norlund, S. E., de Ruiter, J. P., Hagoort, P., Levinson, S. C., & Toni, I. (2009). Brain mechanisms underlying human communication. *Frontiers in Human Neuroscience, 3,* 14. doi:10.3389/neuro.09.014.2009

Noriuchi, M., Kikuchi, Y., & Senoo, A. (2008). The functional neuroanatomy of maternal love: Mother's response to infant's attachment behaviors. *Biological Psychiatry, 63,* 415-423.

Northoff, G., Bermpohl, F., Scheneich, F., & Boeker, H. (2007). How does our brain constitute defense mechanisms? First-person neuroscience and psychoanalysis. *Psychotherapy and Psychosomatics, 76,* 141-153.

Nummenmaa, L., Glerean, E., Viinikainen, M., Jaaskelainen, I. P., Hari, R., & Sams, M. (2012). Emotions promote social interaction by synchronizing brain activity across individuals. *Proceedings of the National Academy of Sciences USA, 109,* 9599-9604.

Ogden, P., Pain, C., Minton, K., & Fisher, J. (2005). Including the body in mainstream psychotherapy for traumatized individuals. *Psychologist-Psychoanalyst, 25,* 19-24.

Ogden, T. H. (1994). The concept of internal object relations. *International Journal of Psychoanalysis, 64,* 227-241.

Orlinsky, D. E., & Howard, K. I. (1986). Process and outcome in psychotherapy. In S. L., Garfield & A. E. Bergin (Eds.), *Handbook of psychotherapy and behavior change* (3rd ed.), New York, NY: Wiley.

Ornstein R. O. (1997). *The right mind. Making sense of the hemispheres.* New York, NY: Harcourt Brace.

Ovtscharoff, W., & Braun, K. (2001). Maternal separation and social isolation modulate the postnatal development of synaptic composition in the infralimbic cortexd of octodon degus. *Neuroscience, 104,* 33-40.

Pan, Y., Cheng, X., Zhang, Z., Li, X., & Hu, Y. (2017). Cooperation in lovers: An fNIRS- based hyperscanning study. *Human Brain Mapping, 38,* 831-841.

Panksepp, J. (1998). *Affective neuroscience: The foundations of human and animal emotions.* Oxford, UK: Oxford University Press.

Perani, D., Saccuman, M. C., Scifo, P., Spada, D., Andreolli, G., Rovelli, R., Baldoli, C., & Koelsch, S. (2010). Functional specializations for music processing in the human newborn brain. *Proceedings of the National Academy of Sciences USA, 107,* 4758-4763.

Perez-Cruz, C., Simon, M., Czeh, B., Flugge, G., & Fuchs, E. (2009). Hemisphric differences in basilar dendrites and spines of pyramidal neurons in the rat prelimbic cortex: Activity- and stress-induced changes. *Eurpopean Journal of Neuroscience, 29,* 738-747.

Phillips-Silver, J., & Keller, P. E. (2012). Searching for roots of entrainment and joint action in early musical interactions. *Frontiers in Human Neuroscience, 6*(26), 1-11.

Pincus, D., Freeman, W., & Modell, A. (2007). A neurobiological model of perception: Considerations for transference. *Psychoanalytic Psychology, 24*, 623-640.

Platt, C. B. (2007). Presence, poetry and the collaborative right hemisphere. *Journal of Consciousness Studies, 14*, 36-53.

Podell, K., Lovell, M., & Goldberg, E. (2001). Lateralization of frontal lobe functions. In S. P. Salloway, P. R. Malloy, & J. D. Duffy (Eds.), *The frontal lobes and neuropsychiatric illness* (pp. 83-89). Washington, DC: American Psychiatric Publishing.

Popper, K. R. (1962). *Conjectures and refutations: The growth of scientific knowledge.* New York, NY: Basic Books.

Popper, K. (1968). *Logic of scientific discovery.* New York, NY: Harper and Row.

Porges, S. W. (2011). *The polyvagal theory. Neurophysiological foundations of emotions, attachment, communication, and self-Regulation.* New York, NY: Norton.

Posner, M. (1994). Attention: The mechanisms of consciousness. *Proceedings of the National Academy of Sciences USA, 91*, 7398-7404.

Quirin, M., Dusing, R., & Kuhl, J. (2013). Implicit affiliation motive predicts correct intuitive judgement. *Journal of Individual Differences, 34*, 24-31.

Quirin, M., Kazen, M., Rohrmann, S., & Kuhl, J. (2009). Implicit but not explicit affectivity predicts circadian and reactive cortisol: Using the implicit positive and negative affect test. *Journal of Personality, 77*, 401-425.

Racker, H. (1968). *Transference and countertransference.* New York, NY: International Universities Press.

Rass, E. (2018). *The Allan Schore reader. Setting to course of development.* New York, NY: Routledge.

Ratnarajah, N., Rifkin-Graboi, A., Fortier, M. V., Chong, Y. S., Kwek, K., Saw, S. -M., ...Qui, A. (2013). Structural connectivity in the neonatal brain. *NeuroImge, 75*, 187-194.

Ray, D., Roy, D., Sindhu, B., Sharan, P., & Banerjee, A. (2017). Neural substrate of group mental health: Insights from multi-brain reference frame in functional neuroimaging. *Frontiers in Psychology, 8*, 1627. doi:10.3389/fpsyg.2017.01627

Redcay, E., Dodell-Feder, D., Pearrow, M. J., Manros, P. I., Kleiner, M., Gasbrielli, J. D. E., & Saxe, R. (2010). Live-face-to-face interaction during fMRI: A new tool for social cognitive neuroscience. *NeuroImage, 50*, 1639-1647.

Reed, S. F., Ohel, G., David, R., & Porges, S. W. (1999). A neural explanation of fetal heart rate patterns: A test of the polyvagal theory. *Developmental Psychobiology, 35*, 108-118.

Reik, T. (1948). *Listening with the third ear: The inner experience of a psychoanalyst.* New York, NY:

Grove Press.

Reik, T. (1949). *Fragments of a great confession: A psychoanalytic autobiography.* New York, NY: Farrar, Straus.

Reik, T. (1953). *The haunting melody: Psychoanalytic experiences in life and music.* New York, NY: Farrar, Straus, & Young.

Reik, T. (1956). Adventures in psychoanalytic discovery. In M. Sherman (Ed.), *The search within* (pp. 473-626). New York, NY: Aronson.

Rodman, F. R. (2003). *Winnicott. Life and work.* Cambridge MA: Perseus Books.

Rogers, C. T. (1954). Toward a theory of creativity. *A Review of General Semantics, 11,* 249-260.

Rogers, C. T. (1957). The necessary and sufficient conditions of therapeutic personality change. *Journal of Consulting Psychology, 21,* 95-103.

Rogers, C. T. (1958). The characteristics of a helping relationship. In C. T. Rogers, *On becoming a person* (pp. 39-58). Boston, MA: Houghton Mifflin.

Rogers, C. T. (1961). *On becoming a person.* Boston, MA: Houghton Mifflin.

Rogers, C. T. (1989). A client-centered/person-centered approach to therapy. In H. Kirschenbaum & V. Land Henderson (Eds.), *The Carl Rogers reader* (pp. 135-152). Boston, MA: Houghton Mifflin.

Rogers, L. (2014). Asymmetry of brain and behavior in animals: Its development, function, and human relevance. *Genesis, 52,* 555-571.

Rosen, A., & Reiner, M. (2017). Right frontal gamma and beta band enhancement while solving a spatial pussle with insight. *International Journal of Psychophysiology, 122,* 50-55.

Rosenberg, K. (1992). The evolution of modern human childbirth. *Yearbook of Physical Anthropology, 35,* 89-134.

Ross, E. D., & Monnot, M. (2008). Neurology of affective prosody and its functional-anatomic organization in right hemisphere. *Brain and Language, 104,* 51-74.

Rotenberg, V. S. (1993). Richness against freedom: Two hemisphere functions and the problem of creativity. *European Journal of Hight Ability, 4,* 11-19.

Rotenberg, V. S. (1994). An integrative psychophysiological approach to brain hemisphere functions in schizophrenia. *Neuroscience and Biobehavioral Reviews, 18,* 487-495.

Russell, P. (1998). The role of paradox in the repetition compulsion. In J. G. Teicholz & D. Kriegman (Eds.), *Trauma, repetition, and affect regulation: The work of Paul Russell* (pp. 1-22). New York, NY: Other Press.

Rycroft, C. (1985). *Psychoanalysis and beyond.* London, UK: Chato & Windus.

Sabbagh, M. A. (1999). Communicative intention and language: Evidence from right-hemispheric damage and autism. *Brain and Language, 70,* 29-69.

Sachar, E. J., Mackenzie, J. M., Binstock, W. A., & Mack, J. E. (1968). Corticosteroid responses to the psychotherapy of reactive depressions. II. Further clinical and physiological implications. *Psychosomatic Medicine, 30,* 23-44.

Sacks, O. (2008). *Musicophilia: Tales of music and the brain* (Rev. ed.). London, UK: Picador.

Sander, L. W. (1975). Infant and caretaking environment. In E. J. Anthony (Ed.), *Explorations in child psychiatry* (pp. 129-166). New York, NY: Plenum Press.

Sander, L. W. (1992). Letter to the editor. *International Journal of Psychoanalysis, 73,* 582-584.

Sander, J., & Sander, A.-M. (1986). On the development of object relations and affects. In P. Buckley (Ed.), *Essential papers on object relations* (pp. 272-291). New Yrok, NY: New York University Press.

Sato, W., & Aoki, S. (2006). Right hemisphere dominance in processing unconscious emotion. *Brain and Cognition, 62,* 261-266.

Satoh, M., Nakase, T., Nagata, K., & Tomimoto, H. (2011). Musical anhedonia: Selective loss of emotional experience in listening to music. *Neurocase, 17,* 410-417.

Saxe, R., & Wexler, A. (2005). Making sense of another mind: The role of the right temporo-parietal junction. *Neuropsychologia, 43,* 1391-1399.

Scaer, R. (2005). *The trauma spectrum: Hidden wounds and human resiliency.* New York, NY: Norton.

Schafer, R. (1958). Regression in the service of the ego: The relevance of a psychoanalytic concept for personality assessment. In G. Lindzey (Ed.), *Assessment of human motives.* New York, NY: Grove Press.

Schepman, A., Rodway, P., & Pritchard, H. (2016). Right-lateralized unconscious, but not conscious, processing of affective environmental sounds. *Laterality: Asymmetries of Body, Brain and Cognition, 21,* 606-632. doi:10.1080/1357650X.2015.1105245

Schooler, J. W., Ohlsson, S., & Brooks, K. (1993). Thoughts beyond words: When language overshadows insight. *Journal of Experimental Psychology: General, 122,* 166-183.

Schore, A. N. (1991). Early superego development: The emergence of shame and narcissistic affect regulation in the practicing period. *Psychoanalysis and Contemporay Thougt, 14,* 187-250.

Schore, A. N. (1994). *Affect regulation and the origin of the self: The neurobiology of emotional development.* Mahwah, NJ: Erlbaum.

Schore, A. N. (1996). The experience-dependent maturation of a regulatory system in the orbital prefrontal cortex and the origin of developmental psychopathology. *Development and Psychopathology, 8,* 59-87.

Schore, A. N. (1997). A century after Freud's Project: Is a rapproachement between psychoanalysis and neurobiology at hand? *Journal of the American Psychoanalytic Association, 45,* 807-840.

Schore, A. N. (1997). Interdisciplinary developmental research as a source of clinical models. In M. Moskowitz, C. Monk, C. Kaye, & S. Ellman (Eds.), *The neurobiological and developmental basis for psychotherapeutic intervention* (pp. 1-71). Northvale, NJ: Aronson.

Schore, A. N. (1997b). Early organization of the nonlinear right brain and development of a predisposition to psychiatric disorders. *Development and Psychopathology, 9,* 595-631.

Schore, A. N. (2000). Attachment and the regulation of the right brain. *Attachment and Human Development, 2,* 23-47.

Schore, A. N. (2001). The effecrts of relational trauma on right brain development, affect regulation, and infant mental health. *Infant Mental Health Journal, 22,* 201-269.

Schore, A. N. (2001). The Seventh Annual John Bowlby Memorial Lecture. Minds in the making: Attachment, the self-organizing brain, and developmentally oriented psychoanalytic psychotherapy. *British Journal of Psychotherapy, 17,* 299-328.

Schore, A. N. (2001a). The effects of a secure attachment relationship on right brain development, affect regulation, and infant mental health. *Infant Mental Health Journal, 22,* 7-66.

Schore, A. N. (2001b). The effects of relational trauma on right brain development, affect regulation, and infant mental health. *Infant Mental Health Journal, 22,* 201-269.

Schore, A. N. (2002a). The right brain as the neurobiological substratum of Freud's dynamic unconscious. In D. Scharff (Ed.), *The psychoanalytic century: Freud's legacy for the future* (pp. 61-88). New York, NY: Other Press.

Schore, A. N. (2002b). Dysregulation of the right brain: A fundamental mechanism of traumatic attachment and the psychopathogenesis of postraumatic stress disorder. *Australian and New Zealand Journal of Psychiatry, 36,* 9-30.

Schore, A. N. (2003a). *Affect dysregulation and the repair of the self.* New York, NY: Norton.

Schore, A. N. (2003b). *Affect regulation and the repair of the self.* New York, NY: Norton.

Schore, A. N. (2005). Attachment, affect regulation, and the developing right brain: Linking developmental neuroscience to pediatrics. *Pediatrics in Review, 26,* 204-212.

Schore, A. N. (2005). A neuropsychoanalytic viewpoint. Commentary on paper by Steven H. Knoblauch. *Psychoanalytic Dialogues, 15,* 829-854.

Schore, A. N. (2009a, August 8). The paradigm shift: The right brain and the relational unconscious. Invited plenary address to the American Psychological Association 2009 Convention, Toronto, Canada. Retrieved from http://www.allanschore.com/pdf/Schor eAPAPlenaryFinal09.pdf

Schore, A. N. (2009b). Relational trauma and the developing right brain. An interface of psychoanalytic self psychology and neuroscience. *Annals of the New York Academy of Sciences, 1159,* 189-203.

Schore, A. N. (2011). The right brain implicit self lies at the core of psychoanalysis. *Psychoanalytic Dialogues, 21,* 75-100.

Schore, A. N. (2012). *The science and art of psychotherapy.* New York, NY: Norton.

Schore, A. N. (2013). Relational trauma, brain development, and dissociation. In J. D. Ford & C. A. Courtois (Eds.), *Treating complex trauma in children and adolescents* (pp. 3-23). New York, NY: Guilford Press.

Schore, A. N. (2013a). Regulation theory and the early assessment of attachment and autistic spectrum disorders: A response to Voran's clinical case. *Journal of Infant, Child, and Adolescent Psychotherapy, 12,* 164-189.

Schore, A. N. (2013b). Bowlby's environment of evolutionary adaptedness: Recent studies on the interpersonal neurobiology of attachment and emotional development. In D. Narvaez, J. Panksepp, A. N. Schore, & T. R. Gleason (Eds.), *Evolution, early experience and human development: From research to practice and policy* (pp. 31-67). New York, NY: Oxford University Press.

Schore, A. N. (2014b). Early interpersonal neurobiological assessment of attachment and autistic spectrum disorders. Frontiers in Psychology, 5, article 1049. doi:10.3389/fpsyg.2014.01049

Schore, A. N. (2015). Plenary address, Australian Childhood Foundation Conference on Childhood Trauma: Understanding the basis for change and recovery. Early right brain regulation and the relational origins of emotional wellbeing. *Children Australia, 40,* 104-113. http://dx.doi.org/10.1017/cha.2015.13

Schore, A. N. (2017a). Modern attachment theory. In S. N. Gold (Ed.), *APA handbook of trauma psychology: Foundations in knowledge* (pp. 389-406). Washington, DC: American Psychological Association.

Schore, A. N. (2017b). The right brain implicit self: A central mechanism of the psychotherapy change process. In G. Craparo & C. Mucci (Eds.), *Unrepressed unconscious, implicit memory, and clinical work* (pp. 73-98). London, UK: Karnac.

Schore, A. N. (2017c). Playing on the right side of the brain. An interview with Allan N. Schore. *American Journal of Play, 9,* 105-142.

Schore, A. N. (in press). *Right brain psychotherapy.* New York, NY: Norton.

Schore, A. N. & Marks-Tarlow, T. (2018). How love opens creativity, play, and the arts through early right brain development. In T. Marks-Tarlow, M. Solomon, & D. J. Siegel (Eds.), *Play and creativity in psychotherapy* (pp. 64-91). New York, NY: Norton.

Schore, A. N. & McIntosh, J. (2011). Family law and the neuroscience of attachment, Part 1, *Family Court*

Review, 49, 501–512.

Schore, A. N. (in press). *The development of the unconscious mind*. New York, NY: Norton.

Schore, J. R., & Schore, A. N. (2014). Regulation theory and affect regulation psychotherapy: A clinical primer. *Smith College Studies in Social Work, 84*, 178–195.

Schore, J., & Schore, A. (2008). Modern attachment theory: The central role of affect regulation in development and treatment. *Clinical Social Work Journal, 36*, 9–20.

Samrud-Clikeman, M., Fine, J. G., & Zhu, D. C. (2011). The role of the right hemisphere for processing of social interactions in normal adults using functional magnetic resonance imaging. *Neuropsychobiology, 64*, 47–51.

Shamay-Tsoory, S. G., Adler, N., Aharon-Peretz, J., Perry, D., & Mayseless, N. (2011). The neural bases of creative thinking and originality. *Neuropsychologia, 49*, 178–185.

Shaw, D. (2003). On the therapeutic action of analytic love. *Contemporary Psychoanalysis, 39*(2), 251–278.

Shedler, J. (2010). The efficacy of psychodynamic psychotherapy. *American Psychologist, 65*, 98–109.

Shuren, J. E., & Grafman, J. (2002). The neurology of reasoning. *Archives of Neurology, 59*, 916–919.

Sieff, D. F. (Ed.). (2015). *Understanding and healing emotional trauma: Conversations with pioneering clinicians and researchers*. London, UK: Routledge.

Siegel, D. J. (1999). *Developing mind: Toward a neurobiology of interpersonal experience*. New York, NY: Norton.

Siegel, D. J. (2012). *The developing mind: How relationships and the brain interact to shape who we are* (2nd ed.). New York, NY: Guilford Press.

Silver, K. L., & Singer, P. A. (2014). Editorial: A focus on child development. *Science, 345*, 120.

Solms, M., & Turnbull, O. (2002). *The brain and inner world*. New York, NY: Other Press.

Sperry, R. W., Zaidel, E., & Zaidel, D. (1979). Self recognition and social awareness in the deconnected minor hemisphere. *Neuropsychologia, 17*, 153–166.

Spezzano, C. (1993). *Affect in psychoanalysis: A clinical synthesis*. Hillsdale, NJ: Analytic Press.

Spiegel, D., & Cardena, E. (1991). Disintegrated experience: The dissociative disorders revisited. *Journal of Abnormal Psychology, 100*, 366–378.

Spiegel, L. A. (1975). The functions of free associations in psychoanalysis: Their relation to technique and therapy. *International Review of Psychoanalysis, 2*, 379–388.

Spitzer, C., Wilert, C., Grabe, H.-J., Rizos, T., & Freyberger, H. J. (2004). Dissociation, hemispheric asymmetry, and dysfunction of hemispheric interaction: A transcranial magnetic approach. *Journal of Neuropsychiatry and Clinical Neurosciences, 16*, 163–169.

Stern, D. (1971). A microanalysis of the mother-infant interaction. *Journal of the American Academy of Child Psychiatry, 10,* 501-507.

Stern, D. (1974). Mother and infant play: The dyadic interaction involving facial, vocal and gaze behaviors. In M. Lewis & L. A. Rosenblum (Eds.), *The effect of the infant on its caregiver* (pp. 187-213). New York, NY: Wiley.

Stern, D. (1977). *The first relationship: Infant and mother.* Cambridge, MA: Harvard University Press.

Stern, D. (1985). *The interpersonal world of the infant.* New York, NY: Basic Books.

Stern, D. (1997). *Unformulated experience: From dissociation to imagination in psychoanalysis.* Hillsdale, NJ: Analytic Press.

Stern, D. N., Bruschweiler-Stern, N., Harrison, A. M., Lyons-Ruth, K., Morgan, A. C., Nahum, J. P., Sander, L., & Tronick, E. Z. (1998). The process of therapeutic change involving implicit knowledge: Some implications of developmental observations for adult psychotherapy. *Infant Mental Health Journal, 19,* 300-308.

Stevens, V. (2005). The art and technique of interpretation reconsidered: The cognitive unconscious and the embodied mind. *Psychological Psychoanalyst,* XXV, 7-9.

Stevenson, C. W., Halliday, D. M., Marsden, C. A., & Mason, R. (2008). Early life programming of hemispheric lateralization and synchronization in the adult medial prefrontal cortex. *Neuroscience, 155,* 852-863.

Stolk, A., Noordzij, M. L., Verhagen, L., Volman, I., Schloffen, J.-M., Oostenveld, R., Hagoort, P., & Toni, I. (2014). Cerebral coherence between communicators marks the emergence of meaning. *Proceedings of the National Academy of Sciences USA, 111,* 18183-18188.

Stolk, A., Verhagen, L., Schoffelen, J.-M., Osstenveld, R., Blokpoel, M., Hagoort, N. L., van Rooij, I., & Toni, I. (2013). Neural mechanisms of communicative innovation. *Proceedings of the National Academy of Sciences USA, 110,* 14574-14579.

Strachey, J. (ED.). (1953). *The standard edition of the complete psychological works of Sigmund Freud, Volume VII (1901-1905): A case of hysteria, Three essays on sexuality and other works* (pp. I-vi). London, UK: The Hogarth Press and the Institute of Psychoanalysis.

Sullivan, H. S. (1953). *The interpersonal theory of psychiatry.* New york, NY: Norton.

Sullivan., R. M., & Gratton, A. (2002). Prefrontal cortical regulation of hypothalamic-pituitary-adrenal function in the rat and implications for psychopathology: Side matters. *Psychoneuroendocrinology, 22,* 99-114.

Sun, T., Patoine, C., Abu-Khalil, A., Visader, J., Sum, E., Cherry, T. J.,...Walsh, C. G. (2005). Early asymmetry of gene transcription in embryonic human left and right cerebral cortex. *Science, 308,*

1794-1798.

Swart, I. (2016). New developments in neuroscience can benefit the learning and performance of music. *Muziki*. doi:10.1080/18125980.2016.1182386

Tangney, J. P., Wagner, P., Fletcher, C., & Gramzow, R. (1992). Shamed into anger? The relation of shame and guilt to anger and self-reported aggression. *Journal of Personality and Social Psychology, 62*, 669-675.

Teasdale, J. D., Howard, R. J., Cox, S. G., Ha, Y., Bramner, M. J., Williams, S. C. R., & Checkley, S. A. (1999). Functional MRI study of the cognitive generation of affect. *American Journal of Psychiatry, 156*, 209-215.

Thatcher, R. W. (1996). Neuroimaging of cyclical cortical reorganization during human development. In R. W. Thatcher, G. Reid Lyon, J. Rumsey, & N. Krasnegor (Eds.), *Developmental neuroimaging. Mapping the development of brain and behavior* (pp. 91-106). San Diego, CA: Academic Press.

Todd, R. M., & Anderson, A. K. (2009). Six degrees of separation: The amygdala regulates social behavior and perception. *Nature Neuroscience, 12*, 1217-1218.

Tomkins, S. (1987). Shame. In D. L. Nathanson (Ed.), *The many faces of shame* (pp. 133-161). New York, NY: Guilford Press.

Trevarthen, C. (1979). Communication and cooperation in early infancy: A description of primary intersubjectivity. In M. Bullova (Ed.), *Before speech: The beginning of interpersonal communication* (pp. 321-347). New York, NY: Cambridge University Press.

Tronick, E., Als, H., & Adamson, L. (1979). The communicative structure of face-to-face interaction. In M. Bullova (Ed.), *Before speech: The beginning of interpersonal communication* (pp. 349-372). New York, NY: Cambridge University Press.

Tronick, E. Z., Bruschweiler-Stern, N., Harrison, A. M., Lyons Ruth, K., Morgan, A. C., Nahum, J. P., Sander, L., & Stern, D. N. (1998). Dyadically expanded states of consciousness and the process of therapeutic change, *Infant Mental Health Journal, 19*, 290-299.

Tschacher, W., Schildt, M., & Sander, K. (2010). Brain connectivity in listening to affective stimuli: A functional magnetic resonance imaging (fMRI) study and implications for psychotherapy. *Psychotherapy Research, 20*, 576-588.

Tucker, D. M., & Moller, L. (2007). The metamorphosis. Individuation of the adolescen brain. In D. Romer & E. F. Walker (Eds.), *Adolescent psychopathology and the developing brain. Integrating brain and prevention science* (pp. 85-102). Oxford, UK: Oxford University Press.

Tutte, J. C. (2004). The concept of psychical trauma: A bridge in interdisciplinary space. *International Journal of Psychoanalysis, 85*, 897-921.

Tuttman, S. (2002). Regression. In Edward Erwin (Ed.), *The Freud encyclopedia: Theory, therapy, and culture*. New York: Routledge.

Ulanov, A. B. (2001). *Finding space. Winnicott, God, and psychic reality*. Louisville, KY: Westminster John Knox Press.

Valliant, G. E. (1994). Ego mechanisms of defense and personality psychopathology. *Journal of Abnormal Psychology, 103*, 44–50.

van Lancker Sidtis, D. (2006). The right hemisphere processes a holistic mode for nonliteral expressions and a compositional mode for novel language. *Metaphor and Symbol, 21*, 213–244.

van Lancker, D., & Cummings, J. L. (1999). Expletives: Neurolinguistic and neurobehavioral perspectives on swearing. *Brain Research Reviews, 31*, 83–104.

Vrticka, P., Sander, D., & Vuilleumier, P. (2013). Lateralized interactive social content and valence processing within the human amygdala. *Frontiers in Human Neuroscience.* doi:10.3389/fnhum.2012.00358

Wada, J. A. & Davis, A. E. (1977). Fundamental nature of human infant's brain asymmetry. *Canadian Journal of Neurological Sciences, 4*, 203–207.

Wallerstein, R. S. (1998). The new American psychoanalysis: A commentary. *Journal of the American Psychoanalytic Association, 46*, 1021–1043.

Wan, X., Cruts, B., & Jensen, H. J. (2014). The causal inference of cortical neural networks during music improvisations. *PLOS ONE 9*(12), e112776. doi:10.1371/journal.pone.0112776

Wang, J., Rao, H., Wetmore, G. S., Furlan, P. M., Korczykowski, M., Dinges, D. F., & Detre, J. A. (2005). Perfusion functional MRI reveals cerebral blood flow pattern under psychological stress. *Proceedings of the National Academy of Sciences USA, 102*, 17804–17809.

Ward, H. P. (1972). Shame—A necessity for growth in therapy. *American Journal of Psychotherapy, 26*, 232–243.

Watt, D. F. (2003). Psychotherapy in an age of neuroscience: Bridges to affective neuroscience. In J. Corrigal & H. Wilkinson (Eds.), *Revolutionary connections: Psychotherapy and neuroscience* (pp. 79–115). London, UK: Karnac.

Weinberg, I. (2000). The prisoners of despair: Right hemisphere deficiency and suicide. *Neuroscience and Biobehavioral Reviews, 24*, 799–815.

Welling, H. (2005). The intuitive process: The case of psychotherapy. *Journal of Psychotherapy Integration, 15*, 19–47.

Welpton, D. F. (1973). Confrontation in the therapeutic process. In G. Adler & P. G. Myerson (Eds.), *Confrontation in psychotherapy* (pp. 249–269). New York, NY: Science House.

Wexler, B. E., Warrenburg, S., Schwartz, G. E., & Janer, L. D. (1992). EEG and EMG responses to emotion-evoking stimuli processed without conscious awareness. *Neuropsychologia, 30*, 1065-1079.

Whitehead, C. C. (2006). Neo-psychoanalysis: A paradigm for the 21st century. *Journal of the Academy of Psychoanalysis and Dynamic Psychiatry, 34*, 603-627.

Winnicott, D. W. (1949). Hate in the countertransference. *International Journal of Psychoanalysis, 30*, 69-74.

Winnicott, D. W. (1955). Metapsychological and clinical aspects of regression within the psycho-analytical set-up. *Internationl Journal of Psychoanalysis, 36*, 16-26.

Winnicott, D. W. (1958a). Withdrawal and regression. In *Collected papers*. New York, NY: Basic Books.

Winnicott, D. W. (1958b). *Through pediatrics to psychoanalysis*. London, UK: Tavistock Publications.

Winnicott, D. W. (1960). Ego distortion in terms of true and false self. In *Maturational processes and the facilitating environment* (pp. 140-152). New York, NY: International Universities Press.

Winnicott, D. W. (1963). The development of the capacity for concern. *Bulletin of the Menninger Clinic, 27*(4), 167.

Winnicott, D. W. (1971). *Playing and reality*. New York, NY: Routledge.

Winnicott, D. W. (1974). Fear of breakdown. *International Review of Psychoanalysis, 1*, 103-107.

Winnicott, D. W. (1975). *The child, the family, and the outside world*. Harmondsworth, Middlesex, UK: Penguin.

Wittling, W., & Roschmann, R. (1993). Emotion-related hemisphere asymmetry: Subjective emotional responses to laterality presented films. *Cortex, 29*, 431-448.

Wolberg, L. R. (1977). *The technique of psychotherapy*. Australia: Grune & Stratton.

Wolfe, B. E., & Goldfried, M. R. (1988). Research on psychotherapy integration: Recommendations and conclusions from an NIMH workshop. *Journal of Consulting and Clinical Psychology, 56*, 448-451.

Wolfradt, U., & Pretz, J. E. (2001). Individual differences in creativity: Personality, story writing, and hobbies. *European Journal of Personality, 15*, 297-310.

Wolitzky, D. L., & Eagle, M. N. (1999). Psychoanalytic theories of psychotherapy. In P. L. Wachtel & S. B. Messer (Eds.), *Theories of psychotherapy. Origins and evolution* (pp. 39-96). Washington, DC: American Psychological Association.

Yanagisawa, K., Kashiman, E. S., Moriya, H., Masui, K., Furutani, K., Nomura, M. et al. (2013). Non-conscious neural regulation against mortality concerns. *Neuroscience Letters, 552*, 35-39.

Yang, Z., Zhao, J., Jiang, Y., Li, C., Wang, J., Weng, X., & Northoff, G. (2011). Altered negative unconscious processing in major depressive disorder: An exploratory neuropsychological study. *PLOS ONE 6*(7): e21881, doi:10.1371/journal.pone.0021881

찾아보기

저자 소개

앨런 쇼어(Allan N. Schore, Ph.D.)

UCLA 데이비드 게펜 의과대학의 임상교수이자 저자, 연구자, 국제적인 강연가이며, 『대인관계신경생물학 노턴 시리즈』의 전 편집장이었다. 그는 외상심리학회가 외상심리학의 실제에 기여한 공헌을 인정하여 수여한 공로상, 미국심리학회의 정신분석분과가 수여한 과학상, 미국정신분석학회가 수여한 명예회원 자격, 라이스−데이비드 아동연구센터가 아동과 청소년연구에 기여한 공로를 인정하여 수여한 공로상을 포함해 많은 수상경력이 있다. 그는 50년 넘게 정신치료를 시행해 오고 있다.

역자 소개

강철민(Kang Cheolmin)

인제대학교 의과대학을 졸업하고, 서울백병원에서 전공의 과정을 거친 후 정신건강의학과 전문의 자격을 취득하였다. 보스턴 정신분석연구소에서 정신분석적 정신치료 펠로우십 과정, 뉴잉글랜드 부부치료센터에서 감정중심 부부치료과정, 벡 인지행동치료연구소에서 불안장애에 대한 인지행동치료 및 마음챙김과정, 하버드 의과대학에서 애착과정, 뎁 데이나의 여러미주신경이론에 기초한 조절의 리듬과정을 수료하였다.

역서로는 『한 권으로 읽는 정신분석』(학지사, 2020), 『정신치료의 신경과학』(원서 3판/2판, 공역, 학지사, 2018/2014), 『쉽게 쓴 대인관계 신경생물학 지침서』(공역, 학지사, 2016), 『EMDR(눈 운동 민감소실 및 재처리)』(하나의학사, 2008), 『정신과 의사들을 위한 임상신경학』(하나의학사, 2003)이 있다.

신경과학으로 설명한

감정중심의 오른뇌 정신치료
Right Brain Psychotherapy

2022년 1월 10일 1판 1쇄 발행
2022년 8월 10일 1판 2쇄 발행

지은이 • Allan N. Schore
옮긴이 • 강 철 민
펴낸이 • 김 진 환
펴낸곳 • (주) **학지사**

　　　　04031 서울특별시 마포구 양화로 15길 20 마인드월드빌딩 5층
대표전화 • 02) 330-5114　　팩스 • 02) 324-2345
등록번호 • 제313-2006-000265호

홈페이지 • http://www.hakjisa.co.kr
페이스북 • https://www.facebook.com/hakjisabook

ISBN 978-89-997-2538-8　93510

정가 22,000원

출판미디어기업 **학지사**

간호보건의학출판 **학지사메디컬** www.hakjisamd.co.kr
심리검사연구소 **인싸이트** www.inpsyt.co.kr
학술논문서비스 **뉴논문** www.newnonmun.com
원격교육연수원 **카운피아** www.counpia.com